高等职业教育“十三五”规划教材

中药鉴定与养护

（高职高专中药相关专业用）

周　媛　主编

中国农业大学出版社
·北京·

内 容 简 介

本书共设计"中药鉴定基本知识与技能""中药养护基本知识与技能""中药鉴定与养护各论"三大项目，将传统学科体系进行解构并将工作过程系统化知识进行重构，每个项目学习以完成技术任务为目的，指引学生自觉、有机地组织相关知识及技能的学习来完成任务。通过课堂与实践教学，使学生掌握中药性状鉴定、显微鉴定、理化鉴定的基本操作技能及中药材基本养护技术；掌握常用中药的来源、主产地、采收加工、性状鉴定、显微鉴定、成分、理化鉴定方法及养护技术，包括根及根茎类、茎木类、皮类、叶类、花类、果实种子类、全草类、动物类、矿物类、其他类；熟悉中药粉末的显微鉴定、中成药的显微鉴定知识；了解中药的变异现象、影响中药变异的因素以及常见中药及易变异中药的养护方法。

图书在版编目(CIP)数据

中药鉴定与养护/周媛主编. —北京：中国农业大学出版社，2019.9(2022.7 重印)
ISBN 978-7-5655-2238-3

Ⅰ.①中…　Ⅱ.①周…　Ⅲ.①中药鉴定学②中药管理-仓库管理　Ⅳ.①R282.5 ②R288

中国版本图书馆 CIP 数据核字(2019)第 133658 号

书　　名　中药鉴定与养护
作　　者　周　媛　主编

策划编辑　司建新　　　责任编辑　洪重光
封面设计　郑　川
出版发行　中国农业大学出版社
社　　址　北京市海淀区学清路甲 38 号　　　邮政编码　100083
电　　话　发行部 010-62733489,1190　　　读者服务部 010-62732336
　　　　　编辑部 010-62732617,2618　　　出　版　部 010-62733440
网　　址　http://www.caupress.cn　　　E-mail cbsszs @ cau.edu.cn
经　　销　新华书店
印　　刷　北京鑫丰华彩印有限公司
版　　次　2019 年 9 月第 1 版　　2022 年 7 月第 2 次印刷
规　　格　787×1 092　　16 开本　　25 印张　　620 千字
定　　价　65.00 元

编审人员
CONTRIBUTORS

主　编　周　媛

副主编　冯敬骞　陈丹丹　毕　博

编　委　（按姓氏笔画为序）

冯敬骞（衢州职业技术学院）
陈丹丹（广西卫生职业技术学院）
陈　立（广西农业职业技术学院）
毕　博（吉林农业科技学院）
周　媛（广西农业职业技术学院）
梁　智（广西农业职业技术学院）
曾洁琼（广西农业职业技术学院）
谢仲德（重庆三峡医药高等专科学校）
谭　文（广西玉林市至真中药饮片有限责任公司）
戴传勇（广西农业职业技术学院）

主　审　张钦德（山东中医药高等专科学校）

前言 PREFACE

本教材为2014年中央专项资金1 000万元资助项目(桂财教函〔2014〕431号)配套任务。编写围绕职业工作过程中实际工作任务来展开,并根据全国职业院校技能大赛——中药传统技能赛项对课程内容进行项目化教学设计。以确保中药质量为目的,根据中药鉴定行业发展和领域,职业岗位群需求,遵循学生职业成长规律,以中药的四大鉴定方法为手段,围绕四大鉴定技术开展各类型中药鉴定及配套相关养护技术,教学内容为专业教学服务。设计"中药鉴定基本知识与技能""中药养护基本知识与技能""中药鉴定与养护各论"共三大项目,将传统学科体系进行解构并将工作过程系统化知识进行重构,每个项目学习以完成技术任务为目的,指引学生自觉有机组织相关知识及技能的学习来完成任务。通过课堂与实践教学,使学生掌握中药性状鉴定、显微鉴定、理化鉴定的基本操作技能及中药材基本养护技术;掌握常用中药的来源、主产地、采收加工、性状鉴定、显微鉴定、成分、理化鉴定方法及养护技术,包括根及根茎类、茎木类、皮类、叶类、花类、果实种子类、全草类、动物类、矿物类、其他类;熟悉中药粉末的显微鉴定、中成药的显微鉴定知识;了解中药的变异现象、影响中药变异的因素以及常见中药及易变异中药的养护方法。

"中药鉴定与养护"是高职院校中草药栽培技术、中药制药技术、中药学等相关专业针对中药材生产、中药材鉴别、中药材养护等职业岗位设置的一门职业能力核心课,是一门重要的专业技能训练课程。本课程指导学生对中药进行识别、鉴定和养护,并通过实验训练,着重培养学生运用四大鉴定法在具体品种上进行真伪鉴别和针对中药材进行养护的实践能力。本课程将为进一步学习中药炮制技术、实用中药基础、实用方剂与中成药及其他后续课程,以及为今后从事中药的生产、质量检测、经营管理等相关工作打下良好的基础;更主要的,中药行业各岗位在国家职业标准中均有对中药鉴别能力的要求,掌握中药鉴别技术成为中药行业岗位群的行业通用技能。掌握中药鉴定的基本技能和基本方法,真正做到鉴别中药的真伪和优劣,并为学生将来走上中药鉴定及检验岗位起到良好的支撑作用。中药养护技术为学生将来走上工作岗位进行药材养护起到重要的作用。

本教材的编写分工是:山东中医药高等专科学校张钦德教授主审;广西农业职业技术学院周嫒编写项目三中子项目3-1(部分)、子项目3-3,并负责全书统稿;广西卫生职业技术学院陈丹丹编写项目三中子项目3-4;衢州职业技术学院冯敬骞编写项目一;广西农业职业技术学院陈立编写项目三中子项目3-1(部分);吉林农业科技学院毕博编写项目三中子项目3-1(部分);重庆三峡医药高等专科学校谢仲德编写项目二子项目2-1;广西玉林市至真中药饮片有限责任公司谭文编写项目二子项目2-2、子项目2-3;广西农业职业技术学院戴传勇编写项目二子项目2-4;广西农业职业技术学院梁智编写项目二子项目2-5;广西农业职业技术学院曾洁琼编写项目三中子项目3-2。

本书在编写过程中,广西卫生职业技术学院林萍老师提供了编写意见,广西农业职业技术学院药学系中药学专业16级学生林业、张林珊、邱玉蓉、邓忠迎、胡宵瑜、陈家萍等的帮忙校正。在此一并致以诚挚谢意。

本书难免有错误和不足之处,敬请各学校的师生及其他读者提出宝贵意见,以便进一步修改提高。

编委会

2018年12月1日

目录 CONTENTS

项目三　中药鉴定与养护各论

项目一　中药鉴定基本知识与技能

本项目导读

知识目标

1. 中药、中药材、中药饮片、中成药和中药鉴定技术，中药真伪、优劣的概念；
2. 中药鉴定的任务、依据、内容；
3. 中药材及饮片的鉴定；
4. 中药鉴定的基本方法。

能力目标

1. 掌握中药相关基本概念；
2. 熟悉中药真伪优劣标准。

素质目标

培养学生爱岗敬业、细心踏实、勇于创新的职业精神。

子项目 1-1 中药鉴定基本知识

中药鉴定工作的意义重大，其重要性越来越显得突出，同时也是一个急待解决的难题。一方面它是中药领域各项工作之首，直接关系到中药各项研究工作及生产工作结论的正确与错误，临床疗效的好坏，经济效益的获得与损失；另一方面中药鉴定工作具有艰巨性。

我国中药使用的历史悠久，品种繁多，地区习用品各异，类似品、代用品、民间用药不断涌现，同名异物、同物异名的现象普遍存在，不但同科属的药材外形很相似，不同科属药材之间有的也难以区别。随着现代交通的发展、药材市场的繁荣、药材商品的流通，要想了解一个药材的真实产地也十分困难，连比较地道生产的大宗药材也在变化，更不用说一般品种。如金银花、柴胡、贯众、贝母等都有 20 多种植物在使用，药用的又是植物体的某一部分，要在商品上准确鉴定出具体品种，尚具难度。

现代科学技术的发展，仪器设备的更新与完善，学科间分析方法的借鉴，无疑将会推动中药鉴定的迅速发展及取得一些突破性进展。化学成分检测模式受到社会质疑，粗制滥造、掺伪作假、重金属超标、农药残留等问题，催生了“中医必毁于中药”的社会担忧，如何在中药生产、加工、炮制、制剂等过程中控制中药质量，如何客观评价中药质量，成为中药鉴定工作者亟待解决而又难以解决的首要问题。实验研究、药品生产、临床应用之前均需鉴定中药的品种和质量。当然，药商在进行商品交易时，也必定要进行鉴定，以保证其经济效益。

任务一 基本概念

一、药品

药品是指用于预防、治疗、诊断人的疾病，有目的地调节人的生理机能并规定有适应症或者功能主治、用法和用量的物质，包括中药材、中药饮片、中成药、化学原料药及其制剂、抗生素、生化药品、放射性药品、血清疫苗、血液制品和诊断药品等。

二、中药

中药是指在中医药理论指导下用于防治疾病和医疗保健的药物的总称，包括中药材、中药饮片、中成药、中药配方颗粒、中药提取物等。广义的“中药”泛指中华民族传统用药，还包括民族药及民间草药。第三次中药资源普查表明，我国有中药资源品种 12 807 种，包括药用植物 11 146 种、药用动物 1 581 种、药用矿物 80 种。《中华人民共和国药典》(以下简称《中国药典》)(2015 年版一部)收载的中药品种总数为 2 598 种，其中中药材和饮片 1 057 种、植物油脂和提取物 47 种、中药成方和单味制剂 1 494 种。

中药产业链是指在中药产品（中药饮片、中成药、功能性食品、保健品等）的生产加工过程中，从中药材种植到中药产品到达消费者手中所包含的各个环节所构成的产业链条。它包括中药农业、中药工业、中药流通业和中药知识研究四个主体环节，其中中药农业、中药工业和中药流通业分别是上、中、下游产业环节，中药知识研究作为非生产环节位于中药产业链的高端部位，贯穿整条产业链的始终。

中药材是指取自天然的未经加工或只经过简单产地初加工而形成的原料药，简称为“药材”。按其来源可分为植物药、动物药和矿物药三类。由于中药以植物药居多，故有“诸药以草为本”之说。其中未经切制的完整药材称为“个子”。由于部分药材可药食兼用，供作药用的药材须按《中国药典》规定的方法进行净制处理，并符合药品质量标准，这一特性是药品范畴“中药材”与农副产品“中药材”的根本区别。

民族药是指以少数民族传统医药理论为指导，用于防治疾病和医疗保健的物质。我国民族药种类达 8 000 余种，其中，壮族药 2 000 余种，藏族药 1 908 种，蒙古族药 1 342 种，维吾尔族药 600 余种。全国现有民族药生产企业 156 家，达到国家标准的民族成药 865 种，其中有 88 种被列入国家基本医疗保险、工伤保险和生育保险药品目录。

为区别国家药监局专卖的“官药”，宋代始见“草药”之名，后世又称“民间草药”或“民间药”，多指主流本草及药品标准中尚未记载，仅在民间应用，尚未纳入商品流通的药物，它是中药资源开发应用的基础，如 2015 年版药典新增的木芙蓉叶、红花龙胆和岩白菜 3 种药材，就是民间草药开发利用的典型实例。

中药保健食品系指以中药为主要原料制成的，能调节人体机能的特殊食品，适用于特定人群食用，但不以治疗疾病为目的，在我国还称之为“中药保健品或中药功能食品”。

三、中药饮片

中药饮片是指药材经净制、切制或炮炙后可直接用于临床或制剂生产使用的处方药品。《中国药典》2005 年版收载的饮片标准只有 19 个，2015 年版收载的饮片标准为 823 个，其中 23 个饮片标准单列，基本涵盖了中医临床常用的饮片品种。中药饮片的质量关系到中医临床用药安全和中成药的质量，成为药品监管的重点。我国自 2008 年起对饮片生产实施 GMP 管理，但产品不合格率一直较高，其原因一是染色、增重、掺假、过度硫熏等人为违法违规行为，以及储存养护不当造成的虫蛀和霉变现象；二是由于中药材及饮片质量均一性差和可控性差的天然属性造成“检查”项或含量测定不合格；三是因中药材种植不规范造成重金属、农药残留等超标。可见，加强药材种植和饮片生产质量管理，仍然任重道远。

四、中成药

中成药是以中医药理论为指导，以中医处方为依据，以中药饮片为原料，由药品生产企业按照规定的工艺和质量标准批量生产的，具有一定规格和剂型的药品。目前，我国有中成药生产企业 2 000 多家，已从丸、散、膏、丹等传统剂型，发展到现在的滴丸、片剂、膜剂、胶囊等 40 多种剂型，9 000 余个品种，年生产规模 7 800 亿元以上。

五、中药鉴定技术

中药鉴定技术是利用现代科技知识及手段对中药的品种和质量进行鉴定和研究，以寻找和扩大新药源为目的的应用学科。除了现在新技术的应用，我们还应当结合古人传统的鉴别经验，进一步研究和探讨中药的来源、性状特征、显微特征、理化性质等的理论和实践问题。

中药鉴定与养护课程是一门检验和控制中药的品种和质量、研究和制定中药质量标准、考证与整理中药品种、开发与利用中药资源的综合性应用技术课程，为中药学、药学、中药制药技术、中药生产与加工等专业的核心课程。

六、中药的真、伪、优、劣

中药正品，是指符合国家药品标准规定的品种及其特定的部位；反之为非正品，包括伪品（假药）、劣品（劣药）、习用品（地区习惯用药）、伪制品、混淆品和代用品等。假药、劣药按《中华人民共和国药品管理法》界定；习用品为有一定的药用历史，但未被纳入国家药典，仅在部分地区习惯使用，并被收入地方药品标准的药材。混淆品是由于名称或形态相似，但品种不同而引起的混乱，实属伪品。伪制品系指经过人为非法加工的某种药材的仿制品，实属伪品。代用品是指性味、功能与正品相似的药品，如人工牛黄代牛黄使用。

任务二　中药鉴定的任务、依据、内容

一、中药鉴定的任务

（一）发掘我国近千年的中药学遗产，整理我国中药品种

我国本草著作中已记载的药物至今有近 3 000 种，常用的有 800 余种，还有大量精华内容有待开发和整理。因为有的还不完全正确，所以还要进行大量的中药鉴定及本草学考证工作，纠正历史中存在的错误。

1.进行中药鉴定及本草学考证，纠正历史中曾经出现过的错误　如虎掌南星是天南星科半夏属植物掌叶半夏的块茎。天南星是天南星科植物天南星[*Arisaema erubescens* (Wall.) Schott]、异叶天南星（*Arisaema heterophyllum* Bl.）或东北天南星（*Arisaema amurense* Maxim.）的干燥块茎[《中国药典》(2015 年版)]。古人误认为虎掌南星为天南星属的一种植物，是天南星中的佳品，中药天南星以虎掌南星为主，兼用天南星属植物。这就纠正了古代本草合二为一的错误概念。

2.力求名实相符，一物一名　长期以来我国各地用药习惯不同，因而同名异物和同物异名现象十分普遍，甚至有的民间医生故意开一些让人看不懂的药，致使中药名称十分混乱。

而且有的中药品种来源非常复杂，如：贯众来源于6科35种；大青叶华东地区来源为十字花科植物菘蓝的叶，东北地区来源为蓼科植物蓼蓝的叶，湖南、江西、贵州来源为马鞭草科植物大青的叶，华南地区则来源于爵床科植物马蓝的叶；女贞子，别名冬青子，来源于木樨科植物女贞的果实，而非冬青科植物冬青的果实。

（二）鉴定中药真伪优劣，确保中药质量

中药的真伪就中药的品种而言；中药的优劣就中药的质量而言。故鉴定中药的真伪优劣，即是对中药的品种和质量的鉴定。中药品种不真、质量低劣直接影响到临床疗效、实验研究，甚至危害人民的生命安全，当然，还会影响到厂家或商家的经济效益。

1. 鉴定中药的品种

（1）研究之前须鉴定　科研工作是为论证药物在某些方面的独到之处，比如药理作用、主治、疗效等，但品种不真，就失去了意义，不但达不到预期结果，而且浪费大量人力、物力。

（2）生产之前须鉴定　即中药材生产前的优良种质鉴定，中药饮片生产前的原药材鉴定，中成药及保健品类生产前的原料鉴定。药厂生产的药品若有原料不真，就会影响疗效，甚至危害人民生命安全，所以有的药厂，尤其是老字号药厂（原为名牌药号），特别注重产品的质量，其原料药（选料）一般选择优质地道药材，故产品质量声誉很高。

（3）处方调配等使用时须鉴定　药材品种错误，轻则达不到疗效，重则甚至危害生命。如治疗泌尿结石要药金钱草：正品金钱草为报春花科植物过路黄，除湿退黄、通淋排石；伪品风寒草为同属聚花过路黄，祛风清热、止咳化痰。两者功效不同，误用则会影响疗效。如大补元气要药人参，正品为五加科植物人参，补气药，大补元气，强心固脱，治脱症；伪品为商陆科植物商陆，峻下逐水药，有毒，易导致津枯、耗气，若气虚者误用，结果不堪设想。

此外，贵重紧缺中药麝香、人参、天麻、杜仲等，进口药材西红花、血竭、羚羊角等，更应加强药品检验工作，以维护人民的生命安全。

2.鉴定中药的优劣　药材的品种明确之后，就要鉴别其优劣。

（1）影响中药质量的因素

①栽培变化　药材引种后会产生一些变异，如膜夹黄芪，主产于内蒙古。引种后，植株高大、根部分枝多、柴性足、味不甜微苦，质差。

②产地与贮运　各种动植物为了适应生长的自然环境，而有一定的地域性，形成了许多传统的地道药材，优质而高产。运输中污染或贮藏中霉变、虫蛀、有效成分损失（挥发、破坏）等损害药材质量。如荆芥挥发油含量随贮藏时间的延长而减少；细辛所含的酸性氨基酸为其镇咳成分之一，新鲜的镇咳作用强，贮存6个月后则无镇咳作用。

③采收时间　原则应在有效成分含量最多时采收。此外还需注意一些药材的特殊采收时间，如茵陈以幼苗为佳，“正月茵陈二月蒿，三月茵陈当柴烧”；麻黄的有效成分麻黄碱春天含量低，夏秋含量高；益母草在刚开花时采收，而不能在结果时采收。

④加工　采收后，一般进行简单的产地加工，如经捡洗去除非药用部位、泥沙杂质，还有的要求切片、蒸煮烫、熏硫、发汗等。简单的产地加工不当，亦会影响质量。如肉苁蓉采收后用盐巴腌好，防止腐烂，用时再洗净；天麻采收后蒸透，否则会继续生长；黄芩浸泡软化切片须用热水，否则成分会改变，影响疗效。

(2)质量鉴定手段

①外观质量　主要从大小、颜色、质地、气味等方面进行评价，古人在这方面积累了许多宝贵的传统鉴别经验和专业术语，值得借鉴。很多方法已载入现行版药典。

②内在质量　中药的内在质量分析，是测定有效物质含量或标志性成分的含量，可以用理化方法进行分析测定。如GC、MS、HPLC、薄层色谱、浸出物、容量分析等。比如广藿香，广州石牌的挥发油含量低，广藿香酮含量高，气香纯；海南省(产)的挥发油含量高，广藿香酮含量低，气辛浊，质次。

③安全性　对人体有害物质(如农药残留量、重金属及有害元素、二氧化硫残留量、黄曲霉毒素，以及一些已知对人体的有害物质)的检查。

此外，对商品药材还可进行水分、灰分测定和外来杂质检查等，以保证药材质量。对于有效成分不明确的中药，可进行浸出物含量测定。

(三)寻找和扩大新药源

近年来我国医药卫生事业发展迅速，中药生产虽然成倍增长，仍然不能满足国内外的需要，如何开发新药源已成为当务之急。

1.药源普查　1949年以来，我国通过多次全国性药源普查之后，推广民间用药，取得了可喜成绩。如穿心莲、刺五加、水牛角等均由地方用药而推广到全国。

2.近缘种　根据亲缘相近，植物一般含有近似成分的规律，寻找新的具有类似疗效的中药。

进口药材马钱子：在云南发现同科植物云南马钱的种子具有相同功效。东北治疗气管炎较好的满山红(兴安杜鹃)，有的地方虽无，但发现了有类似功效的植物，如西北发现了同属植物小叶枇杷(烈香杜鹃)、广东发现了紫花杜鹃具有类似疗效。

3.有效成分　根据中药所含有效成分为线索，寻找新资源。

毛茛科植物黄连功能清热解毒、抗菌消炎，含小檗碱。经调查分析，小檗科小檗属植物的小檗碱含量高，可作为提取小檗碱的资源。紫金牛科植物紫金牛有止咳化痰的功用，主含矮茶素(岩白菜素)0.2%，具有镇咳作用，效果佳。因为岩白菜素首次是从虎耳草科植物岩白菜中提得的，便对虎耳草科植物进行筛选研究，结果发现落新妇属多种植物均含有岩白菜素，并且含量很高，达1.04%～3.6%，成为提取这种成分较理想的资源。

4.药理与疗效　以药理筛选结合临床疗效寻找新药。

5.古为今用　从古代本草中寻找。例如青蒿的抗菌作用、何首乌的消炎作用、曼陀罗的麻醉作用等都是从本草中发掘出来的。

二、中药鉴定的依据

中药鉴定工作的进行，主要依据有三级标准。

1.一级标准　中华人民共和国药典是国家药品的法律。它规定了药品的来源、质量要求、检验方法。全国的药品生产(药厂)、供应(药材公司)、使用(医院)、检验(药检所)和管理部门等单位都必须遵照执行，具有法律的性质，任何单位和个人不得违反。

中国药典：《中华人民共和国药典》(简称《中国药典》)现行版本是2015年6月5日由中

国医药科技出版社出版的图书,是由国家药典委员会创作的。《中国药典》分为四部出版:一部收载药材和饮片、植物油脂和提取物、成方制剂和单味制剂等;二部收载化学药品、抗生素、生化药品以及放射性药品等;三部收载生物制品;四部收载通则,包括:制剂通则、检验方法、指导原则、标准物质和试液试药相关通则、药用辅料等。

《中国药典》2015 年版包括凡例、正文及附录,是药品研制、生产、经营、使用和监督管理等均应遵循的法定依据。所有国家药品标准应当符合《中国药典》凡例及附录的相关要求。新版药典进一步扩大药品品种的收载和修订,共收载品种 5 608 种。一部收载品种 2 598 种,其中新增品种 440 种。二部收载品种 2 603 种,其中新增品种 492 种。三部收载品种 137 种,其中新增品种 13 种、修订品种 105 种。首次将上版药典附录整合为通则,并与药用辅料单独成卷作为新版药典四部。四部收载通则总数 317 个,其中制剂通则 38 个、检测方法 240 个、指导原则 30 个、标准物质和试液试药相关通则 9 个;药用辅料收载 270 种,其中新增 137 种、修订 97 种。

2. 二级标准　二级标准是局(国家食品药品监督管理总局)颁标准或部(原卫生部)颁标准,药品标准开头字母 WS 是卫生部(现国家卫生健康委员会)批准的,药品标准开头字母 YB 是国家药监局批准的。

3. 三级标准　基本已经废除。一般是指各省(自治区、直辖市)制定的中药炮制或中药饮片标准,该地区的药品生产、供应、使用、检验和管理部门等单位必须遵照执行。另外,各个药品生产企业,还有自己制定的“企业标准”,企业制定的企业标准一般是按照现行版药典或者“局颁、部颁”标准制定的,但是检验指标比《中国药典》或者“局颁、部颁”标准要求都要高。主要是考虑到药品在运输、存储、销售过程中可能引起的药品质量的变化,以确保药品的安全有效,所以制药企业在药品生产过程中要制定更高一些的标准。

值得指出的是,由于我国的中药资源极其丰富,品种繁多,在鉴定时一定有许多品种不是国家药品标准和地方药品标准所收载的,没有药用的法定依据。但为了确定其品种,为进一步研究分析地区药用的可能性打下基础,还可以根据有关专著进行鉴定。

三、中药鉴定的内容

(一)中药的真实性鉴定

1. 含义和意义　中药的真实性鉴定是指根据中药原植物(动物、矿物)的形态、药材性状、显微和理化等特征,鉴定其正确的学名和药用部位,并研究其是否符合药品标准的相关规定。

2. 常用的方法　基原鉴定法、性状鉴定法、显微鉴定法、理化鉴定法。

(二)中药的安全性检测

药物的安全性和有效性是同等重要的。随着中药现代化、标准化和国际化进程的加速,中药的安全性问题越来越受到国内外的广泛关注。

中药的有害物质包括内源性有害物质和外源性有害物质。

1. 内源性有害物质　生药中的内源性有害物质主要是肝毒性成分和肾毒性成分。具有肝毒性的中药有艾叶、决明、雷公藤等,具有肾毒性的中药有雷公藤、草乌、木通等。

[拓展知识]

1988年12月，中华人民共和国国务院令(第23号)发布28种毒性中药材。

(1)植物药类　生马钱子、生川乌、生草乌、生白附子、生附子、生半夏、生南星、生甘遂、生狼毒、生藤黄、雪上一枝蒿、生巴豆、生千金子、生天仙子、闹羊花、洋金花。

(2)动物药类　斑蝥、蟾酥、青娘虫、红娘虫。

(3)矿物药类　砒石(红砒、白砒)、砒霜、雄黄、水银、红粉、轻粉、红升丹、白降丹。

2.外源性有害物质　外源性有害物质主要包括重金属及有害元素、残留的农药、黄曲霉毒素、二氧化硫等。这些有害物质主要来自药材的种植(被污染的大气、水质、土壤,农药,化肥等)、采收、加工、包装、贮藏、运输、饮片加工炮制和中成药制剂生产过程(工艺设备、辅料、提取溶剂等)等环节。

(三)传统经验鉴别

中药传统经验鉴别对中药的质量评价的核心是中药的“形、色、气、味”。黄连似鸡爪者为佳,三七以“铜皮铁骨狮子头”者为佳,天麻以鹦哥嘴者为佳,野山参以“芦长碗密枣核艼,紧皮细纹珍珠须”者为佳,红花以色红而鲜艳者为佳,黄连、黄柏(黄檗)以其色黄、味极苦为佳。

(四)中药的纯度检查

《中国药典》与中药纯度相关的检查主要包括杂质检查、水分测定、干燥失重、灰分测定、色度检查、酸败度测定等。

(五)与药效相关的定量分析

1.含叶量的检查　对于药效成分主要集中在叶部的,要进行含叶量检查。中国现行药典一部规定穿心莲药材叶不得少于30%,薄荷药材叶不得少于30%,广藿香药材叶不得少于20%等。

2.浸出物测定　针对有效成分尚不清楚或有效成分尚无精确定量分析方法的中药,常可根据该药已知的化学成分类别、中药质地、用药习惯或药效研究结果等,选用水或一定浓度的乙醇、乙醚等溶剂进行浸出物的测定。

3.含量测定　常用的分析方法:高效液相色谱法、气相色谱法、薄层色谱扫描法、紫外-可见光分光光度法、生物测定法等。其中,高效液相色谱法是中药含量测定使用最多的方法。

子项目 1-2　中药材及饮片的鉴定

任务一　四大基本鉴定方法

中药鉴定的对象非常复杂，有完整的中药，有碎块、饮片和粉末，也有中成药。因此，中药鉴定的方法也是多种多样的。

常用的鉴定方法有四种：来源鉴定、性状鉴定、显微鉴定及理化鉴定。

各种方法有其特点和适用对象，有时还需要几种方法配合进行鉴定工作，这要根据被检品的具体条件和要求灵活掌握。

一、来源鉴定

应用植（动）物分类学知识，对中药的来源进行鉴定，确定其正确的学名；应用矿物学知识，确定矿物中药的来源，保证品种的准确性及在应用中准确无误。

由于植物药占绝大部分，现以原植物鉴定为例加以说明。

1. 观察植物形态　对于具有较完整植物体的中药，应注意其根、茎、叶、花、果实等部位的观察。特别对繁殖器官可借助放大镜或解剖显微镜进行观察，因为繁殖器官各部分的数目是分类的重要依据。仅靠茎枝和叶子外形来鉴定植物是不全面的，有时容易得出错误结论。

在实际工作中经常遇到的检品是不完整的，常是植物体的一段或一块器官。除对少数品种特征十分突出的可以鉴定外，一般都要追究其原植物，包括深入产地调查，采集实物，进行对照鉴定。

2. 核对文献　根据观察到的形态特征等，确定被检品科属（药材基原）。

在核对文献时，首先应查验药品法定标准对药材基原、性状的描述（法定标准是执法处罚依据，无法定标准的不得上市），再根据标准规定的药材基原，查阅具有鉴定中药品种方面的著作，如《中国高等植物图鉴》《中国药用植物志》《全国中草药汇编》《中药大辞典》《中药志》等。

3. 核对标本　根据法定标准规定的药材基原，可到标本室核对该药材基原标本，辨认相同的特征。注意：标本室已定学名标本必须正确可靠。在核对标本时，要注意同种植物在不同生长时期的形态差异，需要参考更多一些标本，才能使鉴定的学名准确。

对难以定名的标本，可寄请专家或有关单位协助鉴定。

二、性状鉴定

用眼看、手摸、鼻闻、口尝、水试、火试等十分简便的鉴定方法鉴别药材的外观性状，具有简单、易行、迅速的特点，也是鉴定工作者必备的基本功之一。性状鉴定具有很强的直观性，有时一眼就可以把药材鉴别出来。我们古人在这方面积累了丰富的传统鉴别经验，总结出了许多经验鉴别术语，不但十分精练，而且生动又形象，对我们记忆和理解很有帮助。

性状鉴定的内容，一般包括以下几个方面：

1.形状　与药用部位有关，每种药材的形状一般比较固定。而且一类药材的形状相对来说也是比较固定的，比如根类药材，圆柱形的人参、圆锥形的黄芩、纺锤形的麦冬等；皮类药材，卷筒状的肉桂和厚朴、板片状的黄柏和杜仲等；种子类药材，圆球形的苏子、扁圆形的酸枣仁等。有的药材特征十分明显，故老药工们根据多年实践总结出许多经验鉴别术语，描绘形象而生动，易懂易记，如防风根头部形如蚯蚓头（根头部有明显密集的环纹）；野生人参的芦长碗密枣核艼，紧皮细纹珍珠须；海马的马头蛇尾瓦楞身。这些都形象地描绘出了药材的形态特征。有的叶和花类药材很皱缩，须先用热水浸泡，展平后观察。

2.大小　指药材的长短、粗细、厚薄。表示药材的大小，一般有一定的幅度（亦即范围），如菟丝子直径 1～1.5 mm。虽然药材的大小有一定范围，但一般允许有少量高于或低于规定的数值。有些很小的种子类药材，如葶苈子、车前子、菟丝子等，应在放大镜下测量。

3.颜色　各种药材的颜色是不相同的，药材的颜色一般比较固定。有的药材从其名称上就知道它的颜色，如丹参色红、黄连色黄、紫草色紫、乌梅色黑。

药材因采收、加工或贮藏不当，都会改变其固有色泽。色泽的变化与药材的质量有关，药材的颜色是否符合要求，是衡量药材质量好坏的重要因素。很多药材的色调不是单一的，因此，药材的颜色一般以复合色调描述，以后一种色调为主，如黄棕色，即以棕色为主。

4.表面特征　指药材表面光滑还是粗糙，有无皱纹、皮孔、毛茸等。双子叶植物的根类药材顶部有的带有根茎，如人参芦头。单子叶植物的根茎类药材有的具膜质鳞叶，如石菖蒲、荸荠。蕨类植物的根茎药材常带有叶柄残基和鳞片，如贯众。皮类药材有的有明显的皮孔，如杜仲、地衣斑的肉桂，少数还有钉状物，如海桐皮有皮刺。白花前胡的根头部有叶鞘残存的纤维毛状物（区别紫花前胡的重要特征），植物香圆的未成熟果实或幼果作枳壳或枳实时，果顶具“金钱环”。

5.质地　是指药材的软硬、坚韧、疏松、致密、黏性或粉性等特征。描述药材质地的名词术语很多，常见有松泡，质轻而松，断面多裂隙，如南沙参、防风；粉性，富含淀粉，折断时有粉尘散落，如山药、天花粉；油润，质地柔软，含油而润泽，如当归；角质，质地坚硬，断面半透明或有光泽，如郁金；柴性，折断面木质部非常发达，像木材一样；黏性，含黏液质，嚼之粘牙，如麦冬、石斛；纤维性，富含纤维，折断时露出很多纤维，如黄柏。

药材的质地除与其本身特性有关外，有时与加工方法关系密切。同一药材加工方法不同，质地也不一样。盐附子，易吸潮变软；黑顺片，质硬而脆；含淀粉多的药材，如经蒸煮加工，则因淀粉糊化，干燥后质地坚实，如红参、黑顺片。

6.折断面　指药材折断时的现象，包括易折断或不易折断，有无粉尘散落，断面特征。注意观察自然断面是否平坦，还是显纤维性、颗粒性、裂片状，有无胶丝，是否层层剥离等等。折断面的观察，对于根及根茎类、茎和皮类药材的鉴别是很重要的。如根及根茎类，茅苍术易折断，断面放置“起霜”（析出白毛状结晶）；白术不易折断，断面放置不“起霜”；甘草折断时有粉尘散落。茎类切面，鸡血藤（老茎）断面红褐色的韧皮部与淡红色的木质部呈半圆形相间排列；大血藤断面红棕色的韧皮部有六处嵌入黄白色的木质部中。皮类，杜仲折断时有胶丝相连；黄柏折断面显纤维性，裂片状分层；苦楝皮的折断面，可分为多层薄片，层层黄白相间；牡丹皮折断面较平坦，显粉性。

对于不易折断或折断面不平坦的药材，为描述断面的形态特征，用刀切成横切面进行观察。主要观察皮部与木部的比例、维管束的排列方式、射线的分布等，有些药材肉眼还可察见黄棕色小点（为分泌组织）等。对于横切面特征的描述，也有很多经验鉴别术语，如大黄根茎可见“星点”（为髓部的异常维管束）；何首乌可见“云锦花纹”（为皮层中的异常维管束）；黄芪有“菊花心”，粉防己有“车轮纹”，茅苍术有“朱砂点”。

7.气、味　包括气味和味道两个方面。直接以鼻闻和口尝而辨别。气味：有的药材有特殊的香气或臭气，这是由于药材中含有挥发性物质的缘故，也是鉴别该药材的主要依据。如阿魏臭气，鱼腥草腥臭气，肉桂香气，当归香气。对气味不明显的药材，可切碎或用热水浸泡一下再闻。

味道与药材本身所含的成分有关，也是衡量药材品质的标准之一。药材的味道一般比较固定，如黄连、黄柏味苦；甘草、党参味甜；乌梅、木瓜、山楂味酸。

味道一旦改变，要考虑其品种和质量问题。有强烈刺激性和剧毒的药材，口尝时要特别小心，取样要少，尝后应立即吐出，漱口，洗手，以免中毒，如草乌、半夏、白附子等。

8.水试　某些药材在水中或遇水能产生一些特殊现象，如日光下，秦皮水浸液呈碧蓝色荧光；加水浸泡，葶苈子、车前子的种子黏滑、体积膨胀；番红花水浸液呈黄色，花不褪色；熊胆粉末投入水中在水面旋转并呈现黄线下沉而不扩散。

这些现象常与药材中所含的化学成分或药材的组织构造有关。采用水试法，亦可用于鉴别药材的优劣，如《日华子本草》中有鉴别地黄的记载，“生者水浸验，浮者名天黄，半浮半沉者名人黄，沉者名地黄。沉者力佳，半沉者次之，浮者劣。”

9.火试　某些药材用火烧之，能产生特殊的气味、颜色、烟雾、闪光和响声等现象。如麝香灼烧香气浓烈、无臭气、灰为白色；血竭粉末纸上烤可见其熔化，对光透视呈血红色；海金沙易点燃，发出爆鸣声及闪光（松花粉和蒲黄无此现象）。

水火试在经验鉴别时常见，古人积累了很多丰富的经验，值得我们学习和借鉴。

以上所述，是药材性状鉴定的基本顺序和内容，在描述中药的性状时要全面而仔细地观察，但对具体药材的各项取舍可以不同。

除上述对完整药材的性状鉴别外，还应学习掌握一些饮片鉴别知识。不同于完整药材的鉴别特征，饮片改变了形状、大小、颜色，甚至气味。加之用机器切片，也改变了原手工饮片（如圆片、斜片、平片、节片等）的规则性，在学习时应结合完整药材的特征，特别是横切面、表面和气味的特征来对比识别，也不难掌握。有的饮片特征十分突出，如大血藤，只要一片饮片即可鉴定出来。类似的还有狗脊、槟榔、千年健、藕节等。

10.中成药的鉴定　中成药的鉴定目前主要是显微鉴定，当然只要条件允许，有时还可配合理化分析。中成药鉴定主要用于药品的定性方面，用于控制品种投入的数量，还很困难。不过，随着显微鉴定工作的不断发展，中成药的显微鉴定已成为控制中药制剂质量标准的方法之一，主要解决处方内规定品种的有无或变动情况。用“显微定量”法对中成药质量进行控制，还处于探索起步阶段。

目前，我国的中成药共分为35大类、43种剂型、5 000余个品种，其中丸、片剂接近一半，而已用显微鉴定法鉴定的仅为200种左右，可见今后工作的复杂和艰巨。

三、显微鉴定

利用显微镜观察药材的细微结构，如：组织构造、细胞形状以及内含物的特征，来鉴定药材的真伪与纯度，甚至品质。适用范围如下：

(1)性状不能识别的药材或性状相似、组织有较大差别的药材(真伪鉴别)。

(2)药材破碎或呈粉末状时。

(3)粉末药材制备的中成药。

(一)中药材的显微鉴定

天麻伪品，马铃薯、紫茉莉根(双子叶)与真品的识别；红参伪品，野豆根、商陆根、山莴苣根等进行显微鉴定很容易与真品区别；薄荷的挥发油存在于茎、叶表皮的腺毛中，显微观察，叶上的腺毛比茎多，挥发油的含量测定叶比茎高，因此商品以叶多为佳。

显微鉴定常配合来源、性状及理化鉴定等方法解决实际问题。《中国药典》已将显微鉴定应用到很多中药和中成药制剂的鉴别中。进行显微鉴定，鉴定工作者必须具有植物(动物)解剖的基本知识，掌握制片的基本技术。显微鉴定的方法，因材料和要求的不同，主要分为三类。

1.完整药材的显微鉴定　适用于组织构造完整的药材。首先选取药材的适当部位，要求能完整体现出该药材的组织特征，制成显微标本片，然后才能在显微镜下观察。一般制作横切片，即垂直于中轴的切片。少数茎木类药材制作纵切片。常用的切片方法有徒手、滑走和石蜡切片。其中徒手切片法简便、快速，较为常用。

为了能清楚地观察药材的组织构造，手切的薄片必须用适当的试剂进行处理和封藏，常用的试剂有：①水或稀甘油：适用于观察细胞壁颜色、糊粉粒、淀粉粒、油滴、树脂等。②水合氯醛：加热透化有清净、透明作用。对草酸钙无作用，为观察草酸钙结晶的良好试剂，但可溶解淀粉粒、蛋白质、叶绿体、树脂、挥发油等，并能使已收缩的细胞膨胀。③5% KOH：有清净作用，可溶解糊粉粒、淀粉粒、蛋白质等，并使细胞壁膨胀，增加透明度。④乙醚乙醇液：作脱脂剂，可除去种子类药材切片中的脂肪油、挥发油及树脂、鞣质等。⑤氯化碱液：为漂白剂，对于颜色深暗的切片有漂白作用。适用于树皮类、叶类等药材，并可除去叶绿素。用后应立即洗净，以免长时间作用，破坏淀粉粒及木质素。

此外，为了确定细胞壁及细胞内含物的性质，可加适当的化学试剂进行显微化学反应，石细胞、纤维和导管等具木质化细胞壁的加间苯三酚及浓盐酸试液，显红色；纤维素细胞壁加氯化锌碘试液，显蓝色或紫色；淀粉粒加碘试液显蓝色；糊粉粒加硝酸汞试液显砖红色；油滴加苏丹Ⅲ试液显橘红色；草酸钙结晶加50%硫酸可形成硫酸钙针状结晶；碳酸钙结晶(钟乳体)加盐酸可逐渐溶解，并产生二氧化碳气体；硅质块仅在氢氟酸中溶解；黏液质及树胶加钌红试液可染成红色等。某些结晶形物质如草酸钙结晶等以及淀粉粒的鉴定，还可利用偏光显微镜进行观察。

2.破碎药材的显微鉴定　根据材料的不同条件进行制片。

3.粉末药材的显微鉴定　适用于粉末状药材或已切碎的药材难以制作切片时，以及适用于中成药。材料的处理和封藏方法与完整药材相似，制成的粉末标本片在显微镜下观察组织碎片和粉末特征，鉴定真伪和纯度，如蒲黄、石松子和海金沙，显微鉴定极易区分。麝香的粉末鉴定，能准确地判断有无掺伪现象。此外，对于含有原药材粉末的中成药制剂如散剂、片剂、丸剂、胶囊等，也可进行粉末鉴定。

除上述方法，根据需要还可将药材制成解离组织片，以便观察单个细胞的完整形状，如导管、管胞、纤维等。叶类药材还可制成表面片，以便观察表皮细胞、气孔、茸毛等。

为了提高显微鉴定的准确性，鉴定未知样品时，可与标准品对照观察。粉末鉴定时，标准品应研成与被检品相当的细度。矿物药的显微鉴定除直接粉碎成细粉观察外，还可进行磨片观察。近年来，随着科技进步，电子显微镜、扫描电镜的使用，为药材的鉴定研究提供了有利条件。比如扫描电镜，无须经过超薄切片和染色等过程，即能扫描获得细微结构特征。

（二）中成药的显微鉴定

含有药材的细胞、组织碎片及后含物和其他细微特征的中成药均可进行显微鉴定。中成药进行显微鉴定时，一般需根据处方，明确品种和药用部位，对各组成药材的粉末特征分析比较，排除某些类似的细胞组织及后含物等的干扰和影响，选取各药在该成药中较具专属性的显微特征，作为鉴别依据。因此，单一粉末药材的主要显微特征在成方制剂中有时不一定作为鉴别依据，而某些较次要的特征有时还起鉴别作用。中成药显微鉴定的制片，方法一般与单味药的粉末制片方法相同，不同的是对所用剂型制片的处理。

四、理化鉴定

理化鉴定是利用某些物理的、化学的或仪器分析方法，鉴定药材的真实性、纯度和品质优劣程度。

通过理化鉴定分析中药中某些有效成分的有无和含量的多少，以及有害物质的有无等，是为了保证药材的临床用药安全和有效。

适用范围：测定中药有效成分或有害物质的含量；含不同成分的同名异物药材的鉴定；性状、显微方面均不易区分的药材；矿物药、树脂等的鉴别。

常用的测定方法与指标主要有物理常数、膨胀度、色度检查、泡沫指数和溶血指数、微量升华、荧光分析、显微化学反应、蛋白电泳法、化学定性分析、化学定量分析、水分测定、灰分测定、浸出物含量测定、挥发油含量测定、色谱法（含薄层色谱、气相色谱、高效液相色谱）、分光光度法、紫外分光光度法、原子吸收分光光度法等等。

本项目关键词

中药、中成药、中药饮片、中药鉴定技术、中药真伪优劣、中药鉴定的任务、中药鉴定的依据、中药鉴定的内容、基原鉴定、性状鉴定、显微鉴定、理化鉴定。

本项目小结

该部分内容在厘清中药、中药材、中成药、中药饮片和中药鉴定技术、中药真伪优劣等概念的基础上，明确提出了中药鉴定的任务、依据、基本程序和鉴定的内容；对中药鉴定的方法和鉴定的程序等展开详细的论述。中药鉴定的方法很多，我们介绍的四大鉴定方法是最常用的中药鉴定方法。中药鉴定的依据必须清楚，基原鉴定的过程要熟悉，性状鉴定的方法和内容要熟记，其中书中的举例要掌握，显微鉴定（包括中成药的鉴定）要熟悉，性状鉴定的方法须熟悉，各种方法的特点及其适用对象要掌握。

项目二　中药养护基本知识与技能

本项目导读

知识目标

一、中药的采收、加工与贮藏

1. 中药的采收；

2. 中药的加工与贮藏。

二、中药的包装

1. 中药包装的目的和作用；

2. 中药饮片包装要求。

三、中药仓库与仓库管理

1. 中药仓库的类型；

2. 中药原材料仓库管理方案。

四、中药质量标准以及中药的质变

1. 中药质量标准；

2. 中药的质变与基本养护方法。

能力目标

1. 熟悉中药采收、加工与贮藏；

2. 掌握中药材质量标准和基本养护方法。

素质目标

培养学生爱岗敬业、细心踏实、勇于创新的职业精神。

子项目 2-1　中药的采收、加工与贮藏

任务一　中药的采收

中药品质的好坏取决于有效物质含量的高低，有效物质含量的高低与产地，采收的季节、时间、方法等有着密切的关系。

中药的合理采收，与其种类、药用部位、生长环境密切相关。

一、确定适宜采收期

中药最佳采收期的确定，主要根据有效成分的积累动态与药用部分产量之间的关系来确定，具体有下列情况：

(1)有效成分有显著高峰期，而药用部分产量变化不显著时，则含量高峰期即为适宜采收期。

(2)有效成分含量高峰期与药用部分产量高峰期不一致时，要考虑有效成分的总含量。有效成分的总含量最高时，即为适宜采收期。即有效成分的总量＝单产量×有效成分百分比含量。

对有多种因素影响中药质量情况，要综合多种指标确定最佳采收期。

在确定适宜采收期的时候，要注意有毒成分的含量变化情况，尽量做到有效成分含量最高，而有毒成分含量最低的时候采收。

二、中药采收的一般原则

目前很多中药的有效成分尚不明确，因此根据各种药用部位的生长特点，利用传统的采收经验，分别掌握合理的采收季节是十分必要的。

(一)根和根茎类

一般宜在植物生长停止，花叶萎谢的休眠期，或在春季发芽前采集。但也有例外情况，如柴胡、明党参在春天采较好，孩儿参、人参则夏季采较好，延胡索立夏后地上部分枯萎，不易寻找，故多在谷雨和立夏之间采挖。

(二)叶类和全草

应在植物生长最旺盛时，或在现蕾时或在花盛开而果实种子尚未成熟时采收。但桑叶须经霜后采收，枇杷叶须落地后收集。

(三)树皮和根皮

树皮多在春夏之交采收,易于剥离。根皮多在秋季采收。因为树皮、根皮的采收,容易损害植物的生长,应注意采收方法。有些干皮的采收可结合林木采伐来进行。

(四)花类

一般在花开放时采收。有些则于花蕾期采收,如槐米、金银花、丁香等。除虫菊宜在花蕾半开放时采收;红花则在花冠由黄变橙红时采收。

(五)果实和种子

果实应在已成熟和将成熟时采收;少数用未成熟的果实,如枳实等。种子多应在完全成熟后采收。

(六)菌、藻、孢粉类

各自情况不一。如麦角在寄主(黑麦等)收割前采收,生物碱含量较高;茯苓在立秋后采收质量较好;马勃应在子实体刚成熟时采收,过迟则孢子飞散。

(七)动物类

必须掌握昆虫类的孵化发育活动季节,以卵鞘入药的,如桑螵蛸,则在三月收集,过时虫卵孵化成虫影响药效;以成虫入药的,均应在活动期捕捉;有翅昆虫,在清晨露水未干时便于捕捉。两栖动物如蛤士蟆,则于秋末当其进入"冬眠期"时捕捉。鹿茸须在清明后适时采收,过时则角化。

在中药采收中要注意保护野中药源,计划采药,合理采挖。

任务二　中药的加工与贮藏

一、产地加工

中药采收后,除少数要求鲜用(如生姜、鲜石斛、鲜芦根)外,其余应在适宜的环境和质量控制条件下加工。少数品种需要利用其鲜品的可塑性或为控制质量,而在产地趁鲜加工外,绝大多数品种需要在工厂按 GMP(good manufacturing practice,良好生产规范,即药品生产质量管理规范)进行加工。凡是在产地对药材进行的初步处理与干燥,则称之为"产地加工",或称"初加工"。产地加工因为加工条件比较差,其产品一般不得作为饮片使用,需经工厂按 GMP 要求炮制以后,才能作为饮片使用。

(一)产地加工的目的和要求

药用植物采收后在产地进行加工处理的目的,是除去杂质,促使干燥,符合商品规格,保证药材质量,以及便于包装贮运。药用植物品种繁多,药用部位多样,根据药材形、色、气味、质地及含有物质的不同,其产地加工要求、任务也各不相同。一般而论,都应达到形体完整,含水分适度,色泽好,香气散失少,不变味(玄参、生地、黄精等须加工改变味的例外),有效成分破坏少等要求,才能确保用药质量。为此,产地加工的具体任务主要有四项:一是清除非药用部分、杂质及泥沙等,以去伪存真,保证药材纯净;二是按现行版药典等的标准规定,加工修制成合格的原药材;三是根据医疗要求进行处理,减除药材毒性与不良性味,以确保用药安全有效；四是干燥处理，包装成件，以便运输与贮存。

(二)常见的加工方法

1.拣、洗　将采收的新鲜药材除去泥沙杂质和非药用部位。如牛膝去芦头、须根；牡丹皮去木心；白芍、山药刮去外皮；香附、金樱子去毛刺等。具有芳香气味的药材一般不用水淘洗。

2.切片　较大的根及根茎类、坚硬的藤木类和肉质的果实类药材大多趁鲜切成块、片，以利干燥。如大黄、土茯苓、乌药、鸡血藤、木瓜、山楂等。产地趁鲜切片干燥的药材品种日益增多，这不仅使医疗单位用药时省去切片等操作过程，而且能缩小药材体积，便于运输和炮制。

3.去壳　种子类药材，一般把果实采收后，晒干去壳，取出种子，如车前子、菟丝子等；或先去壳取出种子后晒干，如白果、杏仁、桃仁。但也有不去壳的，如白豆蔻、草果等以保持其有效成分不致散失。

4.蒸、煮、烫　蒸、煮、烫是将鲜药材在蒸汽或沸水中进行时间不同的热处理，均系在药材干燥前进行的加工。其目的在于驱逐药材中的空气，破坏氧化酶，阻止氧化，避免药材变色；减少有效成分损失，保证药材的性味不致发生质的变化；使药材细胞中原生质凝固，产生质壁分离，利于水分蒸发，干燥迅速；使加入的辅料易向药材组织内渗透；通过高温破坏药材中的有毒物质，或使一些酶类失去活力而不致分解药材中的有效成分，或杀死虫卵，或不致剥皮抽心；有的熟制后，能起到滋润作用；等等。

5.熏硫　熏硫处理，主要在药材干燥前进行，其与贮藏期间的熏硫防霉变的目的不同。产地加工熏硫是利用硫黄产生二氧化硫，以达加速干燥，使产品洁白的目的，并有防霉、杀虫作用，如白芷、山药等。有的药材还在近干时加熏硫 1 次，如天麻、川贝母等。熏硫时，必须使硫黄燃烧完全，以减少升华硫黄颗粒残留在药材上影响药材质量。硫黄燃点在 230℃以上，故在点燃时应加些辅助燃料，才能使之燃烧完全。

6.发汗　发汗是鲜药材或半干燥后，停止加热，再密闭堆积使之发热，使其内部水分向外蒸发，药材变软、变色、增加香味或减少刺激性，有利于干燥。当堆内空气含水汽达到饱和，遇堆外低温，水汽就凝结成水珠附于药材的表面，如人出汗，故习称这一加工过程为“发汗”。发汗是药材产地加工中常用的、独特的工艺，它能有效地克服干燥过程中产生的结壳，使药材内外干燥一致，加快干燥速度，并能使某些挥发油渗出，化学成分产生变化，药材干燥更显得油润、光泽，或者香气更浓烈。如厚朴、玄参等必须通过发汗，才能具有特殊色泽；山药、川芎、白术等须经发汗，才易内外干燥一致，光泽好而油润。

7.干燥　干燥是药材中水分蒸发的过程。其目的是及时除去新鲜药材中的大量水分，避免发霉、虫蛀以及有效成分的分解破坏；并可减轻重量，缩小体积，既利于保证药品质量，也利于包装、贮藏与运输。干燥是药材产地加工中最重要的技术环节，除鲜药外，绝大多数药材都必须进行干燥处理。

(1)常用的干燥方法　药材干燥的理想方法是要求干得快，干得透，干燥的温度不致破坏药材所含成分，并能保持其原有色泽。具体干燥方法，可分为阳(晒)干、阴干和烘干。

利用阳光直接暴晒的干燥法称为晒干，其最为简便而经济。但含挥发油的药材不宜采用此法，以免挥发油散失，如薄荷、金银花等；药材的色泽和有效成分受日光照射后易变色变质者也不宜采用；有些药材在烈日暴晒后易爆裂者，也不宜采用本法。

将药材辅放于通风良好的室内或棚内进行自然干燥的方法称为阴干,其避免日光直射,利用水分在空气中自然蒸发而干燥。此法主要适于含挥发性成分的花类、叶类及全草类药材,或者含水量少的,或者已暴晒有五六成干且不宜继续暴晒药材的干燥。

烘干法一般温度以 50～60℃为宜,此温度对一般药材的成分没有多大破坏作用,而却能很好抑制酶的活性(酶的最适温度一般为 20～40℃)。对于富含维生素 C 的多汁果实类药材可用 70～90℃的温度,以利于迅速干燥。但对含挥发油或须保留酶活性的药材,如薄荷、杏仁等,则不宜采用本法干燥。含挥发油的中药一般适宜在 35℃以下干燥,以避免挥发油散失。

有些不适于上述方法干燥的,可用石灰干燥器进行干燥,此法适于易变色的中药。一般中药干燥后含水分 8%～11%即可。有些中药如洋地黄,现行版药典规定含水分不得超过 8%,并应贮于密闭容器中。

(2)中药干燥中新技术的应用　目前,干燥机械设备如红外干燥机、微波加热器等也用于中药材加工,对提高药材质量,降低成本起到有利作用。如红外线加热干燥是利用一种介于可见光和微波之间的波长(0.72～1 000 nm)的电磁波,其具强大的能量,能深入生物的组织,可使组织吸收特定波长的红外线后,产生自发的热效应。由于这种热效应产生于物体内部,所以能有效地加热物体,并且加热速度快,干燥效果好,不影响药材品质。微波加热是利用微波进行加热的,微波是指频率大于 300 MHz 和波长为 1 m 至 1 mm 的高频交流电,其加热形式主要为感应加热和介质加热。它具有加热时间短,加热均匀,较易自行控制,劳动强度小,以及灭菌效果好等优点。

二、中药的贮藏

中药品质的好坏,除与采收加工得当与否有密切关系外,贮藏保管对其品质也有直接的影响。如果贮藏不当,药材就会产生不同的变质现象,降低质量和疗效。

(一)药材的防霉

大气中存在着多量的霉菌孢子,若散落在药材或炮制品上,在适宜温度(25℃左右)、湿度(空气相对湿度在 85%以上,或药材含水超过 15%)、适宜的环境(如阴暗不通风的场所)、足够的营养条件下,即萌发为菌丝,分泌酵素,溶蚀药材的内部组织,并促使其有效成分发生变化,失去药用价值。

我国地处温带,特别是长江以南地区,夏季炎热而潮湿,药材极易发霉。发霉后的药材,即使经过整理,将霉去掉,也会使药材色泽变暗,气味变薄,并带有霉味。因此,在药材或饮片贮藏过程中,霉变是最大的问题之一。防霉措施是控制药材水分,降低环境温度和湿度。

(二)药材的防虫

虫蛀是药材及其炮制品被虫蛀蚀的现象。药材被虫蛀后,有的形成蛀洞,有的破坏药材性状,有的甚至完全被毁坏变成蛀粉。害虫的来源主要是药材采收中受到了污染,或在干燥时未能将虫卵消灭而带入贮藏处,或贮藏容器与贮存地方本身不清洁,内有害虫附存,或在贮存中由外界带入害虫。被虫蛀的药物,可被虫体及其排泄物污染,药材组织可遭破坏,重量减轻,害虫在其生活过程中能分泌出水分和热量而促使药物发霉、变色、变味,从而影响药效成分与疗效。虫蛀也是药材或饮片贮藏过程中的最大问题之一。药材因含有淀粉、蛋白质、脂肪、糖类等，在适宜的温度(18～32℃)、湿度(空气相对湿度在70%以上，或药材含水超过13%)，害虫比较容易繁殖。

防治措施主要有以下几种。

1.物理措施　暴晒、烘烤、低温冷藏、密闭。

2.化学措施　用低毒杀虫剂，如二氧化硫、臭氧、环氧乙烷，但需要控制残留量。

3.贮存方式　根据药材本身的性质而考虑不同的贮藏条件，分类保管，防止或减少虫害。一般含脂肪油(如苦杏仁、桃仁、柏子仁等)，淀粉(如白芷、山药、薏苡仁等)或蛋白质(如金钱白花蛇、蕲蛇等)多的药材较易虫蛀；含辛辣成分的药材不易虫蛀，如荜茇、胡椒、花椒等。

(三)药材的其他变质情况及预防

1.变色　变色是指药材或其炮制品天然色泽发生了异常变化。各种药物都有其固有的色泽，是鉴别的主要质量标志之一。若贮藏不当，其色泽可发生变异。

变色原因多种，酶引起的变色，是药物本身所含成分的结构中有酚羟基，在酶的作用下，经过氧化、聚合作用形成有颜色的大分子化合物，于是药物颜色变化或色泽加深，如含麻黄碱类、羟基蒽醌类、鞣质类药材等就易于变色。非酶引起的变色原因复杂，或因药材中含糖及糖酸分解产生糠醛及其类似化合物，与一些含氮化合物缩合成棕色色素；或因药材中含有的蛋白质中氨基酸与还原糖作用，生成大分子的棕色物质；有的因储存过久或虫蛀发霉，以及经常日晒也会氧化变色；有的因干燥温度过高而变色；有的因某些杀虫剂引起变色，如硫黄烟熏时，所产生二氧化硫遇水生成亚硫酸，具有还原作用，则能使药材变色。

2.走油　亦称“泛油”，是指含油药材的油脂泛于药材表面，以及某些药材受潮、变色后表面泛出油样物质的现象。因受热或受潮而在其表面出现油状物质和返软、发黏、颜色变浑、发出油败气味等。药物泛油是一种酸败变质现象，影响疗效，甚至可产生不良反应。走油原因很多，有的因高温时，药材所含油质往外出溢，如桃仁、杏仁等；有的因贮藏年久，药材某些成分(黏液质)自然变质走油，如天冬、玉竹等；有的因含脂肪油及挥发油或含糖量较高，受潮而走油，如柏子仁、当归、黄精、熟地、枸杞等。

此外，有些药材在贮藏过程中所含有效成分容易挥散，如樟脑、冰片等；含挥发油类的药材有效成分易挥发，如荆芥、薄荷；有的药材有效成分因久贮不断减少，或有效成分自然分解如洋地黄、麦角，或其化学变化而降低疗效；有的矿物药容易风化失水，如芒硝、明矾等。要防止这些现象应注意对易挥发的药材密闭贮藏，有效成分不稳定的不能久贮。

(四)气调贮藏

其原理是调节仓库内的气体成分，冲入氮或二氧化碳而降氧，使害虫窒息死亡。

(五)应用除氧剂养护药材

利用除氧剂与贮藏系统内的氧产生化学反应，而将氧除掉，减少氧气对药材的损害。

(六)核辐射灭菌

核辐射灭菌方法简便，成本低，杀菌效果好，便于贮存。公认经10^4 Gy(戈瑞)剂量以下辐照食品是安全的。^{60}钴辐射灭菌也是防止药材变质的措施之一。

子项目 2-2　中药的包装

任务一　包装的目的与作用

一、目的

保护中药材是包装的主要目的之一。中药材在流通过程中要经过运输、装卸、储存、批发、零售等诸多环节，在空间位移和时间延续的周转过程中，难免会跌落、碰撞、摩擦，也易受到日光、空气、温度、湿度、微生物以及其他生物，如鼠、虫等等因素的影响，产生变色、潮解、溶化、风化、走油、腐败、虫蛀、霉变等各种质量变异现象，使中药材质量发生变化。中药材经过恰当包装后，可以抵抗各种外界因素的破坏，提高中药材质量的稳定性，延缓变质，保证质量。可以防止杂质的混入、污染及药材的混杂，保证中药材的净度。还可有效地减少中药材数量的损耗。

中药材的包装还应当努力实现标准化、规范化和机械化。要求包装的类型、规格、容量，包装材料，容器的结构造型、承压力以及商品盛放、衬垫、封装方法，检验方法等符合统一规定。

二、作用

1. 便于流通　由于中药材在流通过程中存在着诸多环节，故中药材包装的数量、重量、规格、形态等应考虑贮运和使用过程中的方便性，同时也要适应机械化、专业化和自动化的需要，便于识别和统计。中药材包装为流通提供便利，能够顺利地进行计量与清点，合理地利用各种运输工具，提高运输、装卸和堆码效率，提高仓容利用率和储存效果，加速流转，提高流通过程中的经济效益。其次，同一中药材存在不同的等级规格，可按不同的等级规格进行包装，使质量、规格等级一致，方便按质论价。

2. 促进销售　良好的包装体现了商品的高质量，是一种商品广告宣传的特殊表达方式，给人以美的享受，能诱导和激发消费者的购买欲望。

3. 方便使用　对中药材而言，在每件包装上，注明品名、规格、产地、重量、批号、包装日期、生产单位，并附有质量合格的标志，便于辨认药材，方便计量与分剂量。同时，按不同的等级规格包装或采用 0.5 kg、1 kg、5 kg 装量的小包装，便于在进一步加工时按需拆包。

4. 其他作用　中药材包装和其他物品包装一样应控制或不带来二次污染；保持原有成分和药效；包装成本要低；增加外观美感；贮藏、搬运方便，安全。

任务二　中药饮片包装要求

一、包装

包装是指通过机械或人工方式将设定剂量的中药饮片装入符合药用规定的包装材料内并封口，同时进行包装标识的操作过程。包装标识是通过看包装的标签及颜色等，就能知道内装药物的部分信息的一种标示。标识分标签和色标两部分。

小包装中药饮片的包装，主要由中药饮片生产企业负责。下面从包装材料、包装方法、标签印制、色标应用、外包装等几方面进行介绍。

二、包装材料

(一)包装材料的选择原则

1.包装材料选择的基本要求

(1)安全性。包装材料本身要无毒。不能因环境因素而释放有毒物质，污染药材，影响人们的身体健康。

(2)可降解性。药材在消费完后，剩余的包装材料，应具有降解性，其降解产物无毒无害，不对人类健康造成威胁，不污染生态环境。

(3)可重复利用性。无公害中药在遵循可持续发展的原则下，要求药材被消费完以后，剩余的包装材料可重复使用，做到既节约资源，又可减少垃圾的产生，减轻对环境的污染。

(4)稳定性。在保护药材期间，包装物不受周围环境条件(如空气、光、湿度、温度、微生物)的影响，也不与被包装药材起任何反应，避免改变药材功效。

(5)合法性。用于包装药材的材料，应由有关部门批准，并符合有关标准。否则不具合法性，不能使用。

2.包装技术的选择　选择包装材料以后，在包装过程中也不能对中药材造成污染及对环境造成污染，应做到以下几点。

(1)包装环境条件良好，卫生安全。

(2)包装设备性能安全良好，不会对药材质量有影响。

(3)包装过程不对人类造成伤害，不污染环境。

(4)包装人员必须了解无公害中药材的包装原则，有较强责任心。患有传染病、皮肤病或外伤性疾病者不得参加工作。

(5)包装前应再次检查、清除劣质品及异物，包装材料应是新的或清洗干净、干燥、无破损的。

(6)易破碎的中药材应装在坚固的盒箱内，剧毒、珍贵中药材应特殊包装，并贴上鲜明标志，加封。

(二)常用的包装材料

1.聚乙烯塑料单膜　使用聚乙烯塑料单膜作为包装材料,适用于手工定量包装中药饮片。

2.聚乙烯复合塑料膜　使用聚乙烯复合塑料膜作为包装材料,适用于机械自动或半自动定量包装中药饮片。

3.纤维滤纸　使用纤维滤纸作包装袋,适用于煎煮时易糊化而需要做包煎处理的中药饮片,如车前子等。所用滤纸的厚度应大于 20 μm,平均过滤率应小于 12 μm,旨在阻拦药材中所含淀粉、果胶等分子量大于 5 000 的成分通过,从而防止药液因糊化导致“溢出”和“焦底”。使用包装滤纸的不足之处是无法看到包装的中药饮片,不便于验收和养护。

4.无纺布　无纺布可替代纤维滤纸使用。

使用无纺布袋的优点,用在需包煎的药物时能起到有效的过滤作用;用后能做降解处理,属环保产品。

使用无纺布袋的不足,不适合自动和半自动包装使用。调剂时要在需包煎的药物中加放无纺布袋,增加了一道调剂操作程序,并易发生因疏忽而漏放的情况。

5.汗衫布　传统的 28～32 支纱的汗衫布包替代纤维滤纸袋,但禁止使用纱布包,因为纱布孔隙较大,不能阻拦无用成分通过。如用汗衫布包做包装时,不应直接将饮片放入布包中,而应将饮片先装入较薄透明的塑料中,不必封口,而只要将袋口折弯,并将此袋与布包一起放入印有标识或无标识而带有色标的包装袋中封口。布袋与饮片分离可避免饮片的粉末、颜色污染在白色的布袋上,造成浪费药物又不美观的结果。能直观地看到包装袋内饮片的质量,便于验收和保养。

汗衫布袋包装的缺点,不适合自动和半自动包装,包装效率偏低;包装使用材料多,生产成本偏高;有的汗衫布可能有漂白剂残留成分。

三、包装方法

根据不同形状、质地的中药饮片,可采取自动、半自动、抽真空和人工四种包装方法。

(一)全自动包装

使用全自动颗粒包装机包装。此包装方法,适用于体积小、颗粒均匀、流动性好的种子类中药饮片包装。

(二)半自动包装

使用半自动包装机包装。此类包装方法,适用于密度较大,但片形均匀的根、茎、藤、木类中药饮片包装。

(三)抽真空包装

使用真空包装机,先将中药饮片按定量装入包装袋内,再将单包或数包未封口的药包放入真空包装机内进行排空封口。此类包装方法,适用于不能用常规高温干燥灭菌处理的中药饮片包装,能有效防止中药饮片出现虫蛀、霉变和走油等现象。

(四)人工包装

通过人工用电子秤精确称量后，装入塑料袋中再封口。此类包装方法，适用于体积较大、质地较轻且蓬松的花、草、叶类中药饮片。

四、标签印制

(一)印制原则

应当符合国家药品监督管理部门对药品标签的有关要求。

(二)印制内容

应当包括下列内容，名称(应以《中国药典》或《炮制规范》所列的标准名称为准印刷，不要印刷异名或别名)，产地，规格，特殊煎煮方法(如先煎、后下、烊化、包煎、冲服等)，生产批号，生产日期，生产企业。

五、色标应用

(一)应用目的

小包装中药饮片的色标应用，是指在小包装中药饮片的包装袋上或标签上，使用不同的颜色来代表不同的规格。从试点单位的经验看，小包装中药饮片的色标应用，能达到快速识别的目的，方便中药饮片在医院中各个环节的验收和中药饮片处方的调配、复核。

(二)应用原则

(1)醒目。使用的颜色应当醒目，并应当与标签的颜色、内装中药饮片的颜色有明显的区别。

(2)色差大。同一医院使用的不同颜色之间，色差应尽量大，便于识别。

(3)同一规格不同品种使用同一种颜色。同一医院，每种中药饮片的同一规格，应尽量采用相同颜色。

(三)印制方法

(1)将不同的颜色直接印制在小包装中药饮片的包装袋上。如武汉市中医医院的做法是每种中药饮片设定大、中、小三种品规，分别用红色、蓝色、棕色标示。此法适用于透明塑料袋用色带打印标签和在透明塑料袋上印刷专用标签的小包装。

(2)使用多种不同底色的不干胶纸来印制标签，每种颜色代表一种规格。如上海中医药大学附属龙华医院的做法是用蓝底色标签代表 10 g、棕底色标签代表 15 g，不管什么品种，只要重量一样，颜色就相同。此法适用于全透明塑料袋等加贴标签的小包装。

六、外包装

(一)目的

为方便药物的验收、清点和装运。

(二)原则

(1)一个中包装、大包装中，只能装一种小包装中药饮片的一个规格，禁止不同品种、同一品种的不同规格混装。

(2)包装量不宜过大,否则容易造成药物积压。

(3)使用色标的,小包装、中包装、大包装上都应当使用色标,并且颜色一致。

(三)包装形式

(1)中包装。一般以每 50～100 袋一个中包装为宜。

(2)大包装。可根据医院实际仓储条件和需求,与供货企业协商确定。

子项目 2-3　中药仓库与仓库管理

任务一　中药仓库的类型

一、含义

中药仓库是中药的储存场所，也是中药开展保管养护的必备条件。仓库要求防虫、防鼠、防潮、防污染、防盗，不易暴露，应有适当的防护。

二、仓库的职能

中药仓库是维护储存商品质量和数量，保障社会供应的组成部门。主要职能如下：

(1)支持生产，保障供给。

(2)维护药品质量，保证用药安全。

(3)降低损耗，节约费用。

(4)研究养护技术，实行科学管理。

(5)服从市场需求，提高服务质量。

(6)严格管理制度，确保安全生产。

三、仓库的分类

(一)按建筑形式分类

可分为平面库、多层库、立体库、地下库、密闭库、露天库(货场)、半露天库(货棚)。

(二)按仓库承担业务性质分类

可分为采购供应仓库、批发仓库、零售仓库、中转仓库、加工仓库、储备仓库。

(三)按商品性质分类

可分为普通药材仓库、药材仓库、饮片仓库、中成药仓库、特殊药材仓库(含细贵药材库、毒剧药材库、危险品仓库等)。

仓库还要按功能管理，分合格品、不合格品、退货、待验等区域。

任务二　中药原材料仓库管理方案

中药品种的真伪，质量的优劣，都能影响临床疗效，也关系到人民生命的安全。中药仓储管理的好坏，直接影响中药加工炮制的质量。要紧紧抓住质量这根弦，这是中药公司的生存之道，立足之源。做好仓库管理，保障药品质量才能使中药公司立于不败之地。

一、对原药材验收入库的质量要求

拒绝伪劣药材入库是突出药品质量的关键；防止以次充好，凡发现在包装内混装一些有质量问题的药材，不得入库；杜绝以假乱真，发现一些假药混在包装内，拒绝入库；一经鉴别是伪品药材，不得入库。

二、认真识别药材品种

验收时，有下列之一者，不得入库：

打开药材包装件，发现药材品质太差；药材太湿，含水量偏高；发现药材已经开始虫蛀、发霉；药材混杂，杂质太多；药材包装件内含泥沙石太多；药材已经枯废、变色或有质变现象。

三、仓储保管员的职责

(1)对于验收合格的药材，保管员要过秤计量入库。

(2)要认真填写验收入库单，包括品名、重量、产地、入库日期。

(3)保管员对每件入库的药材，要检查状态标志，包括品名、重量、产地、入库日期。

(4)在入库验收单上，要有采购员、保管员、质检员签字，才能作为入库凭证。

(5)中药材入库后，保管员必须按仓库的要求严格管理，按药材的分类间隔，分类码堆，堆放必须整齐划一。

(6)要负责做好仓库通风排气设备的开放，保持库房空气流通，地面干燥。

(7)严禁在仓库吸烟，在通道上堆放杂物。

(8)严禁携带非工作人员入内和亲戚朋友聚会，不得在仓库从事其他娱乐活动。

(9)上班时不得迟到、早退和串岗。

(10)经常检查仓库药材有否变化情况，发现问题要向生产主管部门负责人报告，及时处理。

四、对原药材仓库的防护与保养

(1)要保持做好仓库的通风排气设备的启用。

(2)要经常清洁仓库，保持良好的卫生习惯。

(3)要经常检查药材的变化，特别是对细、贵重药品，要按时进行查看和养护。

(4)对易生虫、霉变的药物（含糖类、淀粉类、油脂类），严加管理和做好防范措施。

五、加强对毒性药材的管理，防止意外事故发生

对于特殊药品，进一步落实以下职责：

(1)做好防鼠工作，装好防鼠设施工具，严防药材鼠咬、耗损。

(2)做好日常药材进出的消耗账，账、物要符。

(3)做好仓库日常生产原始记录。

(4)如果发现异常现象，及时报告主管部门负责人，及时处理。

子项目 2-4　中药质量标准

为了保证临床试验研究用药品的质量稳定一致、上市药品的质量，以及保证药品的安全和有效，我国目前对新药的研制，明确要求分别制订临床研究用药及生产用药的质量标准。其质量标准伴随药品产品“终身”。只要有药品生产、销售和使用，就要对药品的质量标准进行监测和保证。因此，质量标准不仅在研制新药中，而且在对老药的再评价中均具有相当重要的地位。

任务一　质量标准的分类

一、法定标准

用法律法规的形式制定的各种药品标准规范。国家标准对产品的质量指标是一些基本要求，是企业应达到的起码合格水平。鉴于目前中药标准一般水平不高，所以应认识到符合低标准的高合格率，并不表示产品先进，故质量标准必须逐步提高，特别是新药的质量必须具有国内先进水平，并真正起到控制真伪、优劣的作用。

二、企业标准

一般有两种情况，一种为检验方法尚不够成熟，但能达到某种程度的质量控制，不能作为上市产品质量控制使用；另一种为高于法定标准要求，主要指增加检测项目或提高限度标准，可作为创优，企业竞争，保护优质产品，严防假冒等的重要措施。

任务二　质量标准的特性

一、权威性

药品必须符合国家药品标准或省（自治区、直辖市）药品标准，但国家均不排除生产厂可以采用非药典方法进行检测。如六味地黄丸的含量测定：现行版药典收载了薄层色谱光密度法测定处方中山茱萸的熊果酸的含量，若企业暂无薄层色谱扫描仪（只能委托检验，不能改变检验标准），则可采用薄层色谱比色法与其对比，测定结果一致或有一定相关且稳定，在日常检验中即可采用比色法控制产品质量，但偶有产品含量处于合格边缘，或需要仲裁时，只有各级法定标准，特别是国家现行版药典具有权威性。

二、科学性

质量标准是对具体对象研究的结果，它有适用性的限制。在药材中如天然朱砂的标准不适用于人工朱砂的标准，前者硫化汞的含量不得少于96%，而后者要求99%以上；又如牛黄，人工牛黄和培植牛黄中含胆酸，胆红素的含量要求不同，但均有充分的科学根据。西洋参的质量标准，进口西洋参与国内引种西洋参质量标准不仅含量限度不同，且测定方法也不同。在未统一标准前，应严格依据各自的标准评价其质量的合格与否。在不同成药中测定某一相同药味成分，不一定方法均能适用，其方法的确定与规格的制定均应有充分的科学依据。

三、进展性

质量标准是对客观事物认识的阶段小结，法定标准也难免有不够全面之处。随着生产技术水平的提高和测定手段的改进，应对药品标准不断进行修订和完善。如血竭素质量评价，由于血竭主要成分血竭素极不稳定，只是根据血竭素的理化性质在270 nm处有最大吸收，采用无水乙醇提取，其吸收度高低基本上与传统经验对血竭的外观鉴别质量优劣相一致，制定了一定浓度的血竭无水乙醇溶液在270 nm吸收度不得少于一定值的规格限度。由于血竭素进口药材，货源不稳，特别是加工血竭牌号多，质量差异大，若含掺杂物如色素等，难以用吸收度限度控制质量。随着对血竭素的合成成功，以其为对照品，采用薄层色谱光密度法或高效液相色谱法测定血竭药材与含有血竭的成药，均获得满意的效果。

四、质量标准制定的前提

标准的制定需具备以下三个先决条件，即处方组成固定；原料（饮片）稳定；制备工艺稳定。本教材的质量标准只讨论药材与饮片标准（中药饮片质量标准通则见附录），制剂的质量要经药学研究、药理研究、毒性研究、临床研究等，比较复杂。一般不涉及做成剂型，工艺一般也只能按药典炮制通则规定的方法选择，不能偏离。

（一）处方组成固定

处方药味及分量是制定质量标准的依据，直接影响评价指标的选定和限度的制定。因此在制定质量标准之前必须要求毫无保留、确实无误的处方才可开始进行质量标准的研究和实验设计。

（二）原料稳定

药材除药用部位、产地、采收和加工涉及质量优劣外，特别要注意的是药材的真伪与地区习惯用药的鉴别与应用。

1. 贵重紧缺药　对贵重药材及常用紧缺药材，要加强真伪的鉴别，最好备有标准药材对照品。

如西红花(番红花)为贵重药材,多系进口。目前国内也引种成功,分生晒品和加工品两种规格,由于价格昂贵,往往有伪品出现。有的用莲须、黄花菜切丝染色;也有用化学纸浆做成丝状,包层淀粉并染成红色;还有用西红花雄蕊染色,或用国产菊科红花冒充,均应注意鉴别。

熊胆也为贵重药材之一,进口商品的质量一般与国产品基本一致,目前多处研制引流熊胆(又称熊胆粉)成功,以检出是否含有熊去氧胆酸为主要鉴别特征。商品中常有猪、牛、羊胆和其他胆汁混入熊胆。

2.地区习惯用药　指药材在局部地区有多年生产和使用习惯的药材品种。但由于集市贸易购销,管理工作未跟上,致使没有使用习惯的药材购入。这类品种在常用500种中药中,占1/4～1/3,应引起重视。如山豆根,多数地区所用山豆根为豆科植物越南槐的根及根茎,习称广豆根,但在东北、华北地区则习用防己科蝙蝠葛的根茎,又称北豆根。20世纪80年代中,华北曾大量应用感冒汤防治流感。由于广豆根中苦参碱含量远高于北豆根,按习用北豆根的量投入广豆根,从而引起多人出现中毒症状。

(三)制备工艺稳定

新药的研制在处方确定以后,结合临床服用要求,确定剂型,进行工艺条件的研究,优选出最佳工艺条件,至少是适合中试生产规模,条件具备后,才可进行质量标准实验设计。因为尽管处方相同,而工艺不同,致使所含成分不同,直接影响质量鉴别、含量测定等项目的建立和限度的规定。如复方柴胡注射液(柴胡、独活、细辛)常见的工艺有两种,一种即以药粉加水、以水蒸气蒸馏,馏液直接药用,其性状为无色澄明,含有挥发性成分。另一种以药粉蒸馏后,馏液备用;药渣再加水煎煮,煎液再经醇沉处理,去醇后,加水溶解,水溶液与馏液合并制成注射液,其性状为淡棕色,不仅含有挥发性成分而且含有柴胡皂苷等水溶性成分。以上两种工艺,成品所含成分不同,质量标准中鉴别项目的确定,与含量测定指标成分及限度的规定完全不同,是可以一目了然的。

任务三　质量标准的内容

目前国内外中药或天然药物质量标准的内容,对药材来说一般包括名称、基原(科、属、种拉丁学名)、药用部位、采收加工、性状(外形、质地、嗅味)、鉴别(传统经验、显微、理化)、检查(杂质、水分、灰分、酸不溶性灰分等)、浸出物、含量测定(挥发油、包括活性成分等)、炮制、功能主治(效用)、用法用量、注意事项、贮藏等。

在成药和制剂中除上述项目外,还须规定处方、制法,检查项中还包括重金属、砷盐并结合不同剂型在现行版药典附录通则中的各项检查,如重量差异、均匀度、崩解度、溶散时限等项。

一、名称

药品的命名总的要求应是明确、简短、科学,不容易混淆、误解,无夸大,属于国家标准(现行版药典或部颁标准)收载而改变剂型的品种,除剂型名应更新外,原则上应采用原标准名称。

(一)单味制剂(含提取物)

一般原料(药材)名与剂型名结合,如月见草油乳、穿心莲片、绞股蓝皂苷片。

(二)复方制剂

(1)方内主要药味缩写加剂型,如参芍片、葛根芩连胶囊、银黄口服液。

(2)方中主要药味缩写加功效加剂型,如银翘解毒冲剂、参附强心丸、桂龙咳喘宁胶囊。

(3)药味数与主要药名或功效加剂型,如十全大补口服液、六味地黄口服液。

(4)功效加剂型,如妇炎康复片、心通合剂、胃乃安胶囊、脑镇脑宁胶囊。

(5)君药前加复方,后加剂型,如复方天仙胶囊、复方丹参注射液。

在传统成药中有采用方内药物剂量比例加剂型命名的,如六一散;以服用剂量加剂型命名的,如七厘散、九分散;采用象形比喻结合剂型的,如玉屏风散;以药味采收季节加剂型命名的,如二至丸,即女贞子冬至采收而旱莲草夏至采收等。

不宜采用的命名法有:不以主药一味命名,易与单味制剂混淆;不以人名、地名或代号命名;不用××灵,××宝,陷于俗套;还应注意剂型名称与实物相符,更不宜以中西不同理论功效混杂命名等。

二、处方

(1)处方药味若属国家药品标准收载品种,名称均应与其一致,如淫羊藿不应称仙灵脾,金银花不应称双花,黄芪不应称北芪等。国家药品标准未收载药材品种,可采用地方标准收载的名称。地方药品标准收载的品种与国家药品标准名称相同、来源不同的应另起名称。

(2)处方药味排列顺序,应根据处方原则,按君、臣、佐、使排列,或主药、辅药排列。

(3)处方中有需要炮制的药味,应加括号说明,如蜜黄芪,应为黄芪(蜜制)。

(4)处方中药味均用法定计量单位,重量以"g",容量以"mL"表示。处方量多根据剂型不同,如片剂折算成出1 000片的药量,液体制剂如糖浆以出1 000 mL的药量写出。

(5)处方原料均应附标准。药材标准包括其基原名称及科属种拉丁学名,确实的主要产地,药用部位等,均应反映原料的实际情况,并说明属何级法定标准(现行版药典、部颁标准、地方标准)收载者。

如成药中收载的检验项目归属于某味药,而该药品种虽收载于法定标准中,但未列入该检验项目的,应补充有关项目。如处方中有黄芪,成药标准中收载黄芪甲苷的含量测定;而现行版药典虽收载了黄芪药材标准,但未规定含量测定项目,则应在原料黄芪药材标准中建立黄芪甲苷含量测定项目,并制定规格限度,目的为保证成药质量,以防盲目投料。

有些成药确因处方药味多,干扰大,或拟测定药味含量极少,而不属于实验设计不合理,或操作技术问题所致,含量测定确实困难或成药未收载含量测定项,有的仅收载了浸出物含量,可以暂对原料药材(主药之一)规定含量测定项目,间接控制成品质量。

原料为粗提取物,有效部位或化学单体,均应制定相应的原料标准。如属各级标准收载者,应说明其主要质量指标。

如原料为地方标准,则应提供标准全文复印件,如原料在各级法定标准中均未收载,除应按《新药审批办法》有关规定提供申报资料外,应参照药材申报资料要求制定质量标准。

(6)如处方原料为药材，而制剂由粗提取物(浸膏)等制成，则浸膏制法及要求作为半成品规定，记述于制备工艺中，不作为原料要求附标准。

三、制法

以《中国药典》2015 年版四部 0213 炮制通则为现行法定依据，一般不可偏离。

四、性状

一种制剂的性状往往与投料的原料质量及工艺有关，原料质量保证，工艺恒定则制成品的性状应该是基本一致的，故质量标准中规定制剂的性状，能初步反映其质量状况。

制剂的性状指成品的颜色、形态、气味等。片剂、丸剂如有包衣的还应描述除去包衣后的片芯、丸芯的颜色及气味，硬胶囊剂应写明除去胶囊后内容物的性状。制剂色泽如以两种色调组合的，描写时以后者为主，如棕红色，以红色为主，书写时颜色、形态后用分号(;)。

小量研制品与中试或大量生产的成品，其色泽等可能不完全一致，故制定制剂质量标准，应根据中试或大量生产的产品为依据，并至少观察 3～5 批样品。有的中药制剂在贮藏期间颜色会变深，因此可根据实际观察情况规定幅度。

五、鉴别

根据中医理论，依处方原则首选君药与臣药进行鉴别，贵重药、毒剧药也须鉴别。选择鉴别药味应结合药物本身的基础研究工作情况，如其成分不清楚，或通过实验摸索，干扰成分难以排除，则也可鉴别其他药味，但应在起草说明中写明理由。

鉴别方法通常包括显微鉴别、一般理化鉴别及色谱鉴别。

(一)显微鉴别

中药成方制剂中含有药材粉末组分的，可根据处方中所含药材粉末的组织细胞及其内含物特征进行中成药的显微鉴别。质量标准中显微鉴别内容应按现行版药典的格式和术语描述，每味药的显微特征用句号分开。

中成药显微鉴定时，一般需要根据处方配比，抓住主要药味的鉴别特征，并对各组成药材逐一分析比较，排除某些类似细胞组织和内含物的干扰，选取各药材在该中成药中具专属性的显微特征作为鉴别依据。如左金丸由黄连、吴茱萸两味组成。因它们均含有石细胞，故石细胞不作为某一味药的显微特征，而分别采用纤维束和非腺毛、腺毛作为黄连和吴茱萸的显微特征。某一粉末药材的某些主要特征在成方制剂中有干扰时，可以选择次要特征。

所收载的显微特征必须明显、易观察。经制作 5 张片子均能观察到该显微特征。

多来源的药材要考虑多来源共有的显微特征。如黄连有黄连、三角叶黄连或云连三个来源，而前两种均含有石细胞，云连没有石细胞，故不能将石细胞作为黄连的显微特征。

(二)一般理化鉴别

应首先选择处方中的主要药味，即"君药"和"臣药"中有效成分，如有效成分尚不明确的也可鉴别其特征成分，但选择特征成分应经多方面的比较试验加以确定。如已有文献报道，该药材含有已知的有效成分者，应首选已知的有效成分的鉴别试验，如确不能检出时方可选择其他未知的"特征"成分为鉴别项目，基本要求和基本情况可参见中药材的有关部分。贵重药、剧毒药也应建立鉴别项目。

复方制剂所含成分更为复杂，相互干扰也更为严重。作为共性特征的理化鉴别，如呈色反应、沉淀反应、荧光反应、泡沫试验等对复方制剂中的某个药材的鉴别专属性更差，在选用时尤需谨慎。至少供试液应经预处理，并需进行阴性对照，确证没有干扰，而且确有鉴别意义时方可采用。

(三)色谱鉴别

色谱鉴别在复方制剂中最常应用的是薄层鉴别。由于复方制剂成分比单一的药材或单味中药制剂复杂，也应注意鉴别的专属性，特别是"特征"成分采用通用显色剂得到的色斑或是一般的荧光斑点，或在紫外光(254 nm)灯观察硅胶 GF254 薄层板在荧光背景下的暗色吸收斑点时，必须有足够的试验结果确证具有良好的重现性和专属性。对实验的设计、操作和结果的判断等都应严格。目前，最多应用的还是以手工铺制薄层板或预制板为主的常规薄层色谱，而且用得最多的是硅胶 G 板(或另加羧甲基纤维素钠作黏合剂)，黄酮类和酚类化合物也可选用聚酰胺板，氨基酸类也可用纤维素板，有条件的应逐步使用质量可靠的预制板。不论用何种类型的薄层板，均要求薄层板的质量保证。点样、展开、显色等均需符合规范化要求。

薄层色谱鉴别试验必须注意目的性、针对性、重现性和准确性。供试液的制备不仅要考虑多种药味所含成分的相互干扰和影响，还要考虑到不同工艺和不同剂型各自特点，例如一个制剂中含人参同时又含黄芪，在设计人参皂苷薄层色谱鉴别时就应考虑到黄芪皂苷对它的影响，不论在供试液制备还是展开剂的选择都要考虑周到。有些药味所含的苷类成分种类既多，极性又大，经多种条件很难展开分离时，也可考虑用水解后鉴别苷元的办法。如在多味药材组成的复方制剂中含人参皂苷的药材不少，有的品种由于众多成分的严重干扰，鉴别人参皂苷确有困难时，可采用水解后鉴别人参二醇或人参三醇的办法，但这只能说明在该品种中含有人参皂苷类的成分，不能说明其含何种人参皂苷，所以一般不应作为首选的方法。不同剂型所加添加剂也互不相同，供试液的制备就不能用同一种方法，如口服液或糖浆剂既是液体制剂，又含有较大量的糖，供试液的制备就不应完全照搬不加糖的固体剂型(如片剂)，这时萃取方法固然不同，而且除糖也就成为供试液制备要考虑的主要问题。供试液的制备可采用传统的液液萃取的方法，也可采用固液萃取的方法，而且后者的优点更多，也更方便。固液萃取所用介质常见的有硅烷基化(C-18)小柱、硅胶小柱、氧化铝小柱、大孔树脂柱、离子交换树脂柱、硅藻土小柱等，可以有选择地使用。

试验设计应有对照品及对照药材，并须作阴性对照(即除去欲鉴别的药味的"阴性"对照液)。实验条件应有 2 个以上不同选择性的展开剂，如均能证明供试品中的欲鉴别成分与对照品的层析行为一致，再从中选取较好的条件列入质量标准的正文中。如用对照药材，要求供试品的色谱与对照品的色谱完全一致，因此应反复试验，仔细比较，以便做出准确的判断。

气相色谱适宜于制剂中含有挥发性成分的药材，如冰片、薄荷、麝香(麝香酮)、丹皮(丹皮酚)，以及以挥发油为主的药油类制剂鉴别。有的是结合含量测定项目进行的。如样品中含有多种挥发油，需注意色谱的分离度能将各主要组分分开，以免做出模糊的或错误的判断。设计试验时，应注意制剂的生产工艺，如有的药材虽然含有挥发油，但是如果采用水煮工艺，则挥发油基本上提取不出来，这就不宜再对成品中该药材的挥发油进行鉴别。如以出峰的相对保留时间作为鉴别特征时，必须提供气相色谱中该峰的特征参数，确证无误，方可成立。

高效液相色谱很少直接用于中药制剂的鉴别，如果含量测定采用了高效液相色谱法，则可在含量测定项目的进行中考察可否间接地用于定性鉴别。尤其在用化学鉴别手段均无效时，可以考虑采用高效液相色谱。设计试验时也同样要注意色谱条件的优化和方法学验证。

六、检查

中药制剂的检查依照现行版药典附录各有关通则（如丸剂、散剂、片剂等）项下规定的检查项目进行，要列出具体数据或结果。如与通则中某些检查要求不同的，要说明理由及列出具体数据；有些品种如还有通则规定以外的检查项目时，要说明理由、方法及数据，通则以外的剂型要另行制定要求。

中药制剂所用药材均应是经检验符合规定的药材，故一般制成制剂后不再做总灰分等检查。但对新药，根据国内外要求需做重金属、砷盐等有害物质的检测，要提供检测的积累数据，必要时，将重金属、砷盐列入正文检查项目中。重金属、砷盐检查项目说明可参见药材申报资料中有关重金属、砷盐部分。此外，内服酒剂、酊剂是否含有甲醇，可用气相色谱法进行检测，提供检测的积累数据，必要时列入正文检测项目之中。

中药制剂的某些品种，除按现行版药典附录剂型通则规定有关项目检查外，有的尚需另制订检查项目，以保证质量。如有的外用药含醋酸，在此成分挥发后影响药品质量，应将醋酸作为检查项目列入正文之中。

中药制剂凡规定有限度指标的品种（指重金属、砷盐或甲醇等）要有足够的数据，在申报生产用质量标准时，必须至少积累 10 批样品数据，将限度指标列入正文之中。凡未列入正文中的检查项目研究，也应提供方法及检测的积累数据，列入起草说明之中。

七、浸出物

中药制剂亦可测定浸出物以控制质量。必须指出，在确实无法建立含量测定时，可暂按浸出物测定作为质量控制项目，但必须具有针对性和控制质量的意义，如含量测定项所测含量值甚微时，应同时建立浸出物检测项目。

含糖类等辅料比较多的中药制剂，如选择水、乙醇、甲醇为溶剂建立浸出物测定意义不大，难以反映内在质量，故选溶剂时，还要考虑中药制剂中辅料对溶剂的影响。如处方中含挥发性成分，可以用乙醚作溶剂测定挥发性醚浸出物，例如现行版药典一部中的九味羌活丸；含挥发性成分较多，可作为含量测定项，例如现行版药典一部中姜流浸膏的含量测定。如处方中药味含皂苷成分较多，可先用乙醚去脂后，用正丁醇作溶剂测定正丁醇浸出物。

八、含量测定

含量测定的意义除与中药材质量标准中所述相同外，并作如下补充：中药含多种成分，制剂多为复方，按君、臣、佐、使配伍为中药特色之一，故应择其重点建立含量测定项目。

[拓展知识]

(一)含量测定项目选定原则

(1)新药制剂一至五类均应研究建立含量测定项目。

(2)制剂应首先择其君药及所含贵重药建立含量测定项目,如含毒性药,更应研究建立含量测定项目。量微者也要规定限度试验,列入检查项目中。

(3)对前述有关药味基础研究薄弱或在测定中干扰成分多,也可依次选定臣药等其他药味进行含量测定。

(4)有效成分清楚的可针对性定量;有效成分不清楚也可选择其他成分作为指标性成分进行定量;大类成分清楚的,可对总成分如黄酮、总生物碱、总皂苷进行测定;如成药中含有的药味(一般两味)具有相同成分或同系物也可测定其总成分,但同时须分别测定其药材原料所含该成分含量,并规定限度。在确定无法建立含量测定时,可暂将浸出物测定作为质控项目,但必须具有针对和控制质量的意义。有些制剂因处方药味多,干扰大,或含量极少,而非实验设计不合理或操作问题所致,含量测定困难,未收载此项者,可以暂时只对原料药材(主药之一)规定含量测定项目,间接控制成药的质量,并继续进行成品的含量测定方法研究。

(5)中西医结合制剂中的西药组分则必须另做含量测定。

(二)含量测定方法

同药材质量标准项下,应注意专属性与可控性。由于干扰组分不稳定,一般不将分光光度法列入法定方法,其可作内控方法应用。

(三)含量测定方法的考察

含量测定方法可参考有关质量标准或有关文献,也可自行研究后建立,但均应作方法学考察试验。

一般考察项目如下:

(1)提取条件的选定。

(2)分离、纯化,以说明干扰物质的排除情况,特别是采用色谱分析方法更应注意此点,以提高分析准确性并可保护色谱柱。

(3)测定条件的选择,如分光光度法(包括比色法)、色谱法最大吸收波长的选择,液相色谱法中固定相、流动相、内标物的选择,薄层色谱扫描法色谱与扫描条件的选择等。

(4)线性关系的考察,分光光度法(包括比色法)须制备标准曲线,用以确定取样量并计算含量。色谱法一般均采用对照品比较法、外标或内标法测定,但也必须进行线性考察,目的:A. 样品浓度与峰面积或峰高是否呈线性关系;B. 线性范围,即适用的样品点样或进样量的确定;C. 直线是否通过原点,以确定是以 1 种浓度或 2 种浓度对照品(即一点法或二点法)测定计算。标准曲线相关系数即 γ 值要求 0.999 以上,薄层色谱方法可在 0.995 以上,应提供标准曲线图、回归方程,并说明线性范围。

(5)测定方法的稳定性试验:用紫外分光光度法、比色法或薄层扫描法等测定时,应对被测液或薄层扫描色斑的吸收值稳定性进行考察,以确定适当的测定时间。

(6)精密度试验:如气相、液相色谱法对同一供试液多次进样测定,薄层色谱扫描法对同一薄层板及异板多个同量斑点扫描测定,可考察其精密度;对同一薄层斑点连续进行多次测定,则可考察仪器的精密度。

(7)重复性试验:按拟定的含量测定方法,对同一批样品进行多次测定(平行试验至少5次以上,即$n>5$)。计算相对标准偏差(RSD),一般要求应根据样品含量高低和含量测定方法的繁简确定。如含量很低,RSD一般不大于5%;含量较高的,则应从严要求。

(8)回收率测定:含量测定方法的建立,多以回收率估计分析的误差和操作过程的损失,以评价方法的可靠性,回收率试验要求与药材申报资料含量测定方法考察相同。

(9)样品测定,以说明所建的方法的应用情况,至少测三批样品。

(四)含量限(幅)度的测定

中药制剂含量限度规定的方式,根据现行各级标准有以下几种:

(1)规定幅度。如部颁标准进口西洋参药材含人参总皂苷为5%~10%,西洋参制剂则应根据处方量及工艺制备相关数值规定制剂含量限度。

(2)规定标示量95%~105%或85%~115%。如现行版药典九分散含马钱子,对士的宁含量规定为5 mg±5 mg×10%即为4.5~5.5 mg,因制马钱子粉中士的宁的含量为0.8%,按九分散处方量计算一次剂量士的宁为5 mg,即为标示量。

(3)规定下限。如香连丸、六味地黄丸,对所测成分如黄连中总生物碱以盐酸小檗碱计不得少于5.6%,山茱萸中熊果酸、丹皮酚分别不得少于0.02%、0.07%(大蜜丸)。

必须强调,含量限度的制定,须注意是在保证药物成分对临床安全和疗效稳定的情况下,并须有足够的具代表性的样品实验数据为基础,结合原料(药材)含量及工艺收率综合分析测定。报生产用质量标准必须累计至少10批样品的数据。

凡成品中规定有含量测定项的,其原料(药材)也应对成品中所测成分规定含量限度,可暂限定为本制剂专用的原料(药材)规格,不要求代表全国各地药的质量。达不到要求者可以不进货,不投料,以保证成品质量。

(五)实验设计中应注意的几个问题

空白试验,比色法的空白对照液,常见的有溶液空白、试剂空白(溶液加显色剂)。这里所说的空白试验是指除去被检测药味后考查其他组分对所测成分有无干扰,对单一成分或大类成分测定均需做此试验,并应列出数据及图谱。空白试验对样品的干扰允许在5%以下。用除去被测成分后的其他组分制备一种"背景空白",消除干扰成分的测定数值,此法无推广价值,也不可上法定标准,只能在工艺稳定、原料来源不变的情况下,作为企业内控方法,暂时使用。

对照品选用:含量测定用对照品只能用化学纯品。

测定大类成分如皂苷也不宜采用总皂苷为对照品,因总皂苷组分复杂,各成分比例不稳定,不同批次的总皂苷难以保持一致,从而使含量测定结果不稳定。测定总皂苷时采用同系物之一的化学单体并以其计算含量定出限度是可行的,如测定人参皂苷以人参皂苷Rg1、Re等为对照品并计算。但如处方中含有的不同药味均含皂苷,有的甚至不是皂苷而是各种苷类,例如处方中含有黄芪、人参、地黄、知母、赤芍等,而以黄芪甲苷或人参皂苷Re为对照品测定并计算含量的科学依据不足,不能成立。

子项目 2-5　中药的质变与基本养护方法

任务一　中药饮片的变异现象与养护

中药的贮藏与养护是中药质量管理的重要组成部分，是保证中药饮片质量不可缺少的环节，要依据国家药品经营质量管理规范进行。中药饮片质量的优劣，是直接关系到人民健康与生命安危的大事。因此，抓好中药饮片的贮藏与养护，是保证中药饮片质量，保证人民用药安全、有效，促进中药销售和公司发展的一项重要措施。提供符合要求的饮片，是中药人员的天职。

一、中药饮片贮存中常见的质量变异现象

影响中药质量的因素很多，除自然因素外，就是人为因素。中药在贮藏保管中，受外界条件（气候、温度、湿度、日光等）的影响，就会逐渐发生变化，使药物的颜色、气味、形态、内部组织等发生变异。中药饮片贮存中常见的质量变异现象如表 2-1 所示。

表 2-1　中药饮片贮存中常见的质量变异现象

变异现象	原因	举例
虫蛀	含淀粉、糖、脂肪、蛋白质等成分，有利于害虫生长繁殖	白芷、北沙参、火䅟罗子、前胡、大黄、桑螵蛸等
霉变	饮片受潮后在适宜温度条件下，引发寄生在其表面或内部的霉菌大量繁殖，导致发霉	车前草、马齿苋、独活、紫菀等
泛油	指因饮片中所含挥发油、油脂、糖类等，在受热、受潮或贮藏保管不善时其表面返软、发黏、颜色变浑、呈现油状物质并发出油败气味	含挥发油，如当归、丁香等 含脂肪油，如柏子仁、桃仁、杏仁等 含糖量高，如牛膝、麦冬、天冬、熟地、黄精等
变色	由于所含色素受到外界影响（如酶作用、发热、霉变等）使饮片失去了其原有的色泽，从而使不少中药变质失效，不能再供药用	颜色由浅变深，如泽泻、白芷、山药、天花粉等；深变浅，如黄芪、黄柏等；鲜艳变暗淡，如红花、菊花、金银花、蜡梅花等
气味散失	饮片固有的气味在外界因素的影响下，或贮藏日久气味散失或变淡薄	含挥发油，如肉桂、沉香等；豆蔻、砂仁粉碎后
风化	某些含结晶水的无机盐类药物，经与干燥空气接触，日久逐渐失去结晶水，变为非结晶状的无水物质，从而变为粉末状，其质量和药性也随之发生了改变	胆矾、硼砂、芒硝等

续表 2-1

变异现象	原因	举例
潮解	指固体饮片吸收潮湿空气中的水分，表面逐渐湿润并慢慢溶化成液体状态的现象	青盐、咸秋石、芒硝等
粘连	指有些固体饮片，由于熔点较低，遇热则发黏而黏结在一起，使原来形态发生改变的现象	芦荟、没药、乳香、阿魏、鹿角胶、龟甲胶等
腐烂	指某些新鲜的药材或饮片，因受温度和空气中微生物的影响，引起闷热，有利于微生物繁殖和活动而导致腐烂败坏的现象	鲜生姜、鲜生地、鲜芦根、鲜石斛等

二、引起中药质量变异的因素

（一）自身因素

中药饮片自身因素对质量变异的影响见表 2-2。

表 2-2　自身因素对中药质量变异的影响

自身因素	对中药质量的影响
水分	过高：饮片易发生虫蛀、霉烂、潮解、软化、粘连等 过低：饮片易发生风化、走味、泛油、干裂、脆化等
淀粉	虫蛀、霉变
黏液质	发酵、发霉、生虫，如枸杞子等
油脂	植物性油脂：与空气、日光、湿气等接触，易氧化而发生异味；也易在脂酶影响下水解，形成甘油和脂肪酸而具有异味，如桃仁、杏仁等 动物性油脂：易因微生物的作用而出现“酸败”，如刺猬皮、狗肾等
挥发油	温度 20℃以上的条件下，便会逐渐挥发。长期与空气接触，随着油分的挥发，其气味也会随之减弱。如白芷、当归、荆芥、薄荷、肉桂、樟脑、姜黄、山柰等
色素	易受到日光、空气等影响而遭到破坏，受潮后也易发霉变色，如月季花、玫瑰花等

（二）环境因素

1. 温度　25℃以下的常温情况下，储藏中的中药一般都比较稳定。当温度升高，害虫和霉菌容易滋生繁殖，饮片易生虫、霉变。当温度在 35℃以上，促使药材的水分蒸发，降低含水量和重量；加速氧化、降解等化学反应，促使化学成分迅速变化；挥发油的挥发会加快，使芳香气味减弱或消失；含糖类及黏液质的饮片容易发霉、生虫、变质；含油脂成分的饮片易引起酸败泛油；外表油润的炮制品，易外表失润；胶类及树脂类饮片容易变软而黏结成块，如乳香、阿胶等。当温度过低，对某些新鲜的药物如鲜石斛、鲜芦根等，或某些含水量较多的药物，也会产生有害的影响。

2. 湿度　湿度影响药物含水量、外观形态、化学成分等，且能导致微生物的繁殖及害虫的生长。一般炮制品的绝对含水量应控制在7%～13%，贮存仓库的相对湿度应最好控制在70%以下。当空气相对湿度达到75%，温度30℃，很多饮片都易吸潮霉变。含糖类、黏液质、淀粉类饮片易吸潮变质，如天门冬、地黄、山药等；一些粉末状药物易吸潮粘连成块。相对湿度高于75%时，多数无机盐类矿物药都容易潮解，如芒硝、胆矾；盐炙的饮片易变潮、生霉，如盐知母等；蜜炙饮片，易吸湿粘连、霉变，如炙甘草、炙黄芪、炙枇杷叶等。当相对湿度达不到60%时，饮片的含水量易逐渐降低，含结晶水的药物易失去结晶水而风化。

3.日光　日光是使中药变色、气味散失、挥发、风化、泛油的因素之一。如玫瑰花、月季花、桑叶、益母草等花、叶、草类饮片，在日光照射下颜色变浅，干燥易碎。日光易引起当归、丁香、川芎等含有挥发油的饮片挥发油走散。日光能杀灭霉菌并使过多的水分蒸发，起到散潮防霉的作用。

4.空气　空气中氧和臭氧对中药有氧化作用，使牡丹皮、大黄、黄精等颜色变深，使药物中的挥发油、脂肪油、糖类等成分氧化、酸败、分解，使药物变质，如薄荷的变色，气味散失。臭氧可加速脂肪油等有机物质的变质。此外，药材经炮制加工制成饮片后，不同规格的饮片与空气接触面积较原药材大，更容易发生泛油、虫蛀、霉变等变异现象。

5.霉菌　一般室温在20～35℃，相对湿度在75%以上，霉菌极易萌发为菌丝，发育滋长。淡豆豉、瓜蒌、肉苁蓉等饮片易发生霉变。

6.害虫　温度在18～35℃，药材含水量达13%以上及空气的相对湿度在70%以上时，最利于常见害虫的繁殖生长。尤其是蕲蛇、泽泻、党参、芡实、莲子等含蛋白质、淀粉、油脂、糖类较多的饮片，最易被虫蛀蚀心。

7.包装容器　包装容器是直接盛装和保护药品的器具。易与金属发生化学反应的药品不宜用金属容器包装材料。塑料包装应选用无毒塑料包装材料。普通玻璃在水中可被水解形成游离碱，可使生物碱盐变色、沉淀，甚至分解失效。

8.贮存时间　中成药与中药材均不宜长时间贮存，如果时间过长，会出现品质降低，甚至失效。因此，国家药品经营质量管理规范规定，产品要按照先产先出，先进先出，近效期先出的原则流通和使用。

三、中药饮片的贮存与养护方法

(一)中药饮片的贮存

贮存饮片的常用方法及注意事项见表2-3。

(二)中药饮片的养护

中药饮片的养护知识很广泛，有传统的，有现代的。

1.传统养护技术

(1)清洁养护法　搞好中药与仓库的清洁卫生是养护工作的基础，是防止霉变、害虫入侵最基本和最有效的方法。

(2)除湿养护法　利用自然气候合理通风来调节库房的温湿度。

表 2-3　贮存饮片的常用方法及注意事项

饮片种类	贮存方法	举例
含淀粉多的	应贮于通风、干燥处	泽泻、山药、葛根等
含挥发油多的	应置阴凉、干燥处贮存	薄荷、当归、川芎、荆芥等
含糖分及黏液质较多的	应贮于通风、干燥处	肉苁蓉、熟地黄、天门冬、党参等
种子类	应密闭贮藏于缸、罐中	紫苏子、莱菔子、薏苡仁、扁豆等
盐炙	应贮于密闭容器内，置通风、干燥处贮存	泽泻、知母、车前子、巴戟天等
蜜炙	密闭贮于缸、罐内，并置通风、干燥处贮存	款冬花、甘草、枇杷叶等
加酒、醋炮制	应贮于密闭容器中，置阴凉处贮存	酒制：当归、常山、大黄等 醋制：芫花、大戟、香附、甘遂等
某些矿物类	应贮于密封的缸、罐中，并置于凉爽处贮存	硼砂、芒硝等
少数贵重饮片	分开贮藏，专人管理，并注意防虫、防霉，置阴凉、通风、干燥处贮藏 麝香，应用瓶装密闭，以防香气走失 牛黄宜瓶装，在霉季时放入石灰缸中，以防受潮霉变 人参极易受潮、发霉、虫蛀、泛油、变色，在霉季应放入石灰箱内贮存	人参、西洋参、麝香、熊胆、西红花、冬虫夏草、牛黄等
毒性中药	应严格按照有关的管理规定办理，设专人负责管理	
易燃类	必须按照消防管理要求，贮存在安全地点。在夏天，要防止自燃	硫黄、火硝、樟脑等
易虫蛀、霉变、泛油、变色的植物类药材与动物类药材	植物类药材应尽力防潮，应采取防潮隔湿措施，控制潮解 动物类药材应密封保存，四周无鼠洞，并有通风设备，阴凉贮存	

（3）吸湿防潮法　用除湿机或干燥剂来吸收空气或药物中的水分。吸潮剂：生石灰块吸水率可达 20%～25%；无水氯化钙吸水率可达 100%～120%。利用日晒或采用加热烘干，使饮片的水分散失，保持干燥。

（4）密封（密闭）养护法　目的是使饮片及其炮制品与外界的温度、湿度、空气、光线、细菌、害虫等隔离，尽量减少这些因素对药物的影响，保持饮片的原有质量，以防虫蛀、霉变。一般可分为容器密封、罩帐密封和库房密封三类。

容器密封贮藏法，适用于量少、细贵、易变质的中药品种。

罩帐密封贮藏法，适用于普通大宗药材或饮片量较大时的贮藏。在安全水分内的新药材，以及需较长时间贮存的品种，亦适用该法。

库房密封贮藏法，不宜将高水分品种和低水分品种混合贮藏，以防止高水分品种向低水分品种转移水分，影响低水分品种的安全贮藏。

若饮片品种单一而数量多，库房面积又小时，则宜采用仓库密封法或小室密封法；若中药或炮制品品种数量较多，库房面积又大时，则宜采用薄膜材料包装袋真空密封，分开堆垛的方法；若药房的库存量小，则宜采用缸、坛、罐、玻璃瓶、塑料箱、铁箱(桶)等容器密闭贮存。细料、贵重中药或饮片，除可用容器密封贮存外，还可采用复合薄膜材料包装袋真空密封贮存。对于当归、熟地、龙眼肉、党参以及蜜炙品等含糖量较多的药材，可采用薄膜材料密封贮存。

此外，当气温逐渐升高，空气中相对湿度增大或当各种霉菌、害虫繁殖生长旺季时，则宜采用密封法或密闭法。

(5)低温养护法　多数害虫在环境温度8～10℃停止活动，－4～8℃进入冬眠状态，低于－4℃，可使害虫致死。常采用低温(2～10℃)贮存饮片。由于此法需要一定的设备，费用较大，故主要用于贵重药材，特别是容易霉蛀的药材以及无其他较好办法保管的药材，如蛤蟆油、银耳、人参、菊花、山药、枸杞子、陈皮等。

(6)对抗贮存法　对抗贮存法是采用两种或两种以上的药物同贮，相互克制起到防止虫蛀、霉变的养护方法。

适用于数量不多的药物，如牡丹皮与泽泻、山药同贮；人参与细辛同贮；蛤蚧与花椒、吴茱萸或荜澄茄同贮；硼砂与绿豆同贮；蕲蛇或白花蛇与花椒或大蒜瓣同贮；土鳖虫与大蒜同贮；冰片与灯芯草同贮；藏红花与冬虫夏草同贮等。还可采用与具有特殊气味的物质密封同贮，如山苍子油、花椒、樟脑、大蒜、白酒等。可喷洒少量95%药用乙醇或高度白酒密封养护。用于动物、昆虫类饮片，如乌梢蛇、地龙、蛤蚧等；油脂类中药及炮制品，如柏子仁、桃仁、枣仁等；含糖类饮片，如枸杞子、龙眼肉、黄芪、大枣等；贵重饮片，如冬虫夏草、鹿茸等；含挥发油类饮片，如当归、川芎、瓜蒌等。

(7)高温养护法　中药害虫对高温的抵抗力均很差，温度高于40℃，害虫就停止发育、繁殖；当温度高于50℃时，害虫将在短时间内死亡。但必须注意的是，含挥发油的饮片烘烤时温度不宜超过60℃，以免影响饮片的质量。

2.现代养护技术　现代养护技术见表2-4。

3.门店中药养护

(1)防虫防霉问题：5—10月是生虫长霉高发期，药物会因生霉长虫失去原有的药用价值。在进入生虫长霉季节前，做好以下工作。

①门店中药要清斗，消除生霉长虫温床：一要清理现有药斗沉积的灰末，使药物清洁干净；二要按操作流程进行药物上斗；三要执行先进先出的原则。②勤检查，勤翻晒，中药养护好，“勤”字少不了，经常检查，受潮品种要晒，把生霉长虫迹象消灭在萌芽阶段。③备好杀虫药(磷化铝)，发现虫害，及时熏杀(按说明操作)。

(2)防鼠问题：防鼠是中药养护不可缺少的环节，很多门店中药架内存在鼠害问题，老鼠会带来很多病菌，严重污染中药饮片，造成中药损失和药品混杂，影响中药质量品牌，危害人民健康，所以一定要灭鼠，并修理好柜架，堵塞鼠洞。

表 2-4　现代养护技术及特点

现代养护技术	特点
干燥养护技术	远红外加热干燥养护法：干燥快，成本低，脱水率高；质优良，不适宜不易吸收远红外线的药材或太厚（大于 10 mm）的药材 微波干燥养护法：干燥迅速、产品质量好、加热均匀、热效率高、反应灵敏
气调养护技术	通过人工的控制降低氧气或提高二氧化碳的浓度，可以杀虫、防霉，保持药材原有的色、味，减少成分损失。在高温季节里，能有效地防止走油、变色等现象发生，费用低，不污染环境，保存质量好，容易管理
^{60}Co-γ 射线辐射杀虫灭菌养护技术	效率高，效果显著，不破坏药材外形，不会有残留放射性和感生放射性物质。在不超过 1 000 rad 的剂量下，不会产生毒性物质和致癌物质，有些药物辐射后会引起成分变化
包装防霉养护技术	避免了再次污染的机会，在常温条件下，不需任何防腐剂或冷冻设施，在一段时间内不会发生霉变。包装目前绝大部分是采用聚乙烯材料。聚乙烯不宜用蒸汽灭菌，最适宜用环氧乙烷混合气体灭菌
气幕防潮养护技术	将气帘或气闸装于仓库房门上，配合自动门以防止库内冷空气排出库外和防止库外热空气侵入库内，达到防潮的目的。气幕只有防护作用，而没有吸湿作用，因此配合除湿机使用效果更佳
蒸汽加热养护技术	利用蒸汽杀灭中药材及饮片中所含的霉菌、杂菌及害虫。分为低温长时灭菌、亚高温短时灭菌及超高温瞬时灭菌三种。具有成本低、投资少、成分损失少及无残留毒物等优点 超高温瞬间灭菌是将灭菌物迅速加热到 150℃，经 2～4 s 瞬间完成灭菌，药效损失甚微
气体灭菌养护技术	主要是指环氧乙烷防霉技术及混合气体防霉技术，是由环氧乙烷与氟利昂按国际通用配方组成的，具有灭菌效果可靠，安全，操作简便等优点
中药挥发油熏蒸防毒技术	是利用某些中药的挥发油，使其挥发，熏蒸其他中药材或饮片，起到抑制霉菌和杀灭霉菌的一种方法。其中以荜澄茄、丁香挥发油的效果最佳

任务二　中成药的变异现象与养护

一、中成药贮存中常见的质量变异现象

中成药贮存中常见的质量变异现象见表 2-5。

二、中成药的养护方法

中成药养护技术见表 2-6。

表 2-5　中成药贮存中常见的质量变异现象

变异现象	剂型	原因
虫蛀	蜜丸、水丸、散剂、茶剂等	制备时原料筛选不严和杀虫灭菌不彻底 贮藏和运输途中管理不善
霉变	蜜丸、膏滋、片剂等	制备过程中对洁净的生产条件控制不严 对原辅料的灭菌处理不好 内包装密封不严
酸败（发酵）	糖浆剂、煎膏剂、合剂、软膏剂等	发酵:制剂的生产过程中灭菌不彻底或防腐剂加量较少 酸败:以油脂为基质制成的软膏剂在高温和高湿的环境中贮藏
沉淀	药酒、口服液、针剂、合剂等	某些大分子杂质在提取中未除尽,贮藏温度过低则逐渐聚结而产生沉淀 内包装不严,使溶媒挥发而产生沉淀 玻璃容器质量差,在贮藏期间析出游离碱使溶液 pH 发生改变或受温度、日光等因素的影响
挥发	芳香水剂、酊剂等	在高温下中成药所含挥发油或乙醇的散失

表 2-6　中成药养护技术

剂型	贮存养护方法
丸剂	1. 蜜丸:不易保存。一般应密封后,贮存于干燥处,应防潮、防霉变、防虫蛀。蜡皮包装的蜜丸,应防止重压与受热 2. 水丸:易吸湿而霉变、虫蛀、松碎等。宜密封置于干燥处 3. 糊丸:不易保存。吸潮变软后易发霉、虫蛀。宜密封干燥保存浓缩丸、微丸,亦可同水丸一样保管养护
散剂	散剂应密闭贮存,含挥发性药物或易吸潮药物的散剂应密封贮存。易吸湿和风化的,应充分干燥后,以防潮性能好的包装材料进行包装;含挥发性成分的,应用玻璃管或玻璃瓶装,蘸蜡封口;含糖的、贵重的及急救的散剂宜密封在铁制容器内贮存,必要时还需放置吸潮剂,如紫雪散、安宫牛黄散。贮藏较大量散剂时,可酌加防腐剂,以防久贮变质发霉。另外,有些散剂还须避热、避光,防鼠害、虫蛀
片剂	除另有规定外,片剂应密封贮存。因含药材粉末或浸膏量较多,当气温高时,片剂极易吸潮、松片、裂片以致粘连、霉变等;温度过低,则药片干裂,影响质量。片剂常用无色、棕色玻璃瓶或塑料瓶加盖密封,亦可用塑料袋包装密封。置于室内凉爽、通风、干燥处
膏剂	1. 煎膏剂(膏滋):应密封,置阴凉处贮存。若保管不当,可出现结皮、霉变、发酵、变酸、糖晶析出等现象。如枇杷膏、益母草膏等 2. 膏药:应密闭,置阴凉处贮存。膏药常含冰片、樟脑、麝香等挥发性药物,若贮存日久,有效成分易散失。贮存环境过热,膏药容易渗透纸或布外;贮存环境过冷或吸湿,黏性易降低,粘贴时容易脱落 3. 软膏(油膏):应遮光、密闭贮存。软膏的熔点较低,受热后极易熔化,质地变稀薄,会出现外溢现象,故应在遮光容器中密闭,置于阴凉、干燥处
合剂	应密封,置阴凉处贮存。合剂成分复杂,久贮容易变质,生产中应注意清洁,必要时可加入防腐剂,灌装后密封,置于阴凉处保存。在贮存期间允许有少量轻摇易散的沉淀

续表 2-6

剂型	贮存养护方法
颗粒剂	应密封，在干燥处贮存，防止受潮。颗粒剂含有浸膏及一定量的蔗糖，易吸潮，在潮热条件下极易受潮结块、潮解、发霉
胶囊剂	应密封贮存，胶囊容易吸收水分，轻者可膨胀，胶囊表面浑浊，严重时可发霉、粘连，甚至软化、破裂。胶囊遇热易软化、粘连，因此贮存温度不宜超过 30℃；且过于干燥又易脆裂。故应置于室内阴凉、干燥处
糖浆剂	应密封，置阴凉处贮存。由于糖浆剂中含有蔗糖，其水溶液易被霉菌、酵母菌等所污染，使糖浆被分解而酸败、浑浊。盛装容器为棕色瓶，灌装后密封，防潮热，防污染
注射剂（针剂）	应遮光贮存，注射剂易受到光、热影响，发生氧化、水解、聚合反应，逐渐出现浑浊和沉淀。因此应密封于中性硬质玻璃安瓿中，遮光，防冻结，防高热，并应按说明书规定的条件贮藏
胶剂	应密闭贮存，防止受潮。胶剂在温度过高或受潮时，会发软发黏，甚者会粘连成团，或发霉变质。若发现胶剂受潮发软，不能暴晒或火烘，可置于石灰缸内保存数日，使之除潮，防止发霉。置于室内阴凉、干燥处
酒剂	应密封，置阴凉处贮存，在贮藏期间允许有少量轻摇易散的沉淀
露剂	应密封，置阴凉处贮存。露剂若包装不严或受热，水溶液内的挥发性物质易于散发，使香味走失，降低疗效，同时也容易生霉和发生大量的絮状沉淀而变质
栓剂	应在 30℃以下密闭贮存。防止因受热、受潮而变形、发霉、变质。栓剂遇热容易软化变形。当空气中湿度过低时，它又会析出水分。故在贮藏中，应以蜡纸、锡纸包裹，放于纸盒内或装于塑料或玻璃瓶中，注意不要挤压，以免互相接触发生粘连或变形。宜置于室内阴凉、干燥处
其他剂型	锭剂：应密闭，置阴凉、干燥处贮存； 贴膏剂、滴丸剂、搽剂、洗剂、涂膜剂：均应密封贮存； 酊剂：应遮光密封，置阴凉处贮存； 流浸膏剂与浸膏剂：应遮光密封，流浸膏剂应置阴凉处贮存； 凝胶剂：应避光、密闭贮存，并应防冻； 茶剂：应密闭贮存，含挥发性及易吸潮药物的茶剂应密封贮存； 鼻用制剂：应密闭贮存； 眼用制剂：应遮光、密封，置阴凉处贮存； 气雾剂、喷雾剂：均应置凉暗处贮存，并避免暴晒、受热、撞击

本项目关键词

中药采收、中药加工、中药贮藏、中药包装、中药仓库管理、中药质量标准、中药质变、中药养护技术。

本项目小结

该部分内容首先讲述中药的养护基本知识，包括中药采收、中药加工、中药贮藏、中药包装、中药仓库管理，在此基础上，再详细提出了中药质量标准、中药质变的内容；对中药养护的方法等展开详细的论述。中药养护的方法很多，我们介绍的养护方法是最常用和传统的中药养护方法。中药的质量标准必须清楚，中药采收、加工与贮藏的过程要熟悉，重点中药材的养护内容及方法将放入项目三里进行描述，届时也要掌握。

项目三　中药鉴定与养护各论

本项目导读

知识目标

一、植物类中药的鉴定与养护

1.分类及鉴定基础；

2.各类植物类中药的鉴定方法。

二、动物类中药的鉴定与养护

1.分类及鉴定基础；

2.各类动物类中药的鉴定方法。

三、矿物类中药的鉴定与养护

1.分类及鉴定基础；

2.各类矿物类中药的鉴定方法。

四、其他类中药的鉴定与养护

1.分类及鉴定基础；

2.藻、菌、地衣类中药的鉴定方法；

3.树脂类中药的鉴定方法。

能力目标

1.熟悉各类中药的鉴定基础；

2.运用各类鉴定方法鉴定中药材。

素质目标

培养学生爱岗敬业、细心踏实、勇于创新的职业精神。

子项目 3-1　植物类中药的鉴定与养护

植物类中药占中药的绝大部分，本教材的植物药按药用部位共分七类。

任务一　根及根茎类中药的鉴定与养护

根及根茎是植物的两种不同器官，具有不同的外形和内部构造。但是很多中药同时具有根和根茎两部分，如龙胆、威灵仙、人参等，因此两者又互相联系，严格地要将某些中药分为根或根茎是很不容易的，故我们将根及根茎类中药并入任务一讲述。

一、根类中药的鉴定与养护

(一)含义

药用为根或以根为主带有部分根茎的药材。其特点是没有节、节间和叶，一般无芽，这是与根茎的本质区别。

(二)性状鉴别

1.形状　形状多为圆柱形、圆锥形、纺锤形等。双、单子叶植物的根的形状差异较大，双子叶植物的主根明显，有分支；少数根细长，集生于根茎上，如威灵仙、龙胆。单子叶植物的根多呈块状或纺锤形，如百部、麦冬等。

2.表面　多有纹理，有的可见圆形、椭圆形、线形的皮孔。

3.顶端　有的有根茎或茎基，如人参(其根茎部分称“芦头”)。注意：并非所有残留的根茎都叫芦头，如龙胆根集生于根茎上。

4.质地　有松泡、坚实、粉性等。

5.断面　描述折断面，主要有纤维状、角质状、平坦(是否具粉性)等。

切面描述可具体区分单、双子叶植物根，见表 3-1、图 3-1。

表 3-1　单子叶植物根与双子叶植物根的切面描述

项目	单子叶植物根	双子叶植物根
外表	较平滑(无木栓层，有表皮)	粗糙(有木栓层)
环纹	有一圈(内皮层)环纹	有一圈(形成层)环纹
放射状纹理	无(辐射型维管束)	自中心向外有
髓	中心髓部明显，皮部比中柱大	中心无，木部比皮部大

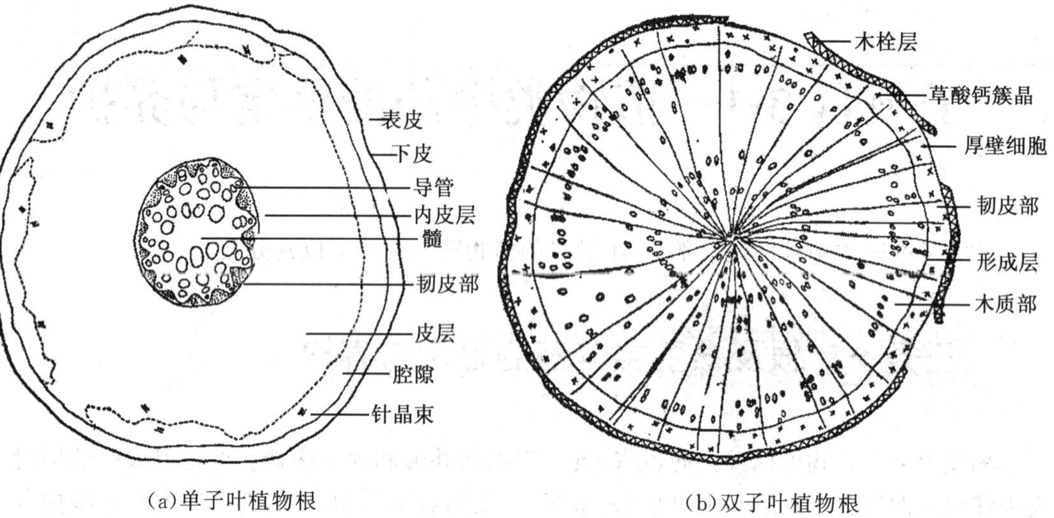

图 3-1　单子叶植物根与双子叶植物根的切面手绘图

皮部:不同于植物学中的皮层。指双子叶植物根或茎的形成层以外部分,或单子叶植物中柱以外部分。通常称的树皮即指此。

中柱:又称中心柱,是高等植物茎和根中全部维管系统的总合体,呈一柱状结构。包括皮层以内所有组组:中柱鞘、维管束、髓射线和髓。中柱的外缘组组是中柱鞘,中柱的基本部分是维管束。茎的中柱无中柱鞘,故又称维管柱。现在为了避免混淆,一般称为维管柱。

中柱鞘:根中柱最外围的组织,紧接内皮层。这些细胞具有分生能力,进行周期性分裂,可形成侧根、不定芽、不定根、木栓形成层和一部分形成层。因中柱鞘的活动较为多样,故又有周边形成层之称。种子植物根中一般具有中柱鞘,而大多数的茎中则不具中柱鞘。

(三)显微鉴别

1.双子叶植物根

(1)双子叶植物一般具有次生构造,是次生构造发达的根,即双子叶植物根的一般构造。最外层多为周皮,由木栓层、木栓形成层及栓内层组成为木栓形成层,多不明显。木栓形成层通常发生于中柱外方部位,相当于中柱鞘,形成周皮后原有的表皮及皮层细胞均已死亡脱落;栓内层通常为数列细胞,有的比较发达,又名次生皮层。

维管束一般为无限外韧型,由 5 个部分组成。初生韧皮部细胞大多颓废;形成层连续成环或束间形成层不明显;次生木质部占根的大部分,由导管、管胞、木薄壁细胞或木纤维组成,射线较明显;初生木质部位于中央,其原生木质部束呈星角状,星角的数目随科属种类而不同,有鉴定参考意义,如怀牛膝为二个角,属二原型。双子叶植物根一般无髓。

(2)双子叶植物次生构造不发达的根。极少数中药,最外面无周皮而有表皮,如龙胆;或表皮死亡脱落由微木栓化的外皮层细胞行使保护作用,称后生表皮,如细辛;或由皮层的外部细胞木栓化起保护作用,称后生皮层,如川乌。这些根的内皮层均较明显。根的初生木质部未分化到中心,中央髓部明显,如龙胆、乌头。它与双子叶植物根的一般构造的三大区别是有表皮、内皮层和髓。

(3)异常构造,在不正常的位置形成维管束或形成层不规则活动导致。

①多环性同心环维管束:牛膝、商陆。在正常维管束形成之后,相当于中柱鞘部位的细胞分裂产生新的异常形成层,并形成第一轮同心环维管束。以后外方细胞继续分裂,又相继形成第二轮、第三轮同心环维管束,如此构成多环性同心环维管束的异常构造;②皮层维管束:何首乌,正常维管束形成之后,在皮层(次生)又形成新的异常维管束;③内涵韧皮部:华山参。次生木质部中包埋有次生韧皮部,形成层不仅向外也向内产生韧皮部。

2. 单子叶植物根　一般具初生构造表皮、内皮层、髓、辐射型维管束。最外层通常为1列表皮细胞,无木栓层;有的则形成根被,如百部、麦冬。皮层宽厚,占根的大部分。内皮层及其凯氏点通常明显。中柱与皮层界限分明,直径较小。维管束为辐射型,无形成层。髓部通常明显。

总之,根类中药的横切面显微鉴别,首先应根据维管束的类型,有无形成层等,区分为双子叶或单子叶植物根,再进一步观察各组织构造。其次根中常有分泌组织存在,应注意观察,如乳管,如桔梗科的桔梗、党参;树脂道,如五加科的人参、三七;油室,如伞形科的当归、菊科的苍术;油细胞,如姜科中药郁金等。有的还含有草酸钙结晶,如五加科的人参有簇晶、豆科的甘草有方晶、苋科的怀牛膝有砂晶、百合科的麦冬有针晶。有的含多量淀粉,如葛根、山药。另外,厚壁组织如纤维、石细胞亦较常见。

(四)根类中药的养护

根类中药是指以根或以根为主带有部分根茎入药的一类中药。根的形状通常为圆柱形、长圆锥形或纺锤形等。双子叶植物根一般为直根系,主根发达,侧根较小,主根常为圆柱形,如甘草、防风、牛膝等,有的肥大肉质,呈圆锥形,如桔梗、白芷等,有的双子叶植物的不定根膨大成块根,呈纺锤形,如何首乌;少数双子叶植物的主根不发达,为须根系,多数细长的须根簇生于根茎上,如威灵仙、龙胆等。单子叶植物根一般为须根系,须根的前部或中部常膨大成块根,呈纺锤形,如麦冬、郁金等。

根类药材通常含有大量的淀粉、多糖等代谢产物,若贮藏不当很容易导致虫害发生,使药材质量降低,甚至不能使用;有些药材含有挥发油,如白芷等,若遇高温、高湿的不良贮藏条件,可能导致药用成分散失、走油等现象;而不适的贮藏条件导致的药材表面颜色变化,同样导致药材质量降低。因此应根据药材的化学成分性质研究其加工、贮藏与养护技术,选择适合的加工方法、贮藏条件与养护技术,保证药材质量。

易生虫、泛油、发霉的根类药材有人参、北沙参、党参、板蓝根。易生虫、发霉的根类药材有独活、白芷、防风、川乌、草乌、前胡、南沙参、黄芪、当归、郁金、甘草、桔梗、天花粉、防己、明党参、姜、仙茅、狼毒、白蔹等。易发霉、泛油的根类药材有川牛膝、天冬、当归、怀牛膝、百部、天花粉、葛根、独活、紫菀、麦冬、芦根、商陆、木香、山柰、黄芩、远志、白茅根等。

根类药材的养护除当归、独活、白芷、防风等不宜暴晒外,一般都不怕变色、挥发或碎裂,可以采取日晒的方法来进行防虫、防霉。牛膝受潮变软时,不宜烘烤或晾晒,可用石灰进行吸潮。天门冬、商陆可用烘烤的方法使之干燥,同时也能防止生虫、泛油和发霉。但需注意的是天门冬只宜用微火烘烤。

二、根茎类中药的鉴定与养护

(一)含义

根茎类是一类变态茎,为地下茎的总称,包括根状茎、块茎、球茎、鳞茎等,药材以根状茎为多见。指地下茎药材或带有少许根部的地下茎药材,鳞茎则带有肉质鳞叶。

(二)特点

有节和节间,节上有退化的鳞叶、叶痕及叶柄基部残余物,有时可见幼芽或芽痕。根茎顶端常残存有茎基或茎痕,侧面和下面有细长的不定根或根痕。鳞茎扁平状,节间极短。蕨类常有鳞片或密生棕黄色鳞毛。

(三)性状鉴别

1. 形状　圆柱形、纺锤形、扁球形、不规则块状。
2. 表面　有节和节间、叶或芽。
3. 质地　有松泡、坚实、粉性等。
4. 断面　描述折断面,主要有纤维状、角质状、平坦(是否具粉性)等。切面描述可具体区分单、双子叶植物茎,见表 3-2、图 3-2。

表 3-2　单子叶植物根茎与双子叶植物根茎的切面描述

单子叶植物根茎	双子叶植物根茎
外表较平滑(无木栓层,有表皮)	外表粗糙(有木栓层)
有内皮层环纹	有形成层环纹
维管束小点散布	维管束环状排列
中心髓部不明显	中心髓部明显

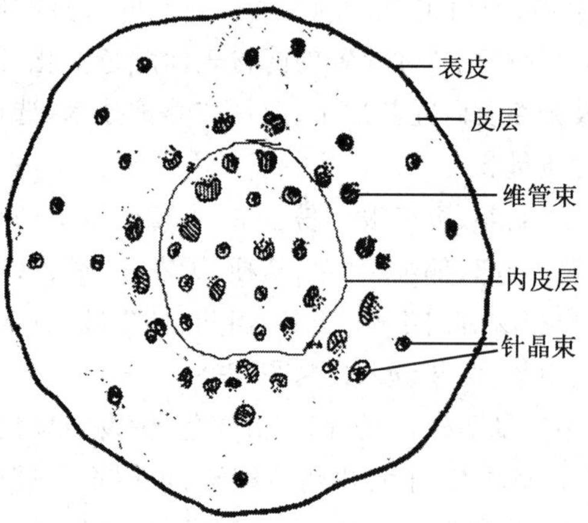

(a)单子叶植物根茎

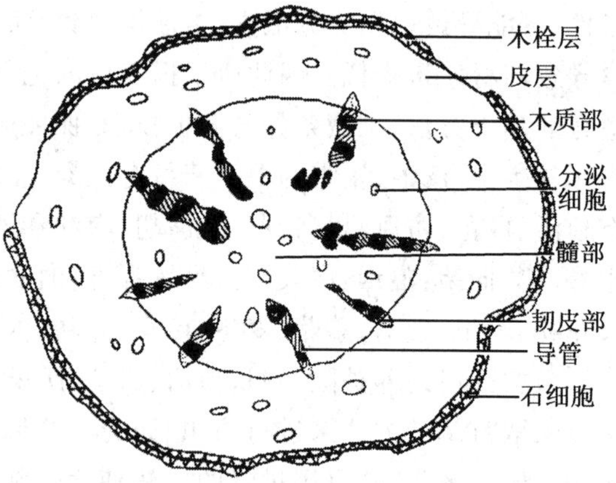

(b)双子叶植物根茎

图 3-2　单子叶植物根茎与双子叶植物根茎的切面手绘图

(四)显微鉴别

1. 双子叶植物根茎

(1)双子叶植物根茎的一般构造　一般具次生构造,与地上茎相似。外表通常为木栓层,少数有表皮。如木栓形成层发生在皮层外方,则初生皮层仍然存在,如黄连等;有些根茎仅有栓内层细胞构成次生皮层。皮层中有根迹或叶迹维管束斜向通过。内皮层多不明显。中柱外方部位有的具厚壁组织,常排成断续的环。中央为髓部。

(2)双子叶植物根茎的异常构造

①髓部的异常维管束,如大黄星点。韧皮部与木质部的位置常与外部正常维管束的倒置,即木质部在外、韧皮部在内。

②内生韧皮部,位于木质部里端的韧皮部,如双韧型;或在髓部形成各个分离的韧皮部束。

2. 单子叶植物根茎　一般具初生构造,外表通常为1列表皮细胞,少数形成后生皮层,如藜芦等;亦有少数具有木栓层,如射干、干姜。皮层明显,常有叶迹维管束散在;内皮层通常可见,较粗大的根茎则不明显。中柱中有多数维管束散布,大多为有限外韧型,也有周木型。髓部不明显。

3. 蕨类植物根茎　外表通常为1列表皮,表皮下面有下皮层,为数列厚壁细胞,内部为薄壁细胞组成的基本组织。一般具网状中柱,横切面观可见断续环状排列的周韧型维管束,每一维管束外围有内皮层。网状中柱的一个维管束又称分体中柱,分体中柱的形状、数目和排列方式是鉴定品种的重要依据。蕨类植物根茎的木质部无导管而有管胞,管胞大多为梯纹。

根茎类中药的横切面显微鉴别,首先应根据维管束的类型和排列形式,决定其为哪一类根茎,再进行观察各个部位的组织构造。

根茎中常有分泌组织存在,如川芎和苍术的油室,石菖蒲和干姜的油细胞。单子叶植物根茎中常有黏液细胞,其中并含有草酸钙针晶或针晶束,如半夏、天麻。厚壁组织也常有存在,如纤维、石细胞,也是重要的鉴别特征之一,如苍术的木栓层中有石细胞带,味连的皮层及中柱鞘部位均有石细胞。多数根茎类中药含有淀粉粒,有的含菊糖而无淀粉粒,如苍术等。

蕨类植物是高等的孢子植物,无花、果实和种子等繁殖器官,以孢子进行繁殖,又是原始的维管植物,叶二型,营养叶和孢子叶,成熟时有孢子囊。

(五)根茎类中药的养护

根茎类中药是指以地下茎或带有少许根部的地下茎入药的一类中药,包括根茎类(如苍术、白术、川芎)、块茎(如半夏、天麻)、球茎(如荸荠)及鳞茎(如川贝母、百合)。

根茎类药材同样也含有大量的淀粉、多糖等代谢产物,因此根茎类药材的贮藏条件和根类药材的贮藏保管条件基本相同,都必须注意保持干燥,尤其是对于含挥发油较多的药材,如川芎、羌活等,应尽可能选择干燥阴凉处贮藏。

易生虫、发霉的根茎类药材有川芎、藁本、泽泻、莪术、山药、珠儿参、藕节、白附子、贝母(包括川贝、生贝、平贝、浙贝)、天南星、半夏。易泛油、发霉的根茎类药材有玉竹、黄精、白术、山药、知母、羌活、苍术、白及、泽泻、川芎。

根茎类药材的养护,多采用密封贮藏,一般都能起防虫、防霉的作用。泽泻采取“对抗”

贮藏的方法，防虫效果较好。川芎、山药、莪术、姜等因其含水量较大，采用烘烤的方法进行干燥，可使其在较短的时间内干透，从而保证药材的质量。羌活如有生虫现象，可用热蒸法进行杀虫，但因其含有芳香挥发油，所以不易久蒸，以免影响其质量。此外，对生虫的根茎类药材，可以采用氯化苦、磷化铝或硫黄进行熏蒸。

三、根及根茎类中药各论

狗　脊

【来源】蚌壳蕨科植物金毛狗脊[*Cibotium baronet*（L）J. Sm]的干燥根茎。

【产地】主产于福建、四川等地。

【采收加工】秋末冬初采挖根茎，去泥沙及非药用部位，趁鲜切片晒干，为“生狗脊片”；沸水煮或蒸后，晒至六七成干，切片，晒干，为“熟狗脊片”。

【性状鉴别】

1. 原药材　呈不规则的长块状，表面深棕色，密被光亮的金黄色茸毛，上部有数个棕红色叶柄残基，下部丛生多数棕黑色细根。质坚硬，难折断。无臭，味微涩。

2. 生狗脊片　不规则的块片，外表深棕色，偶有未去尽的金黄色茸毛。断面浅棕色，近外皮 2～5 mm 处有一条突起的棕黄色木质部环纹或条纹，质坚脆，易折断，有粉性。

3. 熟狗脊片　全体呈黑棕色，木质部环纹明显，质坚硬。

【显微鉴别】本品横切面具有表皮细胞 1 列，残存金黄色的非腺毛。其内有 10 余列棕黄色厚壁细胞，壁孔明显。木质部排列成环，由管胞组成，其内外均有韧皮部和内皮层。皮层和髓均由薄壁细胞组成，细胞充满淀粉粒，有的含黄棕色物。

【薄层鉴别】取供试狗脊粉末 2 g，加甲醇 50 mL，超声处理 30 min，滤过，滤液蒸干，残渣加甲醇 1 mL 使溶解，作为供试品溶液。另取狗脊对照药材 2 g，同法制成对照药材溶液。照薄层色谱法（通则 0502）试验，吸取供试品溶液 3～6 μL、对照药材溶液 4 μL，分别点于同一硅胶 G 薄层板上，使呈条状，以甲苯-三氯甲烷-乙酸乙酯-甲酸（3∶5∶6∶1）为展开剂，展开，取出，晾干，喷以 2%三氯化铁溶液-1%铁氰化钾溶液（1∶1）（临用配制），放置至斑点显色清晰。供试品色谱中，在与对照药材色谱相应的位置上，显相同颜色的斑点。

【理化鉴别】根茎粉末用甲醇回流，取滤液滴于滤纸上，置紫外光灯（254 nm）下观察，显亮蓝白色荧光。

【附注】地方习用品较多，应注意区别。

绵马贯众

【来源】鳞毛蕨科植物粗茎鳞毛蕨（*Dryopteris crassirhizoma* Nakai.）的干燥根茎和叶柄残基。

【产地】主产于黑龙江、吉林、辽宁三省山区。

【采收加工】夏、秋两季采挖根茎。削去叶柄，可见叶柄残基、须根，除去泥土，整个或剖成两半，晒干。

【性状鉴别】

1. 倒圆锥形，稍弯曲。上端钝圆或截形，下端较尖。

2. 表面黄棕色，根茎上密被叶柄残基及鳞片。叶柄残基扁圆柱形，断面有黄白色的点状中柱 5～13 个，排成环。

3. 质坚，气特异，味初淡而微涩，渐苦、辛。

【显微鉴别】粉末特征：具有细胞间隙腺毛。间隙腺毛单细胞，多破碎，完整者呈椭圆形、类圆形，直径 15～55 μm，内含黄棕色物。淀粉粒类圆形。

本品叶柄基部横切面：表皮为 1 列外壁增厚的小型细胞，常脱落。下皮为 10 余列多角形厚壁细胞，棕色至褐色，基本组织细胞排列疏松，细胞间隙中有单细胞的间隙腺毛，头部呈球形或梨形，内含棕色分泌物；周韧维管束 5～13 个，环列，每个维管束周围有 1 列扁小的内皮层细胞，凯氏点明显，有油滴散在，其外有 1～2 列中柱鞘薄壁细胞，薄壁细胞中含棕色物和淀粉粒。

【薄层鉴别】取本品粉末 0.5 g，加环己烷 20 mL，超声处理 30 min，滤过，取续滤液 10 mL，浓缩至 5 mL，作为供试品溶液。另取绵马贯众对照药材 0.5 g，同法制成对照药材溶液。照薄层色谱法（通则 0502）试验，吸取供试品溶液 4 μL、对照药材溶液 5 μL，分别点于同一硅胶 G 薄层板上［取硅胶 G 10 g、枸橼酸-磷酸氢二钠缓冲液（pH 7.0）10 mL、维生素 C 60 mg、羧甲基纤维素钠溶液 20 mL，调匀，铺板，室温避光晾干，50℃活化 2 h 后备用］，以正己烷-三氯甲烷-甲醇（30∶15∶1）为展开剂，薄层板置展开缸中预饱和 2 h，展开，展距 8 cm 以上，取出，立即喷以 0.3%坚牢蓝 BB 盐的稀乙醇溶液，在 40℃放置 1 h。供试品色谱中，在与对照药材色谱相应的位置上，显相同颜色的斑点。

【成分】主含绵马酸类、白绵马素类、去甲绵马素类等。有人认为其中的间苯三酚类化合物为抗肿瘤的有效成分，对多种移植性动物肿瘤有抑制作用，亦为杀虫的有效成分。

【注意】本品贮藏日久，有效成分易分解而疗效降低。

［拓展知识］商品以贯众为名的药材据调查有 6 科 35 种，其他还有 ①紫琪贯众，紫琪科植物紫琪带叶柄残基的根茎。无细胞间隙腺毛；叶柄断面可见“U”形中柱。②狗脊贯众，乌毛蕨科植物单芽狗脊蕨及狗脊蕨带叶柄残基的根茎。均无细胞间隙腺毛；前者叶柄横断面有分体中柱 5～8 个，后者有分体中柱 2～4 个。③果蕨贯众，球子蕨科植物荚果蕨带叶柄残基的根茎。无细胞间隙腺毛；叶柄基部横切面有分体中柱 2 个，呈“八”字形排列。

细辛

【释名】苏颂谓“其根细而极辛”。

【来源】马兜铃科植物北细辛［*Asarumheterotropoides* Fr. Schmidt var. *mand shuricum* (Maxim) Kitag.］、汉城细辛（*Asarum siebold* Miq. var. *seoulense* Nakai.）、华细辛（*Asa-*

rumsieboldi Mig.)的根。前二者习称“辽细辛”。

【植物形态】

1.北细辛 ①多年生草本，高 10～25 cm。②根茎细长，横走，生有多数细长的根。③叶基生，1～3 片，心形，顶端锐尖、短尖或钝，基部深心形。④花单生于叶腋，接近地面，花被钟形或壶形，污紫色，顶端 3 裂。雄蕊 12 枚，蒴果。

2.汉城细辛 基生叶多为 2，叶柄有毛，叶片较厚，花被裂片平展。

3.华细辛 根茎较长，节间密；叶 1～ 2 枚，先端渐尖、长尖。花被质厚，裂片平展；花丝较花药长 1.5 倍。

【产地】前二者产于东北地区；后者主产于陕西、河南、山东、浙江等地。

【采收加工】夏季果熟期或初秋采挖根和根茎。除净地上部分和泥沙，阴干，不宜日晒及水洗。

【性状鉴别】数十棵为一小把，常卷缩成团。根茎横生，呈不规则圆柱形，表面灰棕色，粗糙；根细长，密生节上的表面灰黄色，平滑或具纵皱纹，有须根和须根痕，质脆易折断，断面黄白色；基生叶略呈心形。气辛香，味辛辣、麻舌。

【显微鉴别】

1.北细辛根横切面 ①后生表皮为 1 列类方形细胞，其外残留有表皮细胞。②皮层宽广，细胞中充满淀粉；油细胞散在(含油滴)。③内皮层明显，可见凯氏点。④中柱鞘为 1 列薄壁细胞。⑤薄壁细胞含淀粉粒。⑥维管束次生组织不发达，初生木质部四原型，形成层隐约可见。

2.区别 北细辛、汉城细辛和华细辛主要性状区别如表 3-3 所示。

表 3-3 北细辛、汉城细辛和华细辛的性状描述

项目	北细辛	汉城细辛	华细辛
根茎	较短(1～10 cm) 较粗(2～4 mm) 节间长 2～3 mm	直径 1～5 mm 节间长 1～10 mm	较长(5～20 cm) 较细(1～2 mm) 节间长 2～10 mm
叶	基生叶 1～3 片先端锐尖(短尖)或钝，上下表面均有毛茸	基生叶多为 2 片，叶柄有毛，叶较厚	基生叶 1～2 片先端渐尖(长尖)，上表面有毛，下表面仅在叶脉处有
花	花被裂片反卷，花丝与花药等长	花被裂片平展	花被裂片平展，花丝长于花药
气味	芳香浓，辛辣麻舌	芳香	较淡(但麻舌感强，有烧灼感)

以根灰黄、叶绿、干燥、味辛辣而麻舌者为佳。

北细辛栽培品种根茎多分枝，长 5～15 cm，直径 2～6 mm，根长 15～40 cm；野生种根茎长 10～20 cm，直径 1～2 mm，叶甚多。

细辛根为次生构造不发达的双子叶植物根，故最外层无木栓层，且有内皮层和中柱，木质部为初生的四原型而非成环。在形态上表现为根细，色浅，灰黄色。

根次生生长的体现在于由黄白、软、细逐步变成褐、硬、粗。若形态上似前者，则其次生构造应属不发达。

3.根茎横切面 北细辛根茎的维管束 4 个呈环状排列。

华细辛根茎的维管束7个呈环状排列。

【成分】挥发油，2.65%（北细辛）、1%（汉城细辛）、2.66%（华细辛），油中主要成分为甲基丁香酚、黄樟醚等。

【性味】辛，温；毒，细辛不入丸散剂。

【理化鉴别】检查挥发油。取本品粉末1 g，加乙醚5 mL振摇后浸15 min，滤过。取滤液1 mL置蒸发皿中，待乙醚挥散后加1%香草醛浓缩硫酸试剂，溶液由浅棕色变为棕紫色。

【附注】①杜衡，江浙等地作土细辛用，称“马蹄香”“马辛”。叶片心状肾形，先端圆钝，形如“马蹄”。叶较厚，手感质硬，干品叶缘卷，叶背无毛。②毛细辛，西北、西南部分地区使用。根茎细长，节较疏，叶1～4片。

【储存方法】因细辛含有挥发油，在储存时多以麻袋或苇席包装，置阴凉干燥处。包件堆垛不可重叠过高，以免破坏其根茎，造成损失。

【养护技术】细辛干后一般不易变质，但遇雨季极易受潮、发霉，使叶子变黑。同时本品因含挥发油约3%，容易挥散走失，影响品质。因此，在储存养护时，应避免日晒风吹。如有潮霉现象，可进行摊晾。在储存养护时，因本品具有芳香气味，所以有些易生虫的药材，常与细辛同贮，可以防止其他药材被虫蛀。细辛在库存养护期间，可定期抽样检查，观察根叶或碎屑，有无害虫吐丝粘连成团。若有此现象发生，即有害虫危害，应采取治虫措施及时杀灭害虫。本品在未发生虫害前可用气调密闭储存，这样不仅能防虫、防霉，同时也能保持香气。

大　黄

【来源】蓼科植物掌叶大黄（*Rheum palmatum* L.）、唐古特大黄（*Rheum tanguticum* Maxim. ex Balf.）、药用大黄（*Rheum officinale* Baill.）的干燥根和根茎。前两种习称“北大黄”，后一种习称“南大黄”。

【产地】地道药材产于青海、甘肃、西藏、四川。其中，掌叶大黄占大黄产量的大部分，主要靠栽培；其余两种栽培或野生，药用大黄产量较少。

【采收加工】秋末茎叶枯萎或翌春发芽前采挖根和根茎。

传统采收方法：通常选择栽植3年以上者。挖时先将地上部分割去，刨开根茎四周泥土，然后深挖根部，力求全根。

除去细根，刮去外皮，切瓣或段，绳穿成串干燥或直接干燥。

传统加工方法：将挖出的大黄根系抖去泥土，去除腐烂大黄和残叶，切除大黄根茎顶端的生长点，打去粗皮，切去水根整形。整形后干制。

[拓展知识]

1. 整形　根据大黄个体形状确定加工蛋片吉或苏吉的原材料，个体较大而长者加工蛋片吉，个体较小者加工苏吉，其余鲜加工通货。将符合蛋片吉规格的鲜货用大黄刀纵向切成两瓣，将符合苏吉规格的鲜货用大黄刀横向切成段，每段厚9～11 cm。鲜大黄在加工前切勿堆放、雨淋、火烧、碰撞，以免霉烂、变质。切制时忌用铁器以免变黑影响质量；分档时应戴手套，以免手中汗水沾染大黄，使颜色变暗。

2. 干制　当晾晒至大黄切口处收缩并出现油状黄白色小珠颗粒时，立即上棚或进烘房烘干。①阴干：将整形的大黄用麻绳串起，挂在室内或屋檐下通风阴干，切忌淋雨，100～150 d即成干品。优点在于不用熏烤，药材无烟熏味，成本低。缺点是药材干制时间长，对天气的依赖较大，无槟榔茬或槟榔茬色度很差、易虫蛀、易霉变，难以长期贮存。②烘干：将晾晒整形的大黄放入烘箱，单层摆放，厚约10 cm，加温使整体受热均匀，每天翻动一次，温度保持在45～50℃，保持7～10 d，直到大黄切口不再渗出油状物，再升温至55～58℃，烘20～30 d。优点是不用熏烤，药材无烟熏味，干制快，成本低，缺点是槟榔茬色度较差。

【性状鉴别】

1. 呈类圆柱形、圆锥形、卵圆形或不规则块状，表面黄棕色至红棕色，可见类白色网状纹理，为类白色薄壁组织夹有红棕色射线所形成。可见星点(异型维管束)散在，有的残留有棕褐色栓皮。

2. 质地坚实，横切面淡红棕色或黄棕色，显颗粒性；根茎髓可见星点，环列或不规则散在。

3. 根类药材形成层明显，具明显的放射纹理，无星点。

4. 气清香，味苦而微涩，嚼之粘牙，有沙粒感，唾液染成黄色。

【显微鉴别】

1. 根茎横切面。①木栓层，残留，大多已除去；②皮层，窄，有 CaC_2O_4 簇晶；③韧皮部，射线宽一至数列，内含棕色物，韧皮部中有黏液腔；④形成层，成环；⑤木质部，导管稀疏，径向排列，非木化；⑥髓部，宽广，有异常维管束(韧在内，木在外)，薄壁组织中含 CaC_2O_4 簇晶及淀粉粒。

2. 根横切面，木质部分化到中心，髓部不明显。

3. 粉末(淡黄棕色)。①CaC_2O_4 簇晶众多，棱角多短钝。②导管，多网纹导管，非木化。亦有具缘及细小螺纹导管。③淀粉粒，单粒脐点星状，类圆形或多角形，复粒由2～8粒组成。

【成分】

1. 游离蒽醌　大黄酸、大黄素、大黄酚等——抗菌成分。

2. 结合蒽醌　双蒽酮苷(作用最强)及游离蒽醌的葡萄糖苷——主要为泻下成分(番泻苷A、B、C、D、E、F)。经炮制，可使苷水解，泻下成分减少则泻下作用减弱。

3. 鞣质　收敛作用，高温下不易被破坏，而其他成分几乎被破坏，故煅炭可用于收敛止血(多用于内出血)。

【理化鉴别】

1. 微量升华　检查游离蒽醌。可见黄色菱状针晶或羽状结晶。因升华温度不同结晶形状各异，加碱变红色。

2. 染色取少量粉末于滤纸上，加1%氢氧化钠试液，滤纸染成红色。

3. 荧光检查　烯醇浸出液滴于滤纸上，晾干，紫外光下显棕色至棕红色荧光。不得显亮蓝紫色荧光。

【附注】伪品山大黄(土大黄)为同属植物藏边大黄、河套大黄(波叶大黄)、华北大黄、天山大黄等的根及根茎。因不含双蒽酮苷，泻下作用很差，一般作兽药用或作工业染料的原料，断面无星点（藏边大黄除外），气不清香，味苦涩。含土大黄苷紫外光下显蓝紫色荧光。

【储存方法】用竹筐、竹篓盛装，置干燥处储存，同时应避光，因为大黄中的鞣质与光线接触过久，易氧化为红棕色或棕黑色，这种氧化变化有时与酶的影响有关。干燥的大黄水分不宜超过10%，以利贮存。切制成饮片不宜多晒或久晒，以免变色。凡生大黄片可贮于石灰缸内，制大黄片可置坛内密封存放，防受潮湿。

【养护技术】本品在采收后已刮去外表粗皮，有油性，气清香，若贮存不当极易生虫、变色。故应贮存于干燥处，严防受潮，否则中心发黑，也易虫蛀，且不应用汗手拿取，否则外面变成黑色，有损质量。一般到了夏季为防虫可用熏蒸法。从清明到寒露，每月至少检查2次。在堆码垛、倒垛和翻晒时，应轻搬轻放，切忌重摔，以免破碎损失。如发现轻微受潮、霉变或生虫，可在阳光下摊晒或文火炕烘，用刷子将霉刷去。然后再用熏蒸法，但熏蒸时间不宜太长，以免大黄褪色走油，影响品质。有条件可采用气调养护法保存。

何首乌

【来源】蓼科植物何首乌（*Polygonum multijiorum* Thunb.）的干燥块根。

【产地】主产于河南、湖北及广西等省（自治区）。

【采收加工】秋、冬二季叶枯萎时采挖块根。削去两端，洗净，个大的切成块，干燥。

【性状鉴别】

1. 呈不规则纺锤形或呈团块状，表面红棕色或红褐色，有皱纹及皮孔。

2. 质坚实，横切面浅黄棕色或淡红棕色，有粉性，具有"云锦花纹"，中央为一正常维管束，皮层散有多数异型维管束，4～11个。

3. 气微，味微苦而甘涩。

【显微鉴别】块根横切面。

1. 木栓层为数列细胞，含红棕色物质。

2. 韧皮部外侧的组织中有异常维管束，一种是单个的维管束，另一种是复合维管束，均为外韧型。

3. 中央维管束形成层呈环状，导管较少，有管胞及少数木纤维，中心为初生木质部。

4. 薄壁细胞中含有淀粉粒及 CaC_2O_4 簇晶。

【成分】含卵磷脂约3.7%，蒽醌衍生物约1.1%。含铁量是补血药中最高的，含锌量高于48种补血药的平均水平。含有丰富的锰、钙、锌、铁而具有养血、益肝、补肾、乌发的作用。并含有游离的氨基酸类化合物。

生用润肠、解疮毒；制用补肝肾、益精血。有降血脂作用。

【附注】

1. 同科植物翼蓼和毛脉蓼的块根，前者习称"红药子"，后者习称"朱砂七"，有的地区曾混作何首乌用，应注意鉴别。

红药子为不规则团块状，棕红色，无"云锦花纹"，髓部有异常维管束；朱砂七为不规则团块状，棕黄色，余同上。

2. 白首乌为萝藦科植物牛皮消的块根。主产于江苏，主为栽培品，曾加工成“何首乌粉”出售。表面土黄色，断面类白色，无“云锦花纹”。不含蒽醌成分，含有磷脂类成分，具补益作用。此外，同科植物白首乌、隔山消的块根分别在山东、吉林等地作白首乌用。

3. 何首乌的茎藤为夜交藤（首乌藤）。

怀牛膝　川牛膝

【来源】怀牛膝来源于苋科植物牛膝（*Achyranthes Bidentata* BL.）的根；川牛膝来源于川牛膝（*Cyathula officinalis* Kuan.）的根。

【植物形态】怀牛膝：穗状花序顶生或腋生，花被绿色，无毛；川牛膝：复聚伞花序密集呈圆头状，花瓣白色，茎叶有毛。

【产地】怀牛膝主产于河南武涉、沁阳等地，栽培品；川牛膝主产于四川、云南、贵州，栽培或野生。

【采收加工】冬季茎叶枯萎时采挖。

1. 传统采收方法　10 月中、下旬经霜后茎叶枯萎，挖取根部。采挖时先从畦的一端开始挖沟，一般沟宽 60 cm、深 60～80 cm，将牛膝整株连根全部挖出，注意不要挖断根条。

除去须根和泥沙，捆成小把，晒至干皱后，将顶端切齐，晒干。

2. 传统加工方法　将收获的牛膝剪去根头、须根，捆把晾晒后，每 100 kg 鲜牛膝，用硫黄 1.5 kg 熏 4～5 h，再晒或烘至七八成干时，理直并按粗细等级分别捆成小把堆放于室内闷放 3～4 d，再晒至全干。晒后要凉收藏，热藏易走油变色。亦可趁鲜切段。

怀牛膝与川牛膝主要性状、显微、理化区别如表 3-4 至表 3-6 所示。

【性状鉴别】

表 3-4　怀牛膝与川牛膝的性状描述

项目	怀牛膝	川牛膝
形状	细长圆柱形	圆柱形（较大），稍粗糙
直径	0.2～1 cm	0.5～3 cm
颜色	灰黄色	棕黄色、灰褐色
皮孔	较少	多数横向突起
断面	淡黄色，黄白色小点	浅黄或棕黄色，排列成断续环，多同心环（淡黄色小点排成断续环）
质地	硬脆易断，受潮变软	坚韧不易断

【显微鉴别】

表 3-5　怀牛膝与川牛膝的显微鉴别描述

项目	怀牛膝	川牛膝
同心环	2～4 轮	3～8 轮
最外束间形成层	清楚	无或不太清楚
CaC_2O_4	砂晶较少	砂晶较多

【理化鉴别】

表 3-6 怀牛膝与川牛膝的理化鉴别描述

项目	怀牛膝	川牛膝
成分	皂苷(三萜类)	甾醇类(水解生成齐墩果酸)
泡沫反应	有	无
荧光反应(断面)	黄色荧光	淡蓝色荧光

【附注】

1. 土牛膝为牛膝属植物柳叶牛膝的根,又叫"红牛膝"。根茎较粗短,新鲜时断面带紫红色。同属植物土牛膝(倒扣草、粗毛牛膝)的根亦作"土牛膝"入药。

2. 怀苋属植物麻牛膝的根在四川金沙江一带及云南、贵州等地也作川牛膝入药,应注意鉴别:药材较粗短,灰褐色,断面纤维性较强,味甘、后苦麻刺舌。

【储存方法】怀牛膝多装木箱,每箱净重 50 kg,内衬防潮纸,固封,置阴凉干燥处,夏季最好冷藏,以防生虫。川牛膝一般装竹篓,亦有用麻袋或席包装。川牛膝因易泛油,应密封后置干燥处,防吸潮和霉变。少量牛膝或其饮片,可贮于石灰缸中,也可采用砻糠围屯或黄沙埋藏的方法,分层隔放,严密盖好,阴雨天不要开箱,可久贮不致变质;若在存放牛膝的箱内,放进几根干洁的木炭,也可起防潮的作用。

【养护技术】牛膝因含较多的黏液质,体糯质柔,很易吸潮,一旦受潮,色泽发红至变黑,更易霉蛀。通常在采收后用熏蒸法并晒干(川牛膝不熏,多烘干),装箱后即行钉封,外糊皮纸,干后再涂桐油,置阴凉干燥处保存,一般可防变质。若在贮存的过程中发现牛膝回潮,可再行复晒。为保证色泽无损,少量最好采用石灰缸防潮存放,亦可用干燥谷壳或沙子埋藏养护。

[拓展知识]

1. 草纸养护法　将干燥的草纸(吸潮纸)铺于木箱底部和四壁,再把晒干后冷却的怀牛膝理顺,按一层草纸、一层怀牛膝(横竖交替堆放)码入箱中,依次将箱装满,再铺一层草纸,盖严密封即可。

2. 沙土养护法　在贮存怀牛膝的箱底放一层干沙,上面放一层吸潮纸或麻袋片,然后其上摆放一层牛膝,依次将箱装满,盖严密封即可。

3. 谷壳养护法　先将谷壳洗净晒干,然后在容器底层铺上厚 5～6 cm 的谷壳,谷壳上存放厚 30 cm 的怀牛膝,怀牛膝上面铺一层纸,再将谷壳按厚 5～6 cm 铺于纸上,把怀牛膝按摊在谷壳上面,这样依次直到容器装满,最上面覆盖一层厚约 5 cm 的谷壳,加盖密封,存放在干燥通风处保管。此法可以防止怀牛膝走油、受潮、生虫。

太子参

【来源】石竹科植物孩儿参[*Pseudostellaria heterophylla* (Miq.) Pax ex. Pax et Hoffm.]的干燥块根。

【产地】分布于辽宁、内蒙古、河北、陕西、山东、江苏、安徽、浙江、江西、河南、湖北、湖南、四川等地。

【采收加工】夏季茎叶大部分枯萎时采挖块根。

1.传统采收方法　在种植后的翌年夏至前后，当地上部50%以上的茎叶枯萎时就应采收，此时参根成品率最高。但综合近几年栽培太子参的产量和质量，9月份采收为宜。而且应选择晴天收获，大小参根应采收齐全。洗净，除去须根，置沸水中略烫后晒干或直接晒干。

2.传统加工方法

①生晒参：将收获的参条洗净，晒干即可。②烫参：将收获的参根摊晾1～2 d，待根部失水后洗净，用100℃开水烫1～3 min，以指甲顺利掐入参体为度，然后晒干装入箩筐内轻摇撞击，去掉须根即成烫参。产品表面光滑，淡黄白色，质地柔软。

【性状鉴别】块根细长纺锤形或细长条形，稍弯曲，长3～10 cm，少数可达12 cm，直径2～6 mm，顶端残留极短的茎基或芽痕，下部渐细呈尾状。表面黄白色至土黄色，较光滑，略具不规则的细纵皱纹及横向凹陷，其间有须根痕。质硬脆，易折断，断面平坦，类白色或黄白色，角质样；晒干者类白色，有粉性。气微，味微甘。以条粗、色黄白者为佳。

【显微鉴别】

1.块根横切面　木栓层为2～4列方形木栓细胞。皮层薄壁细胞数列，多切向延长。韧皮部窄，射线甚宽。形成层明显。木质部占根的绝大部分，射线宽广，导管稀疏排列呈放射状；初生木质部3～4原型。薄壁细胞中充满淀粉粒，并有少数草酸钙簇晶，直径12～60 μm，于木质部较易察见。

2.粉末特征　淡黄白色。

①淀粉粒极多，多为单粒，类圆形，直径4～24 μm，脐点星状、三叉状及裂隙状等，小粒的脐点不明显，复粒由2～3分粒组成。②导管主要为网纹导管，直径12～24 μm。③草酸钙簇晶直径12～60 μm。④木柱细胞淡黄色，表面观长多角形，壁薄，部分略呈波状弯曲。

【理化鉴别】

1.太子参块根脂类中含有棕榈酸(Palmitic acid)，亚油酸(linoleic acid)，1-亚油酸甘油酯(glycerol 1-monoli-nolate)，吡咯-2-羧酸-3′-呋喃甲醇酯(3′-furfuryl pyrrole-2-car-boxylate)，山萮酸(behenic acid)，2-吡咯甲酸(2-minaline)，*β*-谷甾醇(*β*-sitoserol)，另含糖、氨基酸、微量元素[锰(13.4 μg/g)]等和太子参环肽(heterophyllin)A及B。

2.根含果糖、淀粉、皂苷。又据报道，含游离氨基酸，以精氨酸、谷氨酸、天冬氨酸含量最高，占游离氨基酸的30%～40%，还含有麦芽糖等。近年从中分离得到三棕榈酸甘油酯、棕榈酸、*β*-谷甾醇、Δ7-豆甾烯-*β*-醇、胡萝卜苷，Δ7 -豆甾烯-3-*β*-*D*-吡喃葡萄糖苷、肌醇-3-甲醚、*α*-槐糖和蔗糖。

【性味功效】味甘、微苦；性平。归脾、肺经。益气健脾，生津润肺。

【附注】假太子参有数种之多，湖北假太子参最常见的有百合科的粗根宝铎草和石竹科的石生蝇子草，云南则有以石竹科的云南繁缕的根伪充太子参。

威灵仙

【来源】毛茛科植物威灵仙(*Clematischinnsis* Osbeck.)、棉团铁线莲(*Clematishexpetala* Pall.)或东北铁线莲(*Clematismanshurica* Rupr)的根和根茎。

【产地】威灵仙主产于江苏、浙江、江西、安徽等省。棉团铁线莲主产于东北及山东省。东北铁线莲主产于东北地区。

【性状鉴别】

1.威灵仙　①根茎呈柱状,表面淡棕黄色,上端残留茎基,质较坚韧,下侧着生多数细根;②根细长圆柱形,长7~15 cm,直径1~3 mm;③根表面黑褐色,有细纵纹,有的皮部脱落,露出黄白色木部;④根质坚脆,易折断,断面平坦,皮部与木部间常有裂隙,木部淡黄色,略呈方形;⑤气微,味淡。

2.棉团铁线莲　根茎短柱状。根长4~8 cm,偶达20 cm,直径1~2 mm,表面棕褐色至棕黑色,木部圆形;味咸。

3.东北铁线莲　根茎上生多数细根,细长如马尾状。根长5~23 cm,直径1~4 mm;表面棕黑色或棕褐色;断面皮部白色,木部较小,近圆形;味辛辣。

【成分】

1.威灵仙　根含多种三萜皂苷,为齐墩果酸或常春藤皂苷元的衍生物。

2.棉团铁线莲　根含白头翁素、生物碱、谷甾醇等。

3.东北铁线莲　根含多种三萜皂苷,苷元均为齐墩果酸。

【附注】

1.除上述三种外,铁线莲属尚有多种植物的根作威灵仙入药,主要有柱果铁线莲、铁皮威灵仙、铁线莲、毛柱铁线莲、毛蕊铁线莲、锥花铁线莲。

2.江西等地所用威灵仙为植物地上部分。

3.北方各地有用百合科植物短梗菝葜(黑刺菝葜)或华东菝葜(黏鱼须)等的根和根茎作威灵仙药用,别名铁丝威灵仙。

川乌　草乌　附子

【来源】川乌来源毛茛科植物乌头(*Acomitum carichaelii* Debx.)的母根(主根);草乌来源北乌头(*Aconitum kusnezoffii* Reichb.)的块根;盐附子、黑顺片、白附片来源乌头(*Acomitum carichaelii* Debx.)的侧根加工品。

【产地】乌头主要栽培于四川、陕西;草乌主产于东北、华北各地,多野生。

【采收加工】6月下旬至8月上旬采挖子根。

1.传统采收方法　栽种至第二年的6月下旬到8月上旬采收。采收时,挖出全株,摘下乌头旁的子根。除去母根、须根及泥沙。子根习称“泥附子”,加工成下列规格。

(1)选择个大、均匀的泥附子,洗净,浸入食用胆巴的水溶液中过夜,再加食盐继续浸泡,每日取出晾晒，并逐渐延长晾晒时间，直至附子表面出现大量结晶盐粒（盐霜）、体质变硬为止，习称“盐附子”。

（2）取泥附子，按大小分别洗净，浸入食用胆巴的水溶液中数日，连同浸液煮至透心，捞出，水漂，纵切成厚约 0.5 cm 的片，再用水浸漂，用调色液使附片染成浓茶色，取出，蒸至出现油面、光泽后，烘至半干，再晒干或继续烘干，习称“黑顺片”。

（3）选择大小均匀的泥附子，洗净，浸入食用胆巴的水溶液中数日，连同浸液煮至透心，捞出，剥去外皮，纵切成厚约 0.3 cm 的片，用水浸漂，取出，蒸透，晒干，习称“白附片”。

2. 传统加工方法

（1）盐附子：每 100 kg 附子用胆巴 40 kg、清水 30 kg、食盐 20～30 kg（新开始加工用盐 30 kg，翌年利用原有部分盐胆水加盐 20 kg）。余同上。

（2）黑顺片：每 100 kg 泥附子，用胆巴 45 g，加清水 25 kg。余同上。

（3）白附片：每 100 kg 泥附子，用胆巴 45 kg，加清水 25 kg。余同上。

（4）熟附片：用较大的附子作原料。将泥附子除去须根，洗净，每 100 kg 附子用胆巴 40 kg、清水 25 kg 混合，将附子浸泡 7 d。然后将附子取出，在锅中煮 1 h 以上然后放入清水中浸一夜，剥皮后再浸一夜，横切成厚 3～5 mm 片，放入清水中浸 4～8 昼夜，取出，蒸 12 h 后，用木炭火烘至半干，再晒干即成“熟附片”。

（5）黄附片：用较大的附子作原料。泡胆同熟附片。将泡胆后的附子取出，在清水中浸一昼夜后剥皮，横切成厚 3～5 mm 片，放入清水中浸 4～6 昼夜。然后再经药汁炙，即用甘草 12 kg、红花 15 kg、猪牙皂 2 kg、老姜 5 kg 熬水，再加入黄色染料 250 g，制成染色液。切片放于染色液中浸一夜，染成黄色，然后烘至半干，再晒干。即得“黄附片”。

【性状鉴别】

1. 生川乌　①呈不规则圆锥形，中部多向一侧膨大，顶端有残留的茎基；②表面棕褐色，皱纹不平，有侧根及去掉侧根的痕迹；③质坚实，横切面粉白色或浅灰黄色，可见多角形环纹（形成层）；④气微，味辛辣而麻舌。

2. 生草乌（较川乌瘦小）　①圆锥形，形如乌鸦头，顶端有残留的茎基；②表面暗棕色或灰褐色，皱缩有纵皱纹，有的具突起的支根（习称“钉角”）；③质坚硬，横切面灰白色，有多角形环纹（形成层）；④味辛辣麻舌。

3. 附子

（1）盐附子：圆锥形（长 4～7 cm，直径 3～5 cm）。表面灰黑色，有盐霜。顶端宽大，有凹陷的芽痕，周围有突起的支根或支根痕。质重而坚硬，难折断，受潮则变软。横切面灰褐色，可见多角形环纹及食盐结晶，环纹内侧导管束排列不整齐。气微，味咸而麻，刺舌。

（2）黑顺片：为纵切片，上宽下窄。表面黑褐色，切面暗黄色，油润光泽，略透明，有纵向脉纹（导管）。质硬而脆，断面角质样，气微，味淡。

（3）白附片：去皮，全体黄白色，半透明。余同黑顺片。

【显微鉴别】

1. 乌头根横切面（双子叶植物次生构造不发达的根）　①后生皮层为黄色木栓化细胞；②皮层窄，细胞切线延长，偶有石细胞；③内皮层明显；④韧皮部宽广，散有筛管群；⑤形成层常呈多角形环；⑥木质部导管位于形成层内侧，多单列或略呈"V"形排列；⑦髓部明显。薄壁细胞充满淀粉粒，皮层有时可见根迹维管束。

2.北乌头根横切面　不同点：①皮层石细胞多；②在韧皮部有韧皮纤维束。

【成分】总生物碱含量0.82%～1.56%。

主要为双酯类生物碱（有剧毒）：中乌头碱、次乌头碱、乌头碱等（内服须经炮制）。中乌头碱为镇痛的主要活性成分。经过炮制，可使有剧毒的双酯类生物碱水解，失去一分子醋酸及一分子苯甲酸，生成毒性很小的乌头胺、中乌头胺、次乌头胺，从而降低毒性，但药效几乎不受影响（强心方面）。因此，炮制品的附子、川乌、草乌的毒性均较其生品为小，盐附子的毒性则较蒸煮过的黑顺片、白附片为大。

【理化鉴别】

1.取川乌粉末约0.1 g加乙醇5 mL，浸渍1 h，时时振摇，滤过，滤液置水浴上蒸干，加2%醋酸1 mL，搅拌，滤过，滤液中加碘化汞钾试液2滴，产生黄色沉淀（检查生物碱）。

2.分光光度法测定

(1)川乌：生物碱提取液在231 nm波长处，有最大吸收。

(2)草乌：生物碱提取液在231 nm、275 nm波长处，有最大吸收。

(3)附子：生物碱提取液在231 nm、274 nm波长处，有最大吸收。

【附注】

1.部分地区川乌为乌头的子根。其母根则作草乌用。

2.全国共有同属21种植物的块根作草乌用。乌头主产于中南、西南各地；黄草乌产于云南、贵州等地；根乌头产于新疆；瓜叶乌头在四川、湖北部分地区作为药用。

白芍　赤芍

【来源】白芍，中药名。为毛茛科植物芍药（*Paeonia lactiflora* Pall.）的干燥根。赤芍，中药名。本品为毛茛科植物芍药（*Paeonia lactiflora* Pall.）或川赤芍（*Paeonia veitchii* Lynch）的干燥根。

【产地】白芍主产于浙江东阳、安徽亳县、四川中江、贵州、山东等，栽培品；赤芍主产于内蒙古和东北等地，川赤芍主产于四川省，多为野生。

【采收加工】

白芍夏、秋二季采挖，洗净，除去头尾和细根，置沸水中煮后除去外皮或去皮后再煮，晒干。赤芍春、秋二季采挖，除去根茎、须根及泥沙，晒干。夏、秋二季采挖根。

传统采收方法：白芍宜在栽种后3～4年采收。一般8月间进行，过早会影响产量和质量，最迟不能超过9月底。采收时应选择晴天，割去茎叶，把根刨出，抖尽泥土运回室内加工。

洗净，除去头尾和细根，置沸水中煮后除去外皮或去皮后再煮，晒干。

传统加工方法：将芍根从芍头着生处切下，然将粗根上的侧根剪去，修平凸面切去头尾，按大、中、小分成三档。在室内堆放2～3 d，每天翻堆2次，促使芍根水分蒸发，质地变柔软，便于加工。芍药加工分煮芍、去皮和干燥。

[拓展知识]

白芍初加工方法

1. 煮芍　先将锅水烧至80～90℃，把芍根淘洗好后从清水中捞出，放入锅中。放水量以浸没芍根为度，每锅放芍根15～25 kg。煮时上下不断翻动使芍根受热均匀，保持锅水微沸。小芍根煮5～8 min，中等粗的芍根煮8～12 min，粗的芍根煮12～15 min。煮制是芍根加工过程中很重要的一环，煮时过久，内部空心，分量减少；煮时太短则内层中心变黑。

2. 去皮　人工去皮：用竹刀、玻璃仔细刮去芍根外层栓皮，并把有虫眼处挖净。不可用铁制刀刮皮，否则会使芍根变色。

机械去皮：将芍根和粗河沙一同装入滚筒机内（滚筒机直径约1.2 m，长约3 m，内有拨齿，转速约30 r/min）。开动电源，芍根、粗沙随齿轮转动上下翻滚，在粗沙的摩擦下将芍根的栓皮除去。

3. 干燥　煮好的芍根薄摊暴晒1～2 h后，堆厚暴晒，使表皮慢慢收缩。这样晒的芍根表皮皱纹细致，颜色也好。晒时要不断上下翻动。中午太阳过强，用竹席等物盖好芍根，下午3～4时再摊开晒。晒3～5 d，能敲出清脆响声后，把芍根在室内堆放2～3 d，促使水分外渗"发汗"，然后继续晒3～5 d。重复3～4次，才能晒干。

【性状鉴别】白芍、赤芍性状比较见表3-7。

表3-7　白芍与赤芍的性状鉴别描述

项目	白芍	赤芍（芍药）
形状	圆柱形，两端平截	圆柱形，稍弯曲
颜色	表面类白色或淡棕红色，光洁或有纵皱纹及细根痕，偶有残存的棕褐色外皮	表面棕褐色，粗糙，有纵沟及皱纹，并有须根痕及横向凸起的皮孔，有的外皮易脱落
质地	坚实，不易折断	硬而脆，易折断
断面	类白色或微带棕红色，断面平坦，角质样，木质部有放射状纹理	粉白色或微红色，皮部窄，木质部放射状纹理明显，有的有裂隙
气味	气微，味微苦而酸	气微香，味微苦、酸涩

1. 白芍药材性状　呈圆柱形，平直或稍弯曲，两端平截，长5～18 cm，直径1～2.5 cm。表面类白色或淡棕红色，光洁或有纵皱纹及细根痕，偶有残存的棕褐色外皮。质坚实，不易折断，类白色或微带棕红色，断面平坦，角质样，形成层环明显，木质部有放射状纹理。气微，味微苦、酸。

2. 赤芍药材性状　呈圆柱形，稍弯曲，长5～40 cm，直径0.5～3 cm。表面棕褐色，粗糙，有纵沟及皱纹，并有须根痕及横向凸起的皮孔，有的外皮易脱落。质硬而脆，易折断，断面粉白色或粉红色，皮部窄，木质部放射状纹理明显，有的有裂隙。气微香，味微苦、酸涩。

3. 白芍饮片性状　呈类圆形的薄片。表面淡棕红色或类白色，平滑。切面类白色或微带棕红色，形成层环明显，可见稍隆起的筋脉纹呈放射状排列。气微，味微苦、酸；炒白芍形如白芍片，表面微黄色或淡棕黄色，有的可见焦斑。气微香；酒白芍形如白芍片，表面微黄色或淡棕黄色，有的可见焦斑。微有酒香气。

4. 赤芍饮片性状　为类圆形切片，直径 0.5～3 cm，厚 0.3～0.5 cm，周边棕褐色，切面粉白色或粉红色，皮部窄，木质部放射状纹理明显，有的有裂隙。炒赤芍：取赤芍片，置预热炒制容器内，用文火加热，炒至颜色加深，取出晾凉，筛去碎屑；酒赤芍：取赤芍片，加黄酒（每 100 kg 赤芍片，用黄酒 12 kg）拌匀，稍闷，待酒被吸尽后，置预热炒制容器内，用文火加热，炒至微黄色，取出晾凉，筛去碎屑。

【成分】白芍中含有多种苷成分，称为白芍总苷（TGP）。白芍总苷为白芍的主要有效成分，有多种药理作用。白芍经加工后，白芍总苷含量显著减少，在 1% 以下。

黄　连

【来源】味连、鸡爪连来源毛茛科植物黄连（*Coptis chinensis* Franch.）的干燥根茎；雅连来源于三角叶黄连（*Coptis deltoidea* C. Y. Cheng et Hsiao）的干燥根茎；云连源于云南黄连（*Coptisteeta* Wall.）干燥根茎。

【产地】味连主产于四川石柱县，主为栽培品，是商品黄连的主要来源。雅连主产于四川洪雅、峨眉等地，为栽培品，有少量野生。云连主产于云南德钦、碧江及西藏地区，原系野生，现有栽培。

【采收加工】秋季采挖根茎。

传统采收方法：野生品全年可采挖，以秋末采挖为佳；栽培黄连一般生长 5～6 年于 9～11 月采收。选晴天挖出全株，除去泥土，剪下须根、叶片，分别收集根茎、须根及叶片，运回加工。云连在栽种后第 4 年亦可采收，但不全部挖起，只挖取粗壮的根茎。

除去须根和泥沙，干燥，撞去残留须根。

[拓展知识]

传统加工方法：运回的黄连依品种不同干燥方法有所不同，具体方法如下。

1. 味连　主要于烘房加温烘干。烘干时火力不宜过大，应勤翻动。烘至半干时，分出大、中、小三级，重新上炕烘制时，大的放下层，中等的放中间，小的放上层，使上、中、下三层黄连干燥效果一致，火力随干燥程度而减小。烘干后，趁热取出放在竹制槽笼里来回推拉，或放在铁质撞桶里用力旋转推撞，撞去残存须根、粗皮、鳞芽及叶柄，再拣土粒，扬去灰渣，即成。

2. 雅连　在栽培地附近修建简易土炕，上面横铺竹竿，疏密度以能漏下泥沙而不漏雅连为宜。将全株摊放土炕上，边烘边翻动，除去部分须根、叶、泥土，减少水分。再运回室内用火烘烤，烘至皮干心湿，须根和叶片干焦时取出，除去须根、叶片等杂质后再烘至全干。然后装入竹编槽笼，撞去根须、泥沙，剪去残余连杆和过长的"过桥"，即成。

3. 云连　将黄连摊在竹席上晒干或用火炕烘干，形成毛连。将干燥毛连装入撞笼撞去须根、泥沙。亦可用麻袋，内装云连和碎石，抬起来回拉动，使云连与碎石撞击，撞净须毛，即成。

【性状鉴别】

1. 味连

①多分枝,集聚成簇,形如鸡爪,习称“鸡爪黄连”。表面黄褐色,粗糙,节密生,部分节间平滑,习称“过桥”。②上部具有棕色鳞叶残基,表面有须根及须根痕。③质坚硬,折断面不整齐,皮部橙红色或暗棕色;木质部金黄色,有放射状纹理;髓部红棕色,有时呈空洞。④气微,味极苦。

2. 雅连　多单枝,呈圆柱形,较粗长,微弯曲,“过桥”长。

3. 云连　单枝,细小,呈钩状,有“过桥”,折断面较平坦。

【显微鉴别】

1. 味连根茎横切面

①木栓层为数列细胞。②皮层宽广,石细胞单个或成群散在。③中柱鞘纤维成束,或伴有少数石细胞,均显黄色。④维管束外韧型,环列。束间形成层不明显。木质部黄色,均木化,木纤维较发达。⑤髓部均为薄壁细胞,无石细胞。

2. 雅连　髓部有石细胞。雅连与味连相似,但石细胞较多,金黄色。

3. 云连　皮层、中柱鞘及髓部均无石细胞。

4. 味连粉末　黄棕色或黄色。

①鳞叶表皮细胞,长方形,绿黄色或黄棕色,壁波状弯曲或呈连珠状增厚。②石细胞,形状多样,黄色,壁厚,壁孔明显。③纤维,中柱鞘纤维纺锤形或长梭形,壁厚。木纤维较长,壁较薄,有稀疏的点状纹孔。④导管,网纹或孔纹。⑤粉粒,多单粒,类圆形。⑥木薄壁细胞不易察见(长方形或不规则,壁稍厚)。

【成分】均含多种异喹啉类生物碱,主要为小檗碱(黄连素),以盐酸盐的形式存在,含量5.2%～7.69%。

【理化鉴别】

1. 荧光　断面紫外光下显金黄色荧光,木质部尤明显。

2. 检查硝酸小檗碱　样品粉末少许+95%乙醇1～2滴+30%硝酸1滴,加盖玻片,放置片刻,镜检:有黄色硝酸小檗碱针晶,加热使针晶消失。

3. 检查小檗碱　取本品粗粉约1 g,加乙醇10 mL,加热至沸腾,放冷,滤过。取滤液5滴,加稀盐酸1 mL与漂白粉少量,振摇后,溶液显樱红色;另取上清液1 mL,加5%没食子酸的乙醇溶液2～3滴,在水浴上蒸干,趁热加硫酸数滴,即显深绿色。

【附注】

1. 黄连全株均含生物碱,如雅连在9～10月采收的须根含小檗碱达5%左右,有时比根茎含量还高,7～10月份枯死前的老叶含小檗碱2.5%～2.8%。故有的地区也将一些加工附属品入药,如:剪口连——近芦头处的叶柄;千子连——叶柄;黄连须——细须根;黄连叶——叶片;黄连渣——碰撞后留下的残渣。

2. 除上述三种黄连外,还有多种同属植物根茎作黄连用,主要有:峨眉野连、短萼黄连(别名土黄连)。均为野生。

3. 小檗碱资源　以下植物可提取小檗碱,可解决小檗碱的资源问题。

(1)毛茛科唐松草属多种植物的带根茎的根,根丛生于根茎,形如马尾,习称“马尾黄连”。

(2)小檗科小檗属多种植物的根或根皮以及同科十大功劳属多种植物的根或茎。

广防己 粉防己

【来源】广防己来源于马兜铃科植物广防己(*Radix Aristolochiae* Fangchi)的根;粉防己来源于防己科植物粉防己 *Stephania tetrandra* S. Moore 的根。

【产地】广防己主产于两广;粉防己主产于浙江、安徽等地。

【采收加工】秋季采挖根部。洗净,除去粗皮,晒至半干,切段,个大者再纵切,干燥。

【植物形态】不同科属,差异较大。广防己与粉防己植物形态对比见表 3-8。

表 3-8 广防己与粉防己的植物形态对比

项目	广防己	粉防己
叶	长椭圆形	阔三角状卵形,掌状脉 5 条,叶柄盾状着生
花	大,花被下部弯曲呈筒状	小,头状聚伞花序
毛茸	枝条上有	枝条上无

【性状鉴别】

广防己与粉防己的性状鉴别对比见表 3-9。

表 3-9 广防己与粉防己的性状鉴别对比

项目	广防己	粉防己
形状	圆柱形或半圆柱形	圆柱形或块片状,屈曲不直,形如猪大肠
色泽	未去粗皮者表面灰棕色粗糙	表面淡灰黄色,去尽栓皮者淡黄色
质地	质硬,不易折断	质坚实而重
断面	断面粉性,有明显的车轮纹(灰棕、类白色相间排列)	断面平坦,灰白色,富粉性,有稀疏的放射状纹理,显车轮纹

【显微鉴别】

广防己粉末含 CaC_2O_4 簇晶及石细胞,粉防己粉末含 CaC_2O_4 方晶及石细胞。

【附注】

1. 广防己的掺杂品和伪品

(1)两广及江西等地,曾发现广防己中掺杂有同科植物耳叶马兜铃的根。耳叶马兜铃为草质藤本,广防己为木质藤本,耳叶马兜铃无 CaC_2O_4 簇晶而广防己有 CaC_2O_4 簇晶。

(2)马兜铃科植物穆平马兜铃的根,四川称川防己,丽江地区称防己。

2. 商品防己的来源有多种

(1)有的地方尚用马兜铃科植物异叶马兜铃的根入药,称“汉中防己”。

(2)湖南等地曾用防己科植物秤钩风的根及老茎入药,名“湘防己”,多自产自销。其特点,具异常构造,有 2～7 轮同心环维管束。

(3)河南、陕西、江西等地尚用防己科植物木防己的根入药。其特点,屈曲不直,表面黑褐色,断面黄白色,无粉质。

防己的来源，古时记载就并非一种，《唐本草》中载有木防己，《药性论》中记有汉防己。唐代著名药学家陈藏器有“治风用木防己，治水用汉防己”之说，是说二者虽然功用大致相同（都是利水渗湿药，均可利水消肿、祛风止痛），但在祛风通络止痛方面木防己效果较好，而汉防己祛湿利水作用较好。

延胡索

【来源】罂粟科植物延胡索（*CArrydalh yanhusuo* W. T. Wang）的干燥块茎。

【产地】主产于浙江东阳、磐安。鄂、湘、苏等地亦产。栽培品。

【采收加工】夏初茎叶枯萎时采挖块茎。

1. 传统采收方法　一般在5～7月，延胡索停止生长，子叶枯萎时采收。此时延胡索饱满、质坚、色黄、内色黄亮。采收方法是从延胡索植株的一端开始，用爪钩顺垄挖深20 cm的土，逐一将延胡索挖出。起挖时尽量小心，谨防伤破。采收宜选择晴天进行，使土壤呈半干燥状态，以便延胡索块茎和泥土分离，容易操作。

除去须根，洗净，置沸水中煮至恰无白心时，取出，晒干。

2. 传统加工方法　将收获的鲜延胡索，按大、中、小分档，同时挑出中间有肚脐的扁平的延胡索，拣出杂草和泥块，分装入箩筐，放在水里或溪沟里，洗净并沥干。分别大小，放入开水中烫煮，大块茎4～6 min，小茎3～4 min。煮时要随时翻动，煮至药材内部呈黄色，中心有一小白点时为度，捞出。再在阳光好且通风好的地方晒干，晚上收回时摊放，不能堆放。第二天继续晒。如此反复至干燥即成商品元胡。

如遇阴雨天气，持续几天不见阳光，应采用炭火或炉火烘干，但温度不要太高，一般应控制在35～60℃。在烘的过程中要微火、勤翻，力求干燥均匀。如果在连绵的阴雨天气任意堆放，会造成延胡索“蟹黄”，即手稍一用力，表皮即破，里面即成粉末状，而不能作为正常的商品延胡索出售，造成不必要的损失。延胡索在临床用药前还需要进一步加工，如醋炙、酒炙等。而延胡索前期加工的质量直接影响到饮片的质量，因此，延胡索在产地加工中应力求保质量，使其在临床的应用中发挥出更好的治疗效果。

【性状鉴别】

①呈不规则扁球形，直径0.5～1.5 cm；②表面灰黄色或黄棕色，有不规则网状皱纹（粗皮掉了则不明显）；③顶端略凹陷，有茎痕，基部稍凹陷呈脐状，或呈圆锥状突起；④质坚而脆，碎断面黄色或暗黄色，角质样，有蜡样光泽；⑤气微，味苦。

【成分】确含多种生物碱，含量为0.59%～0.74%。其中延胡索乙素为主要的镇痛、镇静成分。去氢延胡索甲素对胃及十二指肠溃疡有疗效。

【附注】除上种外，尚有多种同属植物的块茎在部分地区作元胡或土元胡药用。其中主要有：

1. 齿瓣延胡索　不规则球形，表面黄棕色，皱缩。生物碱含量较低。

2. 全叶延胡索　圆球形、长圆形或圆锥形，表面灰棕色，皱缩。不含延胡索乙素。

3. 东北延胡索　呈球形，内部白色。不含延胡索乙素。

【储存方法】用竹篓或双层麻袋包装，置干燥处，防霉、防蛀。

【养护技术】本品易虫蛀，但较少生霉，在高温、高湿季节保管不当也可出现发霉、变色现象，因此贮藏期间应置干燥通风处，发现吸潮应及时翻晒通风。

板蓝根

【来源】板蓝根为十字花科菘蓝属菘篮和草大青的根，或爵床科植物马蓝的根茎及根。一年或二年生草本植物，分为北板蓝根和南板蓝根。北板蓝根来源为十字花科植物菘蓝(*Isatis indigotica* Fort.)和草大青(*I. indigotica* Fort.)的干燥根；南板蓝根为爵床科植物马蓝[*Baphicacanthus cusia* (Nees) Brem.]的根茎及根。

【产地】中国各地均产。

【采收加工】根据板蓝根药效成分的高低，适时采收。12月份的含量最高，因此，在初霜后的12月中下旬采收，可获取药效成分含量高、质量好的板蓝根药材。首先用镰刀贴地面2～3 cm处割下叶片，不要伤到芦头，捡起割下的叶片，然后从畦头开始挖根，用锹或镐深刨，一株一株挖起，拣一株挖一株，挖出完整的根。注意不要将根挖断，以免降低根的质量。将挖取的板蓝根去净泥土、芦头、茎叶，摊放在芦席上晒至七八成干(晒的过程中要经常翻动)，然后扎成小捆，晒至全干，打包或装袋储藏。以根长直、粗壮、坚实而粉性足者为佳。晒的过程中严防雨淋，防止发生霉变。

【性状鉴别】

1. 菘蓝　根呈细长圆柱形，弯曲，长10～20 cm，直径5～10 mm。根头部稍膨大，其上留有许多暗绿色或黑绿的叶柄残基。根表面呈灰黄色或淡黄棕色，具纵皱及须根痕。质实而脆，易折断，断面皮呈棕色，木部黄色。气弱，味微甜后苦涩。

2. 菘青　根呈圆柱形，上粗下渐细，弯曲不直，长约30 cm，最粗直径达2 cm。根头部膨大，凹凸不平，近根头部有许多疣状突起。表面呈灰黄色或黄褐色，有纵皱及枝根痕。质实而脆，易折断，断面黄白色，纤维性。气弱、味淡。

3. 南方板蓝根　为爵床科植物马蓝的根及根茎。分布于浙江、福建、湖南、广东、广西、云南、贵州等地。根茎圆柱形、略带方形而弯曲，分枝多，长15～20 cm，直径1～2 mm；有膨大的节，节上又分生根茎及细长的须状根。表面呈灰褐色，较光滑。质硬而脆，易折断，断面中央有灰白的髓，外层呈灰褐色，中层呈黄白色。气无、味淡。横切面，木栓层为数列细胞。皮层狭。韧皮部宽广，射线明显。形成层成环。木质部导管黄色，类圆形，直径一般小于80 μm；有木纤维束。薄壁细胞含淀粉粒。

【理化鉴别】取本品水煎液，置紫外光灯365 nm下观察，显蓝色荧光。

取本品粉末0.5 g，加稀乙醇20 mL，超声处理20 min，滤过，滤液蒸干，残渣加稀乙醇1 mL使溶解，作为供试品溶液。另取精氨酸对照品，加稀乙醇制成每1 mL含0.5 mg的溶液，作为对照品溶液。照薄层色谱法试验，吸取上述两种溶液各1～2 μL，分别点于同一以羧甲基纤维素钠为黏合剂的硅胶G薄层板上(自然干燥)，以正丁醇-冰醋酸-水(19∶5∶5)为展开剂，展开，取出，热风吹干，喷以茚三酮试液，在105℃加热至斑点显色清晰。供试品色谱中，在与对照品色谱相应的位置上，显相同颜色的斑点。

【储存方法】以成捆堆垛，或用麻袋或纸箱盛装，贮于通风干燥处。

【养护技术】本品在贮存保管期间易发生霉变，且多易感染灰绿曲菌。霉变的部位常在叶柄残茎和密集的疣状突起处，或主根及枝折断处，已经霉变后，其局部色泽加深，质地变软。此外，板蓝根也易虫蛀，害虫常隐藏在韧皮部和木质部蛀蚀，检查时应将根用力摇动观察有无蛀粉。板蓝根若有轻微霉菌发生，可采用温水淘洗(快洗)，于日光下及时暴晒至干。如害虫危害，也可熏蒸杀灭。有条件时，用气调贮存法养护或置密闭库内贮存。

甘 草

【来源】豆科植物甘草(*Glycyrrhiza uralensis* Fisch.)、胀果甘草(*Glycyrrhiza inflata* Bat.)、光果甘草(*G. lycyrrhizaglabra* L.)的根及根茎。

【产地】甘草主产于内蒙古、甘肃、新疆等地，目前已有人工栽培。光果甘草、胀果甘草主产于新疆、甘肃等地，为喜钙植物，一般野生于向阳干燥的钙质、沙质土壤中。

【采收加工】春、秋两季均可采挖，以春季产者为佳。一般去除非药用部位后切成长段晒干；亦有将外面红棕色栓皮刮去者，称为“粉甘草”。

【性状鉴别】

1. 甘草　①根呈圆柱形，外皮松紧不等(直径 0.6～3 cm)。表面红棕、暗棕、灰褐色，有明显的皱纹及横长皮孔。两端切面中央稍下陷(有的不明显)。②质坚实而重，断面黄白色，纤维性，有粉性，具明显的形成层环纹及放射状纹理，有裂隙。③根茎表面有芽痕，横切面中央有髓。④气微，味甜而特殊。

2. 胀果甘草　根粗壮木质性强，表面灰棕色或灰褐色，粗糙。质坚硬，木质纤维多，粉性差，断面多裂隙，荚果短小，直而肿胀。

3. 光果甘草　外皮大多灰棕色，不甚粗糙，皮孔细小而不明显，裂隙少，纤维性强。荚果表面光滑无毛。

【显微鉴别】

1. 甘草根的横切面　符合正常的双子叶植物次生根的构造。

①木栓层为数列红棕色细胞，粉甘草外皮已除去；②韧皮部及木质部中均有纤维束，其周围薄壁细胞中常含草酸钙方晶，形成晶纤维；③束间形成层不明显；④导管常单个或 2～3 个成群；⑤射线明显，韧皮部射线常弯曲，有裂隙。薄壁细胞含淀粉粒，少数细胞含棕色块状物。

2. 甘草粉末　淡黄棕色。

①纤维成束，壁厚，晶纤维含方晶易察见；②易见草酸钙方晶；③导管具缘纹孔，直径较大，稀有网纹；④淀粉粒多为单粒，脐点点状，卵圆或椭圆形；⑤木栓细胞多角形，红棕色，侧面观为类长方形；⑥棕色块，形状不一。

【成分】

甘草甜素(三萜类化合物)，主要系甘草酸的钾、钙盐，为甘草的甜味成分。主产区甘草中甘草甜素含量 5%～11%，甘草次酸含量为 3%～7%。甘草甜素对毒物有吸附作用，水解后产生的葡萄糖醛酸能与毒物结合，故可解毒。有效成分含量，据有关资料表明，根茎＞根，皮部＞中部。

【理化鉴别】

1.薄层色谱　取本品粉末1 g,加乙醚40 mL,加热回流1 h,滤过。药渣加甲醇30 mL,加热回流1 h,滤过,滤液蒸干。残渣加水40 mL使溶解,用正丁醇提取3次,每次20 mL,合并正丁醇液,用水洗涤3次,蒸干,残渣加甲醇5 mL使溶解,作为供试品溶液。另取甘草对照药材1 g,同法制成对照药材溶液。再取甘草酸铵对照品,加甲醇制成每1 mL含2 mg的溶液,作为对照品溶液。照薄层色谱法试验,吸取上述三种溶液各1～2 μL,分别点于同一用1%氢氧化钠溶液制备的硅胶G薄层板上,以醋酸乙酯-甲酸-冰醋酸-水(15∶1∶1∶2)为展开剂,展开,取出,晾干,喷以10%硫酸乙醇溶液,在105℃加热至斑点显色清晰,置紫外光灯(365 nm)下检视。供试品色谱中,在与对照药材色谱相应的位置上,显相同颜色的荧光斑点;在与对照品色谱相应的位置上,显相同的橙黄色荧光斑点。斑点用硫酸及香兰醛显色,呈蓝色。

2.甘草甜素反应　取本品粉末置白瓷板上,加80%(*V*/*V*)硫酸数滴,显黄色,渐变橙黄色。

3.薄层层析

(1)样品液　取本品粉末1 g,加乙醚40 mL加热回流1 h,过滤,药渣加甲醇30 mL加热回流1 h,过滤,滤液蒸干,残渣加水40 mL使溶解,用水饱和的正丁醇提取3次,合并提取液,用水洗涤3次后,蒸干,残渣加甲醇2 mL溶解。

(2)对照品液　甘草酸加甲醇制成每1 mL含2 mg的溶液。

(3)展开　硅胶G薄层板,点样,以醋酸乙酯-甲酸-冰醋酸-水(30∶2∶2∶4)为展开剂,展距8 cm。

(4)显色　以硫酸乙醇液喷雾,105℃加热,在紫外灯(365 nm)下检视,样品溶液色谱在与对照品液色谱的相应位置上,显相同颜色的斑点。

4.含量测定

采用高效液相色谱法测定。

(1)色谱条件与系统适用性试验　用十八烷基硅烷键合硅胶为填充剂;甲醇-0.2 mol/L醋酸铵溶液-冰醋酸(67∶33∶1)为流动相;检测波长为250 nm。理论板数按甘草酸单铵盐峰计算应不低于2 000。

(2)对照品溶液的制备　取甘草酸单铵盐对照品约10 mg,精密称定,置50 mL量瓶中,用流动相溶解并稀释至刻度,摇匀,即得(每1 mL含甘草酸单铵盐对照品0.2 mg,折合甘草酸为0.195 9 mg)。

(3)供试品溶液的制备　取本品中粉约0.3 g,精密称定,置50 mL量瓶中,加流动相约45 mL,超声处理(功率250 W,频率20 kHz)30 min,取出,放冷,加流动相至刻度,摇匀,滤过,即得。

(4)测定法　分别精密吸取对照品溶液与供试品溶液各10 μL,注入液相色谱仪,测定,即得。

【附注】

同科植物黄甘草、粗毛甘草和云南甘草亦供药用。

【储存方法】本品等级规格较多,包装亦因之而异,但一般多用草绳打捆或芦席、麻袋捆扎,置干燥、阴凉库内储存。

【养护技术】甘草保管中较易生虫和受潮霉变，生虫后危害蔓延十分迅速，必须拣出或立即火烘，然后用麻袋装好，置干燥通风处。如有条件应用气调法或冷冻杀虫法杀虫。害虫一般在甘草内部蛀蚀，由外表很难察觉，一旦外面呈现小孔，其内部则已蛀蚀得十分严重。在经验上常用以下方法检查。

①查看甘草的两头，如发现有小的白点，即表明内部已生虫；②取两根甘草对敲，若一敲即断，可证明内部已生虫。一般粉甘草较带皮甘草易虫蛀，故应特别注意，经常检查。甘草的相对湿度升高至85%以上，库温在25℃左右时，2 周内即开始霉变，可见控制甘草贮存的湿度和温度极为重要。故凡贮存原件货在梅雨季节前应放烈日下暴晒 1～2 d，后用麻袋封包堆放，其四周最好再用麻袋围封，以防害虫侵入和湿气影响。切制的甘草饮片，待晒干冷却后，可装入木箱内或坛内。蜜炙甘草宜置坛内存放，但时间不宜过长，以防变质。

黄　芪

【释名】黄芪原名黄耆，始载于《神农本草经》。李时珍谓："耆，长也。黄耆色黄，为补药之长，故名。"

【来源】豆科植物蒙古黄芪[*Astragalus membranaceus*(Fisch.) Bge. var. *mongholicus*(Bge.)Hsiao]或膜荚黄芪[*Astragalus membranaceus*(Fisch.)Bge.]的根。

【产地】主产于山西、黑龙江、内蒙古等地，称"口芪、正口芪"；产于华北、东北者，多野生，称"北芪"。以栽培的蒙古黄芪质量佳。

【采收加工】春、秋二季采挖根。

1.传统采收方法　在生长 3～4 年秋季植株落叶时到霜降地上部分枯萎时，或春季土壤解冻以后至植株萌芽前采挖，运回加工。以生长 6～7 年者质量最好并以秋季采收为佳，此时水分小，粉性足，质坚实。黄芪根入土壤较深，采挖时应防止将根挖断或折断。

除去须根和根头，晒干。

2.传统加工方法　原生芪药材原条带芦头生晒即可。关芪切下芦头，平铺于晒场进行晾晒，待晒至六七成干时，进行分等，并按照等别扎成小捆，再晒至干透为度。

【性状鉴别】

1.圆柱形，极少分枝，上粗下细。

2.表面灰黄色或淡褐色，有纵皱及横向皮孔。栓皮易剥落，露出黄白色皮部，有时可见黄白色网状纤维束。

3.质韧不易断，断面纤维性，显粉性，皮部黄白色，木部淡黄色，有菊花心，显放射状纹理及裂隙，老根断面中央有枯朽者，显黑褐色或空洞。

4.气微，味微甜，嚼之微有豆腥味。

【显微鉴别】

1.根横切面　符合正常的双子叶植物次生根的构造。

①木栓层为数列细胞，栓内层为厚角细胞，切线延长。②韧皮部有纤维束，与筛管群交替排列；近栓内层处有时可见石细胞及管状木栓组织；韧皮射线外侧弯曲，有裂隙。③形成层成环。④木质部导管单个或 2～3 个成群，有木纤维束，木射线明显。⑤薄壁细胞含淀粉粒。

2. 粉末　淡黄白色。

①纤维，韧皮纤维细长，胞腔小；木纤维壁较厚。②石细胞，较少，壁厚，胞腔较大。③导管，网纹或具缘纹孔导管。④木栓细胞，多角形，棕色。⑤粉粒，多单粒，偶见2～3分粒组成的复粒。

【成分】膜荚黄芪含黄酮类、皂苷类（皂苷具有降压、利尿、强心作用）；蒙古黄芪含黄芪多糖等多种多糖，其中有些多糖具有免疫促进作用。此外，测定出21种氨基酸，14种微量元素。

【理化鉴别】

1. 检查氨基酸、多肽　水浸液1 mL（3 g→30 mL）＋0.2％茚三酮2滴，沸水中加热5 min，冷却后显紫红色。

2. 检查糖　水浸液1 mL于60℃水浴中加热10 min，＋5％ α-萘酚乙醇溶液5滴，再沿管壁缓缓加入浓硫酸0.5 mL，试液与硫酸交界处出现紫红色环。

【附注】

1. 地方品　下列同属植物的根，在有的地区也作黄芪药用。

(1)金翼黄芪　药材名"小黄芪、小白芪"，主产于河北、青海等地。根呈圆柱形，上部有细密环纹。

(2)多花黄芪　主产于四川、西藏等地。根淡棕色，形成层处呈棕色环，味淡微涩。

(3)梭果黄芪　主产于四川。根淡棕色，横切面皮部乳白色或淡黄白色，质硬。

(4)塘谷耳黄芪　药材名"白大芪、马芪、土黄芪"，主产于甘肃、青海。根灰棕色，常有栓皮剥落后留下的棕色疤痕，折断面粗纤维状，横切面皮部和木质部呈淡棕色，形成层处显棕色环，味甜。

2. 伪品

(1)豆科植物锦鸡儿的根，安徽、江苏等地称"土黄芪"。栓皮多除去，表面淡黄色，有棕色的残存皮孔。质脆，断面纤维状。气微，味淡。

(2)锦葵科植物圆叶锦葵、欧属葵、蜀葵的根。圆叶锦葵的根表面土黄或棕黄色，韧皮部淡黄色。气微、味淡，因富含黏液而有黏滑感。蜀葵的根称"麻秆花、一丈红、蜀季花"。

(3)据报道，全国黄芪的伪品有多种，除上述两种外，常见的还有豆科植物大野豌豆的根，又名"野豌豆"；豆科植物苜蓿的根，又名"土黄芪、苜蓿根"；豆科植物紫花苜蓿的根；豆科植物白香草木樨的根；豆科植物草木樨的根；豆科植物兰花棘豆的根；豆科植物刺果甘草的根及根茎；豆科植物单体蕊黄芪（鳌山黄芪）的根；豆科植物苦马豆的根；锦葵科植物陆地棉的根，又名"棉花根"。

3. 红芪　豆科植物多序岩黄芪的根。通称"晋芪"，主产于甘肃南部地区。

表面灰红棕色，栓皮易剥落露出浅黄色的皮部及纤维。质坚硬而致密，难折断。折断面纤维性强，且富粉性。气微而特异，味微甜。显微有晶鞘纤维，草酸钙棱晶，无石细胞。抗菌、降压作用较黄芪强。全国各地作红芪药用的还有同属植物太白岩黄芪（又称"红芪、锦芪"）、齿翅岩黄芪、紫花岩黄芪、拟蚕豆黄芪、锡金岩黄芪等。

4. 南芪　桑科植物五指毛桃的根。亦称"五爪龙"。

【储存方法】黄芪可按照等级不同分别打捆，用竹篓、芦席包及木箱装。贮存于干燥、通风处。切制成的饮片，须待晒干后贮于坛内或石灰缸内，将口封闭，置干燥通风处，并应注意检查，一旦发现霉蛀即行复查并采取熏晒措施。

【养护技术】本品具粉性和甜味，保管不当易于霉蛀。在冬、春两季一般放置于干燥的仓库内即可，但到了夏、秋季霉蛀即易发生，所以在梅雨季节之前就应取件打开包装，日晒，以减少水分，再入熏房药熏，熏 1 d 后内闷 3～6 d，再取出置于库内密封，可保安全度夏。如数量较少时也可采用沙埋藏法保存。黄芪含水量 11%～12%，在相对湿度 75%以下可安全度夏，但含水量超过 15%时，必须摊晒。为预防生虫，每逢 5 月，用药熏一次并摊晒；立秋前后可再熏晒一次。夏季应经常检查、熏晒。上档货最好贮存于冷藏库中，以防虫霉。

人 参

【来源】五加科植物人参（*Panax ginseng* C. A. Mey.）的干燥根和根茎。

> [拓展知识]
>
> 人参为掌状复叶，轮生茎顶。可根据叶子的形态数目判断参龄：
>
> 一年生者　1 片三出复叶——三花（指播种第二年）。
>
> 二年生者　1 片五出复叶——巴掌（以后每年递增一叶，最多可达 6 片复叶）。
>
> 三年生者　2 片（对生）五出复叶——二甲子。
>
> 四年生者　3 片（轮生）五出复叶——灯台子。
>
> 五年生者　4 片（轮生）五出复叶——四匹叶。
>
> 六年生者　5 片（轮生）五出复叶——五匹叶。
>
> 主根肉质，根茎习称“芦头”，根茎上有茎痕，习称“芦碗”（栽培者可据此推测参龄，野山参则不能，因为芦碗太多，难以数清）。小叶长椭圆形，先端渐尖。伞形花序顶生，总花柄长度大于叶柄长度。

【产地】主产于吉林、辽宁、黑龙江等地。主为栽培品，习称“园参”，全国很多地方有种植。野生品甚少，习称“野山参、山参”。

【采收加工】现在市面上的人参几乎都是园参加工品，极少有野山参。园参一般在栽种 5～6 年后采挖（秋季），除去茎叶及泥土，再进行加工。

1. 全体　晒干后称“全须生晒参”。

2. 部分

（1）主根：

①晒干——生晒参。②沸水烫，针扎，浸于浓糖液中，干燥——白参（糖参），少见。③蒸 3 h，干燥，支根较短者——红参；支根较长者——边条红参。

（2）支根及须根：蒸煮后干燥——红直须，

野山参 7～9 月果熟变红时采挖，保持支根及须根完整，不使其受损，加工成全须生晒山参或白参。红参由于加热蒸煮，酵素及酶等被灭活，减少了成分的分解，又因加热使一些成分发生变化，结果其皂苷含量提高，并产生出一些新的特有成分。

【性状鉴别】

1. 生晒参（全须）

（1）圆柱形，表面灰黄色。上部有粗横纹及明显的纵皱纹，下部有支根及须根，须根上偶有细小的疣状突起。

(2)芦头(根茎)多弯曲,具艼(不定根)和芦碗(茎痕)。

(3)断面淡黄白色,显粉性,有棕黄色环纹,皮部有黄棕色的点状树脂道及放射状裂隙。

(4)气微香而特异,味微苦甘。

2.红参　红棕色,半透明,偶有不透明的暗褐色斑块。下部有支根 2～3 条。质硬而脆,断面平坦角质样。

3.白参　淡黄白色,全体可见针刺痕,味甜。

4.生晒山参

(1)主根粗短,支根人字形或圆柱形。

(2)表面灰黄色,上部具细密而深陷的横纹。须根细长,有明显的疣状突起(习称珍珠点)。

(3)芦头与主根等长或更长,芦碗密集,附芦生有 1～3 条不定根,较粗短,两头尖,靠近主根的一段芦头光滑而无茎痕(习称圆芦)。

生晒参、红参、生晒山参均以条粗、质硬完整者为佳。白参以条粗、完整、皮较细、淡黄白色者为佳。

【显微鉴别】

1.主根横切面

①木栓层为数列细胞,内侧有数列栓内层细胞。②韧皮部中有树脂道散布,内含黄色分泌物。近形成层处树脂道成环。初生韧皮部常有裂隙,韧皮射线宽 3～5 列细胞。③形成层成环。④木质部导管多单列,径向稀疏排列。木射线宽广。⑤薄壁细胞含有多数细小淀粉粒(红参已糊化)。栓内层、木薄壁细胞及木射线中含有草酸钙簇晶。

2.粉末　淡黄色(生晒参)或红棕色(红参)。

①树脂道碎片:呈管状,内含黄色分泌物。②草酸钙簇晶:较小,棱角锐尖。③淀粉粒:众多,单粒类球形,脐点点状、裂缝状或星状;复粒由 2～6 分粒组成。(红参的已糊化)。④导管:多为网纹或梯纹。⑤木栓细胞:类方形或多角形,壁薄,微带棕色。

【成分】含总皂苷约 4%,须根含量较主根高,是 14 种以上皂苷的混合物。从红参中分得 7 种人参皂苷。迄今从生晒参、红参、白参中共分离得到 32 种人参皂苷。

人参皂苷中以四环三萜的达玛酯烷(dammarance)系皂苷为主要活性成分,其次为五环三萜的齐墩果烷(oleanane)系皂苷,其苷元为齐墩果酸(oleanolic acid),如人参皂苷 R_0 属于此类。

由于苷元不同,达玛酯烷型皂苷又分为 20S-原人参二醇类皂苷和原人参三醇类皂苷。此二型皂苷酸水解后发生差向异构环合,分别得到人参二醇和人参三醇。

含挥发油约 0.12%;含少量人参多糖。

【理化鉴别】

1.检查甾萜类　人参的乙醇浸出滤液,置蒸发皿中蒸干,滴加三氯化锑饱和的氯仿溶液,再蒸干,呈紫色。

2.人参总皂苷薄层层析　层析图谱由下往上依此为人参皂苷 R_0、R_a、R_b、R_c、R_d、R_e、R_f(浅)、R_g1。

【附注】

1. 据有关资料表明，参芦及茎叶成分与根相似，故有人建议人参不必去芦使用。人参可用组织培养法进行工业化生产，其组织培养物中含类似的人参皂苷。

2. 皂苷的含量与季节及入药部位有关，夏季含量高，须根较主根含量高。

3. 朝鲜人参别名“高丽参”，其原植物与国产人参相同，商品有红参、白参两种。其品质较国产红参要好。

4. 西洋参为同科植物西洋参的根，又名“洋参”“花旗参”，主产于加拿大及美国北部，我国庐山等地有引种栽培。

5. 毒性：有毒，不宜过量服用或误用，临床上报道因服用不当而引起不良后果，甚至死亡的案例，尤其是老人及幼儿。

【伪品】

1. 豆科植物野豇豆的根，去栓皮、灰棕色、无芦碗、质坚难断、有豆腥气、镜检无草酸钙簇晶。

2. 商陆科植物商陆或垂序商陆的根，横切面形成多个凹凸不平的同心环纹，习称“罗盘纹”。去栓皮、棕褐色、半透明、无芦碗，断面可见数轮同心环纹，有草酸钙针晶。

3. 茄科植物华山参的根，河南称“热参”或“大红参”(沁阳)，棕色、有皮孔，顶端有多个根茎痕，断面有细密的放射状纹理，有砂晶。

4. 菊科植物山莴苣的根，红棕色、半透明、无芦头及芦碗，有菊糖、乳管，无草酸钙结晶。

5. 马齿苋科植物栌兰(锥花土人参)的根，又称“土人参”。去栓皮，灰黄色，半透明，有草酸钙簇晶，顶端有木质残茎而无芦碗，无树脂道。

此外还有：①紫茉莉科植物紫茉莉的根；②茄科植物莨菪的根(其种子为天仙子)；③桔梗科植物桔梗的根；④桔梗科植物金钱豹的根；⑤桔梗科植物四叶参的根。

【储存方法】人参为名贵药材，一般用较精制的容器包装并密封，置干燥处储存。为达到安全储存的目的，推荐两种简便方法：①将木箱洗净，晒干或烘干，在箱的内底部放些石灰，其上交叉垫些竹荚子，再铺几层草纸，草纸四角放 4 瓶 60°的白酒，瓶盖打开，人参放在草纸上，木箱盖严密封，利用酒精的慢慢挥发来驱虫灭菌，利用石灰吸潮杀虫。②在木箱内底部横放或直立 2～3 根多孔的竹筒，筒内放置医用脱脂棉，每 50 kg 人参用 75%以上的酒精 500 mL，慢慢倒入筒内，将脱脂棉浸湿，以酒精不外溢为标准，竹筒的两头用塞子堵住，竹筒上垫一层草纸，再将晒干的人参按头尾不同的装箱方式，整齐地摆在箱内，盖上箱盖钉严密封，将缝隙处用胶水糊上纸条封闭，放置阴凉干燥处可安全度过虫霉期。

【养护技术】本品在贮存期间极易出现受潮、泛油、发霉、变色、虫蛀等变质现象。人参返潮是贮存过程中常发生的现象之一，主要是蔗糖受潮的缘故。返潮的结果是发黏、变色和变味，以致影响人参的质量，所以，最主要是保持干燥，尤其在气温高、湿度大的夏季。对拆零散装待用的参类药物，按常法多贮于石灰缸中保存。该法虽干燥效果较好，但贮存时间长易导致参类药物色泽改变，失去香气，外观和内在质量均受影响。据试验，采用白糖埋藏高丽参、普通红参、西洋参等效果特佳。经对样品分别储存 18～24 个月后观察，均未见泛油、霉变、虫蛀现象，且气味甘香浓厚，色泽也无明显改变。此法简便易行，贮存保质效果可靠，适合贮存小批量人参药物。除运用于药房外，也适用于家庭贮备少量人参。为预防虫蛀，春季将人参通风晾干后可装于密封箱中，每箱约 25 kg；至 6 月份在箱内放置 10～15 g 四氯化碳等熏蒸剂密封，可以安全度夏。在夏季最好贮存于冷藏库中，能防虫防霉，并保持色泽不变，但必须注意容器的严密，避免潮气侵入。少量贮存时，可在严密的箱中添加硅胶或炒米花，防潮效果亦很好，简便而洁净。

西洋参

【来源】五加科植物西洋参（*Pawajc quinquefolium* L.）的干燥根。

【产地】原产加拿大和美国。我国北方许多地区已引种栽培成功。

【性状鉴别】

1. 主根呈长圆锥形、纺锤形或圆柱形。

2. 表面浅黄褐色或灰黄色，有较密集的横环纹及细纵皱纹，主根下部可见支根痕。

3. 质较坚硬，难折断。折断面较平坦，略呈角质，或有小裂隙，略显粉性；淡黄白色，形成层附近色泽较深，皮部散有多数红棕色点状树脂道。

4. 气微香而特异，味微苦、后甜。

【显微鉴别】用刀片刮取西洋参栓皮少许，水合氯醛透化后装片、镜检，木栓细胞表面观多为直立型细胞，径向延长，类方形、多角形、长方形，高比宽为 1∶(1～3.4)，横卧型细胞较少，细胞排列常不整齐。

生晒人参多为横卧型细胞，细胞横向延长，长方形、多角形，高比宽小于 1，少有直立型细胞，细胞排列多为砖墙式，基线较平直。

【成分】含人参皂苷类成分，迄今已分离出 17 种人参皂苷；挥发油中鉴定出 15 种倍半萜类化合物（有 7 种与人参相同）；还有 11 种酯、一定数量的烷烃、酸和醇等。

三七

【来源】五加科植物三七［*Parmx notoginseng* (Burk.)F. H. Chen］的根。

【产地】主产于云南文山、西畴，广西田阳、靖西、百色等地。多系栽培，以云南产者为地道药材。

【采收加工】第 3～4 年开花前或冬季果熟后采挖，以花前期采收质量佳。收除去茎叶、泥土，剪下芦头、侧根及须根，暴晒至半干，反复揉搓，以后每天边晒边搓，待全干后放入麻袋内撞至表面光滑即可。剪下的芦头、侧根、须根晒干后，分别称为“剪口”“筋条”“绒根”。

【性状鉴别】“铜皮铁骨”。

1. 略呈纺锤形或类圆锥形。

2. 表面灰黄或灰棕色，常有蜡样光泽，顶端有瘤状突起。

3. 质坚实，击碎后皮部与木质部常分离。横切面灰绿色、黄绿色或灰白色，皮部有细小棕色树脂道。

4. 气微，味苦而后微甜。

【成分】含多种皂苷，总量 9.75%～14.90%，和人参所含皂苷类似，但主为达玛酯烷系皂苷。尚含止血活性成分田七氨酸。含 16 种氨基酸，其中 7 种为人体所必需的氨基酸。

【附注】

1. 三七以“头数”论好坏。每 500 g 能称的三七个数，称为多少“头”，“头”数越少价越高，质量越好。但据当地人称，目前由于过度追求个大，滥用化肥，有的三七只有十多头，但木心大，质量欠佳。

2. 菊科植物菊三七的根茎，民间习称“土三七”。本品有止血作用，与三七相似。

3. 三七价格较昂贵，伪品较多，主要有：①姜科植物莪术的根茎雕刻而成；②五加科植物大叶三七的根茎（竹节三七）；③落葵科植物藤三七的块茎；④姜科植物高良姜的根茎，仿造三七的外形，用颜料酸性大红并掺了适量墨汁进行染色加工而成，又名“血三七”；⑤姜科植物姜三七的根茎；⑥豆科植物绵三七的块根；⑦以楝科植物苦楝树和冬青科植物熊胆木的叶，经煎煮所得提取液加入木薯粉，精心搓捏而成，然后置黄泥粉中搓滚。

【储存方法】三七的包装方法多样，有用双层桑皮纸包好，外扎麻绳，每封 0.5～2.5 kg，然后再装箱；云南是用纸盒装，每盒 2.5～5 kg，再装木箱；广西是用布袋包装，贮于木箱内。如果是出口商品则应内衬防潮纸或用铁皮密封箱严密包装。在容器内放置适量樟脑用纸包好贮存于阴凉干燥处。

【养护技术】三七的干燥品若能贮存于干燥、通风处，每年夏季前后暴晒 1～2 次，则较易保管，一般可存 10 年而不坏。但在受潮后容易发霉，亦可生虫，故在夏季最好贮于石灰密封箱或坛中，切忌受潮。若发现潮霉可以暴晒；防治虫害一般用熏蒸法即可。根据经验，在干燥密封箱内，每箱装 20 kg 三七，内放木炭 0.5 kg，白矾 1.5 kg，石灰 1.5～2 kg，同时置于箱内可安全度夏 3 年以上。少量药材防治虫害可喷洒酒精或 50°～60°的白酒，然后将木箱密封，亦很有效。

白 芷

【来源】伞形科植物白芷[*Angelica dahurica*(Fisch. exHoffm.)Benth. et Hook. f.]或杭白芷[*Angelica dahurica*(Fisch. ex Hoffm.)Benth. et Hook. f. var. *formosana*(Boiss.)Shan et Yuan]的干燥根。

【产地】白芷产自河南长葛、禹县谓之禹白芷；河北安国产者谓之祁白芷；浙江产者谓之杭白芷；四川产者谓之川白芷。

【采收加工】夏、秋间叶黄时采挖根。

1. 传统采收方法　白芷因产地和播种时间不同，收获期也不同。春播，在当年白露后（河北）或霜降前后（河南）收获。秋播，在大暑至立秋（浙江）、大暑至白露（河南）、播种第 2 年小暑至大暑（四川）收获或在处暑前后（河北）叶片变黄或茎叶枯萎时收获。采收过早，植株尚在生长，根条粉质不足；采收过迟，易发新芽，影响药材质量，根部粉性也差。另外采收宜选晴天进行，先割去地上部分，然后挖出全根，抖去泥土。除去须根和泥沙，晒干或低温干燥。

2. 传统加工方法　四川产白芷，将白芷暴晒 1～2 d，除去泥土，剪去残留叶基，去掉须根，按大、中、小分组堆、晒，切忌雨淋，晚上收回摊放。白芷含淀粉多，不易干燥。如遇连续阴雨，不能及时干燥，会引起腐烂。采用熏硫的方法，可以防止白芷腐烂。①收后遇阴雨天，应去泥即熏；②晒软后遇阴雨或被雨淋湿，应立即熏；③大白芷应熏后再晒。通常用烘炕熏。

入熏室，大根放中间，中根装周围，鲜根放底层，已晒软的放上层。用草席或麻袋盖严。每1 000 kg鲜白芷，用硫黄7.8 kg。熏时，要不断加入硫黄，不能熄火断烟，少跑烟，熏透为止。1昼夜后，取样检查，用小刀顺切成两块，在切口断面涂碘酒，凡呈蓝色而很快消失的，表示硫已熏透，可熄火停熏，立即暴晒至干。如遇雨天，可摊晾在通风干燥处，待晴天晒干或用无烟煤炕干。小量用烘炕，大量用炕房，烘烤温度控制在60℃左右。防止炕焦炕枯。每天翻动1次，烘6～7 d。浙江产白芷，起收后，将白芷置于有水的缸内，洗去泥土及须根，捞出，用清水冲洗干净，然后放在木板或光滑水泥地面上，按鲜重加入5%左右的石灰，用铁耙推动搅拌，以石灰均匀黏附白芷表面为度，再分大小在竹匾或芦席上暴晒，一般小者晒8～9 d，大者晒20 d左右。

【性状鉴别】白芷与杭白芷性状鉴别要点如表3-10所示。

表3-10　白芷与杭白芷性状鉴别

项目	白芷	杭白芷
形状	圆锥形	类圆锥形，上部近方形
表面	灰黄色至黄棕色，皮孔横向突起，散生	灰棕色，皮孔横向突起，多四纵行排列
断面	灰白色，皮部散有多数棕色油点，形成层环圆形，木质部约占断面1/3	皮部散有多数棕色油点，形成层环略呈方形，木质部约占断面1/2

【附注】

1.川白芷的原植物曾误定为库页白芷。该种只在东北和内蒙古有少量野生，从未作白芷使用。其根中含有白芷不含的两种香豆素，库页白芷素和库页白芷乙素，有毒。

2.云南少数地区以糙叶独活的根作白芷使用。该种为《滇南本草》《植物名实图考》等书中记载的滇白芷和白芷，分布于四川、云南。

【储存方法】国内销用竹篓、条筐、麻袋、苇席包装，出口品则用木箱装或用竹篓套以单丝麻袋，每件重50 kg或100 kg。本品属芳香粉性药材，极易发生虫蛀，需严格防潮湿，特别是在夏季受潮后最易虫蛀，而且受热亦会走油，应储存于干燥、凉爽处，入库验收时严格掌握水分。传统经验储存是将库房地面垫高，铺席一层，席上铺放干燥的麦壳或稻壳，白芷摆放于上，再盖麦、稻壳一层，如此交替摆放，最后用麦、稻壳覆盖，密闭库房。少量时将白芷立放于大缸内，一层药材一层沙子，然后缸口加盖储存。切制成的饮片晒干后，可置瓮内密封存放。

【养护技术】白芷含较多挥发油和淀粉，在储存中极易吸潮霉变，霉变常发生在顶部的茎痕和支根折断处，且多为灰绿曲霉。若有此变化时，可通过日光暴晒，散发水分，杀灭霉菌。白芷也易发生虫蛀，有时从破损处或根头部蛀入，严重时根的形成层和木质部都会受到破坏，并被蛀空成粉，若发现此危害时，应及时用药物烟熏杀灭。由于本品易霉蛀，必须经常检查。因为白芷一旦生虫，很快即被蛀成空洞，失去药用价值。且在外部发现有虫眼时，其内部即已蛀蚀甚烈，故不可大意。一经发现异状，应立即处理，不宜拖延。鉴此，每当梅雨季前可采用熏蒸措施，将霉、虫危害消灭在发生之前。有条件时，熏蒸后及时采用气调养护法储存，即可安全度夏。

当归

【来源】伞形科植物当归[*Angelica sinensis* (Oliv.) Diels]的干燥根。

【产地】主产于甘肃岷县、武都、漳县、成县、文县。云南、四川、陕西、湖北等省亦产。主为栽培。甘肃、陕西产者习称“西当归”，云南产者习称“云当归”。

【采收加工】秋末采挖根。

1. 传统采收方法　甘肃当归一般生长2年以上，于10月中下旬适时采收。云南当归一般栽培2年，在立冬前后采挖。当归采收以10月中下旬为宜。采挖过早，根条不充实，产量低，品质差；采挖过迟，土壤冻结，根易断。采挖前，应先将地上部分割除使土壤暴晒8～10 d，既有助于土壤水分的蒸发以便采挖，又有助于干物质的积累和转化，使根更加饱满充实。采挖时还应注意适当深挖，以保证根部完整无损。勿沾水受潮以免变黑腐烂。挖起后，翻晒半日，待水分稍蒸发后，抖净泥土，拣除病株，运回加工。

2. 传统加工方法

(1)全当归：将运回的当归选择通风处及时摊开晾晒至侧根失水变软，残留叶柄干缩。理顺侧根，切除残留叶柄，以每把鲜重约0.5 kg扎成小把。架于棚顶上，或装入长方形竹筐内，然后将竹筐整齐摆在架上。先以湿木材猛火烘上色，再以文火熏干，经过翻棚，使色泽均匀，全部干度达70%～80%时，停火。

(2)当归头：将当归剔除侧根，根头部分干燥，用撞擦方法撞去表面浮皮，露出粉白肉色为度。

当归加工不能阴干或日晒。阴干质轻，皮肉发青，日晒易干枯如柴，皮色变红走油。也不宜直接用煤火熏，否则色泽发黑影响质量。烘烤时室内温度控制在30～70℃为宜。

【性状鉴别】

1. 根圆柱形，上端称“归头”(广东称主根为归头)，主根称“归身”，支根称“归尾”，全体称“全归”。

2. 表面黄棕色至深褐色，有纵皱纹及横长皮孔；主根粗短，顶端有残留的茎基，支根数条，上粗下细。

3. 质柔韧，断面黄白色，形成层环明显，黄棕色，皮部厚，有棕色油点。根茎具髓部有空腔(归头)。

4. 有浓郁香气，味甘辛、微苦。可与独活区别，独活具特异香气，味苦辛、麻舌。

【显微鉴别】

1. 横切面　木栓层为数列细胞。栓内层窄，有少数油室。韧皮部宽广，多裂隙，油室和油管类圆形，直径25～160 μm，外侧较大，向内渐小，周围分泌细胞6～9个。形成层成环。木质部射线宽3～5列细胞；导管单个散在或2～3个相聚。薄壁细胞含淀粉粒。

2. 粉末　淡黄棕色。韧皮薄壁细胞纺锤形，壁略厚，表面有极微细的斜向交错纹理，有时可见横隔。梯纹导管和网纹导管多见。有时可见油室碎片。

【成分】含挥发油及水溶性成分。

含挥发油约0.42%，油中主要成分为藁本内酯约47%及正丁烯基酞内酯约11.3%，为解痉的主要成分。含氨基酸17种，其中7种为人体必需的氨基酸；含人体必需的无机元素

16种，其主要微量元素含量分布如下，Cu、Zn：归头＞归尾＞归身；Fe：归尾＞归头＞归身。

【附注】民间有多种代用品，主要有两种。

1. 同属植物东当归的根。在吉林省延边地区有栽培，东北地区作当归入药，功效与当归类似。也称延边当归、日本当归。

2. 同科植物欧当归的根。华北地区有引种栽培，1957年自欧洲引种，民间代当归用，有类似功效。主根粗长，顶端常有数个根茎痕。

【储存方法】由于产地不同，分为竹篓和木箱两种包装。其内加衬草纸或皮纸，外均可再套以麻袋，加强防护。贮存于阴凉干燥处。当归饮片可贮于瓮内，或用纸包好置石灰缸内，将瓮口或缸口密封，待用时取出一些（约3 d用量），剩余部分封严存放，可避免虫蛀、泛油。

【养护技术】当归因含挥发油、糖类，极易走油和吸收水分，夏季若受潮后，即发霉、生虫并变黑色。温度稍高亦易走油。因此必须保持干燥、凉爽。阴雨天气不宜开箱，以免湿气侵入。在贮存的过程中，每逢夏、秋季节可用药物烟熏一次，然后继续置阴凉干燥处，密封保存，以防受潮和虫蛀。根据本品的性质，一般不宜贮存过久。

前　胡

【来源】伞形科植物白花前胡（*Peucedanum praeruuptorum* Durm）、紫花前胡的干燥根。

【产地】分布山东、陕西、安徽、江苏、浙江、福建、广西、江西、湖南、湖北、四川等地。

【采收加工】冬季至翌春茎叶枯萎或未抽花茎时采挖。除去杂质，洗净，润透，切薄片，晒干。

【性状鉴别】

1. 白花前胡　根近圆柱形、圆锥形或纺锤形，稍扭曲，下部有分枝，长3～15 cm，直径1～2 cm。根头部常有茎痕及纤维状叶鞘残基；表面灰棕色至黑褐色，有不规则纵沟及纵皱纹，并有横向皮孔；上部有密集的环纹。质较柔软，干者质硬，可折断，折断面不整齐，疏松，于放大镜下可见众多细小黄棕色油点散在；皮部厚，淡黄白色，形成层环明显，木质部淡黄色。气芳香，味微苦、辛。

2. 紫花前胡　根头部较粗短，根少有纤维状叶鞘残基。折断面皮部易与木质部分离。气芳香，味微苦、辛。

均以条粗壮、质柔软、香气浓者为佳。

【显微鉴别】根横切面如下。

1. 白花前胡　木栓细胞10余列。韧皮部散有油室，径向40～78 μm，切向50～120 μm，韧皮射线稍弯曲。形成层成环。木质部有较多油室，木射线宽2～10列细胞，有油管零星散在；木纤维少见。本品薄壁细胞含淀粉粒。

2. 紫花前胡　韧皮部有众多油室，径向44～90 μm，切向58～150 μm，韧皮射线较平直。木质部无油室，木射线宽2～3列细胞。

【理化鉴别】

1. 荧光法　取本品粉末1 g，加乙醚10 mL，浸渍2 h，取乙醚浸液2滴，分别点于两张小滤纸上，置紫外光(365 nm)灯下观察，显淡天蓝色荧光，然后滴加15%氢氧化钠溶液数滴，2 min后荧光消失。将一张滤纸片避光保存，另一张滤纸片曝光，约3 h后，置紫外光灯下观察，曝光者天蓝色荧光加强，避光者不显荧光。

2. 检查甾醇　取本品粉末5 g，加甲醇30 mL，加热回流10 min，滤过，取滤液2 mL，蒸干，残渣加冰醋酸1 mL使溶解，再加乙酰氯5滴和氧化锌数粒，置水浴中加热1～2 min，溶液显红色。

3. 薄层色谱　取本品粉末2 g，加乙醚6 mL冷浸4 h，滤过，滤液至干，残渣加氯仿制成点样液。取白花前胡丙素和丁素与伞形花内酯分别制成对照品溶液，分别取各溶液点于同一硅胶G-CMC薄层板上，用石油醚(60～90℃)-乙酸乙酯(3∶1)展开，置荧光灯下观察，白花前胡与伞形花内酯相应位置显相同荧光斑点。

川　芎

【来源】伞形科多年生草本植物川芎(*Ligusticum chuanxiong* Hort.)形成不规则的结节状拳形团块干燥根茎，具浓烈香气。

【产地】主产四川(彭县，今彭州市，现地道产区有所转移)，在云南、贵州、广西、湖北、江西、浙江、江苏、陕西、甘肃、内蒙古、河北等地均有栽培。

【采收加工】由于地区不同采收季节各有所异。四川栽后第二年5月下旬至6月上旬采收。北京栽后第二年8月上旬采收。云南第二年10～11月间地上部枯萎后采挖，选择晴天，除去落叶，剪须根，去泥土，节子(芎苓子)留作种苗不能日晒。按大小分开，用慢火烤干或晒干，干后放在竹箩内摇撞，撞去外粗皮、须根、泥土即可。一般1.25 kg鲜川芎得0.5 kg干货。加工方法有先去皮潦煮和先潦煮后利皮两种，以前者损失少，质量好，多采用。先用小刀、竹片或玻璃片将根皮刮掉，并分为大中小三级放清水中洗净，再将各级分次倒在开水中潦煮1～1.5 min，当颜色略发黄亮，根中心微呈黄白色时，立即捞出，在冷水中漂一下，使其冷却，防止过熟腐烂。或将根弯成圆圈以不断者为适合。如时间煮得不够，就不能弯成圆圈。潦煮后稍晾干，用硫黄熏一夜，然后摊在晒席上或用小绳、篾条穿头悬挂在太阳下晒干，或搭架晾晒。如遇阴雨天应立即炕干，否则变色发霉。川芎质量检查以个大均匀、质坚、香气浓、油性大、无过桥秆、无虫蛀、无杂质为合格，用竹箩包装，内衬草席，置于干燥处保存，每年上半年用硫黄熏，防虫蛀。

【性状鉴别】根茎为不规则结节状拳形团块，直径1.5～7 cm。表面黄褐色至黄棕色，粗糙皱缩，有多数平行隆起的轮节；顶端有类圆形凹窝状茎痕，下侧及轮节上有多数细小的瘤状根痕。质坚实，不易折断，断面黄白色或灰黄色，具波状环纹形成层，全体散有黄棕色油点。香气浓郁而特殊，味苦，辛，微回甜，有麻舌感。以个大饱满、质坚实、断面色黄白、油性大、香气浓者为佳。

【显微鉴别】

1. 根茎横切面　木栓层为10余列木栓细胞。皮层狭窄。韧皮部宽广，散有根主迹维管束。形成层环波状或不规则多角形。木质部不规则多角形。木质部导管多角形或类圆形，大多单列或排呈V形，偶有木纤维束。髓部较大。薄壁组织散有多数油室，类圆形、椭圆形或不规则形，淡黄棕色，近形成层的油室小。薄壁细胞富含淀粉粒，有的含草酸钙结晶。

2.粉末特征　淡黄棕色或灰棕色。

①淀粉粒单粒椭圆形、长圆形、类圆形、卵圆形或肾形，直径5～16 μm，长约21 μm，脐点点状、长缝状或人字状；复粒由2～4粒组成。②草酸钙结晶呈类圆形团块或圆簇状，直径10～25 μm。③木栓细胞深黄棕色，常多层重叠，表面观呈多角形，壁薄。④油室多破碎，分泌细胞含有较多的油滴。⑤导管多为螺纹导管，有的螺纹导管增厚壁相互联结，亦有网纹、梯纹及具缘孔导管，直径14～50 μm。

【理化鉴别】

1.检查不饱和内酯类：取粉末1 g，加石油醚（30～60℃）5 mL，放置10 h，振摇多次，静置，取上清液1 mL，挥干后，残渣加甲醇1 mL使溶解，再加2% 3,5-二硝基苯甲酸的甲醇溶液2～3滴与氢氧化钾的甲醇饱和溶液2滴，显红紫色。

2.检查香豆精和内酯类：取粉末0.5 g，加乙醚适量，冷浸1 h，滤过。滤液浓缩至1 mL，加7%盐酸羟胺甲醇液2～3滴、20%的氢氧化钾乙醇液3滴，在水浴上微热，冷却后，加稀盐酸调节pH至3～4，再加1%三氯化铁乙醇液1～2滴，乙醚层界面处呈紫红色。

3.取粉末0.5 g，加水10 mL，冷浸过夜，滤过。加1%盐酸至酸性，分取滤液1 mL 3份，分别加碘化铋钾、碘化钾和硅酸至酸试剂，分别产生橘红色、白色或白色沉淀。

4.取横切片置紫外光灯下观察，显亮淡紫色荧光，外皮显暗棕色荧光。

5.薄层色谱：取粉末2 g，加乙醚6 mL，冷浸4 h，滤过。将滤液浓缩至干，残渣用氯仿1 mL溶解，作供试液。另取川芎嗪作对照品。分别点样于同一氧化铝CAC薄层板上，以石油醚-氯仿（1∶3）展开，用碘化铋钾试剂显色，供试液色谱在与对照品色谱的相应位置显相同的橘黄色色斑。

6.取该品粉末1 g，加乙醚20 mL，加热回流1 h，滤过，滤液挥干，残渣加醋酸乙酯2 mL使溶解，作为供试品溶液。另取川芎对照药材1 g，同法制成对照药材溶液。照薄层色谱法试验，吸取上述两种溶液各1～2 μL，分别点于同一硅胶G薄层板上，以正己烷-醋酸乙酯（9∶1）为展开剂，展开，取出，晾干，置紫外光（365 nm）灯下检视。供试品色谱中，在与对照药材色谱相应的位置上，显相同颜色的荧光斑点。

【附注】川芎是一种中药植物，常用丁活血行气，祛风止痛。川芎辛温香燥，走而不守，既能行散，上行可达巅顶；又入血分，下行可达血海。活血祛瘀作用广泛，适宜瘀血阻滞各种病症；祛风止痛，效用甚佳，可治头风头痛、风湿痹痛等症。昔人谓川芎为血中之气药，具有辛散、解郁、通达、止痛等功能。本品辛温升散，凡阴虚阳亢及肝阳上亢者不宜应用；月经过多、孕妇亦忌用。

【储存方法】用竹筐、竹篓或麻袋等包装。在仓库堆垛不可过高，垛与垛之间宜保持1 m左右距离，以免重压或散热不良而引起走油变色。川芎因含挥发油，夏季易走油，并且容易虫蛀，故应贮存于干燥、凉爽处。切制成的饮片，晾干后宜置瓮内，密封贮存。

【养护技术】本品在贮存中易被虫蛀。对虫蛀者可用气调法或熏蒸杀灭。饮片被霉害时，可采用适量的白酒喷闷，具体方法是取川芎饮片铺开7～10 cm厚，喷少量白酒于上，及时翻拌均匀，入坛或缸内加盖严封，伏闷2～4 h，取出，晒晾蒸发白酒中的水分至干，霉即消失，再盛装适当容器内封存。川芎含水量约为11%，在此情况下，一般不易霉蛀；如水分在18%以上时，即会发生霉蛀。若有受潮现象，可以用文火烘焙，或在阳光下暴晒，不宜过久。川芎含有挥发油约1%，具有特殊而强烈的香味。在常温下均可缓慢挥发，如环境温度较高

(35℃以上)挥发快。川芎挥发油一旦散失或降低,会使其芳香气味减退,严重时引起药材失去油润,质地干枯,乃至不堪入药。故在贮存养护过程中,必须保持环境干燥,即能防霉、防蛀、防香气散失。

防　风

【来源】伞形科植物防风[*Saposhnikovia divaricata*(Turcz.)Schischk.]的根。

【产地】主产于东北及内蒙古,现有栽培。药材习称“关防风”。

【性状鉴别】

1.根呈长圆锥形或长圆柱形。根头部(实际应为根茎),有髓,有明显密集的环纹,习称“蚯蚓头”,环纹上有毛状残存叶基。

2.表面灰棕色,粗糙,有多数横长皮孔,有时不太明显。

3.体轻质松易断,断面不平坦,皮部浅棕色,有裂隙,木质部浅黄色,称“菊花心”。

4.气特异,有败油气,味微甘。

【附注】据调查,我国防风使用的品种较混乱,均来源于伞形科植物。①水防风类:宽萼岩风、华山前胡的根,河南用;②云防风类:松叶西风芹、竹叶西风芹、杏叶防风的根,云南使用;③川防风类:竹节前胡、华中前胡的根,四川使用;④西北防风类:葛缕子、田葛缕子,甘肃、宁夏使用。绒果芹河北称小防风。

【储存方法】本品质柔肉厚,滋润有油分,易遭虫蛀,需置干燥处储存,严防受潮,忌日光暴晒,严防鼠害。切制成的饮片可晒干贮于坛内,待冷透后密封,置干燥处保存。在储存过程中也应注意检查,如发现霉蛀应立即复晒,此时因已切成薄片,一般不宜多晒而宜晾干,因久晒后会变色(由淡黄色变成白色)和减少油润,有损品质。

【养护技术】本品含挥发油、多糖类成分。在贮存中易虫蛀,有虫害时,不宜采用暴晒,因害虫常隐居其中,不易杀灭。检查时应敞开检查。若一旦生虫时害虫常藏其内部,必须用药物烟熏。一般在春末启封熏一次,经阳光稍晒放凉,再行包装,置阴凉干燥处,待6～7月间梅雨季节前再熏一次,即可防止生虫。

柴　胡

【来源】北柴胡来源伞形科植物柴胡(*Bupleurum chinense* DC.),南柴胡来源狭叶柴胡(*Bupleurum scorzonerifolim* Willd)同属数种植物的根。

【产地】北柴胡主产于河北、河南、辽宁、湖北、陕西等地,南柴胡主产于湖北、四川、安徽、黑龙江、吉林等地。南柴胡产四川者名“川柴胡”。

【采收加工】春秋二季采收,除去茎叶及泥土,晒干。北柴胡常于秋季采挖,称“秋柴胡”;春季采收的南柴胡称“春柴胡”,全草称“草柴胡”。

【性状鉴别】

1.北柴胡　呈圆柱形或长圆锥形,常有分枝。根头膨大,顶端残留数个茎基,或有毛刷状纤维(残存叶基)。近根头处无明显环节。表面黑褐色或浅棕色(又称“黑柴胡”),质硬而韧,不易折断(又称“硬柴胡”),断面呈片状纤维性。气微香,味微苦。

2. 南柴胡　根较细，多不分枝。顶端密被毛刷状纤维(残存叶基)，近根头处具细密环纹，横向皮孔明显突起。表面红棕色或黑棕色(又称“红柴胡”)，质稍软，易折断(又称“软柴胡”)，断面略平坦，不显纤维性。具败油气。

【成分】含柴胡皂苷及挥发油等。据报道，柴胡皂苷类主要存在于根的皮部，其相对含量随柴胡生长年限延长、根条增粗而下降。

【附注】

1. 柴胡属植物在我国有30多个种，很多都可以入药，主要有：①东北、华北地区用兴安柴胡；②云、贵、川等地用竹叶柴胡(膜缘柴胡)；③陕、甘、宁、内蒙古等地用银州柴胡，据考证认为古代本草记载的品质最佳的“银州柴胡”即为此种。

2. 同属植物大叶柴胡，有毒，不可当柴胡使用。

大叶柴胡分布于东北地区及河南、陕西等地。根表面密生环节。本品亦含柴胡皂苷。据报道，1973年黑龙江巴彦县用此种制作药丸，服后发生严重中毒事件。

3. 柴胡的地上部分或带根全草，商品称“竹叶柴胡”。

4. 银柴胡为石竹科植物银柴胡的根。清虚热药，不能代用。

【储存方法】因产地不同，包装规格也不一致。多用席、麻袋、竹篓、竹筐等包装，外用绳捆扎紧实，每件重量有40 kg、65 kg、80 kg不等。狭叶柴胡茎质脆、易折断，最好顺向理齐，扎成小把，再捆成大包，以避免茎枝折断。出口货可用木箱包装。本品在夏季受潮后最易发霉(多为青霉菌)，而且生虫，甚至变色，应储存于干燥、通风处。

【养护技术】柴胡在含水量14%左右、相对湿度75%的条件下是可以安全保管的。但相对湿度达80%以上时，2周即出现霉丝，若达90%以上，3～4 d即开始发霉，1周后严重霉坏，颜色发暗。春末夏初，天气渐暖，应加强预防工作，每15 d检查一次；夏季及秋初，虫霉蔓延期应每周检查一次。如发现受潮或发霉可放在日光下暴晒，摊晾后再行包装堆垛。轻微生虫亦可用烈日暴晒或用药物杀灭；为预防虫蛀，可以在夏季熏蒸一次。

龙胆

【别名】龙胆草(东北)、龙须草(山西)、观音草(吉林)。

【来源】龙胆科植物龙胆(*Gentiana scabra* Bge.)、三花龙胆(*Gentiana triflora* Pall)、条叶龙胆(*Gentiana manshurica* Kitag)或坚龙胆(*Gewhawa rigescen*s Franch)的根及根茎。前三者习称“龙胆”“关龙胆”(东北等)，后者习称“坚龙胆”(云南)。

【产地】前三者主产于东北各地，以黑龙江产者奉为地道药材。此外，内蒙古、江苏、浙江、湖南等地亦产。坚龙胆主产于云南、贵州、四川等地。

【性状鉴别】

1. 龙胆　①根茎呈不规则块状，其上着生多数细长的根。根表面淡黄或黄棕色，上部有明显的横纹，下部有纵皱；②根质脆易断，受潮变软。断面皮部黄白色或淡黄棕色，木质部有5～8个白色木质部束环状排列，习称“筋脉点”；③气微，味甚苦。

2. 坚龙胆　区别要点：①根表皮膜质，易脱落。表面黄棕色或红棕色，略呈角质状，无横纹；②质坚脆易断，中央有黄白色木心，易与皮部分离。

【显微鉴别】龙胆根为次生构造不发达的双子叶植物根。

特点：有表皮(残留)、内皮层和髓。薄壁组织中有草酸钙针晶；韧皮部宽广，木质部导管呈 V 形排列；皮层及韧皮部多具裂隙。

坚龙胆不同点：内皮层以外组织多已脱落，导管均匀密布，无髓。

紫　草

【来源】本品为紫草科植物新疆紫草[*Arnebia euchroma* (Royle) Johnst.]或内蒙古紫草(*Arnebia guttata* Bunge)的干燥根。

【产地】主要分布于河北、河南、山西、陕西、宁夏、青海、山东、江苏、安徽、江西、湖北、湖南、广西、四川、贵州、内蒙古、新疆、甘肃等地及西藏西部、东北地区。朝鲜、日本也有分布。

【采收加工】种植后第二年 10 月中下旬即可采收。采收时连同地上茎一起挖出，去净泥土，切忌水洗，去掉地上茎及芦头，捆成小把，晒干即可。一般每公顷产干药 1 500～2 250 kg。

【性状鉴别】外观呈扭曲的圆柱形或呈纺锤形，长 7～20 cm，直径 0.5～4 cm，根头部具茎残基，常有侧根。表面暗紫色，粗糙，有纵沟，皮部薄，稍有鳞片；质硬而轻脆，易折断；断面呈片状，皮部深紫色，与木质部之间有裂隙或呈小圆孔状，木质部较明显，为黄白色；闻之有一股特殊的气味，口尝之味微甘而酸。

【成分】含乙酰紫草素(acetylshikonin)、β-羟基异戊酰紫草素(β-hydro-xyisovaler-ylshikonin)、紫草素(shikonin)、β,β'-二甲基丙烯酰紫草素(β,β'-dimethylacrylshikonin)等。

【附注】伪品北紫草：常用全草假冒，其根呈圆柱形，表面褐紫色，具纵沟及纵皱纹，有的具横裂纹，表皮无鳞状片；质坚硬，难折断；断面皮部为紫色，木部具紫色与灰紫色，有相同的放射状纹理；闻之气微，无紫草的特殊气味，口尝味苦。

丹　参

【来源】丹参又名赤参、紫丹参、红根等，为双子叶植物唇形科鼠尾草属植物丹参(*Salvia miltiorrhiza* Bge.)的干燥根及根茎。

【产地】多为栽培，全国大部分地区均有。主产于四川、安徽、江苏、河南、山西等地。

【采收加工】春、秋两季采挖，除去茎叶，洗净，润透，切成厚片，晒干。生用或酒炙用。

【性状鉴别】丹参多为带根茎的根，根茎粗短，有茎基残余，下着生多数细长的根。根呈圆柱形，稍弯曲，表面呈砖红色，粗糙，具多数纵沟或皱纹，有须根痕，外部栓皮常鳞片状剥落，皮层有时开裂，长 8～22 cm，直径 5～12 mm，质坚脆，易折断，断面不平，疏松有裂隙，皮部棕褐色或砖红色，韧皮部狭。形成层明显，淡棕色，木质部导管束灰黄色或黄白色，放射状排列。气微，味微苦、涩，以条粗壮、色紫红者为佳。

水试鉴别法：用水浸泡丹参根的方法对丹参进行鉴别，正品丹参根浸泡后的溶液无色，药材稍膨胀，颜色稍微变浅。伪品丹参溶液显红色药材变为淡红色。

【理化鉴别】根主含脂溶性的二萜类成分和水溶性的酚酸成分，还含黄酮类、三萜类、甾醇等其他成分。

1. 显色法

(1)取本品粉末 5 g，加水 50 mL，煎煮 15～20 min，放冷，滤过，滤液置水浴上浓缩至黏稠状，放冷后，加乙醇 3～5 mL 使溶解，滤过，取滤液数滴，点于滤纸条上，干后，置紫外光灯

365 nm 下观察，显亮蓝灰色荧光。

(2)将滤纸条悬挂在浓氨溶液瓶中(不接触液面)，20 min 后取出，置紫外光灯 365 nm 下观察，显淡亮蓝绿色荧光。

(3)取上述滤液 0.5 mL，加三氯化铁试液 1～2 滴，显污绿色。

2. 薄层层析法

(1)样品液　取本品粉末 1 g，加乙醚 5 mL 置具塞试管，振摇放置 1 h，滤过，滤液挥干，残渣加醋酸乙酯 1 mL 使溶解。

(2)对照品液　取丹参酮ⅡA、隐丹参酮加醋酸乙酯制成 2 mg/mL 的溶液。

(3)展开　硅胶预制板，点样 5 mL 以苯-醋酸乙酯(19∶1)为展开剂展开。

(4)显色　在日光下检视，可见丹参酮ⅡA 紫红色与隐丹参酮橙红色斑点。

【储存方法】丹参为长圆柱形，多用竹篓、麻包袋或箱盛装，置干燥处储存。

【养护技术】本品在贮存期中，易吸潮生霉，霉菌多在支根折断处发生。根茎顶端的残留茎基处，则是害虫首蛀的部位，直至根部的韧皮部和形成层，严重时木质部和射线处会全部被害。丹参发生霉变时，应及时晾晒或烘炕，但暴晒不宜过久，以免降低色泽。出现虫蛀时可用气调法或熏蒸法杀虫。

黄　芩

【别名】山茶根、黄金条根、香水草根(内蒙古)。

【来源】唇形科植物黄芩(*Scutellaria baicalensis* Georgi)的根。

【产地】主产于北方(河北、山西、内蒙古、辽宁、吉林等)，以山西的产量多，河北承德的质量最好。

【采收加工】春秋采挖，去泥土及须根，晒至半干，撞去外皮，晒干。注意采收后，切勿使其受潮，否则易变质。当药材变绿时，即已变质。

【性状鉴别】

1. 圆锥形，多扭曲。表面棕黄色或深黄色，有不规则的纵纹，顶端残留有茎基。

2. 质硬脆易断，断面黄色，中心红棕色。遇水受潮易变黄绿色。

3. 老根断面中央暗棕色或棕黑色，枯朽状或已成空洞者称“枯芩”；新根称“子芩”或“条芩”。

4. 气微，味苦。

【成分】含多种黄酮类衍生物，其中主要有黄芩苷(4.0%～5.2%)、汉黄芩苷、黄芩素、汉黄芩素等。

［拓展知识］

国内对黄芩的炮制作了较系统的研究。

研究表明，黄芩不宜冷浸切制，而以蒸(＜1 h)、沸水煮(10 min)后切制为好。既能使药材软化便于切片，又能使黄芩酶(Baicalinase)失去活性，不影响有效成分的含量。冷浸黄芩因不能破坏酶的活性，故其所含的黄芩苷、汉黄芩苷经酶解生成黄芩素、汉黄芩素(苷元)，使苷含量减少，影响质量。黄芩素为邻三羟基黄酮，性质不稳定，易氧化而变绿。故黄芩用冷水浸泡后常变绿。

【附注】

1.在少数地区尚有同属其他植物的根作黄芩用。

①滇黄芩，云、贵、川等地使用。②黏毛黄芩，分布于河北、山西等地。③甘肃黄芩，分布于甘肃、山西等地。④丽江黄芩，分布于云南西北部的丽江一带，别名“小黄芩”。

2.栽培黄芩总黄酮含量因栽培年限不同而不同，如栽培三年的含7.92%，栽培二年的含5.24%，野生黄芩含8.95%。黄芩栽培三年以上采收为宜。

玄　参

【来源】玄参(*Scrophularia ningpoensis* Hemsl.)为玄参科草本植物，可达1 m余。

【产地】产于河北(南部)、河南、山西、陕西(南部)、湖北、安徽、江苏、浙江、福建、江西、湖南、广东、贵州、四川等地。

【采收加工】栽种1年，在10～11月当茎叶枯萎时收获。挖起全株，摘下块根晒或炕到半干时，堆积盖草压实，经反复堆晒待块根内部变黑，再晒(炕)至全干。拣净杂质，除去芦头，洗净润透，切片，晾干。或洗净略泡，置笼屉内蒸透，取出晾至六七成干，闷润至内外均呈黑色，切片，再晾干。

【性状鉴别】以条粗壮、质坚实、断面色黑者为佳。

(1)玄参根类圆柱形，中部略粗，或上粗下细，有的微弯似羊角状，长6～20 cm，直径1～3 cm。表面灰黄色或棕褐色，有明显纵沟或横向皮孔，偶有短的细根或细根痕。质坚实，难折断，断面略平坦，乌黑色，微有光泽。有焦糖气，味甘微苦。以水浸泡，水呈墨黑色。

(2)北玄参根圆柱形，有纵皱纹，表面灰褐色，有细根及细根痕。

【显微鉴别】

1.该品横切面　皮层较宽，石细胞单个散在或2～5个成群，多角形、类圆形或类方形，壁较厚，层纹明显；韧皮射线多裂隙。形成层成环。木质部射线宽广，亦多裂隙；导管少数，类多角形，直径约至113 μm，伴有木纤维。薄壁细胞含核状物。

2.玄参粉末　灰棕色。①石细胞大多散在或2～5成群，长方形，类方形，类圆形，三角形梭形或不规则形，直径22～94 μm(～128)，壁厚5～26 μm，有的孔沟分叉，胞腔较大。②薄壁组织碎片甚多，细胞内含核状物。③木纤维细长，壁微木化。④可见网纹与孔纹导管。

【理化鉴别】

检查五烯醚萜苷　玄参主要含环烯醚萜类、苯丙素苷类，尚含植物甾醇、有机酸类、黄酮类、三萜皂苷、挥发油、糖类、生物碱及微量的单萜和二萜成分等。取本品粉末50 g过40目筛，用甲醇在沙氏提取器中回流3 h，回收甲醇，残留提取物用蒸馏水100 mL溶解，用正丁醇提取3次，每次50 mL，减压回收正丁醇，提取物用乙醚洗涤3次，每次5 mL，残留物用丙酮溶解，通过活性炭柱层析，用丙酮洗脱，洗脱液加Godin试剂(1%香草醛的乙醇溶液和3%高氯酸水溶液，临用时等量混合)呈红紫色。或取间苯三酚试剂和盐酸各1滴，置蒸发皿中，加上述丙酮溶液1滴，呈蓝绿色。

【储存方法】本品呈类圆锥形。常采用竹筐、竹篓或箱包装，并置阴凉干燥处储存。若为大量储存时，还可采用砻糠围屯法或用青灰拌匀的方法来贮存。

【养护技术】玄参体糯味甜，易生虫发霉，且易吸潮。霉变多发生于皮部破损处或两端的断面，严重时，蔓延至全根，根的表面和内部色泽也会加深。玄参蛀蚀的部位常先从表面的横裂纹和皮孔处蛀入，有的也在根的两端开始，危害严重时，蛀成许多乌黑色粉末，放射状的浅棕色点状维管束也会遭受破坏，并产生微酸气或酒精样气。故发现上述变异时，必须注意防受潮生虫。若吸湿返潮身软时，应行复晒。发现虫蛀的药材最好拣出隔离，并入熏房熏之，以防虫蛀蔓延。含水分在20%以上的"潮参"，在冬季易冻糠心，在梅雨季节时严重者可被蛀空，故过湿或受潮均应日晒或烘焙至干。也可采用气调法或熏蒸法杀虫。

地　黄

【来源】玄参科植物地黄(*Rehmannia glutinosa* Libosch.)的新鲜或干燥块根。

【产地】主产于河南、浙江。以河南产者最为著名，奉为地道药材，习称"怀地黄"(四大怀药之一)。

【采收加工】鲜生地为秋季采收，去芦头、须根，洗净鲜用。生地黄为鲜生地慢慢烘干，至内部变黑，捏成团块。熟地黄为取生地蒸至黑润，晒至八成干。

【性状鉴别】

1. 鲜生地

(1)纺锤形或条状，表面浅红黄色，有皱纹及皮孔。

(2)肉质，断面淡黄白色，可见橘红色油点。

(3)气微，味微甜、微苦。

2. 生地黄　表面灰黑色，极皱缩。质柔韧不易断，断面棕黑色，有光泽，具黏性。气微，味微甜。

3. 熟地黄　全体黑色，油润，有光泽，具黏性。

【成分】地黄含有多种苷类，其中以环烯醚萜苷为主。其含量在三种药材中差异显著，且是主要活性成分，也是使地黄变黑的成分。其次，含有多种糖类及20多种氨基酸。现行版药典规定地黄水浸出物不得少于65%。

【储存方法】鲜地黄因含水甚多，最容易腐烂。一般采用竹筐、蒲包或荆条筐包装，便于运输，注意轻放，不能挤压，勿使日晒干死。鲜地黄易腐烂，不宜久藏，可埋于潮湿的沙土中，一般在购进后先行检查，除净已腐烂的部分和头部的叶，将好的地黄稍晾，以减少外表的水分，再用潮湿的沙土埋好，一层沙土，隔放一层生地，至5～6层后再以沙土覆盖，一般底层和上层的沙土要求铺厚一些，堆放处也应阴凉干燥，随用随取，可防止冻坏或腐烂。鲜地黄亦可贮存于地窖中，下面先铺一层细土，然后每放一层地黄，铺撒一层沙土，最后表面再用沙土盖严，如此亦可保存相当长的时间。但应注意地窖的通风及空气的干湿程度，以免药材干枯或霉变。干地黄多用篓装或麻袋装，或用双层麻袋装。熟地黄最好用木箱装。每件轻者约50 kg，重者达100～150 kg。置干燥通风处，谨防潮湿，避免霉蛀。制得的饮片可入瓮内闷紧。生、熟地黄炭可置木箱内密封，置干燥处。蒸熟地黄极易生霉，须经常翻晒，严防受潮。

【养护技术】本品质柔软，显油润，具黏性，味甜，贮存不当极易霉蛀，除应保持干燥外，因其霉蛀多从两头破折处开始，故存放时应选择个体完整无损者，破皮或折断的应拿出先用，不宜久贮。据经验贮存年久，内色乌亮，质量尤佳。干地黄若贮存于干燥、通风处，可久藏不坏，较易保管，习惯上以越陈越好。最好埋于干沙中，可长期贮存而不生虫。但亦应防潮，否则吸湿后亦可发霉、生虫，特别是表皮易遭虫蛀。熟地黄因含水量(22%～23%)高，若贮存于相对湿度75%条件下，将会散失水分，因此在稍潮的环境下不致发霉，但相对湿度超过90%，则迅速霉烂。可贮存在木箱或缸、坛中，盖严，既防失水干燥，又放湿气侵入。生地黄的表面是害虫首先危害的部位，故易观察，一旦发现有虫痕，即暴晒或用药物熏蒸，然后再用气调养护的充氮降氧法密闭贮存。如果生霉可用水洗净，在阳光下晒干即得。

巴戟天

【来源】茜草科植物巴戟天(*Morirtda officinalis* How)的干燥根。

【产地】主产于广东、广西、福建等地。广东德庆产者奉为地道药材(为著名的四大南药之一)。

【采收加工】全年可采，根晒至七成干，轻轻捶扁，切成9～13 cm长段，晒干。

【性状鉴别】

1. 扁圆柱形，略弯曲，表面灰黄或灰黑色，粗糙。

2. 外皮横向断裂而露出木部，形似连珠。皮部厚，易与木部剥离。断面皮部淡紫色或紫黑色，木质部黄棕色。

3. 气微，味甜而微涩。

4. 经验鉴别：

①看，肉厚心细，形似鸡肠，结节状。皮部淡紫色，木质部黄棕色。②尝，味甜带涩。③水试，取巴戟天皮部(肉片)少许，开水泡后水液淡蓝紫色为正品。

【附注】常见的非正品巴戟有如下几种。

1. 同属植物羊藤的根　在广东、福建、江西作巴戟天使用，称“建巴戟”。原植物与巴戟天非常近似，但根呈圆柱形，肉少，木质心大。

2. 同属植物假巴戟(副巴戟)的根　在广东、福建有作巴戟天用。根不呈念珠状，根皮菲薄、松脆、揉之易落，木心粗，约占断面80%。不能做巴戟天入药。

3. 木兰科植物铁箍散的根及茎藤　在四川、贵州少数地区作巴戟天用，称“香巴戟”。圆柱形，红棕色，木质心大(占80%以上)。

4. 茜草科植物四川虎刺的根　湖北恩施地区作巴戟天入药，有时销外地，称“恩施巴戟”。根呈短圆柱形，表面土棕黄色至棕黑褐色，断面肉质，黄白色或略带淡紫色，中心具一直径1～2 mm的去木心后留下的圆形孔洞，味微甜。

以上四种非正品巴戟天的乙醇或丙酮溶液的紫外光谱最大吸收峰位与正品巴戟天不同，可作为一种鉴别方法。巴戟天的乙醇溶液最大吸收峰为(228±1) nm。

此外，巴戟天、羊角藤、假巴戟的乙醇提取液滴于滤纸上，置紫外光(254 nm)灯下观察荧光，巴戟天暗棕色，假巴戟天蓝色，羊角藤亮蓝紫色。

【储存方法】多以麻袋、木箱、草席、蒲席、篾篓包装。本品受潮易发霉和生虫，最好装在木箱中贮存于通风、干燥、凉爽处，并防重压。

【养护技术】巴戟天含水量在15%以下不易生霉，但置于80%相对湿度条件下，2周后即出现霉斑，因此应避免潮气的侵入。如遇发霉，切忌用水洗，宜在阳光下晒后，用毛刷刷霉。夏季应经常检查和摊晒。防治虫蛀，可用药物熏蒸。

桔 梗

【来源】桔梗，中药名。为桔梗科植物桔梗［*Platycodon grandiflorus*(Jacq.)A. Dc.］的干燥根。

【产地】生于山地草坡、林缘或有栽培。分布于全国各地区。

【采收加工】春、秋二季采挖，洗净，除去须根，趁鲜剥去外皮或不去外皮，干燥。

【性状鉴别】

1. 药材性状　本品呈圆柱形或略呈纺锤形，下部渐细，有的有分枝，略扭曲，长 7～20 cm，直径 0.7～2 cm。表面白色或淡黄白色，不去外皮者表面黄棕色至灰棕色，具纵扭皱沟，并有横长的皮孔样斑痕及支根痕，上部有横纹。有的顶端有较短的根茎或不明显，其上有数个半月形茎痕。质脆，断面不平坦，形成层环棕色，皮部类白色，有裂隙，木质部淡黄白色。气微，味微甜后苦。

2. 饮片性状　呈椭圆形或不规则厚片。外皮多已除去或偶有残留。切面皮部类白色，较窄；形成层环纹明显，棕色；木质部宽，有较多裂隙。气微，味微甜后苦。

【显微鉴别】

1. 根横切面　木栓层有时残存；木栓细胞偶含草酸钙小方晶。皮层窄。韧皮部宽广，外侧有时有裂隙；外侧韧皮射线渐弯曲；筛管群与乳管群伴生，作径向散列，乳管壁略厚，内含黄棕色颗粒状物。形成层成环。木质部导管单个散在或数个相聚，放射状排列；木射线较宽。本品薄壁细胞含菊糖。

2. 粉末特征　米黄色。

①菊糖含量大，用冷水合氯醛液装置观察，薄壁细胞中的菊糖团块呈扇形；②乳汁管有节联结，直径 14～25 μm，内含浅黄色油滴及颗粒状物；③梯纹、网纹及具缘纹孔导管直径 16～72 μm；④木薄壁细胞纵面观长方形，末端壁微波状弯曲。未去净外皮的可见木栓细胞，淡棕色，有的含细小草酸钙结晶。

【理化鉴别】粉末或切片遇 α-萘酚-浓硫酸试液显紫堇色(菊糖反应)，根含多种皂苷，迄今已分得 18 种三萜皂苷。

取该品粗粉约 4 g，精密称定，置索氏提取器中，加甲醇 25 mL，浸泡 15 h 后，再加甲醇 25 mL，加热回流 6 h，放置过夜，滤过，滤液置水浴上浓缩至 15～20 mL，放冷，加乙醚 50 mL，振摇，放置至澄明，弃去上清液，沉淀分次加甲醇(20 mL、10 mL、5 mL)，加热使溶解，放冷，滤过，合并甲醇液，置水浴上浓缩至 15～20 mL，放冷，加乙醚 50 mL，振摇，同上法处理，合并甲醇液，置已恒重的蒸发皿中，于水浴上蒸发至干，在 105℃ 干燥至恒重，计算，即得总苷含量。该品含总皂苷不得少于 6.0%。

【储存方法】一般以竹篓、芦席包装，本品因易虫蛀，需贮于干燥通风处。由于采挖季节的不同其贮存方法也不一样。春货于 4～6 月间采挖，质松味较甜，易虫蛀，故在当年最好药熏一次，熏后再晒干，置干燥处密封；若不晒干，贮存不久会变色；若不密封防潮，待梅雨季节来临，因其含有糖分很易吸湿还潮，发软生虫，最后导致霉烂变质。秋货于 8～10 月间采收，质坚味苦，不易虫蛀，且继之冬季来临更有利贮存，故在当年只需晒干，可以不熏，但到翌年梅雨季节之前也宜药熏后晒干贮存。切制成的饮片，晒干后可装于木箱或瓮内，盖严，置于通风干燥处，防虫蛀。

【养护技术】本品含有皂苷、菊糖、桔梗糖等，在贮存中易发生虫害蛀蚀。蛀蚀部位常为顶端的根茎，尤半月形的茎痕处，或支根折断处，严重时根的形成层和木质部均会受到危害，使根蛀空，不可药用。由于桔梗含有较多糖质，也易吸潮，当其含水量增至12%以上时，在24～36℃温度的环境中，最易发生灰绿色霉菌，若此现象发生过久，会致使其原色减退或加深，使质量下降。在梅雨季节前后注意检查，定时用药物熏蒸，有条件时可采用气调养护法贮存。

党　参

【别名】三叶菜、西党、潞党。

【来源】桔梗科植物党参[*Codonopsispilosula* (Franch.)Nannf.]、素花党参[*Codonopsis pilosula* Nannf. var. *modesta*(Nannf.) L. T. Shen]或川党参(*Codonopsis tangshen* Oliv.)的根。

【产地】党参主产于山西、陕西、甘肃、四川等省及东北各地。野生或栽培，野生品称“野党”。党参栽培品主产于山西平顺、长治、壶关等——潞党，奉为地道药材。产于陕西、甘肃——西党；产于东北三省——东党)。山西五台山地区的野生党参，称“野台党”，被视为党参中之珍品。素花党参主产于甘肃文县，四川南平、松潘等地。川党参主产于四川、湖北及陕西，称“条党”。

【性状鉴别】

1. 党参

(1)长圆柱形，稍弯曲，表面黄白色至黄棕色或灰棕色，根头部着生多数疣状突起的茎痕及芽，习称“狮子盘头”。

(2)根头下有致密的环玟(环状横纹)，栽培品少或无。有纵皱及皮孔，支根脱落处有黑褐色的胶状物。

(3)质韧或硬，断面有裂隙或可见放射纹理，皮部淡黄白色至淡棕色，木部淡黄色。

(4)有特殊香气，味甜。

2. 素花党参(西党参)　直径可达2.5 cm，根头下致密的环状横纹常达全长的一半以上。断面裂隙较多，皮部灰白色至淡棕色。

3. 川党参　长可达10～45 cm，有明显的纵沟，顶端有较稀的横纹，大条者亦有“狮子盘头”，但其茎痕较少；小条者根头部小于正身，称“泥鳅头”。质柔而实，断面裂隙较少。

均以条粗壮、质柔润、气味浓、嚼之无渣者为佳。

【显微鉴别】

1. 粉末　有乳管，其薄壁组织中含有菊糖及淀粉粒。

2. 菊糖　用酒精或水合氯醛液装置不加热观察(否则会溶解)扇形或不规则块状，有纹理。不能与水接触。

【附注】地方习用品及伪品：

1. 白党、叙党　为同科植物管花党参的根，主产于云南、贵州、四川。与党参相似，但环状横纹少或无，质较坚，色白，嚼之有渣，质较次。

2.土党参　同科植物金钱豹的根，具健脾补肺的功效，不宜代用。亦作人参伪品。

3.明党参　为伞形科植物明党参的根。《本草纲目拾遗》称之“土人参”。

【储存方法】本品味甜质柔润，夏季易吸湿、生霉、走油、虫蛀，因此必须贮存于干燥、凉爽、通风处。切制的饮片在晒干后可入瓮内或石灰缸内密封贮存。

【养护技术】党参若生虫长霉，可在烈日下暴晒1～2 h（时间过长，易泛糖变色），以杀死虫卵、霉菌和保证药物干燥为度。然后，迅速筛去虫卵，擦去霉，趁热用塑料袋分成1～2 kg装的小袋密封，放入容器内，盖严备用。党参的含水量一般在15%左右，夏季在相对湿度75%以下贮存是安全的。但由于极易吸湿，故在相对湿度达80%以上时，水分迅速增加，身潮软，5～6 d后即可生霉。为安全起见，木箱内衬垫防潮纸，或箱内外用毛头纸糊好，盖严、密封，可免潮气侵入。竹篓装者经药物熏蒸后，可埋于干沙内，以防霉蛀。

木　香

【别名】云木香、广木香、印木香。

【释名】过去由印度等地经广州进口，故通称“广木香”，也称“印木香”。现主产于云南丽江地区，故又称“云木香”。

明代之前的本草称之为青木香，如陶弘景。到李时珍时，因马兜铃根为青木香，乃称之为南木香或广木香以别之。

【来源】菊科植物木香（*Aucklandia lappa* Decne）的干燥根。

【产地】主产于云南，四川、西藏亦产，为栽培品。生于海拔2 700 m以上的高山草原。

【采收加工】秋冬采挖2～3年生的根，切段或纵剖为块，晒干或风干，撞去粗皮。

【性状鉴别】

1.圆柱形或枯骨形。

2.表面黄棕色，栓皮多已除去，有显著纵沟，有的可见菱形网纹。

3.体重质坚，不易折断。断面棕黄色，有一棕色环（形成层）及放射状纹理，可见散在的褐色油点。老根中心常呈朽木状。

4.气强烈芳香，味苦辛（辛味较川木香浓）。

【显微鉴别】

1.横切面　①韧皮纤维少，油室大而多；②木纤维少，中央初生木质部为四原形。

2.粉末　①菊糖，扇形或块状，类白色，众多；②油室，多破碎，内含黄色油状物。此外还有纤维、网纹、具缘纹孔导管等。

【理化鉴别】70%乙醇浸软的切片+15% α-萘酚、浓硫酸各1滴，即显紫色。

【附注】

1.土木香（藏木香）　菊科植物土木香或总状土木香的根。主产于河北，亦作木香用。

2.越西木香　菊科植物厚叶木香、菜木香、膜缘木香、木里木香、越西木香的根。因发现于四川的越西而得名，主产于四川西昌地区。地方习用。中央初生木质部为二或三原型，油室多。

3.青木香　马兜铃科植物马兜铃的根。呈圆柱形或扁圆柱形，略弯曲。表面黄褐色或灰棕色，粗糙不平，有纵皱纹及须根痕。质脆易折断，断面不平坦，可见淡黄色和黄棕色相间排列的放射状纹理，且有一明显的黄棕色环纹。气微，味苦。

青木香功能行气解毒、消肿，木香则主要理气。青木香组织构造中无菊糖，不能作木香用。

【储存方法】多采用麻袋或竹篓包装，有条件时用木箱，并在其内衬一层防潮纸，加盖密闭，置阴凉干燥处储存。

【养护技术】本品含挥发油，具浓烈的香气，在贮存中应严防受潮。贮存温度不宜过高，以免霉蛀和走失香气。木香一般不易虫害，但吸潮过高，则易发霉；水分增加到18%，贮存环境相对湿度80%以上时，2周后出现霉斑；如在相对湿度95%的环境条件下，4 d即长出霉点。当然还需为之提供相应的温度。故保持木香干燥，控调贮存环境湿度即能防霉蛀于未然。发现有虫蛀应及时采用药物熏蒸杀灭，有条件可采用气调法。

白术

【来源】菊科植物白术(*Atractylodes macrocephala* Koidz.)的根茎。

【产地】主产于浙江、安徽、湖北、湖南、江西等地。多为栽培。浙江产者称“浙白术”，为著名的浙八味之一，其中尤以浙江于潜产者质量最佳，奉为地道药材，习称“于术”，又称“天生术”。

【采收加工】霜降前后，挖取2～3年生的根茎，去细根及茎叶，烘干，称烘术；晒干，称生晒术。

【性状鉴别】

1. 呈肥厚的拳状团块。

2. 表面灰黄或灰棕色，有不规则的瘤状突起和纵皱及沟纹。顶端有下陷的圆盘状茎基及芽痕。

3. 质坚硬不易断。生晒术断面皮部黄白色，木质部淡黄色，略有菊花纹及散在的棕色油点，微显油性；烘术断面色较深，角质样，有裂隙。

4. 气清香，味微甜微辛，嚼之略带黏性。

【储存方法】多用麻袋和竹篓包装或方竹篓外套单丝麻袋包装，最好内衬防潮纸等。贮存于干燥、阴凉之处，防潮、防热、防风。切制的饮片必须晒干、放冷，装入坛内闷紧，梅雨季节宜入石灰缸存放。

【养护技术】本品因含挥发油，具芳香气，需防虫蛀，若贮存过久也会泛油、变黑，故不宜多年久存。为防止霉蛀必须保持干燥。梅雨季节尤应注意检查，如已受潮应立即复晒，当发现虫蛀时可熏蒸，但生晒术不应在熏房中放置过久，否则其味发酸，影响质量。若生霉可平铺摊晒，趁热擦去霉迹，放凉，重新包装。防虫也可用药物烟熏；如含水过高，可先在日光下暴晒，使水分蒸发，然后再进行熏蒸，如此既可使其不霉烂，又能使药物透入以灭虫。有条件最好用气调法保存。立秋前后是最易生虫时期，应特别注意检查。白术含水量过高(18%以上)，除冬季外，任何季节都会生霉腐烂，特别是在南方地区。如已发霉，可将白术平铺摊晒，趁热擦去霉迹，重新包装；亦可先用水洗净，烘干或晒干，冷后收装，最好再熏蒸一次。

苍术

【来源】菊科植物茅苍术[*Atractylodes lancea*（Thunb.）D C.]或北苍术[*Atractylodes chinensis*（DC.）K oidz.]的根茎。

【产地】茅苍术主产于江苏句容、镇江，湖北襄阳，河南桐柏等地；北苍术主产于河北、山西、陕西等地。

【性状鉴别】

1.茅苍术

(1)呈不规则连珠状或结节状圆柱形，偶有分枝。

(2)表面灰棕色，有皱纹及残留的须根。

(3)质坚实，断面灰白色，散有多数棕红色油点，习称“朱砂点”，暴露稍久，可析出白毛状结晶，习称“起霜”。

(4)香气特异，味甘辛微苦。

2.北苍术

(1)呈疙瘩块状或结节状圆柱形。

(2)表面棕黑色，去外皮者黄棕色。

(3)质较疏松，断面散有黄棕色油点，不起霜。

(4)香气较淡，味辛、苦。

【附注】关苍术：同科植物关苍术的根茎。根茎结节状圆柱形，表面深棕色，质较轻，纤维性强，气特异，味苦。日本药局方，作白术使用。

泽泻

【来源】本品为泽泻科植物泽泻[*Alisma orientale*（Sam.）Juzep.]的干燥块茎。多年生水生或沼生草本。全株有毒，地下块茎毒性较大。

【产地】产于黑龙江、吉林等地。生于湖泊、河湾、溪流、水塘的浅水带，沼泽、沟渠及低洼湿地。

【采收加工】除去杂质，稍浸，润透，切厚片，干燥。

【性状鉴别】块茎类球形、椭圆形或卵圆形、长2～7 cm，直径2～6 cm。表面黄白色或淡黄棕色，有不规则的横向环状浅沟纹及多数细小突起的须根痕，底部有的有瘤状芽痕。质坚实，断面黄白色，粉性，有多数细孔。气微，味微苦。以块大、黄白色、光滑、质充实、粉性足者为佳。商品规格是根据主产地福建、四川，分为建泽泻和川泽泻等。建泽泻分三等，一等每千克32个以内；二等每千克56个以内；三等每千克56个以上，间有双花、轻微焦枯，但不超过10%。川泽泻分二等，一等每千克50个以内；二等每千克50个以上，最小直径不小于2 cm，间有少量焦枯、碎块，但不超过10%。出口商品以个头大小分为5～80头；川泽泻按个头分一、二级；江西泽泻按个头分为四级。

【显微鉴别】

1.块茎横切面　外皮大多已除去，有残留的皮层通气组织，细胞间隙甚大，内侧可见一列内皮层细胞,壁增厚,木化,有纹孔。中柱通气组织中散有周木型维管束和淡黄色的油室。薄壁细胞含有淀粉粒。

2.粉末特征　淡黄棕色。①淀粉粒甚多,单粒长卵形、球形或椭圆形,直径 3～14 μm,脐点人字状、短缝状或三叉状;复粒由 2～3 分粒组成。②薄壁细胞多角形,具多数椭圆形纹孔,集成纹孔群。③内皮层细胞垂周壁弯曲,较厚,木化,有稀疏细孔沟。④油室大多破碎,完整者类圆形,直径 54～110 μm,分泌细胞中有时可见油滴。

【成分】块茎含泽泻醇(alisol)A、B、C,泽泻醇 A 单乙酸酯(alisol A monoacetate),泽泻醇 B 单乙酸酯(alisol B monoacetate),泽泻醇 C 单乙酸醋(alisol C monoacetate),表泽泻醇(epialisol)A,泽泻薁醇(alismol),泽泻薁醇氧化物(alismoxide),16 *β*-甲氧基泽泻醇 B 单乙酸酯(16 *β*-methocyal-isol B monoacetate),16 *β*-羟基泽泻醇 B 单乙酸酯(16 *β*-hydroxyal-isol B monoacetate),谷甾醇-3-O-硬脂酰基-*β*-*D*-吡喃葡萄糖苷(sitosterol-3-O-steroyl-*β*-*D*-glucopyranoside)。还含胆碱(cho-line),糖和钾、钙、镁等元素。

【储存方法】一般用竹篓、麻袋包装。本品易吸潮,应放置干燥处贮存。贮存条件不善时,易吸湿霉蛀,尤以突起的芽痕或被损处更易发生霉蛀或虫害。害虫严重时,将其海绵样的薄壁组织和散生的维管束蛀食一空,使泽泻变形,不堪入药。泽泻切片后应及时晒干,放入坛内,同时放入一些牡丹皮(这样不仅能防止泽泻生虫,也可防止牡丹皮变色),将坛口盖严,置干燥处。盐泽泻一般不易生虫,可置坛内存放。

【养护技术】本品因含有蛋白质、淀粉、挥发油和树脂等,保管不善,极易虫蛀和生霉。故在产地加工时就应晒干或烘干,尽量降低内含的水分,使其干透。贮存时在每年 3～4 月和 7～8 月间最易虫蛀,应仔细检查,一旦发现受潮湿就应立即日晒或药熏,否则贮存不久就会生虫、发霉。泽泻以新鲜货品质最佳,又因难以保管,易于霉蛀,故不宜久存,发货时尤应掌握"先进先出"的原则。大量的原药除采用气调防虫外,也可利用干沙封埋的方法来防止霉蛀。泽泻含水量如保持在 15%以下,贮存于相对湿度 75%左右的环境中,不易发生变异。因此,在贮存期中,保持干燥十分重要。

半　夏

【来源】天南星科植物半夏[*Pinellia ternata* (Thunb.)Breit.]的干燥块茎。

【产地】主产于四川、湖北、河南、贵州、安徽等地。

【采收加工】夏、秋采挖,去外皮及须根。

内服须经过炮制,以去毒性,增强止呕、化痰止咳作用。炮制品分 3 种

1.清半夏　取净半夏,大小分开,用 8%白矾溶液浸泡,至内无干心、口尝微有麻舌感,取出,洗净,切厚片,干燥。(每 100 kg 半夏,用白矾 20 kg)

2.姜半夏　取净半夏,大小分开,用水浸泡至内无干心时,另取生姜切片煎汤,加白矾与半夏共煮透,取出,晾至半干,切薄片,干燥。(每 100 kg 半夏,用生姜 25 kg,白矾 12.5 kg)

3.法半夏　取净半夏,大小分开,用水浸泡至内无干心时,去水,加入甘草、石灰液(取甘草加适量水煎 2 次,合并煎液,倒入加适量水制成的石灰液)中浸泡,每天搅拌 1～2 次,并保持 pH 在 12 以上,至口尝微有麻舌感、切面黄色均匀为度,取出,洗净,阴干或烘干。(每 100 kg 半夏,用甘草 15 kg、生石灰 10 kg)

【性状鉴别】

1. 呈类球形，表面白色或浅黄色，直径 1～1.5 cm。

2. 顶端有凹陷的茎痕，周围密布麻点状根痕。

3. 质坚，断面洁白，富粉性。

4. 味辛辣，麻舌而刺喉。

【显微鉴别】粉末类白色，特征与天南星类似。

1. 淀粉粒　众多，单粒脐点呈裂缝状或星状稍偏心性；复粒由 2～6 分粒组成。

2. 草酸钙针晶　众多，散在或成束于黏液细胞中。

3. 导管　螺纹或环纹。

【成分】含 β-谷甾醇及其葡萄糖苷，多种氨基酸。原儿茶醛为半夏辛辣刺激性物质。

【附注】

1. 水半夏为同科植物鞭檐犁头尖的块茎。呈椭圆形、圆锥形，表面不平滑，可见点状根痕，上端类圆形，有突起的芽痕，下端略尖。

两广及福建等地使用，与半夏不同，不可代用。

2. 有的地区（如河北、河南等省的个别地区）以掌叶半夏的小块茎作半夏使用。

【储存方法】一般用竹篓、麻袋包装，放于干燥处贮存。炮炙品清半夏内加有白矾，姜半夏内加有生姜、白矾，法半夏内加有白矾、甘草、石灰水等，这些辅料除适用医疗需要外，也有利于成品的储存，一般不易生虫，较生半夏容易保存，可置木箱或坛内，防潮即可。

【养护技术】新采收的干燥半夏，通常不易变质。但受潮后则易发生变质，且会变成粉红色、灰色乃至黑色，并能发霉、虫蛀。如有轻度变异可行气调养护或药物烟熏救治，严重变质则不能药用。在贮存过程中，要定期抽样检查，如含水量超过安全指标范围，应及时烘晒。半夏含水量在 13%左右，在相对湿度 80%以下的环境条件中，能安全贮存，反之，高于上述湿度即易霉变，故应保持干燥。发现发霉或生虫，可采用温水淘洗后立即捞出，晾至半干，然后烘干或用硫黄熏后晾晒干。晒时为了保持色白美观，应选择通风良好的场所，平铺薄薄一层，并注意经常翻动，否则颜色会发黄，甚至黏结发黑，收集后应摊放散热，若堆积也易变色。

石菖蒲

【来源】天南星科植物石菖蒲（*Acortw tatarinowii* Schott）的干燥根茎。

【产地】主产于四川、浙江、江西、江苏、福建等地。

【性状】

1. 扁圆柱形（直径 0.3～1 cm），多弯曲，常有分枝。

2. 表面棕褐色，环节明显（节间长 0.2～0.8 cm），叶痕三角形，左右交互排列。

3. 质硬，断面纤维性，类白或微红，可见内皮层环及棕色油点。

4. 气芳香，味苦、微辛。

【显微鉴别】具典型的单子叶植物根茎构造。

①表皮细胞类方形，外壁增厚，棕色，有的含红棕色物质。②皮层宽广，散有纤维束及叶迹维管束；叶迹维管束外韧型，维管束鞘纤维成环，木化。③内皮层明显，成环。④中柱维管束周木型及外韧型，维管束鞘纤维较少。⑤纤维周围的薄壁细胞中含草酸钙方晶，形成晶纤

维。⑥薄壁组织中散有油细胞，并含淀粉粒。

【成分】含挥发油 1%～3%，油中主要成分为 β-细辛醚(62.38%)等。

【附注】

1. 毛茛科植物阿尔泰银莲花的根茎，称“九节菖蒲”或“节菖蒲”。细长纺锤形，表面棕黄色，具多数半环状突起的节，断面白色，气微，味微酸而稍麻舌。其化学成分与石菖蒲不同，不能代用。

2. 水菖蒲为同科植物菖蒲的根茎。较粗大(直径 1～1.5 cm，石菖蒲为 0.3～1 cm)，少有分枝，环节疏(节间长 1～3 cm，石菖蒲为 0.2～0.8 cm)，质松。

百　部

【来源】百部科植物直立百部[*Stemona sessilijblia* (Miq.) Miq.]、蔓生百部[*Stemona japonica* (BL.) Miq.]，或对叶百部(*Stemona tuberosa* Lour.)的干燥块根。

【产地】产于浙江、江苏、安徽、江西、山东、河南等省。菲律宾和印度北部也有分布。

【采收加工】春、秋二季采挖，除去须根，洗净，置沸水中略烫或蒸至无白心，取出，晒干。

【性状鉴别】

1. 直立百部　呈纺锤形，上端较细长，皱缩弯曲，长 5～12 cm，直径 0.5～1 cm。表面白色或淡棕黄色，有不规则深纵沟，间或有横皱纹。质脆，易折断，断面平坦，角质样，淡黄棕色或黄白色，皮部较宽，中柱扁缩。气微，味甘、苦。

2. 蔓生百部　两端稍狭细，表面多不规则皱褶及横皱纹。

3. 对叶百部　呈长纺锤形或长条形，长 8～24 cm，直径 0.8～2 cm。表面浅黄棕色至灰棕色，具浅纵皱纹或不规则纵槽。质坚实，断面黄白色至暗棕色，中柱较大，髓部类白色。

【显微鉴别】

1. 直立百部　根被为 3～4 列细胞，壁木栓化及木化，具致密的细条纹。皮层较宽。中柱韧皮部束与木质部束各 19～27 个，间隔排列，韧皮部束内侧有少数非木化纤维；木质部束导管 2～5 个，并有木纤维及管胞，导管类多角形，径向直径约至 48 μm，偶有导管深入至髓部。髓部散有少数细小纤维。

2. 蔓生百部　根被为 3～6 列细胞。韧皮部纤维木化。管径直径约至 184 μm，通常深入至髓部，与外侧导管束作 2～3 轮状排列。

3. 对叶百部　根被为 3 列细胞，细胞壁无细条纹，其内层细胞的内壁特厚。皮层外侧散有纤维，类方形，壁微木化。中柱韧皮部束 36～40 个。木质部束导管圆多角形，直径至 107 μm，其内侧与木纤维及微木化的薄壁细胞连接成环层。

【理化鉴别】取本品粉末 5 g，加 70%乙醇 50 mL，加热回流 1 h，滤过，滤液蒸去乙醇，残渣加浓氨试液调节 pH 至 10～11，再加氯仿 5 mL 振摇提取，分取氯仿层，蒸干，残渣加 1%盐酸溶液 5 mL 使溶解，滤过。滤液分作两份，一份中滴加碘化铋钾试液，生成橙红色沉淀；另一份中滴加硅钨酸试液，生成乳白色沉淀。

【储存方法】可用芦席、麻袋、竹笼篓包装，贮于干燥、阴凉、通风处。

【养护技术】由于百部含有较多淀粉及苷类，极易吸湿，当夏季受潮后，容易发霉变色，在相对湿度 85%时，7 d 左右即易霉变，而且水分可显著增到 21.5%。为预防霉变，减少水分含量，在夏季可行日光暴晒，晒后及时包装，并压紧，存放于干燥处。若含水量能在16%左右，而相对湿度保持在75%以下，则百部不易霉变；同时质量佳者，皮质致密，吸收水分较慢。有的药材含水量可达18%以上，如能控制相对湿度，亦可安全保管。但夏季应经常检查，发现受潮生霉，可进行摊晒，并擦去霉丝、霉点；也可熏蒸去霉。百部质轻脆，易折断，堆垛搬运应避免重摔和挤压。

川贝母

【来源】百合科植物川贝母（*Fritillaria cirrhosa* D. Don）、暗紫贝母（*Fritillaria unibracteata* Hsiao et K. C. Hsia）、甘肃贝母（*Fritillaria przezvalskii* Maxim.）、梭砂贝母（*ritillariadelavayi* Franch.）的干燥鳞茎。前三者按药材性状的不同又习称“松贝”和“青贝”，梭砂贝母习称“炉贝（虎皮贝）”。

【产地】川贝母主产于四川、西藏、云南等地；暗紫贝母主产于四川阿坝藏族自治州；甘肃贝母主产于甘肃岷山、青海、四川等地（商品药材又称“岷贝”）；梭砂贝母主产于云南、四川、青海、西藏等地。

【采收加工】采挖季节因地而异，西北地区多在雪融后上山采挖；一般在6～7月采挖。先洗净，再用矾水擦去外皮，晒干或低温干燥。有的用硫黄熏后再晒干。

【性状鉴别】

1. 松贝

①小，圆锥形，心脏形，表面类白色。高3～8 mm，直径3～9 mm（<1 cm）。②外层鳞叶2枚，大小悬殊，紧密抱合，未抱部分呈新月形，习称“怀中抱月”，顶端闭合。③底部平坦，微凹入，中心有一灰褐色鳞茎盘，断面粉性。④微苦。

2. 青贝

①呈类扁球形，稍大（高4～14 mm，直径4～16 mm）。②外层鳞叶两瓣，大小相近，相对抱合，顶端开口，可见心芽。

3. 炉贝

①呈长圆锥形，较大（高7～25 mm，直径5～25 mm），表面常见黄棕色斑块，故又习称“虎皮贝”。②外层鳞叶2枚，大小相近，顶端开口。③基部突出，呈圆锥形，放不平。

4. 岷贝

①甚小（一般<5 mm），圆锥形，顶端微尖。②外层鳞叶2枚，大小悬殊，紧密抱合，裂隙极小或无。

【显微鉴别】松贝及青贝：①粉末白色。②淀粉粒，甚多，形状多样，单粒或半复粒（2～4脐点）。脐点呈点状、短缝状，少数人字状或马蹄形，大多位于较小端，层纹细密，隐约可见。③表皮细胞垂周壁波状弯曲，偶见不定式气孔，类圆形，副卫细胞5～7个。④螺纹导管。⑤草酸钙结晶，小且少，方形或簇状，存在于表皮细胞及薄壁细胞中。

【成分】含有多种甾体生物碱。

【附注】

1. 据报道，约有38种贝母属植物的鳞茎作贝母入药，常见的有如下几种：

(1)湖北贝母，为湖北贝母的鳞茎。已收入1992年版部颁标准。

(2)安徽贝母，为安徽贝母的鳞茎。

2.川贝母的来源还有：

(1)伊贝，为伊犁贝母或新疆贝母的鳞茎。产于新疆，卵圆形，淡黄色，质脆。

(2)平贝，为平贝母的鳞茎。产于东北，扁圆形，易放平，乳白或淡黄色，质地硬而脆。

3.土贝母为伪品。

(1)百合科植物益辟坚(丽江山慈姑)的球茎。主产于云南、四川。又称"草贝母"。不分瓣，黄白色，有大毒，含秋水仙碱(为提取的重要原料)。治癌，尤对乳腺癌效好，亦少用于皮肤癌及白血病等。

(2)葫芦科植物假贝母(土贝母)块茎，主产于陕西、河南。不分瓣，黄红色，表面凹凸不平，断面角质样。

【储存方法】川贝母较为名贵，其包装分木箱和麻袋两种，亦有用麻布袋或白布袋包好再装木箱。贝母粉性大，在夏季受潮后，容易发霉和生虫，且易变色，必须贮于通风、干燥处。由于贝母体质实而不坚，怕压、怕摔，因此堆码、倒垛时应轻搬轻放。炮炙品最好放于石灰缸内贮存。

【养护技术】本品因富含淀粉，易吸潮、虫蛀、霉变，应经常抽样检查。如受潮发霉，可以暴晒；阳光强烈时，上面宜覆盖一层纸；若用火烘，可能变色。霉斑较重时，可先用豆渣擦去其霉，再用水洗净，晒干，并用药熏一次。若已生虫，最好用气调法及熏蒸法，既可杀虫，又能保色。为了预防虫蛀，可在4～5月间，用药物熏蒸一次。贝母含水量一般在15%左右，外界温度、湿度稍高，在短时间即可潮软发霉。夏季相对湿度在80%以上，经一周即可出现霉变。一般若在梅雨季前药熏一次，平时注意检查翻晒，可防霉蛀的发生。入库验收时应注意含水量的大小，若用手摸之有冷凉的感觉则为有潮；同时还要检查内部是否干燥，有时经烈日暴晒的产品会有外燥而内潮的现象。必要时，应晒干后用药物熏一次，以防霉蛀。

姜　黄

【来源】为姜科植物姜黄(*Curcuma Longa* L.)的干燥根茎。

【产地】分布在福建、台湾、广东、广西、四川、云南及贵州等地。

【采收加工】冬季茎叶枯萎时采挖，洗净，煮或蒸至透心，晒干，除去须根。

【性状鉴别】本品呈不规则卵圆形、圆柱形或纺锤形，常弯曲，有的具短叉状分枝，长2～5 cm，直径1～3 cm，表面深黄色、粗糙，有皱缩纹理和明显环节，并有圆形分枝痕及须根痕。质坚实，不易折断，断面棕黄色至金黄色，角质样，有蜡样光泽。内皮层环纹明显，维管束呈点状散在。气香特异，味苦、辛。

【理化鉴别】取本品粉末少量，置滤纸上，滴加乙醇与乙醚各1滴，待干，除去粉末，滤纸染成黄色，加热硼酸饱和溶液1滴，则渐变为橙红色，再加氨试液1滴，则变成蓝黑色，后渐变为褐色，久置，则又变为橙红色。

【附注】置阴凉干燥处贮藏。

莪　术

【来源】本品为姜科植物蓬莪术（*Curcuma phaeocaulis* Val.）、广西莪术（*Curcuma kwangsiensis* S. G. Lee et C. F. Liang）或温郁金（*Curcuma wenyujin* Y. H. Chen et C. Ling）的干燥根茎。后者习称"温莪术"。

【产地】生于山坡、村旁或林下半阴湿地，亦有栽培。分布于浙江、江西、福建、台湾、湖南、广东、广西、四川、云南等地。

【采收加工】冬季茎叶枯萎后采挖，洗净，蒸或煮至透心，晒干或低温干燥后除去须根及杂质。

【性状鉴别】

1. 蓬莪术　呈卵圆形、长卵形、圆锥形或长纺锤形，顶端多钝尖，基部钝圆，长 2～8 cm，直径 1.5～4 cm。表面灰黄色至灰棕色，上部环节凸起，有圆形微凹的须根痕或有残留的须根，有的两侧各有一列下陷的芽痕和类圆形的侧生根茎痕，有的可见刀削痕。体重，质坚实，断面灰褐色至蓝褐色，蜡样，常附有灰棕色粉末，皮层与中柱易分离，内皮层环纹棕褐色。气微香，味微苦而辛。

2. 广西莪术　环节稍突起，断面黄棕色至棕色，常附有淡黄色粉末，内皮层环纹黄白色。

3. 温莪术　断面黄棕色至棕褐色，常附有淡黄色至黄棕色粉末。气香或微香。

【显微鉴别】

横切面　木栓细胞数列，有时已除去。皮层散有叶迹维管束；内皮层明显。中柱较宽，维管束外韧型，散在，沿中柱鞘部位的维管束较小，排列较密。薄壁细胞充满糊化的淀粉粒团块，薄壁组织中有含金黄色油状物的细胞散在。

【附注】置于燥处贮藏，防蛀。

郁　金

【来源】姜科植物温郁金（*Curcuma wenyujin* Y. H. Chenet C. Ling）、姜黄（*Curcuma longa* L.）、广西莪术（*Curcuma kwangsiensis* S. G. Lee et C. F. Liang）或蓬莪术（*Curcuma phaeocaulis* Val）的块根。

【产地】分布于广西、云南、四川等地。

【采收加工】冬季茎叶枯萎后采挖，蒸或煮至透心，干燥。

【性状鉴别】

1. 温郁金　呈长圆形或卵圆形，稍扁，有的微弯曲，两端渐尖。长 3.5～7 cm，直径 1.2～2.5 cm。表面灰褐色或灰棕色，具不规则的纵皱纹，纵纹隆起处色较浅。质坚实，断面灰棕色，角质样；内皮层环明显。气微香，味微苦。

2. 黄丝郁金　呈纺锤形，有的一端细长，长 2.5～4.5 cm，直径 1～1.5 cm。表面棕灰色或灰黄色，具细皱纹，断面橙黄色，外周棕黄色至棕红色。气芳香，味辛辣。

3. 桂郁金　呈长圆锥形或长圆形，长 2～6.5 cm，直径 1～1.8 cm。表面具疏浅纵纹或较粗糙网状皱纹。气微，味微辛苦。

4. 绿丝郁金　呈长椭圆形，较粗壮，长 1.5～3.5 cm，直径 1～1.2 cm。气微，味淡。

【显微鉴别】本品横切面特征如下。

1. 温郁金　表皮细胞有时残存，外壁稍厚。根被狭窄，为 4～8 列细胞，壁薄，略呈波状，排列整齐；皮层宽约为根直径的 1/2，油细胞难察见，内皮层明显。中柱韧皮部束与木质部束各 40～55 个，间隔排列，木质部束导管 2～4 个，并有微木化的木纤维，导管多角形，壁薄，直径 20～90 μm。薄壁细胞中的淀粉粒均糊化。

2. 黄丝郁金　根被最内层细胞壁增厚，有时木质部导管与纤维连接成环。油细胞众多，薄壁组织中随处散有色素细胞。

3. 桂郁金　根被细胞偶有增厚，根被内方有 1～2 列厚壁细胞，成环，层纹明显。导管类圆形，直径可达 160 μm。

4. 绿丝郁金　根被细胞无增厚，中柱外侧的皮层处常有色素细胞，韧皮部皱缩，木质部束较多，64～72 个，导管扁圆形。

【储存方法】置干燥处贮藏，防蛀。

姜黄、莪术和郁金的区别见表 3-11。

表 3-11　姜黄、莪术和郁金区别

植物名	药用部位	药材名	主产地
姜黄	根茎	姜黄	四川
	块根	黄丝郁金	
蓬莪术	根茎	莪术	四川
	块根	绿丝郁金	
广西莪术	根茎	毛莪术（桂莪术）	广西
	块根	桂郁金	
温郁金	根茎	温莪术	浙江
	块根	温郁金（黑郁金）	

天　麻

【释名】原名赤箭，是谓天麻地上茎色赤，单一似箭杆，开花后（总状花序），花似箭羽，整体似箭，故名。

【来源】兰科植物天麻（*Gastrodia elata* Bl.）的干燥块茎。

【植物形态】为多年生寄生植物，寄主为密环菌，以密环菌的菌丝或菌丝分泌物为其营养来源。

①多年生寄生植物，寄主为密环菌；②无绿色的叶（退化成膜质鳞片状），无发达的根；③总状花序顶生，蒴果，种子多数，细小，粉末状。

【产地】主产于四川、云南、贵州等地。现全国各地均有栽培。

【采收加工】冬季植株枯萎后或春季出苗时采挖。春麻为 4～5 月采挖；冬麻为 9～10 月采挖。以冬麻质量佳。去泥土、苗茎，洗净后刮去粗皮，蒸透心，不宜煮，低温干燥。

【性状鉴别】

1. 块茎长椭圆形。

2. 表面黄白色或淡黄棕色，有纵皱，以及有由潜伏芽排列而成的环纹多轮。

3. 一端有红棕色干枯的芽苞，习称“鹦哥嘴”或“红小辫”，或为残留茎基；另一端有自母麻脱落后的圆脐形疤痕，习称“肚脐眼”。

4. 质坚实，不易折断，断面较平坦，角质样，半透明。

5. 气特异，味甘、微辛。

冬麻质地坚实沉重，有鹦哥嘴，断面明亮无空心，质佳；春麻质地轻，有残留茎基，断面晦暗而空心，质次。

【显微鉴别】

1. 块茎横切面

①最外有时有残留的表皮组织，浅棕色；②皮层较窄，外侧细胞壁稍厚，可见稀疏壁孔；③中柱占大部分，维管束散在，有限外韧型或周韧型，导管少；④薄壁细胞中含多糖类块状物，遇碘液显暗棕色，有的薄壁细胞中含草酸钙针晶束。

2. 粉末　黄白色至黄棕色。

①厚壁细胞多角形，壁孔明显；②草酸钙针晶散在或成束；③有螺纹、网纹及环纹导管；④薄壁细胞中含颗粒状物质，加碘液显棕色，或含黏液质。

【理化鉴别】

1. 粉末 1 g+10 mL 水浸泡 4 h，时时振摇。取滤液加碘试液 2 滴后显紫红色至酒红色。

2. 粉末 1 g+45%乙醇 10 mL 浸泡 4 h，时时振摇。取滤液加硝酸汞试液 0.5 mL，加热显玫瑰红色，并发生黄色沉淀。

3. 可用分光光度法鉴别。

[拓展知识]

1. 伪品

(1)茄科植物马铃薯的块茎的加工品。去皮蒸熟晒软压扁而成，外形颇似天麻，但鹦哥嘴及点状环纹为人工捏造，干后易产生细裂纹。组织中有草酸钙砂晶及糊化淀粉粒。

(2)紫茉莉科植物紫茉莉的根的加工品。长圆锥形，多已压扁。顶端有茎痕，表面有纵沟及星点状下陷或呈小洞状的须根痕。断面有异常维管束排成多轮断续环。有草酸钙针晶及糊化淀粉粒。

(3)菊科植物大丽菊的根的加工品。纺锤形，有明显的纤维断头，中有木心。表面无点状环纹。组织中有菊糖、石细胞，无针晶。

(4)羊角天麻。菊科植物双舌蟹甲草的根茎加工品。表面灰棕色，未去皮者呈棕黄色，有须根痕和明显的横环纹。顶端有的具茎基。断面角质状，灰白色或黄白色，中空(未加工蒸煮者呈薄膜状)。微臭。组织中有方晶和棱晶，无针晶。

(5)美人蕉科植物芭蕉芋的根茎加工品。呈长圆锥形，颇似天麻，有多轮环纹(须根痕)，外被叶鞘，顶端有茎基。但无鹦哥嘴和肚脐眼。组织中有菊糖和簇晶。

2. 书上未收载的伪品

(1)天南星科植物芋的块茎。

(2)泽泻科植物慈姑的球茎。

(3)槭树科植物大九股牛的根茎。

(4)葫芦科植物芽瓜的块茎。

(5)百合科植物黄精的根茎。

(6)商陆科植物商陆的根。

(7)葫芦科植物栝楼的块根。

(8)天冬等块根经特殊加工后伪充。

【储存方法】本品用麻袋、蔑包或木箱包装。天麻因内含较多的黏液质,易吸潮、发生霉蛀,故须置干燥通风处贮存。切制的饮片宜置瓮内密封,防受潮。

【养护技术】天麻含水量在 11%～14%之间,贮存于相对湿度 75%环境中可以安全保管,但含水量达 14%以上或相对湿度超过 80%时,则易霉烂。因此,必须防潮。受潮后发霉,影响色泽;如已生霉,可用温热水将霉刷洗后,再烘干或晒干。为预防虫蛀,夏季宜用药物烟熏 2～3 次,已生虫时,摊开暴晒或以药物烟熏,即能杀灭害虫。

虎 杖

【来源】本品为蓼科植物虎杖(*Polygonum cuspidatum* Sieb. et Zucc.)的干燥根。本植物茎直立而有节,形似手杖;茎表面散生多数紫红色斑点,状如虎皮上的斑纹,故名虎杖。

【产地】分布于河北、河南、湖北、湖南、广东、广西、江苏、浙江、安徽、福建、江西、山东、台湾、云南、贵州、四川、西藏等省(自治区)。

【采收加工】春、秋二季采挖,除去须根,洗净,趁鲜切短段或厚片,晒干。

【性状鉴别】本品多为圆柱形短段或不规则厚片,长 1～7 cm,直径 0.5～2.5 cm。外皮棕褐色,有纵皱纹及须根痕,切面皮部较薄,木质部宽广,棕黄色,射线放射状,皮部与木质部较易分离。根茎髓中有隔或呈空洞状。质坚硬。气微,味微苦、涩。

【显微鉴别】根茎横切面木栓层为 5～10 列木栓细胞,棕红色。皮层较窄,散有纤维束,有时可见切向延长的分枝状石细胞;薄壁细胞含草酸钙簇晶及淀粉粒。韧皮部也有纤维束和草酸钙簇晶散在。形成层成环。木质部中木纤维发达,导管较少,常单个或数个成束散列于木纤维及木薄壁细胞间,木射线宽 2～7 列细胞。髓部薄壁细胞含有草酸钙簇晶,有时可见类圆形石细胞。

【理化鉴别】

1. 取本品粉末 5 g,加乙醇 25 mL,浸渍 2 h,滤过,滤液蒸干,残渣加水约 5 mL,充分搅拌,取上清液,加氯仿 10 mL,振摇提取,分取氯仿层,蒸干,加氢氧化钠试液 2 滴,显樱红色。

2. 取上项氯仿提取后的水液,加醋酸乙酯 10 mL,振摇提取,分取醋酸乙酯液,蒸干,残渣加水约 5 mL,再用乙醚 5 mL 提取。分取乙醚液,挥干,残渣加乙醇 1 mL 使溶解,取少量点于滤纸上,晾干,置紫外光灯(365 nm)下观察,显亮蓝色荧光;取水层液,加三氯化铁试液 2 滴,显污绿色。

【储存方法】置干燥处贮藏，防霉，防蛀。

银柴胡

【来源】本品为石竹科植物银柴胡（*Stellaria dichotoma* L. var. *lanceolata* Bge.）的干燥根。因本品原是柴胡的一种混用品，后逐渐变迁分立为具有独立功效的一个中药新品种，其根白色如银，故名银柴胡。

【产地】分布于陕西、甘肃、宁夏、内蒙古、辽宁、黑龙江等省（自治区）。

【采收加工】春、夏间植株萌发或秋后茎叶枯萎时采挖，除去地上茎、须根及泥沙，晒干。

【性状鉴别】本品根呈类圆柱形，偶有分枝，长 15～40 cm，直径 0.5～2.5 cm。表面淡黄色或黄白色，有扭曲的纵皱纹及支根痕，具孔状凹陷，习称"沙眼"，从沙眼处折断有粉沙散出，并可见棕色裂隙。根头部略膨胀，有密集的呈疣状突起的芽苞、茎或根茎的残基，习称"珍珠盘"。质硬而脆，易折断，断面不平坦，较疏松，有裂隙，皮部甚薄，木质部有黄、白色相间的放射状纹理。气微，味甘。

栽培品有分枝，下部多扭曲，直径 0.6～1.2 cm。表面浅棕黄色或浅黄棕色，纵皱纹细腻明显，细支根痕多呈点状凹陷。几无砂眼。根头部有多数疣状突起。折断面质地较紧密，几无裂隙，略显粉性，木质部放射状纹理不甚明显。味微甜。

【显微鉴别】横切面可见木栓细胞数列至 10 余列。皮层较窄。韧皮部筛管群明显。形成层成环。木质部发达，射线宽至 10 余列细胞。薄壁细胞含草酸钙砂晶，以射线细胞中为多见。

【理化鉴别】取本品粉末 1 g，加无水乙醇 10 mL，浸渍 15 min，滤过。取滤液 2 mL，置紫外光（365 nm）灯下观察，显亮蓝微紫色的荧光。

白头翁

【来源】为毛茛科植物白头翁[*Pulsatilla chinensis* (Bge.) Regei]的干燥根。该植物瘦果多数，密集成头状，每个瘦果均宿存白色毛发状花柱，形似白头老翁，故名白头翁。

【产地】分布于辽宁、吉林、黑龙江、河北、山西、内蒙古、陕西、甘肃、河南、湖北、江苏、安徽、山东、四川等省（自治区）。

【采收加工】春、秋二季采挖，除去泥沙，洗净，干燥。

【性状鉴别】本品呈类圆柱形或圆锥形，稍扭曲，长 6～20 cm，直径 0.5～2 cm。表面黄棕色或棕褐色，具不规则纵皱纹或纵沟，皮部易脱落，露出黄色的木质部，有的有网状裂纹或裂隙，近根头处常有朽状凹洞。根头部稍膨大，有白色绒毛，有的可见鞘状叶柄残基。质硬而脆，断面皮部黄白色或淡黄棕色，木部淡黄色。气微，味微苦涩。

【显微鉴别】本品的粉末灰棕色。韧皮纤维梭形或纺锤形，长 100～390 μm，直径 16～42 μm，壁木化。非腺毛单细胞，直径 13～33 μm，基部稍膨大，壁大多木化，有的可见螺状或双螺状纹理。具缘纹孔、网纹及螺纹导管，直径 10～72 μm。

【理化鉴别】取本品粉末 4 g，加乙醇 20 mL，加热回流提取 1 h，滤过，滤液置水浴上浓缩至约 6 mL，放冷，加丙酮适量，则生成沉淀，滤过，速取沉淀约 5 mg，置试管中，加醋酐 1 mL 使溶解，沿管壁加硫酸 1 mL，两液接界处显红色或红紫色环。

【储存方法】置通风干燥处贮藏。

【附注】除以上正品白头翁外，还有以下同属植物的干燥根在其部分产区混作白头翁药用，均为地区习用品。

(1)安徽部分地区有将毛茛科植物白头翁[*Pulsatilla chinensis*(Bge.)Regel]的干燥地上部分或带根全草作白头翁药用。本品可能与白头翁功效相似，但质量肯定不如以根入药的正品好，正如目前以细辛草代细辛药用一样。至于白头翁全草与根的有效用量是否一致，尚待进一步研究。

(2)江苏、贵州、广西、湖南、福建、湖北、江西、安徽等地曾将蔷薇科植物委陵菜(*Potentilla discolor* Bge.)的干燥根或带根全草混作白头翁药用。其药材性状及功效详见委陵菜一药条下。

(3)河南、安徽、江苏、江西、广西、广东、福建等地曾将蔷薇科植物翻白草(*Potentilla chinensis* Ser.)的干燥根或带根全草混作白头翁药用。本品与白头翁来源、功效不同，应视为白头翁的混乱品种。

(4)山东、河南、安徽等地曾将菊科植物祁州漏芦的根混作白头翁药用。其原植物形态特征、药材性状及功效详见漏芦的药条下。本品与白头翁来源、功效不同，应视为白头翁的伪品。

升　麻

【来源】本品为毛茛科植物升麻、大三叶升麻(关升麻)(*Cimicifuga heracleifolia* Kom.)或兴安升麻(北升麻)[*Cimicifuga dahurica* (Turcz.)Maxim.]的干燥根茎。

【产地】分布于云南、四川、西藏、陕西、甘肃、河南、青海、山西等省(自治区)。大三叶升麻生于山坡草丛或灌木丛中，主要分布于辽宁、吉林、黑龙江。

【采收加工】秋季采挖根茎。除去泥沙，晒至须根干时，燎去或除去须根，晒干。

【性状鉴别】本品为不规则的长形块状。多分枝，呈结节状，长 10～20 cm，直径 2～4 cm。表面黑褐色或棕褐色，粗糙不平，有坚硬的细须根残留，上面有数个圆形空洞的茎基痕，洞内壁显网状沟纹；下面凹凸不平，具须根痕。体轻，质坚硬，不易折断，断面不平坦，有裂隙，纤维性，黄绿色或淡黄白色。气微，味微苦而涩。

【显微鉴别】

1. 升麻根茎横切面　直径约 1 cm，最外为一列棕色不整齐的后生表皮细胞，类圆形或长方形，细胞壁增厚，有明显的纹理。内侧为一列石细胞，单个或成群，类方形，壁较厚，壁孔明显。皮层为 10 数列薄壁细胞。韧皮部外侧有木化纤维束，由数十个纤维组成；射线宽广。木质部由导管及木纤维组成，均木化；中央为髓，有的已成空洞。薄壁组织中有大量的树脂块。

2. 大三叶升麻根茎横切面　直径约 1.5 cm，与升麻区别为后生表皮细胞类方形，壁薄，无纹理；皮层石细胞类方形或长圆形，壁较薄，纹孔少；韧皮纤维、木纤维均木化，皮层薄壁组织中多见树脂块。

3. 兴安升麻根茎横切面　直径约 1.5 cm，与升麻区别为后生表皮细胞类方形或略呈梯形，壁稍增厚，无纹理；皮层石细胞长条形或不规则形，壁较薄，纹孔较少；韧皮部外侧的纤维群较小，纤维木化或非木化，木纤维大部分非木化。薄壁组织中树脂块很少。

【储存方法】置通风干燥处贮藏。

【附注】除以上三种正品升麻外，还有以下同属植物的干燥根茎混作升麻药用。

(1)单穗升麻。产于四川、甘肃、陕西、河北、内蒙古和东北。其根茎在东北、四川等地有时混作升麻药用。

(2)小升麻。产于四川、湖北、贵州、湖南、广东、浙江、安徽、河南、山西、陕西、甘肃。其根茎在四川、河北的部分地区称“小升麻”，作为民间药使用。

(3)南川升麻。产于四川的南川。其根茎在产地称“绿豆升麻”，作为民间药使用。

(4)多小叶升麻。产于西藏、四川。其根茎在四川若尔盖一带混作升麻药用。

(5)毛叶升麻。产于云南西北部。其根茎在其部分产区混作升麻药用。

北豆根

【来源】为防已科植物蝙蝠葛(*Mertispermum dauricum* DC.)的干燥根茎。

【产地】分布于东北、华北、华东及陕西、宁夏、甘肃、山东等地。

【采收加工】春、秋季采挖，除去茎叶、须根和泥土，晒干。

【性状鉴别】呈细长圆柱形，常弯曲，有时可见分枝，长约 50 cm，直径 0.3～0.8 cm。表面黄棕色至暗棕色，有纵皱纹及稀疏的细根或突起的细根痕，外皮易成片脱落。质韧，不易折断，折断面不整齐。纤维性，维管束呈放射状排列，木质部淡黄色，中心有类白色的髓。气微，味苦。

苦　参

【来源】本品为豆科植物苦参(*Sophora flavescens* Ait.)的干燥根。

【产地】主产于山西、河南、河北等地。

【采收加工】春、秋二季均可采挖根。挖取地下部分，切去根头及小支根，除去细根、泥土。晒干或趁鲜切片后晒干。

【性状鉴别】本品呈长圆柱形，下部常有分枝，长 10～30 cm，直径 1～6.5 cm。表面灰棕色或棕黄色，具纵皱纹及横长皮孔，外皮薄，多破裂反卷，易剥落，剥落处显黄色，光滑。质硬，不易折断，断面纤维性；切片厚 3～6 mm；切面黄白色，具放射状纹理及裂隙，有的具异型维管束呈同心性环列或不规则散在。气微，味极苦。

【理化鉴别】

1. 本品横切片，加氢氧化钠试液数滴，栓皮部即呈橙红色，久置不消失。

2. 取本品粉末 1 g(40 目筛)，用氨水湿润，加氯仿 30 mL，浸泡过夜，过滤。滤液分成二等份，一份蒸干后用乙醇溶解并转移到 5 mL 容量瓶中，稀释至刻度，留待薄层定性用。另一份蒸干后用 1%盐酸溶液 10 mL 溶解并过滤，滤液分置二试管中，并分别滴加：①改良碘化铋钾试液，产生红棕色沉淀；②碘化汞钾试液，发生黄白色沉淀。

【显微鉴别】粉末特征：淡黄色。

①纤维众多，成束，非木化，平直或稍弯曲，直径 11～27 μm，纤维周围的细胞中含草酸

钙方晶，形成晶纤维；②导管多为具缘纹孔导管，淡黄色或黄色，直径 27～126 μm，具缘纹孔椭圆形，排列紧密，有的数个纹孔口连成线状；③木栓细胞表面观多角形，多层重叠，平周壁表面有不规则细裂纹；④薄壁细胞类圆形或类长方形，有的垂周壁呈不均匀连珠状，胞腔内含细小草酸钙针晶，长达 11 μm。此外，有众多淀粉粒及少数石细胞。

【储存方法】置干燥处存放。

山豆根

【来源】本品为豆科植物越南槐(*Sophora tonkinensis* Gagnep.)的干燥根及根茎。

【产地】主产于广西、广东。

【采收加工】秋季采挖，除去杂质，洗净，干燥。

【性状鉴别】本品根茎呈不规则的结节状，顶端常残存茎基，其下着生根数条。根呈长圆柱形，常有分枝，长短不等，直径 0.7～1.5 cm。表面棕色至棕褐色，有不规则的纵皱纹及横长皮孔样突起。质坚硬，难折断，断面皮部浅棕色，木质部淡黄色。有豆腥气，味极苦。

【理化鉴别】

1. 取氢氧化钠试液数滴滴检品外皮：山豆根先呈橙红色，次变为血红色，久置不褪。

2. 取检品粉末 2 g，加 70％乙醇 20 mL，加热回流 30 min，过滤，滤液蒸干，残渣加 1％盐酸溶液 5 mL 使溶解。过滤后取滤液 1 mL，加碘化汞钾试液 1 滴，检品为山豆根可立即产生明显的淡黄色沉淀。

【显微鉴别】

本品横切面　木栓层为数列至 10 数列细胞。皮层外侧的 1～2 列细胞含草酸钙方晶，断续形成含晶细胞环，含晶细胞的壁木化增厚。皮层与韧皮部均散有纤维束。形成层成环。木质部发达，射线宽 1～8 列细胞；导管类圆形，大多单个散在，或 2 至数个相聚，有的含黄棕色物；木纤维成束散在。薄壁细胞含淀粉粒，少数含方晶。

【储存方法】置干燥处贮藏。

[拓展知识]

北豆根，为防己科植物蝙蝠葛(*Menispermum dauricum* DC.)的干燥根茎。产于东北、华北、华东及陕西、甘肃、宁夏、四川等地，又称北山豆根。其药材性状鉴别特征，呈细长圆柱形，弯曲，有分枝，长可达 50 cm，直径 3～8 mm。表面黄棕色至暗棕色，多有弯曲的细根，并可见突起的根痕及纵皱纹，外皮易剥落。质韧，不易折断，断面不整齐。纤维性，木质部淡黄色，呈放射状排列，中心有髓。气微，味苦。其药材理化鉴别特征，取本品粉末约 5 g，加氨试液 5 mL，拌匀，放置 20 min，加氯仿 50 mL，振摇，放置 1 h，滤过。滤液置分液漏斗中，加 10％盐酸溶液 5 mL，振摇提取。分取酸液，置二支试管中，一管加碘化铋钾试液，生成橙红色沉淀；另一管加碘试液，生成棕色沉淀。本品有清热解毒、祛风止痛的功能。可用于治疗咽喉肿痛，肠炎痢疾，风湿痹痛。内服常用量为 3～9 g。本品与山豆根功效相似，但仍然不尽相同，应当区别应用。

葛 根

【来源】豆科植物野葛[*Pueraria lobata*（Willd.）Ohwi]或甘葛藤的干燥根。

【产地】野葛主产于湖南、河南、广东、浙江、四川等地。甘葛藤主产于广西、广东，多为栽培。

【采收加工】秋、冬二季采挖根。传统采收方法：葛根在栽种后2～3年即可采，一般于秋季落叶后到春季发芽前进行。将根全部挖起后，去除蔓藤，切下根头作种，抖去泥土，运回加工。趁鲜切成厚片或小块，干燥。

【性状鉴别】

1. 野葛根　常为斜切或纵切的块片，类白色或淡棕色，表面有时可见残留的棕色栓皮。切面粗糙，切面黄白色至淡黄棕色，纤维性强。质轻松。气微，味淡。

2. 甘葛藤根　纤维性较弱，有的呈绵毛状。质坚硬而重，富粉性。气微，味微甜。

【成分】野葛根含黄酮类物质可达12%；甘葛藤根的含量较低，广西产的约含2.2%。葛根长霉后总黄酮含量显著降低。

【附注】

1. 除上述两种外，尚有多种同属植物的根在部分地区作葛根使用，但总黄酮含量较低，一般在1%以下，质量较差。如食用葛藤、三裂叶葛藤、峨眉葛藤等。

2. 葛花，为野葛未全开放的花，含多种黄酮类成分，功能解酒毒，止渴。

【储存方法】葛根含多量淀粉、黄酮类物质，在储存中易吸潮生霉。葛根生霉后能引起总黄酮含量显著下降。霉菌的发生，是葛根受潮吸水过多的缘故，若能将含水量控制在10%以下，贮存于相对湿度70%左右的环境中，即能安全贮存。

【养护技术】本品在储存中，害虫危害常有发生。害虫蛀蚀多从两端切断面开始，继而逐渐蛀入其中，并在其内发育繁殖。被害较轻时，外表面尚不能观察到虫迹，但用力敲振即能见到虫蛀粉；危害严重时，不仅蛀成众多小孔，同时也能破坏形成层的绵毛样纤维。

北沙参

【来源】本品为伞形科植物珊瑚菜（*Glehnia littoralis* Fr. Schmidtex Miq.）的干燥根。

【产地】主产于东北、华北等地。

【采收加工】春、秋二季采挖，除去须根及泥沙，干燥。

【性状鉴别】本品呈细长圆柱形，弯曲，有分枝，长可达15～45 cm，直径0.4～1.2 cm。外表皮的表面黄棕色，内表皮淡黄白色，略粗糙，多有弯曲的细根，并可见突起的根痕及纵皱纹，外皮易剥落。质韧，易折断，断面皮部浅黄白色，木质部黄色。气特异，味微甘。

【理化鉴别】

1. 检查糖类　取该品粗粉2 g，加水20 mL，置水浴中加热10 min，滤过。取液液2 mL，加5% α-萘酚乙醇液2～3滴，摇匀，沿试管壁缓缓加入硫酸0.5 mL，两液接界处即显紫红色环。

另取滤液 2 mL，加碱性酒石酸铜试液 4～5 滴，置水浴中加热 5 min，生成红棕色氧化亚铜沉淀。

2. 薄层色谱　取药材粉末 2 g，置索氏提取器中，加氯仿 60 mL，回流提取 4 h，回收氯仿后，残渣以 1 mL 氯仿溶解作为供试液。另取 β-谷甾醇及 β-谷甾醇棕榈酸酯各 1 mg，加氯仿 1 mL 溶解作为对照液。分别吸取上述供试液和对照液各 10 μm，点于同一硅胶 G 薄板上。以氯仿-苯（9∶1）展开至 1/2 处，吹干，再以氯仿-苯（7∶3）展开。取出，晾干，喷以 10% 硫酸乙醇液，110℃加热 5 min。样品液色谱在与对照液色谱相应位置上显相同颜色的斑点。

【显微鉴别】横切面，皮层为数列薄壁细胞，有分泌道散在。不去外皮的可见木栓层。韧皮部宽广，射线明显；外侧筛管群颓废呈条状；分泌道散列，直径 20～65 μm，内含黄棕色分泌物，周围分泌细胞 5～8 个。形成层成环。木质部射线宽 2～5 列细胞；导管大多呈 V 形排列；薄壁细胞含糊化淀粉粒。

【储存方法】置通风干燥处贮藏，防蛀。

【附注】曾发现下列植物的根混充北沙参用，应注意鉴别。

（1）同科植物田黄蒿及硬阿魏的根。

（2）石竹科植物麦瓶草的根。

（3）桔梗科植物石沙参的根。

南沙参

【来源】南沙参来源桔梗科植物轮叶沙参[*Acnophora tetraphylla*（Thunb.）Fisch]或沙参（*Adenophora stricta* Miq.）的干燥根。

【产地】南沙参主产于安徽、江苏、浙江、贵州等地。

【采收加工】南沙参趁鲜刮去粗皮。

【性状鉴别】根呈圆柱形，少有分枝，顶端常有芦头（根茎）。表面黄白色或淡棕黄色，点状皮孔不明显。质轻泡易断，断面多裂隙。无臭，味微甘。

【显微鉴别】南沙参含乳管、菊糖、糊化淀粉粒。

【附注】桔梗科沙参属作南沙参使用的有 7 种，常见的有如下几种：无柄沙参、泡沙参、云南沙参（云南卫生局已将其收入地方药品标准）。

白薇

【来源】本品为萝藦科植物白薇（*Cynanchum atratum* Bge.）或蔓生白薇（*Cynanchum versicolor* Bge.）的干燥根及根茎。

【产地】主产于山东、安徽、辽宁、湖北等地。

【采收加工】春、秋二季采挖，洗净，干燥。

【性状鉴别】本品根茎粗短，有节结，多弯曲。上面有圆形的茎痕，下面及两侧簇生多数细长的根，根长 10～25 cm，直径 0.1～0.2 cm。表面棕黄色。质脆，易折断，断面皮部黄白色，木质部黄色。气微、味微苦。

【理化鉴别】化学定性：取粉末 1 g，加 70% 乙醇 10 mL，加热回流 1 h，过滤。取滤液 1 mL 置蒸发皿中蒸干，残渣加醋酐 0.5 mL 溶解，滴加浓硫酸 1 滴，显蓝黑色。

【显微鉴别】

1. 白薇根横切面　表皮一列细胞。皮层宽阔，薄壁细胞含淀粉粒及草酸钙簇晶。内皮层细胞壁厚。中柱鞘为 1～2 列薄壁细胞。韧皮部狭窄，形成层明显；木质部导管、木纤维及木薄壁细胞均木化。

2. 白薇根茎横切面　表皮细胞径向延长。皮层有乳汁管，有时可见石细胞。维管束双韧型。髓部有石细胞散在。本品薄壁细胞含淀粉粒及草酸钙簇晶。

3. 蔓生白薇根及根茎横切面　根与白薇相似。根茎皮层无乳汁管，有的有纤维束，断续排列成环，并有石细胞存在。

【储存方法】置通风干燥处贮藏。

天花粉

【来源】本品为葫芦科植物栝楼（*Trichosanthes kirilowii* Maxim.）或双边栝楼（*Trichosanthes rosthornii* Harms）的干燥根。

【产地】主产于河南、山东、江苏、安徽等地。

【采收加工】秋、冬二季采挖，洗净，除去外皮，切段或纵剖成瓣，干燥。

【性状鉴别】本品呈不规则圆柱形、纺锤形或瓣块状，长 8～16 cm，直径 1.5～5.5 cm。表面黄白色或淡棕黄色，有纵皱纹、细根痕及略凹陷的横长皮孔，有的有黄棕色外皮残留。质坚实，断面白色或淡黄色，富粉性，横切面可见黄色木质部，略呈放射状排列，纵切面可见黄色条纹状木质部。气微，味微苦。

【理化鉴别】取本品粉末 2 g，加 50% 乙醇 20 mL，超声处理 30 min，过滤，滤液作为供试品溶液。另取瓜氨酸作对照品，加 50% 乙醇溶解，制成每毫升含 1 mg 的溶液，作用为对照品溶液。吸取上述供试品溶液 6 μL，分别点于硅胶 G 薄层板上，以正丁醇-无水乙醇-冰醋酸-水（8：2：2：3）为展开剂，展开、取出、晾干，喷以三酮试液，在 105℃烘至斑点显色清晰。供试品色谱中，在与对照品色谱相应的位置上，显相同颜色的斑点。

【显微鉴别】本品粉末类白色。淀粉粒甚多，单粒类球形、半圆形或盔帽形，直径 6～48 μm，脐点点状、短缝状或人字状，层纹隐约可见；复粒由 2～14 分粒组成，常由一个大的分粒与几个小分粒复合。具缘纹孔导管，大多破碎，有的具缘纹孔呈六角形或方形，排列紧密。石细胞黄绿色，长方形、椭圆形、类方形、多角形或纺锤形，直径 27～72 μm，壁较厚，纹孔细密。

【附注】日本栝楼，湖北、江西及西南地区有分布，其根在少数地区作天花粉用。去皮的根表面显黄白色至浅灰色，富粉性。

紫　菀

【来源】本品为菊科植物紫菀(*Aster tataricus* L. f.)的干燥根及根茎。

【产地】主产于河北、安徽、河南、黑龙江等地。

【采收加工】春、秋二季采挖,除去有节的根茎(习称"母根")和泥沙,编成辫状晒干,或直接晒干。

【性状鉴别】本品根茎呈不规则块状,大小不一,顶端有茎、叶的残基;质稍硬。根茎簇生多数细根,长3～15 cm,直径0.1～0.3 cm,多编成辫状;表面紫红色或灰红色,有纵皱纹;质较柔韧。气微香,味甜、微苦。

【理化鉴别】

1. 取本品粉末2 g,加水20 mL,置60℃水浴上加热10 min,趁热滤过,放冷。取滤液2 mL,置带塞试管中,用力振摇1 min,产生持久性泡沫,10 min内不消失。

2. 取本品粗粉2 g,加石油醚(60～90℃)20 mL,加热回流提取30 min,滤过,滤液浓缩至约2 mL作为供试品溶液。另取紫菀对照药材2 g,同法制成对照药材溶液。照薄层色谱法试验,吸取上述两种溶液各2 μL,分别点于同一硅胶G薄层板上,以苯为展开剂,展开,取出,晾干,喷以二硝基苯肼试液。供试品色谱在与对照药材色谱相应的位置上,显相同的黄色斑点;105℃加热10 min,供试品色谱中,在与对照药材色谱相应的位置上,显相同颜色的斑点。

【显微鉴别】

1. 根横切面:表皮细胞多萎缩或有时脱落,内含紫红色色素。下皮细胞一列,略切向延长,侧壁及内壁稍厚,有的含紫红色色素。皮层宽广,有细胞间隙;分泌道4～6个,位于皮层内侧;内皮层明显。中柱小,木质部略呈多角形;韧皮部束位于木质部弧角间;中央通常有髓。

2. 根茎表皮有腺毛,皮层散有石细胞及厚壁细胞。

3. 根及根茎薄壁细胞含菊糖,有的含草酸钙簇晶。

【储存方法】置阴凉干燥处贮藏。

三　棱

【来源】黑三棱科植物黑三棱(*Sparganium stoloniferum* Buch-Ham.)削去外皮的块茎称为荆三棱(京三棱);莎草科植物荆三棱的块茎(多带外皮)则称黑三棱。

【采收加工】冬春采挖,削去外皮。

【性状鉴别】荆三棱、黑三棱性状鉴别区别要点如表3-12所示。

表3-12　荆三棱、黑三棱性状鉴别

项目	荆三棱	黑三棱
形状	圆锥形	扁圆形
表面特征	去皮,有刀削痕,点状须根痕密集	多不去皮,须根痕较少
质地	体重质坚沉于水	体轻浮于水

天南星

【来源】天南星科植物天南星[*Arisaema erubescens*(Wall.)Schott]、东北天南星(*Arisaema amurense* Maxim)、异叶天南星(*Arisaema heterophyllum* Bl.)的块茎。

【产地】天南星与异叶天南星产于全国大部分地区;东北天南星主产于东北、内蒙古、河北、山东等地。

【采收加工】夏秋采挖,去外皮及须根。

内服须经过炮制,以去毒性、增强化痰作用。炮制品分两种。

1.制南星　取净天南星,大小分档,用清水浸泡,每天换水2～3次,如起白沫时,换水后加白矾(每100 kg加白矾2 kg),泡1 d后,再进行换水,至切开口尝微有麻舌感时取出。将生姜片、白矾置锅内加适量水煮沸后,倒入天南星共煮至无干心时取出,除去姜片,晾至四至六成干,切薄片,干燥。每100 kg天南星,用生姜、白矾各12.5 kg。

2.胆南星　取净天南星,磨为细粉。将250%牛胆汁或猪胆汁浓缩成150%,用10%老生姜榨汁,同搅拌至匀,加盖放置14 d,待其充分发酵,取出,按九蒸九晒方法蒸制(现改为三蒸三晒)。第一次蒸14 h,冷却后切成小方粒晒干;第二次以后每次蒸3～4 h,蒸后晒干,蒸至最后一次洒入2%米酒润匀同蒸后晒至足干。以制至外观色乌黑、口尝无麻舌、嗅之无臭味为度。

【性状鉴别】

1.呈扁球形,表面类白或淡棕色,较光滑,高1～2 cm,直径1.5～6.5 cm。

2.顶端有凹陷的茎痕,其周围有麻点状根痕,有的周边具球状侧芽。

3.质坚硬,不易破碎,断面白色,粉性。

4.气微辛,味麻辣。

【显微鉴别】粉末为淡黄白色。

1.淀粉粒众多,单粒为主,脐点点状、裂缝状或星状,大粒层纹明显;复粒由2～12单粒组成。

2.草酸钙针晶成束或散在。

3.导管螺纹或环纹。

4.草酸钙方晶多见于导管旁的薄壁细胞中。

【成分】含三萜皂苷、安息香酸(苯甲酸)及多种氨基酸。三种天南星及虎掌块茎水解后薄层层析图谱上有3,4-二羟基苯甲醛(原儿茶醛)的斑点。

【理化鉴别】检查3,4-二羟基苯甲醛:天南星粉末+0.5%盐酸湿润,微量升华,镜检可见白色结晶。

【附注】

1.同科植物掌叶半夏的块茎俗称虎掌南星。块茎呈扁圆形,周边生有数个小球状块茎,形似虎掌,故又名虎掌南星。传统认为此为天南星中的佳品。主含生物碱。

2.从本草考证和实际调查认为半夏属植物掌叶半夏和天南星属多种植物的块茎都作天南星药材使用。

3.据报道不同原植物的天南星药材粉末特征略有不同。

[拓展知识]

天南星科中药简介：

(1)特征　多年生草本，叶基生(单或复叶)，肉穗花序，具佛焰苞，浆果，密集于花序轴上。

(2)显微　常有黏液细胞，内含草酸钙针晶束。

(3)成分　生物碱、挥发油、皂苷等。

(4)常用中药　天南星、半夏、白附子、石菖蒲等。

浙贝母

【来源】百合科植物浙贝母(*Fritillaria thunbergii* Miq.)的干燥鳞茎。

【产地】主产于浙江宁波地区，原以宁波象山最为著名，故又称“象贝”。江苏、安徽、湖南亦产。多为栽培。

【采收加工】初夏植株枯萎后采挖，洗净，按大小两种规格　直径在 3.5 cm 以上者摘除心芽，加工成“大贝”(元宝贝)；直径 3.5 cm 以下者不摘心芽，加工成“珠贝”。

分档后，置于特制的木桶内，撞去表皮，按 100 ：(3～4)的比例加入熟石灰或贝壳粉，使均匀涂布于贝母表面，吸去撞出的浆汁，晒干或烘干。或取鳞茎，大小不分，洗净，除去心芽，趁鲜切成厚片，干燥，习称“浙贝片”。

【性状鉴别】

1. 珠贝

(1)为完整鳞茎，扁球形。

(2)表面类白色，外层鳞叶 2 枚，呈肾形，相互对合，其内有 2～3 枚小鳞叶及干缩的残茎。

(3)质脆易断，断面白色富粉性。

(4)味苦。

2. 大贝　为鳞茎外层单瓣肥厚的鳞叶，一面凸一面凹，呈新月形，外表面类白色至淡黄色，内表面白色或淡棕色，被有白色粉末。余同“珠贝”。

【显微鉴别】粉末为类白色。

用刮取表皮法制备粉末，要求做两种制片：①透化片，观察表皮细胞及气孔；②不透化片，观察淀粉粒。观察表皮细胞一定要透化，否则干扰太多。

1. 淀粉粒　多为单粒(稀有复粒、半复粒)。脐点多呈点状、裂缝状，均位于较小一端。较大的淀粉粒可见偏心层纹。

2. 表皮细胞及气孔　表皮细胞多角形，垂周壁连珠状增厚；气孔扁圆形，副卫细胞 4～5 个。

3. 螺纹导管　细小。

4. 草酸钙结晶　存在于表皮细胞中，多呈细小方形或杆状。

【成分】含甾醇类生物碱，主要为贝母碱，含量约 0.1%，含去氢贝母碱。

【理化鉴别】

1.碘试液检查　横切片＋碘试液──→即呈蓝紫色，边缘表皮一圈仍为类白色。

2.生物碱反应　粗粉70%的乙醇浸出滤液，蒸干，残渣加1%盐酸溶液溶解，滤过，取滤液加碘化铋钾试液3滴，则生成橙黄色沉淀；另取滤液，加20%硅钨酸试液数滴，即生成白色絮状沉淀。

3.荧光反应　粉末置紫外光下呈亮淡绿色荧光。

黄　精

【来源】本品为百合科植物滇黄精（*Polygonatum kingianum* Coll. et Hemsl.）、黄精（*Polygonatum sibiricum* Red.）或多花黄精（*Polygonatum cyrtonema* Hua）的干燥根茎。按形状不同，习称“大黄精”“鸡头黄精”“姜形黄精”。

【产地】滇黄精主产于贵州、湖南、云南、安徽、浙江等地。

【采收加工】春、秋二季采挖，除去须根，洗净，置沸水中略烫或蒸至透心，干燥。

【性状鉴别】

1.大黄精　呈肥厚肉质的结节块状，结节长可达10 cm以上，宽3～6 cm，厚2～3 cm。表面淡黄色至黄棕色，具环节，有皱纹及须根痕，结节上侧茎痕呈圆盘状，圆周凹入，中部突出。质硬而韧，不易折断，断面角质，淡黄色至黄棕色。气微，味甜，嚼之有黏性。

2.鸡头黄精　呈结节状弯柱形，长3～10 cm，直径0.5～1.5 cm。结节长2～4 cm，略呈圆锥形，常有分枝。表面黄白色或灰黄色，半透明，有纵皱纹，茎痕圆形，直径5～8 mm。

3.姜形黄精　呈长条结节块状，长短不等，常数个块状结节相连。表面灰黄色或黄褐色，粗糙，结节上侧有突出的圆盘状茎痕，直径0.8～1.5 cm。

【理化鉴别】糖类反应取黄精粉1 g，加水20 mL，水浴温热30 min，滤过，滤液行下列试验。

(1)取滤液2 mL置试管中，加α-萘酚试剂2～3滴，摇匀，沿管壁加硫酸1 mL，两液面交界处有红色环。

(2)取流液2 mL，加混合的Fehling试剂3 mL，摇匀后置水浴中加热片刻，有砖红色沉淀产生。

【显微鉴别】

1.大黄精　表皮细胞外壁较厚。薄壁组织间散有多数大的黏液细胞，内含草酸钙针晶束。维管束散列，大多为周木型。

2.鸡头黄精、姜形黄精　维管束多为外韧型。

【储存方法】置于燥处贮藏，防霉，防蛀。

玉　竹

【来源】本品为百合科植物玉竹［*Polygonatum odoratum* (MilL)Druce］的干燥根茎。

【产地】主产于湖南、河南、江苏、浙江等地。

【采收加工】秋季采挖，除去须根，洗净，晒至柔软后，反复揉搓，晾晒至无硬心，晒干；或蒸透后，揉至半透明，晒干。

【性状鉴别】本品呈长圆柱形，略扁，少有分枝，长 4～18 cm，直径 0.3～1.6 cm。表面黄白色或淡黄棕色，半透明，具纵皱纹及微隆起的环节，有白色圆点状的须根痕和圆盘状茎痕。质硬而脆或稍软，易折断，断面角质样或显颗粒性。气微，味甘，嚼之发黏。

【理化鉴别】

1. 糖类反应　取粗粉约 1 g，加水 10 mL，水浴温热约 30 min，过滤。取滤液 2 mL 置试管中，加 α-萘酚 1～2 滴，摇匀，沿管壁加硫酸 1 mL，两液面交界处显红色。

2. 糖类反应　取粗粉约 1 g，加水 10 mL，水浴温热约 30 min，过滤。取滤液 2 mL，加混合的 fehling 试液 3 mL，水浴加热片刻，有砖红色沉淀产生。

【显微鉴别】横切面：表皮细胞扁圆形或扁长方形，外壁稍厚，角质化。薄壁组织中散有多数黏液细胞，直径 80～140 μm，内含草酸钙针晶束。维管束外韧型，稀有周木型，散列。

【储存方法】置通风干燥处，防霉，防蛀。

天　冬

【来源】本品为百合科植物天冬[*Asparagus cochinchinensis*（Lour.）Mern]的干燥块根。

【产地】主产于贵州、四川、广西等地。

【采收加工】秋、冬二季采挖，洗净，除去茎基和须根，置沸水中煮或蒸至透心，趁热除去外皮，洗净，干燥。

【性状鉴别】本品呈长纺锤形，略弯曲，长 5～18 cm，直径 0.5～2 cm。表面黄白色至淡黄棕色，半透明，光滑或具深浅不等的纵皱纹，偶有残存的灰棕色外皮。质硬或柔润，有黏性，断面角质样，中柱黄白色。气微，味甜、微苦。

【理化鉴别】取粗粉约 5 g，加水 50 mL，乙醇 50 mL 回流 1 h，冷后滤过，分取滤液各 2 mL，分置两支试管中，一管加茚三酮试液 1 mL，水浴加热，溶液显紫色；一管加碱性酒石酸铜试液 1 mL，水浴中加热，生成砖红色沉淀。

【显微鉴别】

1. 石细胞极多，淡橙黄色或无色，类长方形、类圆形或长条形，常破碎，长 80～450 μm，直径 30～90 μm，壁厚或薄，纹孔及孔沟细密。

2. 草酸钙针晶成束或散在，有些存在于椭圆形黏液细胞中，针晶长 40～100 μm。

3. 多为具缘纹孔导管，具缘纹孔较大，排列成纵行，其旁侧的木薄壁细胞长方形，壁稍厚，有多数较大的类圆形纹孔。

麦　冬

【来源】本品为百合科植物麦冬[*Ophiopogon japonicus* (L. f)Ker-GawL]的干燥块根。

【产地】主产于浙江慈溪、余姚、杭州及江苏者称杭麦冬；主产四川绵阳地区三台县者称川麦冬。

【采收加工】夏季采挖，洗净，反复晒、堆置，至七八成干，除去须根，干燥。

【性状鉴别】本品呈纺锤形，两端略尖，长 1.5～3 cm，直径 0.3～0.6 cm。表面黄白色或淡黄色，有细纵纹。质柔韧，断面黄白色，半透明，中柱细小。气微香，味甘、微苦。

【理化鉴别】取本品的薄片，置紫外光灯(365 nm)下观察，显浅蓝色荧光。

【显微鉴别】

1. 横切面　表皮细胞 1 列，根被为 3～5 列木化细胞。皮层宽广，散有含草酸钙针晶束的黏液细胞，有的针晶直径至 10 μm；内皮层细胞壁均匀增厚，木化，有通道细胞，外侧为 1 列石细胞，其内壁及侧壁增厚，纹孔细密。中柱较小，韧皮部束 16～22 个，木质部由导管、管胞、木纤维以及内侧的木化细胞连结成环层。髓小，薄壁细胞类圆形。

2. 粉末　白色或黄白色。草酸钙针晶散在或成束于黏液细胞中，针晶长 25～50 μm；柱状针晶长至 88 μm，直径 8～13 μm。石细胞常与内皮层细胞上下相叠，表面观类方形或多角形，直径 22～96 μm，长至 170 μm，壁厚至 16 μm，有的一边基薄，纹孔密，孔沟明显。皮层细胞呈长方形或长条形，壁厚至 7 μm，木化，纹孔点状，纹孔斜裂缝状，多相交成十字形或人字形。管胞为孔纹及网纹管胞，直径 14～24 μm。另有少数具缘纹孔导管。

【储存方法】置干燥处贮藏，防潮。

知　母

【来源】本品为百合科植物知母(*Anemarrhena asphodeloides* Bge)的干燥根茎。

【产地】主产于河北、山西、陕西、内蒙古等地。

【采收加工】春、秋二季采挖，除去须根及泥沙，晒干，习称“毛知母”；或除去外皮，晒干。

【性状鉴别】本品呈长条状，微弯曲，略扁，偶有分枝，长 3～15 cm，直径 0.8～1.5 cm，一端有浅黄色的茎叶残痕。表面黄棕色至棕色，上面有一凹沟，具紧密排列的环状节，节上密生黄棕色的残存叶基，由两侧向根茎上方生长；下面隆起而略皱缩，并有凹陷或突起的点状根痕。质硬，易折断，断面黄白色。气微，味微甜、略苦，嚼之带黏性。

【理化鉴别】取本品粉末 2 g，加乙醇 10 mL，振摇后放置 20 min，吸取上清液 1 mL，蒸干，残渣加硫酸 1 滴，初显黄色，继变红色、紫堇色，最后显棕色。

【显微鉴别】粉末特征：米黄白色。

①黏液细胞较多，含草酸钙针晶束。完整的黏液细胞呈类圆形、椭圆形、长圆形或梭形，直径 53～247 μm，长约至 340 μm；②草酸钙针晶成束散在，针晶长 26～110 μm，有的直径约至 7 μm，碎断后状如小方晶；③纤维(叶基)直径 8～14 μm，壁稍厚，木化，纹孔稀疏，有的呈人字形，胞腔宽大；④具缘纹孔、网纹及螺纹导管，直径 14～24 μm；⑤木栓细胞表面观形状不一，壁薄，常多层上下重叠；⑥木化厚壁细胞(鳞叶)类长方形、长多角形或延长作短纤维状，直径 16～48 μm，长约至 112 μm，壁厚 5～8 μm，孔沟较密，胞腔内含棕黄色物。

【储存方法】多用麻袋包装，置通风干燥处贮藏，防潮。

【养护技术】知母易受潮发霉、变色，偶有虫蛀。一旦受潮易发霉导致变质，须置干燥通风处保存，贮藏期间应定期检查。高温、高湿季节要通风、倒垛。

山 药

【来源】本品为薯蓣科植物薯蓣(*Dioscorea opposita* Thunb.)的干燥根茎。

【产地】主产地河南博爱、武陟、温县等地，山西、陕西、山东、河北、浙江、湖南、四川、云南、贵州、广西等地也有栽培。以广西、河北、河南等地为主的几大产地构成了国内主要山药栽培区。

【采收加工】冬季茎叶枯萎后采挖，切去根头，洗净，除去外皮及须根，用硫黄熏后，干燥；也有选择肥大顺直的干燥山药，置清水中，浸至无干心，闷透，用硫黄熏后，切齐两端，用木板搓成圆柱状，晒干，打光，习称"光山药"。光山药的具体加工方法：把加工过的干毛山药放水中浸泡 1～2 d，捞出稍晾，用硫黄熏后在阳光下晒，至出现白霜为止，用木板把山药搓光，搓润，再晒 2 h 重放篓内，返潮 1～2 d，使内外干湿一致取出再搓。然后根据长短粗细不同，切成长 18～21 cm 或 12～15 cm 的段，再用刀削去不平的疙瘩，再搓圆搓光，放在席上晒干，把头拥齐，即为光山药(山药棍)。

【性状鉴别】

1. 毛山药　略呈圆柱形，弯曲而稍扁，长 15～30 cm，直径 1.5～6 cm。表面黄白色或淡黄色，有纵沟、纵皱纹及须根痕，偶有浅棕色外皮残留。体重，质坚实，不易折断，断面白色，粉性。无臭，味淡、微酸，嚼之发黏。

2. 光山药　圆柱形，两端平齐，长 9～18 cm，直径 1.5～3 cm。表面光滑，白色或黄白色。

【显微鉴别】本品粉末类白色。淀粉粒单粒扁卵形、类圆形、三角状卵形或矩圆形，直径 8～35 μm，脐点点状、人字状、十字状或短缝状，可见层纹；复粒稀少，由 2～3 分粒组成。草酸钙针晶束存在于黏液细胞中，长约至 240 μm，针晶粗 2～5 μm。具缘纹孔、网纹、螺纹及环纹导管直径 12～48 μm。

【理化鉴别】含多巴胺、山药碱、槭素Ⅱ、豆固醇、胆甾醇、盐酸山药碱、麦角甾醇、奎宁酸、菜油甾醇、胆固醇、薯蓣皂苷元、尿囊素、菜油固醇、二十六酸；另含游离氨基酸，淀粉、鞣质、黏液质、糖蛋白、多酚氧化酶等成分。

1. 取粉末少许，加浓硝酸 1 mL，显鲜黄色。

2. 取粉末 1 g，加水 10 mL，煮沸后滤过，取滤液 1 mL，加 5%氢化钠液 2 滴，再加稀硫酸铜溶液 2 滴，呈蓝紫色。

【附注】同属植物野山药野生于我国各地。其根亦作山药入药，功效类同。

仙 茅

【来源】石蒜科植物仙茅(*Curculigo orchioides* Gaertn.)的根茎。

【产地】生于海拔 1 600 m 的林下草地或荒地上。分布于浙江、福建、江西等地。

【采收加工】2～4 月发芽前或 7～9 月苗枯萎时挖取根茎，洗净，除去须根和根头，晒干；或蒸后晒干。

【性状鉴别】圆柱形，略弯曲，长 3～10 cm，直径 0.4～1.2 cm。表面黑褐色或棕褐色，粗糙，有纵轴沟及横皱纹与细孔状的粗根痕。质硬脆，易折断，断面平坦略呈角质状，淡褐色或棕褐色，近中心处色较深，并有一深色环。气微香，味微苦辛。

【显微鉴别】横切面：木栓细胞 3～10 列。皮层宽广，偶见根迹维管束，皮层外缘有的细胞含草酸钙方晶。内皮层明显。中柱维管束周木型及外韧型，散列。薄壁组织中散有多数黏液细胞，类圆形，直径 60～200 μm，内含草酸钙针晶束，长 50～180 μm。薄壁细胞充满淀粉粒。

【理化鉴别】主要含多种环木菠萝烷型三萜及其糖苷、甲基苯酚、仙茅苷 A、仙茅苷 B、地衣二醇葡萄糖苷、仙茅萜醇、石蒜碱、胡萝卜苷和氯代甲基苯酚的多糖苷类。采用 HPLC 法测定仙茅中仙茅苷的含量。

取本品粉末 2 g，加乙醇 20 mL，置水浴中加热回流提取 30 min，滤过，滤液蒸干，残渣加醋酸乙酯 1 mL 使溶解，取上清液作为供试品溶液。另取仙茅苷对照品，加醋酸乙酯制成每毫升含 0.1 mg 的溶液，作为对照品溶液。照薄层色谱法试验，吸取上述两种溶液各 2 μL，分别点于同一硅胶 G 薄层板上，以醋酸乙酯-甲醇-甲酸(10：1：0.1)为展开剂，展开，取出，晾干，喷以 2%铁氰化钾-2%三氯化铁溶液(1：1)，供试品色谱中，在与对照品色谱相应的位置上，显相同的蓝色斑点。

【附注】阴虚火旺者禁服，有小毒。

远　志

【来源】远志科植物远志(*Polygala tenuifolia* Willd.)或卵叶远志(*Polygala tenuifolia* Willd.)的干燥根。

【产地】生于山坡、干燥沙质草地。主产于山西、陕西、吉林、河南等地。

【采收加工】春、秋二季采挖根。(远志栽种 2 年即可收获，以 3 年生的产量最高。)除去须根和泥沙，晒干。

传统加工方法：将远志鲜根抖去泥土，趁水分未干时用木棒敲打，使其松软，抽掉木心，晒干即可。直径 0.3 cm 以上的可加工远志筒，0.3 cm 以下的抽去木心加工成远志肉，最细的根不去心，晒干称为远志棍，三者均可作药用。

【性状鉴别】圆柱形，略弯曲，长 3～15 cm，直径 0.3～0.8 cm。表面灰黄色至灰棕色，有较密并深陷的横皱纹、纵皱纹及裂纹，老根的横皱纹较密更深陷，略呈结节状。质硬而脆，易折断，断面皮部棕黄色，木质部黄白色，皮部易与木质部剥离。气微，味苦、微辛，嚼之有刺喉感。

【显微鉴别】横切面：木栓细胞 10 余列。皮层为 20 余列薄壁细胞，有切向裂隙。韧皮部较宽广，常现径向裂隙。形成层成环。木质部发达，均木化，射线宽 1～3 列细胞。薄壁细胞大多含脂肪油滴；有的含草酸钙簇晶及方晶。

【理化鉴别】含多种三萜类皂苷，主要有远志皂苷 A、B、C、D、E、F、G，由细叶远志皂苷元等与不同的糖结合而成，皂苷以皮部含量最多。另含细叶远志皂苷、细叶远志素、远志呫吨酮Ⅰ、远志呫吨酮Ⅱ，1,6-二羟基-3,7-二甲氧基呫吨酮、α-菠固醇、豆固醇、远志皂苷、西伯利亚远志糖、细叶远志定碱、细叶远志素等。

取本品粉末约 0.5 g，置具塞试管中，加热水 10 mL，保温 10 min 后，强力振摇 1 min，产生持续性的泡沫，10 min 内不消失。

【附注】阴虚火旺、脾胃虚弱者慎服。用量不宜过大，以免引起恶心呕吐。

【储存方法】用木箱或麻袋包装，置干燥通风处。

【养护技术】本品质脆易碎，受潮后易泛油、虫蛀。泛油后质地发软，色泽加深，表面出现油样物质，所以贮藏期间应定期检查。发现吸潮或轻度虫蛀，要及时晾晒或翻垛通风。梅雨季节要注意检查，进行翻晒。本品易碎，存放时不要大量堆压，以防破碎。在麻袋中插入木棍可起散热、通气、防霉的作用。

拳　参

【来源】蓼科植物拳参(*Polygonum historta* L.)的根茎。

【产地】生于较高的山坡、草丛或林间阴湿草甸中。分布于吉林、辽宁、河北、山西、内蒙古、陕西、新疆等地。

【采收加工】秋、冬季采挖根茎，除去残茎叶及须根，晒干。

【性状鉴别】扁圆柱形，常弯曲呈虾状，两端圆钝或稍细。表面呈紫褐色或紫黑色，稍粗糙，有较密环节及根痕，一面隆起，另面较平坦或略具凹槽。质硬，断面近肾形，浅棕红色，有数十个黄白色细点排成断续环状。气微，味苦、涩。

【显微鉴别】本品粉末淡棕红色。木栓细胞呈多角形，含棕红色物。草酸钙簇晶甚多，直径 15～65 μm。具缘纹孔导管直径 20～55 μm，也有网纹及螺纹导管。纤维长梭形，直径 10～20 μm，壁较厚，木化，孔沟明显。淀粉粒椭圆形、卵形或类圆形，直径 5～12 μm。

【理化鉴别】含表没食子酸、没食子酸以及水解鞣质和缩合鞣质。又含羟基甲基蒽醌、维生素 C、β-谷甾醇的异构体等。还含右旋儿茶酚，左旋表儿茶酚，6-没食子酰葡萄糖，3,6-二没食子酸葡萄糖和葡萄糖等成分。

取本品一薄片(或粉末少量)，加乙醇 2 滴与 1%三氯化铁的乙醇溶液 1 滴，显蓝黑色。

【附注】拳参毒性很小，无实火实热者慎服，阴疽患者禁服。

白　蔹

【来源】葡萄科植物白蔹[*Ampelopsis japonica* (Thunb.)Vlakino]的干燥块根。

【产地】生于山野、路旁杂草丛中。分布于华北、华东及中南地区。

【采收加工】春、秋季采挖，除去泥沙及细根，切成纵瓣或斜片，晒干。

【性状鉴别】纵瓣长圆形或近纺锤形，长 4～10 cm，直径 1～2 cm。切面周边常向内卷曲，中部有一突起的棱线；外皮红棕色或红褐色，有纵皱纹、细横纹及横长皮孔，易层层脱落，脱落处呈淡红棕色。斜片卵圆形，长 2.5～5 cm，宽 2～3 cm。切面类白色或浅红棕色，可见放射状纹理，周边较厚，微翘起或略弯曲。体轻，质硬脆，易折断，折断时，有粉尘飞出。气微，味甘。

【显微鉴别】粉末特征:淡红棕色。

①淀粉粒单粒棍棒形、长圆形、长卵形、肾形、扁三角形或菱形,有的两端尖,直径 3～13(～26) μm,长 25～43 μm,脐点、层纹不明显;②草酸钙针晶散在或成束存在于黏液细胞中,针晶长 86～169 μm;③黏液细胞类圆形或椭圆形,长 108～224 μm,直径 66～91 μm,内含淡黄色黏液质,有的含针晶束;④草酸钙簇晶直径 25～78 μm,棱角宽大;⑤具缘纹孔导管直径 35～60(～83) μm,具缘纹孔排列成梯状或网状,纹孔口线形;⑥木薄壁细胞长方形,壁稍厚,连珠状,单纹孔形状大小不一。此外,有石细胞、木纤维及木栓细胞。

【理化鉴别】本品含酒石酸、延胡索酸、槲皮素、白藜芦醇、大黄素、α-菠固醇、原儿茶酸、鞣质、黄酮苷、葡萄糖等。另含黏液质、淀粉。

【附注】脾胃虚寒及无实火者禁服,孕妇慎服。不宜与川乌、制川乌、草乌、制草乌、附子同用。

藁　本

【来源】伞形科植物藁本(*Ligusticum sinense* Oliv.)或辽藁本(*Ligusticum jeholense* Nakaiet Kitag.)的干燥根茎及根。

【产地】生于山地草丛中。分布于河南、陕西、甘肃、江西、湖南、湖北等地。

【采收加工】秋季茎叶枯萎或翌春出苗时采挖,除去泥沙,晒干或烘干。

【性状鉴别】不规则结节状圆柱形,稍扭曲,有分枝,长 3～10 cm,直径 1～2 cm。表面棕褐色或暗棕色,粗糙,有纵皱纹,上侧残留数个凹陷的圆形茎基,下侧有多数点状突起的根痕及残根。体轻,质较硬,易折断,断面黄色或黄白色,纤维状。气浓香,味辛、苦、微麻。

【显微鉴别】根茎横切面:藁本木栓层棕色,有 8～10 余列细胞。皮层狭窄。维管束外韧型,约 20 个排列成环;韧皮部宽广,散有根迹维管束和较多的油室,油室直径 64～200 μm,内含黄色油状物;形成层成环;木质部导管直径 14～40 μm,其中部有纤维束连接成环状。髓部宽广,具多数选室。木品薄壁细胞含淀粉粒。

【理化鉴别】含挥发油 0.3%～0.65%,其中新蛇床内酯含量最高,占 25.57%。另含阿魏酸、香橙烯、乙酸龙脑酯、α-蒎烯、β-蒎烯、藁本内酯、洋川芎内酯 A、洋川芎内酯 G、洋川芎内酯 H、洋川芎内酯 I、3-亚丁基苯酞等成分。

取本品粉末 0.5 g 加入乙醚适量,冷浸 1 h,滤过。滤液浓缩至 1 mL,加 7%盐酸羟胺甲醇液 2～3 滴、20%氢氧化钾乙醇液 3 滴,在水浴上微热,冷却后,加稀盐酸调节 pH 至 3～4,再加 1%三氯化铁乙醇液 1～2 滴,显紫红色(检查香豆素和内酯类)。

【附注】阴血虚、肝阳亢及温热证头痛禁服。

独　活

【来源】为伞形科植物重齿毛当归(*Angelica pubescens* Maxim. f. *biserrata* Shan et Yuan)的干燥根。

【产地】生于阴湿山坡、林下草丛中或稀疏灌丛中。分布于江西、湖北、四川等地。

【采收加工】春初苗刚发芽或秋末茎叶枯萎时采挖，除去须根和泥沙，烘至半干，堆置2～3 d，发软后再烘至全干。

【性状鉴别】略圆柱形，下部2～3分枝或更多，长10～30 cm。根头部膨大，圆锥状，多横皱纹，直径1.5～3 cm，顶端有茎、叶的残基或凹陷，表面灰褐色或棕褐色，具纵皱纹，有隆起的横长皮孔及稍突起的细根痕。质较硬，受潮则变软，断面皮部灰白色，有多数散在的棕色油室，木部灰黄色至黄棕色，形成层环棕色。有特异香气，味苦、辛，微麻舌。

【成分】油中主要成分为佛手烯、百里香酚等，还含二氢山芹醇、二氢山芹醇乙酸酯、当归酸、巴豆酸、蛇床子素、二氢欧山芹醇、当归酸酯、欧芹酚甲醚、毛当归醇、当归醇D、二氢山芹醇、异欧前胡内酯、二氢山芹醇-*β-D*-葡萄糖苷、佛手酚、橙花叔醇等成分。

羌　活

【来源】伞形科植物羌活（*Notopterygium incisum* Ting ex H. T. Chang）或宽叶羌活（*Notopterygium franchetii* H. de Boiss.）的干燥根茎和根。

【产地】生于海拔1 600～5 000 m的林缘、灌丛下。分布于陕西、甘肃、青海、四川、西藏等地，主产于四川。

【植物形态】多年生草本，高60～120 cm。根茎粗壮。茎直立，中空，表面淡紫色，有纵直细条纹。基生叶及茎下部叶有长柄，叶片为三出三回羽状复叶，小叶3～4对，末回裂片边缘缺刻状浅裂至羽状深裂，茎上部简化成鞘状，近于无柄。复伞形花序顶生或腋生。花瓣白色或绿白色，卵形或长圆状卵形，长约1.5 mm，顶端圆钝，反折，分果长圆形，长5～6 mm，主棱均扩展为翅，翅等宽或不等宽，棱槽3油管，合生面6油管。花期7—8月，果期8—9月。

【采收加工】春、秋二季采挖，除去须根及泥沙，晒干。

【性状鉴别】

1. 羌活　为圆柱状略弯曲的根茎，长4～13 cm，直径0.6～2.5 cm，顶端具茎痕。表面棕褐色至黑褐色，外皮脱落处呈黄色。节间缩短，呈紧密隆起的环状，形似蚕，习称“蚕羌”；节间延长，形如竹节状，习称“竹节羌”。节上有多数点状或瘤状突起的根痕及棕色破碎鳞片。体轻，质脆，易折断，断面不平整，有多数裂隙，皮部黄棕色至暗棕色，油润，有棕色油点，木部黄白色，射线明显，髓部黄色至黄棕色。气香，味微苦而辛。

2. 宽叶羌活　为根茎和根。根茎类圆柱形，顶端具茎和叶鞘残基，根类圆锥形，有纵皱纹和皮孔；表面棕褐色，近根茎处有较密的环纹，长8～15 cm，直径1～3 cm，习称“条羌”。有的根茎粗大，不规则结节状，顶部具数个茎基，根较细，习称“大头羌”。质松脆，易折断，断面略平坦，皮部浅棕色，木部黄白色。气味较淡。

【成分】羌活根茎含香豆精类化合物、酚性化合物、挥发油（约2.7%）、脂肪酸类、氨基酸类、糖类，羌活还含苯乙基阿魏酸酯。宽叶羌活的地下部分含香豆精类化合物、酚性化合物，还含*β*-谷甾醇葡萄糖苷及挥发油。另含羌活醇、异欧前胡素、异欧前胡内酯、紫花前胡苷元、匙叶桉油烯醇、绿原酸、阿魏酸、佛手柑内酯等成分。

【储存方法】竹篓或木箱盛装，放置阴凉干燥处储存。有条件时宜放冷库保存。由于干燥的根茎及根质地硬脆易碎，故在库内堆垛时不可重叠堆积过高，以防压碎。切制的饮片容易生虫和散失芳香，需入瓮内盖严，置阴凉干燥处保存。

【养护技术】羌活含较多的挥发油，具特异的香气，易生虫和散失油分，在干燥时不宜暴晒，为了防治虫蛀必要时可用烟熏，平时宜置阴凉干燥处保存，防受潮和受热。一般在春末药熏一次，再经阳光略晒，稍凉后装箱密封。在8—9月间再熏晒一次，即可防止虫蛀。同时在储存养护中应避免日光照射，以防芳香气味散发。

秦 艽

【来源】龙胆科植物秦艽(*Gentiana macrophylla* Pall.)的根。

【产地】生于山区草地、溪旁两侧、路边坡地、灌丛中。分布于黑龙江、吉林、辽宁、内蒙古等地。

【采收加工】春、秋季均可采挖，但以秋季质量最好。挖出后去掉茎叶，晒至柔软时，堆成堆，使其自然发热，到根内部变成肉红色时，晒干。也可在挖根后，直接晒干。

【性状鉴别】略圆柱形，上粗下细，长7～30 cm，直径1～3 cm。表面灰黄色或棕黄色，有纵向或扭曲的纵沟。根头部常膨大，多由数个根茎合着。残存的茎基上有纤维状叶基维管束。质坚脆，易折断，断面皮部黄色或棕黄色，木部黄色。气特殊，味苦而涩。

【显微鉴别】粉末特征如下。

1. 秦艽粉末　黄棕色。①栓化细胞表面观类多角形、类长方形或不规则形，直径20～166 μm，长至198 μm，壁薄，略弯曲，平周壁有横向微细纹理，胞腔内含油滴状物，每个细胞不规则分割成2～12个小细胞，分隔壁隐约可见，稍不均匀增厚。②草酸钙针晶散在于薄壁细胞中，长9～17 μm。另有少数结晶呈细梭状、颗粒状、杆状或片状。③内皮层细胞(根须)巨大，无色或淡黄色。完整者表面观类长方形或扁方形，长(纵向)85～542 μm，直径(横向)18～153 μm，壁薄，侧壁细波状弯曲，端壁较平直，平周壁现纤细的横向线状纹理，每个大细胞纵隔成2～10个栅状小细胞，小细胞又横隔为2～5个部分，有的分隔不明显。④螺纹及网纹导管，直径8～67 μm。

2. 麻花艽粉末　棕褐色。①厚壁网纹细胞梭形、类三角形或长条形，末端稍大、钝圆或平截，有的一端呈侧钩状，直径20～65 μm，长20～240 μm，壁稍厚，木化，网孔长裂缝状，疏密不一，大多纵向，也有斜向或稍扭曲。②草酸钙针晶细小，散在于薄壁细胞中，长3～7 μm。③栓化细胞表面观长梭形、类方形、类长方形，直径18～81 μm，长至198 μm，壁薄，每个细胞横隔成2～8个小细胞。有的细胞纵隔成2个小细胞，小细胞再横隔为2～5个部分。④内皮层细胞(根须)淡黄绿色或几无色，长条形，两端平截或稍倾斜，直径11～20 μm，长约至198 μm，壁三边增厚，一边薄，厚约至7 μm，孔沟较稀疏。

3. 小秦艽粉末　黄棕色。①厚壁网纹细胞数个毗连或单个散在，常与栓化细胞上下联结，淡黄色或淡绿黄色，呈类梭形、类三角形、类长方形，直径20～66 μm，长64～216 μm，壁螺状或网状增厚，木化，有的螺状增厚，壁斜向交错扭结，网孔呈纵或斜裂缝状、不规则类长圆形、细小椭圆形，或纹孔偶见。②草酸钙结晶微小，针状或杆状，长约至10 μm，也有呈微细粒状。③栓化细胞表面观呈类梭形或长方形，直径 20～63 μm，长至 180 μm，壁薄，略弯曲，每个细胞横隔成 2～8 个小细胞。有的细胞纵隔成 2 个小细胞，小细胞再横隔为 2～4 个部分。④内皮层细胞（根须）淡黄绿色或几无色，呈长条形，两端平截或稍倾斜，直径 11～25 μm，长约至 315 μm，壁三边增厚，一边薄，厚约至 11 μm，孔沟外口呈疣状突起，表面观呈细小双圈状。有的横隔成 2 个小细胞。

【理化鉴别】含龙胆碱（秦艽碱甲）、龙胆次碱（秦艽碱乙）、龙胆醛碱（秦艽碱丙）、龙胆苦苷、α-香树脂醇、秦艽碱甲、秦艽碱乙等成分。

1. 取本品粗粉 2 g，加氯仿-甲醇-浓氨试液（75∶25∶5）30 mL，浸泡 2 h，滤过，滤液置水浴上浓缩至约 1 mL，加 1 mol/L 盐酸溶液 2 mL，继续蒸去氯仿，放冷，滤过。取滤液分置两支试管中，一管加碘化汞钾试液，即生成淡黄白色沉淀；另一管加碘化铋钾试液，即生成棕红色沉淀。

2. 取本品横断面，置紫外光（365 nm）灯下观察，显黄白色或金黄色荧光。

【附注】久病虚寒，尿多，便溏者禁服。

漏　芦

【来源】菊科植物祁州漏芦[*Rhaponticum uniflorum*（L.）DC.]的根。

【产地】生于山丘干燥地带。分布于黑龙江、吉林、辽宁、内蒙古等地。

【采收加工】春、秋季采挖，除净泥土、须根，晒干。一般以秋季挖取者较粗大而质量好。

【性状鉴别】倒圆锥状圆柱形，有的稍扭曲或扁压，通常不分枝，完整者长 10～30 cm，直径 1～2.5 cm。表面深棕色或黑棕色，粗糙，具不规则的纵向沟纹及菱形的网状裂隙，外皮常有剥裂。根头部膨大，有少数茎基及鳞片状的叶柄残基，顶端有灰白色茸毛。质轻而脆，易折断，折断时皮部常与木部脱离，皮部色泽较深，木部黄白色，呈放射状排列，木射线多破裂，木部中央因朽蚀而成星状裂隙，显深棕色。气特异，味微苦。

【显微鉴别】根横切面　表皮常已脱落，后生皮层为数层至 20 余层棕色细胞，壁稍厚，木化及木栓化。韧皮部较宽广，射线宽。形成层成环。木质部导管呈多股性排列，有时小型导管群将大形导管群分隔成数段，木射线常有径向裂隙。中央有时呈星状裂隙，其周围的细胞壁常木栓化。本品薄壁组织中有油室分布，油室周围的分泌细胞内含黄棕色分泌物。此外，根头非腺毛多细胞，木化，完整的长 0.5～4 mm，直径 20～30 μm，顶端细胞甚长，盘曲或折曲，近基部处为 5～9 个短小类方形细胞；另有一种非腺毛基部扁平，上部有 7～8 个细胞，每一个细胞长 300～450 μm。

【理化鉴别】含 β-蜕皮甾酮等脱皮甾酮类化合物、挥发油及一些脂溶性成分。另含卡多帕亭、异卡多帕亭、漏芦甾酮、甘草苷等成分。

1. 取祁州漏芦醇溶液（1 g/mL）1 mL，加 1%三氯化铁试液 1 滴，产生黄棕色沉淀。

2. 取祁州漏芦醇溶液 1 滴于滤纸上，在紫外光灯下观察，显亮蓝色荧光，再滴加三氯化铁试液 1 滴，呈黄绿色，荧光消失。

【附注】疮疡阴证及孕妇禁用。

香附

【来源】莎草科植物莎草(*Cyperus rotundus* L.)的根茎。

【产地】生于山坡草地、耕地、路边及水边、湿地、河沟和沙地等。分布于江苏、安徽、浙江等地。

【采收加工】秋季采挖,用火燎去须根及鳞叶,沸水略煮或蒸透后晒干,也可不经火燎或蒸煮直接晒干,均称“毛香附”;在放入竹笼中来回撞擦,或用竹筛去净灰屑及须毛,即为“光香附”。

【性状鉴别】纺锤形,或略弯曲,长2~3.5 cm,直径0.5~1 cm。表面棕褐色或黑褐色,有不规则纵皱纹,并有明显而隆起的环节6~10个,节长2~6 mm,节上有众多朝向一方的棕色毛须,并残留根痕;去净毛须的较光滑,有细密的纵脊纹。质坚硬,蒸煮者断面角质样,棕黄色或棕红色,生晒者断面粉性,类白色;内皮层环明显,中柱色较深,维管束点清晰可见。气芳香特异,味微苦。

【显微鉴别】本品粉末浅棕色。分泌细胞类圆形,直径35~72 μm,内含淡黄棕色至红棕色分泌物,其周围5~8个细胞呈放射状环列。表皮细胞多角形,常常有下皮纤维束及厚壁细胞。下皮纤维成束,深棕色或红棕色,直径7~22 μm,壁厚。厚壁细胞类方形、类圆形或形状不规则,壁稍厚,纹孔明显。石细胞少数,类方形,类圆形或类多角形,壁较厚。

【理化鉴别】含挥发油约1%,油中含有多种倍半萜及其氧化物,还含有少量单萜化合物和考布松等。另含α-香附酮、β-蒎烯、丁香烯、桉叶素、香附子烯、香附醇、胡萝卜苷、β-谷固醇、大黄素甲醚等成分。

取本品粉末1 g,加乙醚5 mL,放置1 h,时时振摇,滤过,滤液挥干,残渣加醋酸乙酯0.5 mL使溶解,作为供试品溶液。另取α-香附酮对照品,加醋酸乙酯制成每毫升含1 mg的溶液,作为对照品溶液。照薄层色谱法试验,吸取上述两种溶液各10 μL,分别点于同一硅胶GF254薄层板上,以苯-醋酸乙酯-冰醋酸(92∶5∶5)为展开剂,展开,取出,晾干,置紫外光(254 nm)灯下检视。供试品色谱中,在与对照品色谱相应的位置上,显相同的深蓝色斑点;喷以二硝基苯肼乙醇试液,放置片刻,斑点渐变为橙红色。

【附注】气虚无滞者慎服;阴虚、血热者禁服。

【储存方法】一般以木箱或麻袋包装,置阴凉干燥处。

【养护技术】香附因含挥发油,具芳香味,当年采收的干燥品一般不会虫蛀。但翌年较易生虫,应注意检查。本品贮藏不当还易走油,影响药材质量,所以贮藏时应避免高温。高温季节应及时通风降温。

粉萆薢

【来源】粉萆薢是薯蓣科植物粉背薯蓣(*Dioscorea hypoglauca* Palibin)的干燥根茎。

【产地】分布于河南南部、安徽南部、江苏宜溧山区、浙江、福建、江西南部、湖北、湖南、四川宜宾地区及贵州。生于海拔60~1 000 m的稀疏杂木林或竹林下,通常沿山沟林下潮湿处生长较好。

【采收加工】秋、冬二季采挖。除去须根，洗净，切片，晒干。

【性状鉴别】粗大，不规则长圆柱形或块状，多切成不规则薄片，边缘不整齐，大小不等，厚约 0.5 mm；外皮黄棕色，较厚，周边多卷曲，切面浅黄白色，粗糙，有黄棕色点状维管束散在。质疏松，易折断。气微，味微苦。

【显微鉴别】

1.粉萆薢本品横切面　外层为多列木栓化细胞。皮层较窄，细胞多切向延长，壁略增厚，壁孔明显；黏液细胞散在，内含草酸钙针晶束。中柱散有有限外韧型及类周木型维管束；薄壁细胞壁略增厚，具壁孔，细胞中含淀粉粒。本品粉末黄白色。淀粉粒单粒圆形、卵圆形或长椭圆形，直径 5～32 μm，长至 40 μm，脐点点状或裂缝状；复粒少数，多由 2 分粒组成。厚壁细胞众多，壁木化，纹孔明显，有的类似石细胞，多角形、梭形或类长方形，直径 40～80 μm，长至 224 μm。草酸钙针晶束长 64～84 μm。

2.绵萆薢本品粉末　淡黄棕色。淀粉粒众多，单粒卵圆形、椭圆形、类圆形、类三角形或不规则形，有的一端尖突，有的呈瘤状，直径 5～32 μm，脐点裂缝状、人字状、点状，层纹大多不明显。草酸钙针晶多成束，长 64～84 μm。薄壁细胞多角形，椭圆形或长方形，壁略增厚，纹孔明显。木栓细胞棕黄色，多角形，壁平直。

【附注】肾虚阴亏者忌服。

千年健

【来源】本品为天南星科植物千年健[*Homalomena occulta*(Lour.)Schott]的干燥根茎。

【产地】生于山谷溪边或密林下、竹林下、灌丛下阴湿地。分布于海南、广西、云南等地。

【采收加工】春、秋两季均可采挖，以秋季采挖者质较佳，除去泥土，截成 15～40 cm 的段，晒干。

【性状鉴别】根茎呈圆柱形或略扁，稍弯曲，长 15～40 cm，直径 0.8～1.5 cm。表面黄棕色至红棕色，粗糙。可见多数扭曲的纵沟纹及圆形根痕。质硬而脆，易折断，断面红褐色，黄色针状纤维束多而明显，习称"年健一包针"，相对另一断面呈多数针眼状小孔及少数黄色针状纤维束，可见深褐色具光泽的油点。香气辛烈，稍有樟脑气，味辛、微苦。以条大、红棕色、体坚实、香气浓烈者为佳。

【显微鉴别】粉末：①纤维多见，成束或单个散在，浅黄色，木化，有稀纹孔，较长。中部直径 23～60 μm，壁厚 3～12 μm。②草酸钙簇晶及针晶多存在于黏液细胞中或散在。簇晶直径 35～82 μm，针晶长 42～88 μm，可见红棕色块状物。③油室周围栓化的分泌细胞碎片浅黄色，类五角形，壁厚，常 4～5 层相聚。④导管多为梯纹、环纹及螺纹，直径 24～60 μm。

【理化鉴别】含挥发油，油中主要组分为 α-蒎烯、β-蒎烯、香芹酚、伞花烃、樟脑、赤鲜醇、葡萄糖和芳樟醇等。

取粉末 1 g，加乙醚 5 mL，放置 30 min，时时振摇，滤过。取滤液 1 mL，置蒸发皿中，待乙醚挥散后，残渣加 5%香草醛浓硫酸液 1 滴，显紫红色或紫色。

【附注】阴虚内热者慎服。

高良姜

【来源】姜科植物高良姜(*Alpinia officinarum* Hance)的干燥根茎。

【产地】生于路旁、山坡草地。分布于广东、广西、海南、云南及台湾等地,广东有大量栽培。

【采收加工】夏末秋初采挖,除去须根和残留的鳞片,洗净,切段,晒干。

【性状鉴别】呈圆柱形,多弯曲,有分枝,长 5～9 cm,直径 1～1.5 cm。表面棕红色至暗褐色,有细密的纵皱纹和灰棕色的波状环节,节间长 0.2～1 cm,一面有圆形的根痕。质坚韧,不易折断,断面灰棕色或红棕色,纤维性,中柱约占 1/3。气香,味辛辣。

【显微鉴别】横切面:表皮细胞外壁增厚,有的含红棕色非晶形物。皮层中叶迹维管束较多,外韧型。内皮层明显。中柱外韧型维管束甚多,束鞘纤维成环,木化,皮层及中柱薄壁组织中散有多数分泌细胞,内含黄色或红棕色树脂状物;薄壁细胞充满淀粉粒。

【理化鉴别】根茎含多种二苯基庚烷类化合物、黄酮类化合物,还可能含有鼠李柠檬素及 7-羟基-3,5-二甲氧基黄酮,又含挥发油。另含姜黄素、二氢姜黄素、六氢姜黄素、高良姜素、高良姜素-3-甲醚、丁香油酚、菜油固醇葡萄糖苷、豆固醇葡萄糖苷、桂皮酸甲酯等成分。

1. 用其醇提取物加温观其颜色,真品呈黄绿色。

2. 用三氯化铝做荧光反应,亦呈黄绿色。

3. 做香草酸浓硫酸反应,呈浅紫红色。

【附注】阴虚有热者禁服。

胡黄连

【来源】玄参科植物胡黄连(*Picrorhiza scrophulariiflora* Pennell.)的干燥根茎。

【产地】生于海拔 3 600～4 400 m 的高寒地区的岩石上及石堆或草地。分布于四川西部、云南西北部及西藏东南部。

【采收加工】秋季采挖,除去须根和泥沙,晒干。

【性状鉴别】呈圆柱形,略弯曲,偶有分枝,长 3～12 cm,直径 0.3～1 cm。表面灰棕色至暗棕色,粗糙;有较密的环状节,具稍隆起的芽痕或根痕,上端密被暗棕色鳞片状的叶柄残基。体轻,质硬而脆,易折断,断面略平坦,淡棕色至暗棕色,木质部有 4～10 个类白色点状维管束排列成环。气微,味极苦。

【显微鉴别】取本品粉末 0.5 g,置适宜器皿中,60～80℃升华 4 h,置显微镜下观察,可见针状、针簇状、棒状、板状结晶及黄色球状物。

【理化鉴别】胡黄连根茎中含有环烯醚萜糖苷,另含胡黄连苷Ⅰ、胡黄连苷Ⅱ、桃叶珊瑚苷、岩白菜素、云杉苷等。

1. 取本品粉末 5 g,加水 50 mL,置 60℃水浴中温浸 20 min。滤过。取滤液 1 mL,加三氯化铁的乙醇溶液 2 滴,生成暗绿色沉淀;另取滤液 1 mL,加 5% α-萘酚的乙醇溶液 2 滴,摇匀,生成黄白色浑浊,缓缓沿管壁加硫酸 0.5 mL,两液接界处显紫色环,振摇后颜色变深,加水稀释生成暗紫色沉淀。

2. 取上项所得的升华物，加氯仿数滴使溶解，作为供试品溶液。另取香草酸、肉桂酸对照品，加氯仿制成每毫升各含 1 mg 的混合溶液，作为对照品溶液。照薄层色谱法试验，吸取上述两种溶液各 5 μL，分别点于同一硅胶 GF254 薄层板上，以正己烷-乙醚-冰醋酸(5∶5∶0.1)为展开剂，展开，取出，晾干，置紫外光(254 nm)灯下检视。供试品色谱中，在与对照品色谱相应的位置上，显相同颜色的斑点。

【附注】脾胃虚弱者慎服。

茜　草

【来源】本品为茜草科植物茜草(*Rubia cordifolia* L.)的干燥根及根茎。

【产地】生于山坡岩石旁或沟边草丛中。全国大部分地区均有分布；主产于河北、陕西、安徽、山东、江苏等地。

【采收加工】春、秋二季采挖，除去泥沙，干燥。

【性状鉴别】本品根茎呈结节状，丛生粗细不等的根。根呈圆柱形，略弯曲，长 10～25 cm，直径 0.2～1 cm；表面红棕色或暗棕色，具细纵皱纹及少数细根痕；皮部脱落处呈黄红色。质脆，易折断，断面平坦，皮部狭，紫红色，木部宽广，浅黄红色，导管孔多数。气微，味微苦，久嚼刺舌。

【显微鉴别】根横切面：木栓细胞 6～12 列，含棕色物。皮层薄壁细胞有时含红棕色颗粒。韧皮部细胞较小。形成层不甚明显。木质部占根的主要部分，全部木化，射线不明显。薄壁细胞含草酸钙针晶束。

【理化鉴别】本品主要含紫茜素、茜草色素、齐墩果酸乙酸酯、齐墩果醛乙酸酯、茜草萜三醇、羟基茜草素、茜草素、异茜草素、二氢大叶茜草素、1-羟基-2-羧基-3-甲氧基蒽醌、2′-甲氧基大叶茜草素、大叶茜草素等成分。

取本品粉末 0.2 g，加乙醚 5 mL，振摇数分钟，滤过。滤液加氢氧化钠试液 1 mL 振摇，静置使分层后，水层显红色；醚层无色，置紫外光(365 nm)灯下观察，显天蓝色荧光。

【附注】脾胃虚寒及无瘀滞者慎服。

续　断

【来源】川续断科植物续断(*Dipsacus asper* Wall. ex Henry)的根。

【产地】生于山坡草丛较湿处。分布于全国各地。

【采收加工】秋季采挖，除去根头及细根，洗净，阴干或烘干。炒续断，取续断片入锅内以文火炒至微焦；盐续断，取续断片入锅内，加入盐水拌炒至干透(每续断片 50 kg，用食盐 1 kg，加开水适量溶化)；酒续断，取续断片用酒拌匀吸干，入锅内以文火炒干(每 50 kg 续断片，用黄酒 10 kg)。

【性状鉴别】长圆柱形，向下渐细，长 5～15 cm，直径 0.5～2 cm。表面黄褐色或灰褐色，有纵皱纹及须根痕。质硬而脆，易折断，断面不平坦，维管束呈放射状排列，中心木质部淡褐色。气微香，味苦甜而后涩。

【显微鉴别】

1. 横切面　木栓细胞数列。皮层较窄。韧皮部筛管群稀疏散在。形成层成环明显或不甚明显。木质部射线宽广，导管近形成层处分布较密，向内渐稀少，常单个散在或2～4个相聚。髓部小，细根多无髓。薄壁细胞含草酸钙簇晶。

2. 粉末　黄棕色。草酸钙簇晶甚多，直径15～50 μm，散在或存在于皱缩的薄壁细胞中，有时数个排列成紧密的条状。纺锤形薄壁细胞壁稍厚，有斜向交错的细纹理。具缘纹孔及网纹导管直径约至72(90) μm。木栓细胞淡棕色，表面观类长方形、类方形、多角形或长多角形，壁薄。

【附注】泻痢初起勿用。

射　干

【来源】鸢尾科植物射干[*Belamcanda chinensis* (L.) DC.]的根茎。

【产地】生长于山坡、干草原、沟谷及滩地，亦有栽培供观赏用的。广布于全国各地。

【采收加工】春初刚发芽或秋末茎叶枯萎时采挖，除去须根及泥沙，干燥。

【性状鉴别】不规则结节状，长3～10 cm，直径1～2 cm。表面黄褐色、棕褐色或黑褐色，皱缩，有较密的环纹。上面有数个圆盘状凹陷的茎痕，偶有茎基残存；下面有残留细根及根痕。质硬，断面黄色，颗粒性。气微，味苦、微辛。

【显微鉴别】

1. 横切面　表皮有时残存。木栓细胞多列。皮层稀有叶迹维管束；内皮层不明显。中柱维管束周木型及外韧型，靠外侧排列较紧密。薄壁组织中有草酸钙柱晶，并含淀粉粒及油滴。

2. 粉末　橙黄色。草酸钙柱晶较多，棱柱形，多已破碎，完整者长49～315 μm，直径约至49 μm。淀粉粒圆形或椭圆形，直径2～17 μm，脐点点状；复粒极少，由2～5分粒组成。薄壁细胞类圆形或椭圆形，壁稍厚或连珠状增厚，有单纹孔。木栓细胞棕色，表面观多角形，壁薄，微波状弯曲，有的含棕色物。

【理化鉴别】本品含鸢尾苷元、鸢尾黄酮新苷元A、洋鸢尾素、射干酮、杧果苷、射干醛、射干醇A、射干醇B等，还含野鸢尾苷等成分。

取本品粉末1 g，加甲醇10 mL，超声处理30 min，滤过，滤液浓缩至1.5 mL，作为供试品溶液。另取射干对照药材1 g，同法制成对照药材溶液。照薄层色谱法(《中国药典》2015年版四部通则0502)试验，吸取上述两种溶液各1 μL，分别点于同一聚酰胺薄膜上，以氯仿-丁酮-甲醇(3∶1∶1)为展开剂，展开，取出，晾干，喷以三氯化铝试液，置紫外光(365 nm)灯下检视。供试品色谱中，在与对照药材色谱相应的位置上，显相同颜色的荧光斑点。

【附注】病无实热、脾虚便溏及孕妇忌服。

芦　根

【来源】禾本科植物芦苇(*Phragmites communis* Trin.)的根茎。

【产地】生于河流、池沼岸边浅水中。分布于全国大部分地区。

【采收加工】全年均可采挖，除去芽、须根及膜状叶，鲜用或晒干。

【性状鉴别】

1. 鲜芦根　长圆柱形，有时略扁，长短不一，直径 1～2 cm。表面黄白色，有光泽，外皮疏松可剥离，节呈环状，有残根及芽痕。体轻，质韧，不易折断。切断面黄白色，中空，壁厚 1～2 mm，有小孔排列成环。无臭，味甘。

2. 干芦根　扁圆柱形。节处较硬，节间有纵皱纹。

【显微鉴别】茎横切面：表皮由长细胞和短细胞构成，长细胞壁波状弯曲，短细胞成对，一个为硅质细胞，腔内含硅质体，另一个为六角形栓化细胞。表皮内为 3～4 层下皮纤维，微木化。皮层宽广，有类方形气腔，排列呈环状；内皮层不明显。中柱维管束 3～4 环列，最外列维管束较小，排列于气腔间，外环的维管束间和内环的维管束间均有纤维连成环带，维管束外韧型，周围有纤维束。原生木质部导管较小，后生木质部各有 2 个大型导管，韧皮部细胞较小，中央髓部大，中空。

【理化鉴别】含薏苡素、维生素 B_1、维生素 B_2、维生素 C，以及蛋白质（5%），脂肪（1%），碳水化合物（51%），天冬酰胺等成分。

取本品粉末 1 g，加氯仿 10 mL，超声处理 20 min，滤过，滤液作为供试品溶液。另取芦根对照药材 1 g，同法制成对照药材溶液。照薄层色谱法试验，吸取上述两种溶液各 10 μL，分别点于同一以羧甲基纤维素钠为黏合剂的硅胶 G 薄层板上，以石油醚（30～60℃）-甲酸乙酯-甲酸（15∶5∶1）的上层溶液为展开剂，展开，取出，晾干，置紫外光（365 nm）灯下检视。供试品色谱中，在与对照药材色谱相应的位置上，显相同颜色的荧光斑点。

【附注】脾胃虚寒者慎服。

【储存方法】鲜芦根多埋于湿沙内，并经常保持湿润。干品多用木箱包装，置干燥通风处。

【养护技术】芦根含有多糖，易被虫蛀，贮藏期间经常检查。如发现虫蛀，应及时晾晒。

干　姜

【来源】姜科植物姜（*Zingiber officinale* Rosc.）的干燥根茎。

【产地】原产于热带亚洲。我国大部分地区有栽培。

【植物形态】多年生草本。根茎肥大，断面白色，多粉质，有浓厚辛辣气味。叶 2 列，无柄而抱茎，叶片披针形至线状披针形。花葶自根茎生出，穗状花序椭圆形，苞片卵圆形，淡绿色，花萼管状，具 3 尖齿，花冠管状，裂片 3，披针形；雄蕊 1 枚，与唇瓣几乎等长，子房下位，3 室，无毛，花柱细长。花期 8～10 月。

【采收加工】冬季霜降前采挖，除去茎、叶、须根及泥沙，洗净，晒干或低温干燥。

【性状鉴别】扁平块状，具指状分枝。表面灰黄色或浅灰棕色，粗糙。分枝处常有鳞叶残存，分枝顶端有茎痕或芽。质坚实，断面黄白色或灰白色。粉性或颗粒性，内皮层环纹明显。气香、特异，味辛辣。

【成分】含挥发油，主要成分为姜酮、6-姜辣素、β-没药烯、α-姜黄烯、β-倍半水芹烯及姜醇、桉油精、枸橼醛、龙脑等。

重　楼

【来源】本品为百合科植物云南重楼[*Paris polyphylla* Smith var. *yunnanensis* (Franch.) Hand.-Mazz.]或七叶一枝花[*Parispolyphylla* Smith var. *chinensis* (Franch.) Hara]的干燥根茎。

【产地】主产于云南、四川、广西、陕西等地。

【采收加工】秋季采挖，除去茎根，洗净，晒干。

【性状鉴别】本品呈结节状扁圆柱形，略弯曲，长5～12 cm，直径1.0～4.5 cm。表面棕黄色或灰棕色，外皮脱落处呈白色；密具层状突起的粗环纹，一面结节明显，结节上具椭圆形凹陷茎痕。顶端具麟叶及茎的残基。质地实，断面平坦，白色至浅棕色，粉性或角质。气微，味微苦、麻。

【理化鉴别】取本品粉末0.5 g，加乙醇10 mL，加热回流30 min，滤过，滤液作为供试品溶液。另取重楼对照药材0.5 g，同法制成对照药材溶液。照薄层色谱法试验，吸取供试品溶液和对照药材溶液各5 μL及(含量测定项下)对照品溶液10 μL，分别点于同一硅胶G薄层板上，以三氯甲烷-甲醇-水(15∶5∶1)的下层溶液为展开剂，展开，取出，晾干，喷以10%硫酸乙醇溶液，在105℃加热至斑点显色清晰，分别置日光和紫外光(365 nm)灯下检视。供试品色谱中，在与对照药材色谱和对照品色谱相应的位置上，显相同颜色的斑点或荧光斑点。

【显微鉴别】本品粉末白色。淀粉粒甚多，类圆形、长椭圆形或肾形，直径3～18 μm。草酸钙针晶成束或散在，长80～250 μm。梯纹及网纹导管直径10～25 μm。

土茯苓

【来源】本品为百合科植物光叶菝葜(*Smilax glabra* Roxb.)的干燥根茎。

【产地】主产于广东、湖南、湖北、浙江、江苏、四川等地。

【采收加工】常于夏、秋二季采挖，除去须根，洗净后干燥；或趁鲜切成薄片，干燥。生用。

【性状鉴别】本品略呈圆柱形，稍扁或呈不规则条块，有结节状隆起，具短分枝，长5～22 cm，直径2～5 cm。表面黄棕色或灰褐色，凹凸不平，有坚硬的须根残基，分枝顶端有圆形芽痕，有的外皮现不规则裂纹，并有残留的鳞叶。质坚硬。切片呈长圆形或不规则，厚1～5 mm，边缘不整齐；切面类白色至淡红棕色，粉性，可见点状维管束及多数小亮点；质略韧，折断时有粉尘飞扬，以水湿润后有黏滑感。气微，味微甘、涩。

【理化鉴别】取本品粉末1 g，加甲醇20 mL，超声处理30 min，滤过，取滤液作为供试品溶液。另取落新妇苷对照品，加甲醇制成每毫升含0.1 mg的溶液，作为对照品溶液。照薄层色谱法试验，吸取上述两种溶液各10 μL，分别点于同一硅胶G薄层板上，以甲苯-乙酸乙酯-甲酸(13∶32∶9)为展开剂，展开，取出，晾干，喷以三氯化铝试液，放置5 min后，置紫外光(365 nm)灯下检视。供试品色谱中，在与对照品色谱相应的位置上，显相同颜色的荧光斑点。

【显微鉴定】本品粉末淡棕色。淀粉粒甚多,单粒类球形、多角形或类方形,直径 8～48 μm,脐点裂缝状、星状、三叉状或点状,大粒可见层纹;复粒由 2～4 分粒组成。草酸钙针晶束存在于黏液细胞中或散在,针晶长 40～144 μm,直径约 5 μm。石细胞类椭圆形、类方形或三角形,直径 25～128 μm,孔沟细密;另有深棕色石细胞,长条形,直径约 50 μm,壁三面极厚,一面薄。纤维成束或散在,直径 22～67 μm。具缘纹孔导管及管胞多见,具缘纹孔,大多横向延长。

骨碎补

【来源】本品为水龙骨科植物槲蕨[*Drynaria fortunei* (Kunze)J. Sm.]的干燥根茎。

【产地】主产于湖北、浙江。

【采收加工】全年均可采挖,除去泥沙,干燥,或再燎去茸毛(鳞片)。

【性状鉴别】

1. 根茎为不规则背腹扁平的条状、块状或片状,多弯曲,两侧常有缢缩和分枝,长 3～20 cm,宽 0.7～1.5 cm。表面密被棕色或红棕色细小鳞片,紧贴者呈膜质盾状;直伸者披针形,先端尖,边缘流苏状(睫毛),并于中柄基部和根茎嫩端较密集。鳞片脱落处显棕色,可见细小纵向纹理和沟脊。上面有叶柄痕,下面有纵脊纹及细根痕。质坚硬,断面红棕色,有白色分体中柱,排成长扁圆形。气香,味淡、涩。

2. 根茎为背腹面略扁平的不规则圆柱状长条形,长 3～8 cm,宽 0.6～1 cm;鳞片条状披针形,鳞片脱落处显灰褐色,具细小纵向纹理。断面棕黄色、灰白色,点状分体中柱排成椭圆形。气香,味涩。

3. 根茎扁圆形,直径 0.5～1.2 cm。鳞片红棕色,革质,三角形,覆瓦状排列,近基部盾状着生,紧贴根茎表面。质脆,断面分体中柱排成椭圆形。气香,味咸涩。

4. 根茎圆柱形,表面密被条状披针形而松软的鳞片,鳞片脱落处显紫褐色,有大小不等的纵向沟脊及细小纹理。断面褐色,点状分体中柱排成类圆形。气极微、味涩。均以条粗大、棕色者为佳。

【理化鉴别】取本品粉末 0.5 g,加甲醇 30 mL,加热回流 1 h,放冷,滤过,滤液蒸干,残渣加甲醇 1 mL 使溶解,作为供试品溶液。另取柚皮苷对照品,加甲醇制成每毫升含 0.5 mg 的溶液,作为对照品溶液。照薄层色谱法试验,吸取上述两种溶液各 4 μL,分别点于同一硅胶 G 薄层板上,以甲苯-乙酸乙酯-甲酸-水(1∶12∶2.5∶3)的上层溶液为展开剂,展开,取出,晾干,喷以三氯化铝试液,置紫外光(365 nm)灯下检视。供试品色谱中,在与对照品色谱相应的位置上,显相同颜色的荧光斑点。

白附子

【来源】本品为天南星科植物独角莲(*Typhonium giganteum* Engl.)的干燥块茎。

【产地】主产于河南、甘肃、湖北等地。

【采收加工】秋季采挖,除去须根和外皮,晒干。

【性状鉴别】本品呈椭圆形或卵圆形,长 2～5 cm,直径 1～3 cm。表面白色至黄白色,略粗糙，有环纹及须根痕，顶端有茎痕或芽痕。质坚硬，断面白色，粉性。气微，味淡、麻辣刺舌。

【理化鉴别】取本品粉末 10 g，置索氏提取器中，加三氯甲烷-甲醇（3∶1）混合溶液 100 mL，加热回流 2 h，提取液蒸干，残渣加丙酮 2 mL 使溶解，作为供试品溶液。另取白附子对照药材 10 g，同法制成对照药材溶液。再取 β-谷甾醇对照品，加丙酮制成每毫升含 1 mg 的溶液，作为对照品溶液。照薄层色谱法试验，吸取上述三种溶液各 2～3 μL，分别点于同一硅胶薄层板上，以三氯甲烷-丙酮（25∶1）为展开剂，展开，取出，晾干，喷以 10%硫酸乙醇溶液，在 105℃加热至斑点显色清晰，分别置日光和紫外光（365 nm）灯下检视。供试品色谱中，在与对照药材色谱和对照品色谱相应的位置上，显相同颜色的斑点或荧光斑点。

【显微鉴别】

1. 本品横切面　木栓细胞有时残存。内皮层不明显。薄壁组织中散有大型黏液腔，外侧较大，常环状排列，向中心渐小而少，黏液细胞随处可见，内含草酸钙针晶束。维管束散列，外韧型及周木型。薄壁细胞含众多淀粉粒。

2. 本品粉末　黄白色，淀粉粒甚多，单粒球形或类球形，直径 2～29 μm，脐点点状、裂缝状或人字状；复粒由 2～12 分粒组成，以 2～4 分粒者为多见。草酸钙针晶散在或成束存在于黏液细胞中，针晶长约至 97(136) μm，螺纹导管、环纹导管直径 9～45 μm。

乌　药

【来源】本品为樟科植物乌药［*Lindera aggregata* (Sims) Kosterm.］的干燥块根。

【产地】主产于浙江、湖南、安徽、广东、广西等地。

【采收加工】全年均可采挖块根。（夏初采者粉性大，质佳。）除去细根，洗净，趁鲜切片，晒干，或直接晒干（直接晒干为“乌药个”）。

【性状鉴别】本品多呈纺锤状，略弯曲，有的中部收缩成连珠状，长 6～15 cm，直径 1～3 cm。表面黄棕色或黄褐色，有纵皱纹及稀疏的细根痕。质坚硬。切片厚 0.2～2 mm，切面黄白色或淡黄棕色，射线放射状，可见年轮环纹，中心颜色较深。气香，味微苦、辛，有清凉感。

【理化鉴别】取本品粉末 1 g，加石油醚（30～60℃）30 mL，放置 30 min，超声处理（保持水温低于 30℃）10 min，滤过，滤液挥干，残渣加乙酸乙酯 1 mL 使溶解，作为供试品溶液。另取乌药对照药材 1 g，同法制成对照药材溶液。再取乌药醚内酯对照品，用乙酸乙酯溶解，制成每毫升含 0.75 mg 的溶液，作为对照品溶液。照薄层色谱法试验，吸取供试品溶液 4 μL，对照药材溶液、对照品溶液各 3 μL，分别点于同一硅胶 H 薄层板上，以甲苯-乙酸乙酯（15∶1）为展开剂，展开，取出，晾干，喷以 1%香草醛硫酸溶液。供试品色谱中，在与对照药材色谱和对照品色谱相应的位置上，显相同颜色的斑点。

【显微鉴别】本品粉末黄白色。淀粉粒甚多，单粒类球形、长圆形或卵圆形，直径 4～39 μm，脐点叉状、人字状或裂缝状；复粒由 2～4 分粒组成。木纤维淡黄色，多成束，直径 20～30 μm，壁厚约 5 μm，有单纹孔，胞腔含淀粉粒。韧皮纤维近无色，长梭形，多单个散在，直径 15～17 μm，壁极厚，孔沟不明显。具缘纹孔导管直径约至 68 μm，具缘纹孔排列紧密。木射线细胞壁稍增厚，纹孔较密。油细胞长圆形，含棕色分泌物。

白 前

【来源】本品为萝藦科植物柳叶白前[*Cynanchum stauntonii*(Decne.) Schltr. ex Levi.]或芫花叶白前[*Cynanchumglaucescens* (Decne.)Hand.-M azz]的干燥根茎及根。

【产地】主产于浙江、江苏、安徽等地。

【采收加工】秋季采挖，洗净，晒干。

【性状鉴别】

柳叶白前　根茎呈细长圆柱形，有分枝，稍弯曲，长4～15 cm，直径1.5～4 mm。表面黄白色或黄棕色，节明显，节间长1.5～4.5 cm，顶端有残茎。质脆，断面中空。节处簇生纤细弯曲的根，长可达10 cm，直径不及1 mm，有多次分枝呈毛须状，常盘曲成团。气微，味微甜。

【理化鉴别】取本品粗粉1 g，加70%乙醇10 mL，加热回流1 h，滤过。取滤液1 mL，蒸干，残渣加醋酐1 mL使溶解，再加硫酸1滴，柳叶白前显红紫色，放置后变为污绿色；芫花叶白前显棕红色，放置后不变色。

徐长卿

【来源】本品为萝藦科植物徐长卿[*Cynanchum paniculatum* (Bunge) Kitagawa]的干燥根及根茎。

【产地】全国各地均产。

【采收加工】秋季采挖，除去杂质，阴干。

【性状鉴别】本品根茎呈不规则柱状，有盘节，长0.5～3.5 cm，直径2～4 mm有的顶端带有残茎，细圆柱形，长约2 cm，直径1～2 mm，断面中空；根茎节处周围着生多数根。根呈细长圆柱形，弯曲，长10～16 cm，直径1～1.5 mm。表面淡黄白色至淡棕黄色，或棕色；具微细的纵皱纹，并有纤细的须根。质脆，易折断，断面粉性，皮部类白色或黄白色，形成层环淡棕色，木质部细小。气香，味微辛凉。

【理化鉴别】

1. 取本品粉末1 g，加乙醚10 mL，密塞，振摇10 min，滤过，滤液挥干，残渣加丙酮1 mL使溶解，作为供试品溶液。另取丹皮酚对照品，加丙酮制成每毫升含2 mg的溶液，作为对照品溶液。照薄层色谱法试验，吸取供试品溶液和对照品溶液各5 μL，分别点于同一硅胶G薄层板上，以环己烷-乙酸乙酯(3∶1)为展开剂，展开，取出，晾干，喷以盐酸酸性5%的三氯化铁乙醇溶液，加热至斑点显色清晰。供试品色谱中，在与对照品色谱相应的位置上，显相同的蓝褐色斑点。

2. 取本品粉末1 g，加乙醚10 mL，密塞，振摇10 min，滤过，滤液蒸干，残渣加丙酮1 mL使溶解，作为供试品溶液。另取徐长卿对照药材1 g，同法制成对照药材溶液。照薄层色谱法试验，吸取上述两种溶液各10 μL，分别点于同一硅胶G薄层板上，以环己烷-三氯甲烷-乙酸乙酯(10∶2∶0.8)为展开剂，展开，取出，晾干，喷以10%硫酸乙醇溶液，在105℃加热至斑点显色清晰，分别置日光和紫外光(365 nm)灯下检视。供试品色谱中，在与对照药材色谱相应的位置上，显相同颜色的斑点或荧光斑点。

【显微鉴别】本品粉末浅灰棕色。外皮层细胞表面观类多角形，垂周壁细波状弯曲，细胞间有一类方形小细胞，木化；侧面观呈类长方形，有的细胞径向壁有增厚的细条纹。草酸钙簇晶直径 7～45 μm。分泌细胞类圆形或长椭圆形，内含淡黄棕色分泌物。内皮层细胞类长方形，垂周壁细波状弯曲。

商 陆

【来源】商陆科植物商陆（*Phytolacca acinosa* Roxb.）或垂序商陆（*Phytolacca americana* L.）的干燥根。

【产地】商陆主产于河南、湖北、安徽等地；垂序商陆主产于山东、浙江、江西等地。

【采收加工】秋季至翌春采挖，除去须根和泥沙，切成块或片，晒干或阴干。

【性状鉴别】本品为横切或纵切的不规则块片，厚薄不等。外皮灰黄色或灰棕色。横切片弯曲不平，边缘皱缩，直径 2～8 cm；切面浅棕黄色或黄白色，木部隆起，形成几个突起的同心性环轮。纵切片弯曲或曲卷，长 5～8 cm，宽 1～2 cm。木质部呈平行条状突起。质硬。气微，味稍甜，久嚼麻舌。

【理化鉴别】取本品粉末 3 g，加稀乙醇 25 mL，超声处理 30 min，滤过，取滤液作为供试品溶液。照薄层色谱法试验，吸取供试品溶液和对照品溶液各 10 μL，分别点于同一硅胶 G 薄层板上，以三氯甲烷-甲醇-水（7：3：1）的下层溶液为展开剂，展开，取出，晾干，喷以 10% 硫酸乙醇溶液，加热至斑点显色清晰。供试品色谱中，在与对照品色谱相应的位置上，显相同颜色的斑点。

【显微鉴定】

1. 本品横切面　商陆木栓细胞数列至十余列。栓内层较窄。维管组织为三生构造，有数层同心性形成层环，每环有几十个维管束。维管束外侧为韧皮部，内侧为木质部；木纤维较多，常数个相连或围于导管周围。薄壁细胞含草酸钙针晶束，有少数草酸钙方晶或簇晶，并含淀粉粒。

2. 粉末　灰白色。草酸钙针晶成束或散在，针晶纤细，针晶束长 40～72 μm，尚可见草酸钙方晶或簇晶。木纤维多成束，直径 10～20 μm，壁厚或稍厚，有多数十字形纹孔。木栓细胞棕黄色，长方形或多角形，有的含颗粒状物。淀粉粒单粒类圆形或长圆形，直径 3～28 μm，脐点短缝状、点状、星状和人字形，层纹不明显；复粒少数，由 2～3 分粒组成。

垂序商陆草酸钙针晶束稍长，约至 96 μm，无方晶和簇晶。

山慈姑

【来源】本品为兰科植物杜鹃兰［*Gremastra appendiculata*（D. Don）Makino］、独蒜兰［*Pleione bulbocodioides*（Franch.）Rolfe］或云南独蒜兰（*Pleione yunnanensis* Rolfe）的干燥假鳞茎。

【产地】

1.杜鹃兰分布于长江流域以南地区及山西、陕西、甘肃等地。

2.独蒜兰分布于华东、中南、西南及陕西、甘肃等地。

3.云南独蒜兰分布于四川西南部、贵州西部至北部、云南西北部至东南部和西藏东南部。

【采收加工】夏、秋二季采挖，除去泥沙，分开大小，置沸水锅蒸煮，干燥。

【性状鉴别】

1.毛慈姑　呈不规则扁球形或圆形，顶端渐起，基部有须根痕，长1.8～3 cm。膨大部直径1～2 cm。表面黄棕色或棕色，有纵皱纹或中部有2～3条微凸起的环。环上有鳞片叶干枯烂留下的丝状纤维。质坚难折，断面灰色或黄色，略呈角质样。气微，有黏性。

2.冰球子　呈圆形颈状或不规则团块，直径1～2 cm，高1.5～2.5 cm。顶端渐尖，尖端头处呈盘状，基部膨大且圆，中央有1～2条环。去外皮者表面黄色，带表皮者棕色光滑，有不规则皱纹。断面浅黄色，角质半透明。

【显微鉴别】本品横切面：毛慈姑最外为一扁平的表皮细胞，其内有2～3列细胞壁稍厚，黄色，再向内为大的类圆形壁细胞，含黏液质，并含有淀粉粒。近表皮处的壁细胞含有草酸钙针晶。维管束散在，外韧型。冰球子表皮细胞切向生长，淀粉粒存在于小的壁细胞中，维管束鞘纤维月形，偶有两月形。

白　及

【来源】本品为兰科植物白及[*Bletilla striata* (Thunb.)Reichb. f.]的干燥块茎。

【产地】生长于山野、山谷较潮湿处。分布于四川、贵州、云南等地。

【植物形态】多年生草本。块茎三角状扁球形或不规则菱形，肥厚肉质，富黏性，常数个相连。茎直立。叶3～5片，叶片披针形或宽披针形，先端渐尖，基部下延呈长鞘状抱茎，全缘。总状花序顶生，有花3～8朵；苞片披针形，早落；花紫色或淡红色；萼片3，花瓣状，与花瓣近等长，狭长圆形；花瓣3，唇瓣倒卵形，白色或具紫脉，上部3裂，中裂片边缘有波状齿，先端内凹，中央具5条褶片，侧裂片抱合蕊柱，稍伸向中裂片，但不及中裂片的1/2；雄蕊与雌蕊结合成合蕊柱，两侧有窄翅，柱头顶端有1枚雄蕊，花粉块8，成2群，扁而长；子房下位，圆柱形，扭曲。蒴果圆柱形，两端稍尖，具6条纵肋。花期4～5月，果期7～9月。

【采收加工】夏、秋二季采挖，除去须根，洗净，置于沸水中煮或蒸至无白心，晒至半干，除去外皮，晒干。

【性状鉴别】本品不规则扁圆形，多有2～3个爪状分枝，长1.5～5 cm，厚0.5～1.5 cm。表面灰色或黄色，有数圈同心环节和棕色点状须痕，上面有突起的茎痕，下面有连接另一块茎的痕迹。质坚硬，不易折断，断面类白色，角质样。气微，味苦，嚼之有黏性。

【理化鉴别】取本品粉末2 g，加70%甲醇20 mL超声波处理30 min，过滤，滤液蒸干，加入水10 mL溶解，用乙醚振摇提取2次，每次20 mL，合并乙醚液，挥发至1 mL，作为供试品溶液。另取白及对照药材1 g，同法制成对照药材溶液。照薄层色谱法试验，吸取供试品溶液5～10 mL、对照药材溶液5 mL，分别点于同一硅胶G薄层板上，以环己烷-乙酸乙酯-甲醇(6∶2.5∶1)为展开剂，展开，取出，晾干，喷以硫酸乙醇溶液，在105℃加热数分钟，置

30～60 min。供试品色谱中，在与对照药材色谱相应的位置上，显相同颜色的斑点；紫外光(365 nm)灯下检视，显相同的棕红色荧光斑点。

【显微鉴别】本品粉末淡黄色。表皮细胞表面观垂周壁波状弯曲，略增厚，木化，孔沟明显。草酸钙针晶束存在于大的类圆形黏液细胞中，或散在，针晶长 18～88 μm。纤维束，直径 11～30 mm，壁木化，具人字形或椭圆形纹孔；含硅质块细胞小，位于纤维周围，排列纵。梯纹导管、具缘纹孔导管及螺纹导管直径 10～32 μm。糊化淀粉粒团块无色。

【附注】水分不得过 15.0%(《中国药典》2015 年版四部通则 0832 第二法)。总灰分不得过 5.0%(《中国药典》2015 年版四部通则 2302)。二氧化硫残量照二氧化硫残量测定法(《中国药典》2015 年版四部通则 2331)测定，不得过 400 mg/kg。

金果榄

【来源】本品为防己科植物青牛胆[*Tinospora sagittata* (Oliv.) Gagnep.]或金果榄(*Tinospora capillipes* Gagnep.)的干燥块根。

【产地】主产于四川、湖南、广西等地。

【采收加工】秋、冬二季采挖，除须根洗净，晒干。

【性状鉴别】本品呈不规则圆块状，长 5～10 cm，直径 3～6 cm。表面棕黄色或淡褐色，粗糙不平，有深皱纹。质坚硬，不易击碎、破开，横断面淡黄白色，导管束略呈放射状排列，色较深。气微，味苦。

【理化鉴别】取本品粉末 1 g，加甲醇 20 mL，超声处理 30 min，滤过，滤液蒸干，残渣加甲醇 2 mL 使溶解，作为供试品溶液。另取古伦宾对照品，加甲醇制成每毫升含 0.5 mg 的溶液，作为对照品溶液。照薄层色谱法(通则 0502)试验，吸取上述两种溶液各 2～3 mL，分别点于同一硅胶 G 薄层板上，以环己烷-乙酸乙酯-甲醇-浓氨试液(10∶9∶6∶1)的上层溶液为展开剂，展开，取出，晾干，喷以 10%硫酸乙醇溶液，在 105℃ 加热至斑点显色清晰，置日光和紫外光(365 nm)灯下检视。供试品色谱中，在与对照品色谱相应的位置上，显相同颜色的斑点或荧光斑点。

【显微鉴定】本品粉末黄白色或灰白色。石细胞众多，淡黄色或黄色，类长方形或多角形，直径 18～66 μm，壁多三面增厚，胞腔内含草酸钙方晶。草酸钙方晶呈方形或长方形，直径 4～28 μm。木栓细胞黄棕色或金黄色，表面观呈多角形，微木化。淀粉粒甚多，类球形、盔帽形或多角状圆形，直径 4～40 μm，脐点人字形、短弧状或点状；复粒由 2～5 分粒组成。

红景天

【来源】本品为景天科植物大花红景天[*Rhodiola crenulata* (Hook. f. et Thoms.) H. Ohba]的干燥根和根茎。秋季花茎凋枯后采挖，除去粗皮，洗净，晒干。

【产地】主产于云南、西藏、青海。

【采收加工】秋季花茎凋枯后采挖，除去粗皮，洗净，晒干。切片，生用。

【性状鉴别】本品根茎呈圆。柱形，粗短，略弯曲，少数有分枝，长 5～20 cm，直径 2.9～4.5 cm。表面棕色或褐色，粗糙有褶皱，剥开外表皮有一层膜质黄色表皮且具粉红色花纹；

宿存部分老花茎，花茎基部被三角形或卵形膜质鳞片；节间不规则，断面粉红色至紫红色，有一环纹，质轻，疏松。主根呈圆柱形，粗短，长约 20 cm，上部直径约 1.5 cm，侧根长 10～30 cm；断面橙红色或紫红色，有时具裂隙。气芳香，味微苦涩、后甜。

【理化鉴别】照薄层色谱法（药典 2015 年版四部通则 0502，简称通则 0502）试验，吸取〔含量测定〕项下的对照品溶液和供试品溶液各 1 mL，分别点于同一硅胶 G 薄层板上，以三氯甲烷-甲醇-丙酮-水（6∶3∶1∶1）的下层溶液为展开剂，展开，展距 18 cm，取出，晾干，置碘蒸气中熏。供试品色谱中，在与对照品色谱相应的位置上，显相同颜色的斑点。

【显微鉴定】

1. 本品根横切面　木栓层 5～8 列细胞，栓内层细胞椭圆形、类圆形。中柱占极大部分，有多数维管束排列成 2～4 轮环，外轮维管束较大，为外韧型；内侧 2～3 轮维管束渐小，为周木型。

2. 根茎横切面　老根茎有 2～3 条木栓层带，嫩根茎无木栓层带。木栓层为数列细胞，栓内层不明显。皮层窄。中柱维管束为大型的周韧型维管束，放射状环列；维管束中内侧和外侧的维管组织发达呈对列状，中间为薄壁组织，韧皮部和木质部近等长，被次生射线分隔成细长条形，形成层明显。髓部宽广，由薄壁细胞组成，散生周韧型的髓维管束。薄壁细胞含有棕色分泌物。

白茅根

【来源】本品为禾本科植物白茅［*Imperata cylindrica* Beauv. var. *major*（Nees）C. E. Hubb.］的干燥根茎。

【产地】全国各地均产，以华北地区出产较多。

【采收加工】春、秋二季采挖，洗净，晒干，除去须根及膜质叶鞘，捆成小把。

【性状鉴别】本品呈长圆柱形，长 30～60 cm，直径 0.2～0.4 cm。表面黄白色或淡黄色，微有光泽，具纵皱纹，节明显，稍突起，节间长短不等，通常长 1.5～3 cm。体轻，质略脆，断面皮部白色，多有裂隙，放射状排列，中柱淡黄色，易与皮部剥离。气微，味微甜。

【理化鉴别】取本品粉末 1 g，加乙醚 20 mL，超声处理 10 min，滤过，滤液蒸干，残渣加乙醚 1 mL 使溶解，作为供试品溶液。另取白茅根对照药材 1 g，同法制成对照药材溶液。照薄层色谱法（通则 0502）试验，吸取上述两种溶液各 10 μL，分别点于同一硅胶 G 薄层板上，以二氯甲烷为展开剂，展开，取出，晾干，喷以 10% 硫酸乙醇溶液，在 105℃ 加热至斑点显色清晰。供试品色谱中，在与对照药材色谱相应的位置上，显相同颜色的斑点。

【显微鉴定】

1. 本品横切面　表皮细胞 1 列，类方形，形小，有的含硅质块。下皮纤维 1～3 列，壁厚，木化。皮层较宽广，有 10 余个叶迹维管束，有限外韧型，其旁常有裂隙；内皮层细胞内壁增厚，有的含硅质块。中柱内散有多数有限外韧型维管束，维管束鞘纤维环列，木化，外侧的维管束与纤维连接成环。中央常成空洞。

2. 粉末　黄白色。表皮细胞平行排列，每纵行常由 1 个长细胞和 2 个短细胞相间排列，长细胞壁波状弯曲。内皮层细胞长方形，一侧壁增厚，层纹和壁孔明显，壁上有硅质块。下皮纤维壁厚，木化，常具横隔。

百　合

【来源】本品为百合科植物卷丹(*Lilium lancifolium* Thunb.)、百合(*Lilium brownii* F. E. Brown var. *viridulum* Baker)或细叶百合(*Lilium pumilum* DC.)的干燥肉质鳞叶。

【产地】主产于湖南、湖北、江苏、浙江、安徽等地。

【采收加工】秋季采挖,洗净,剥取鳞叶,置沸水中略烫,干燥。

【性状鉴别】鳞叶呈长椭圆形,顶端尖,基部较宽,微波状,向内卷曲,长 1.5～3 cm,宽 0.5～1 cm,厚约 4 mm,有脉纹 3～5 条,有的不明显。表面白色或淡黄色,光滑半透明,质硬而脆,易折断,断面平坦,角质样,无臭,味微苦。

【显微鉴别】粉末灰白色。

1. 糊化淀粉粒呈卵形或长圆形,两端圆或稍平截,直径 5～50 μm,长至 80 μm;脐点人字状、三叉状或马蹄状,层纹明显。

2. 表皮细胞壁薄,微波状;气孔类圆形者,直径 56～67 μm,长圆形者直径 40～48 μm,长 45～61 μm,副卫细胞 3～5 个。

3. 螺纹导管直径约至 25 μm。

【理化鉴别】取本品粉末 1 g,加甲醇 10 mL,超声处理 20 min,滤过,滤液浓缩至 1 mL,作为供试品溶液。另取百合对照药材 1 g,同法制成对照药材溶液。照薄层色谱法(通则 0502)试验,吸取上述两种溶液各 10 μL,分别点于同一硅胶 G 薄层板上,以石油醚(60～90℃)-乙酸乙酯-甲酸(15∶5∶1)的上层溶液为展开剂,展开,取出,晾干,喷以 10%磷钼酸乙醇溶液,加热至斑点显色清晰。供试品色谱中,在与对照药材色谱相应的位置上,显相同颜色的斑点。

【成分】本品主要含岷江百合苷、去酰百合皂苷、胡萝卜苷、百合皂苷、β-澳洲茄边碱、1-O-对香豆酰甘油、奴阿皂苷元等。

薤　白

【来源】本品为百合科植物小根蒜(*Allium macrostemon* Bge.)或薤(*Allium chinense* G. Don)的干燥鳞茎。

【产地】主产于东北、河北、江苏、湖北等地。

【采收加工】夏、秋二季采挖,洗净,除去须根,蒸透或置沸水中烫透,晒干。

【性状鉴别】

1. 小根蒜　呈不规则卵圆形,高 0.5～1.5 cm,直径 0.5～1.8 cm。表面黄白色或淡黄棕色,皱缩,半透明,有类白色膜质鳞片包被,底部有突起的鳞茎盘。质硬,角质样。有蒜臭,味微辣。

2. 薤　呈略扁的长卵形,高 1～3 cm,直径 0.3～1.2 cm。表面淡黄棕色或棕褐色,具浅纵皱纹。质较软,断面可见鳞叶 2～3 层。嚼之粘牙。

【理化鉴别】取本品粉末 4 g,加正己烷 20 mL,超声处理 20 min,滤过,滤液挥干,残液加正己烷 1 mL 使溶解,作为供试品溶液。另取薤白对照药材 4 g,同法制成对照药材溶液。

照薄层色谱法试验，吸取上述两种溶液各 10 μL，分别点于同一硅胶 G 薄层板上，以正己烷-乙酸乙酯(10∶1)为展开剂，展开，取出，晾干，喷以 10%硫酸乙醇溶液，在 105℃加热至斑点显色清晰，置紫外光(365 nm)灯下检视。供试品色谱中，在与对照药材色谱相应的位置上，显相同颜色的荧光斑点。

甘　遂

【来源】本品为大戟科植物甘遂(*Euphorbia kansui* T. N. Liou ex T. R Wang)的干燥块根。

【产地】主产于陕西、河南、山西等地。

【采收加工】春季开花前或秋末茎叶枯萎后采挖，撞去外皮，晒干。

【性状鉴别】本品呈椭圆形、长圆柱形或连珠形，长 1～5 cm，直径 0.5～2.5 cm。表面类白色或黄白色，凹陷处有棕色外皮残留。质脆，易折断，断面粉性，白色，木部微显放射状纹理；长圆柱状者纤维性较强。气微，味微甘而辣。

【理化鉴别】取本品粉末 1 g，加乙醇 10 mL，超声处理 30 min，滤过，滤液蒸干，残渣加乙醇 1 mL 使溶解，作为供试品溶液。另取甘遂对照药材 1 g，同法制成对照药材溶液。再取大戟二烯醇对照品，加甲醇制成每毫升含 1 mg 的溶液，作为对照品溶液。照薄层色谱法(通则 0502)试验，吸取上述三种溶液各 2 μL，分别点于同一硅胶 G 薄层板上，以石油醚(30～60℃)-丙酮(5∶1)为展开剂，展开，取出，晾干，喷以 10%硫酸乙醇溶液，在 105℃加热至斑点显色清晰。分别置日光和紫外光(365 nm)灯下检视，供试品色谱中，在与对照药材色谱和对照品色谱相应的位置上，显相同颜色的斑点或荧光斑点。

【显微鉴别】本品粉末类白色。淀粉粒甚多，单粒球形或半球形，直径 5～34 μm 脐点点状、裂缝状或星状；复粒由 2～8 分粒组成。无节乳管含淡黄色微细颗粒状物。厚壁细胞长方形、梭形、类三角形或多角形，壁微木化或非木化。具缘纹孔导管多见，常伴有纤维束。

【附注】色谱条件与系统适用性试验以辛基硅烷键合硅胶为填充剂，以乙腈-水(95∶5)为流动相，检测波长为 210 nm。理论板数按大戟二烯醇峰计算应不低于 8 000。

【储存方法】贮于石灰缸或木箱内，置于干燥通风处。

【养护技术】本品粉性足，易虫蛀，在贮藏中应保持干燥。在夏季最易受潮、虫蛀和生霉。药材量少时可用纸包好，置于石灰缸内，可防生虫。甘遂切片后更易发生虫蛀，须置石灰缸内贮藏。

地　榆

【来源】本品为蔷薇科植物地榆(*Sanguisqrba officinalis* L.)或长叶地榆[*Sanguisorba officinalis* L. var. *longifolia* (Bert.)Yii et Li]的干燥根。

【产地】主产于黑龙江、吉林、辽宁、内蒙古、山西等地。

【采收加工】春季即将发芽时或秋季植株枯萎后采挖。除去须根，洗净，干燥，或趁鲜切片，干燥。

【性状鉴别】

1. 地榆　本品为不规则纺锤形或圆柱形，稍弯曲，长 5～25 cm，直径 0.5～2 cm，表面灰褐色至暗棕色，粗糙，有纵纹。质硬，断面较平坦，粉红色或淡黄色，木质部略呈放射状排列。气微，味微苦涩。

2. 锦地榆　本品呈长圆柱形，稍弯曲，着生于短粗的根茎上；表面红棕色或棕紫色，有细纵纹。质坚韧，断面黄棕色或红棕色，皮部有多数黄白色或黄棕色绵状纤维。气微，味微苦涩。

【理化鉴别】取本品粉末 2 g，加 10%盐酸的 50%甲醇溶液 50 mL，加热回流 2 h，放冷，过滤，滤液用盐酸饱和的乙醚振摇提取 2 次，每次 25 mL，合并乙醚液，挥干，残渣加甲醇 1 mL 使溶解，作为供试品溶液。另取没食子酸对照品，加甲醇制成每毫升含 0.5 mg 的溶液，作为对照品溶液，照薄层色谱法（通则 0502）试验，吸取供试品溶液 5～10 μL，对照品溶液 5 μL，分别点于同一硅胶 G 薄层板上，以甲苯（用水饱和）-乙酸乙酯-甲酸（6：3：1）为展开剂，展开，取出，晾干，喷以 1%三氯化铁乙醇溶液。供试品色谱中，在与对照品色谱相应的位置上，显相同颜色的斑点。

【显微鉴别】

1. 本品根横切面　地榆木栓层为数列棕色细胞。栓内层细胞长圆形。韧皮部有裂隙。形成层环明显。木质部导管径向排列，纤维非木化，初生木质部明显。薄壁细胞含多数草酸钙簇晶、细小方晶及淀粉粒。

绵地榆木栓内层内侧韧皮部有众多的单个或成束的纤维，韧皮射线明显，木质部纤维少。

2. 粉末　地榆粉末灰黄色至土黄色。草酸钙簇晶众多，棱角较钝，直径 18～65 μm。淀粉粒众多，多单粒，长 11～25 μm，直径 3～9 μm，类圆形、广卵形或不规则形，脐点多为裂缝状，层纹不明显，木栓细胞黄棕色，长方形，有的胞腔含黄棕色块状物或油滴状物。导管多为网纹导管和具缘纹孔导管，直径 13～60 μm。纤维较少，单个散在或成束，细长，直径 5～9 μm，非木化，沟不明显。草酸钙方晶直径 5～20 μm。

绵地榆粉末红棕色，韧皮纤维众多，单个散在或成束，壁厚，直径 7～26 μm，较长，非木化。

麻黄根

【来源】本品为麻黄科植物草麻黄（*Ephedra sinica* Stapf）或中麻黄（*Ephedra intermedia* Schrenk et C. A. Mey.）的干燥根和根茎。

【产地】主产于山西、河北、甘肃、内蒙古、新疆。

【采收加工】秋末采挖，除去残茎、须根和泥沙，干燥。

【性状鉴别】本品呈圆柱形，略弯曲，长 8～25 cm，直径 0.5～1.5 cm。表面红棕色或灰棕色，有纵皱纹和支根痕。外皮粗糙，易呈片状剥落。根茎具节，节间长 0.7～2 cm，表面有横长突起的皮孔。体轻，质硬而脆，断面皮部黄白色，木质部淡黄色或黄色，射线放射状，中心有髓。气微，味微苦。

【理化鉴别】取本品粉末 0.5 g，加甲醇 10 mL，超声处理 40 min，滤过，取滤液作为供试品溶液。另取麻黄根对照药材 0.5 g，同法制成对照药材溶液。照薄层色谱法(《中国药典》藏 015 版四部通则 0502)试验，吸取上述两种溶液各 10 μL，分别点于同一硅胶 G 薄层板上，以三氯甲烷-甲醇-水(40∶10∶1)为展开剂，展开，取出，晾干，喷以 1%香草醛硫酸溶液。供试品色谱中，在与对照药材色谱相应的位置上，显相同颜色的斑点。

【显微鉴别】

1. 本品根横切面　木栓细胞 10 余列，其外有落皮层。栓内层为数列薄壁细胞，含草酸钙砂晶。中柱鞘由纤维及石细胞组成。韧皮部窄。形成层成环。木质部发达，由导管、管胞及木纤维组成；射线宽广，含草酸钙砂晶。有的髓部有纤维；薄壁细胞具纹孔。根茎的射线较窄。

2. 粉末　棕红色或棕黄色。木栓细胞呈长方形，棕色，含草酸钙砂晶。纤维多单个散在，直径 20～25 μm，壁厚，木化，斜纹孔明显。螺纹导管、网纹导管直径 30～50 μm，导管分子穿孔板上具多数圆形孔。石细胞有的可见，呈长圆形，类纤维状或有分枝，直径 20～50 μm，壁厚。髓部薄壁细胞类方形、类长方形或类圆形，壁稍厚，具纹孔。薄壁细胞含草酸钙砂晶。

金荞麦

【来源】本品为蓼科植物金荞麦[*Fagopyrum dibotrys* (D. Don) Ham]的干燥根茎。

【产地】主产于陕西、江苏、江西、浙江等地。

【采收加工】冬季采挖，除去茎和须根，洗净，晒干。

【性状鉴别】本品呈不规则团块或圆柱状，常有瘤状分枝，顶端有的有茎残基，长 3～15 cm，直径 1～4 cm。表面棕褐色，有横向环节和纵皱纹，密布点状皮孔，并有凹陷的圆形根痕和残存须根。质坚硬，不易折断，断面淡黄白色或淡棕红色，有放射状纹理，中央髓部色较深。气微，味微涩。

【理化鉴别】取本品 2.5 g，加甲醇 20 mL，放置 1 h，加热回流 1 h，放冷，滤过，滤液浓缩至 5 mL，作为供试品溶液。另取金荞麦对照药材 1 g，同法制成对照药材溶液。再取表儿茶素对照品，加甲醇制成每毫升含 1 mg 的溶液，作为对照品溶液。照薄层色谱法(通则 0502)试验，吸取供试品溶液 5～10 μL、对照药材溶液和对照品溶液各 5 μL，分别点于同一硅胶 G 薄层板上，以甲苯-乙酸乙酯-甲醇-甲酸(1∶2∶0.2∶0.1)为展开剂，展开，取出，晾干，喷以 25%磷钼酸乙醇溶液，在 110℃加热至斑点显色清晰。供试品色谱中，在与对照药材色谱和对照品色谱相应的位置上，显相同颜色的斑点。

【显微鉴别】本品粉末淡棕色。淀粉粒甚多，单粒类球形、椭圆形或卵圆形，直径 5～48 μm，脐点点状、星状、裂缝状或飞鸟状，位于中央或偏于一端，大粒可见层纹；复粒由 2～4 分粒组成；半复粒可见。木纤维成束，直径 10～38 μm，具单斜纹孔或十字形纹孔。草酸钙簇晶直径 10～62 μm，木薄壁细胞类方形或椭圆形，直径 28～37 μm，长约至 100 μm，壁稍厚，可见稀疏的纹孔。具缘纹孔导管和网纹导管直径 21～83 μm。

川木香

【来源】菊科植物川木香[*Vladimiria souliei*（Franch.）Ling]及灰毛川木香[*Vladimiria souliei*（Franch.）Ling van *cinerea* Ling]的干燥根。

【产地】川木香主产于四川阿坝地区及西藏，灰毛川木香产于四川，生长于海拔 3 500 m 以上的高山草地。

【性状鉴别】

1.圆柱形（铁杆木香）或有纵槽的半圆柱形（槽子木香），稍有弯曲。

2.表面黄褐色，外皮脱落处可见丝瓜络状细筋脉（纤维束）。根头偶有黑色胶状物，习称"油头、糊头"。

3.体较轻，质脆易断。断面黄白色或黄色，散在稀疏油点及裂隙，可见明显的形成层环纹。

4.有香气，味苦，嚼之粘牙。

【显微鉴别】

1.韧皮部纤维束与筛管群相间排列。

2.木质部纤维与导管相间或伴随排列。

3.中央（髓部）有一圈油室。

4.薄壁组织中散有油室、菊糖。

【附注】①川木香又名铁杆木香、槽子木香；云木香枯骨形；②川木香有丝瓜络状细筋脉，易断；云木香有菱形网纹，不易断；③川木香有香气，纤维多，油室少；云木香香气浓郁，纤维少，油室多；④川木香中央为髓部，有一圈油室；云木香中央初生木质部四原型。

任务二　茎木类中药的鉴定与养护

茎木类中药主要指以木本植物的茎或茎的某部分，以及少数草本植物的茎藤入药的中药，包括茎类中药和木类中药两类。

一、茎类

茎类中药按茎的形态可以分为茎藤，如木通、大血藤、首乌藤；茎枝，如桂枝、桑枝、桑寄生；茎刺，如皂角刺；茎髓，如通草；茎的翅状附属物，如鬼箭羽；药用草本植物的茎，则列入全草类中药。

二、木类

木类中药是以木本植物茎的形成层以内部分入药的中药，通称木材。分两类：边材，形成晚，色浅、水分多、质疏；心材，形成早，色深、质密。

因心材蓄积了较多的物质，如树脂、树胶、丹宁、油类等，故木类中药多采用心材部分，如沉香、降香、苏木等。此外，木材常因形成的季节不同，而出现年轮。

三、性状鉴别

1.鉴定方法　常用的鉴定方法。

2.鉴定内容　常规鉴定内容。如果有带叶的茎枝，其叶应按照叶类中药的要求进行观察。

3.注意要点　见表3-13。

表3-13　茎类和木类中药注意要点

项目	茎类中药	木类中药
形状	多呈圆柱形	块片状
表面	有节、节间、叶痕、芽痕	刀削痕
断面	有髓或空洞，有的显车轮纹	年轮

车轮纹，药材的断面有放射状的木质部与射线相间排列，根据其纹理的不同，分别习称"车轮纹"或"菊花心"。

带叶的应注意叶形、叶序、叶脉等。此外需注意有特殊鉴定意义的方面，如：气味常可帮助鉴别，如海风藤味苦而辛辣，青风藤味苦无辛辣。质地：沉香质地沉重，能沉或半沉于水；土沉香质轻，不沉于水。

四、显微鉴别

一般应作横切片、纵切片及解离组织制片进行观察。

1.双子叶植物茎的次生构造(即一般构造)与双子叶植物根茎的次生构造相似。

因木本植物属双子叶植物，而且多具次生构造，所以我们只介绍它的一般构造，以便使大家明确茎类中药的一般组织构造特点。

(1)周皮或表皮。

(2)皮层。

(3)维管束。

(4)髓部。

2.木类中药的三个切面为横切面、纵切面(径向纵切面、切向纵切面)，从切面上来观察木类中药的导管、木纤维、木薄壁细胞、木射线。

3.解离组织观察。解离组织是利用某些化学药品处理药材后，使组织中各细胞间层溶解而使细胞分离。解离组织制片是为了便于观察完整的细胞形态，如导管、纤维、石细胞等。

(1)方法　氢氧化钾法、硝铬酸法、氯酸钾法、浓硝酸法。

(2)注意　这些化学药品均有较大的腐蚀性，故处理时间不能太长，否则连增厚的细胞壁都可能会溶解。

五、茎木类中药的养护

茎木类中药是以植物茎入药的药材总称。一般分为茎类和木类两部分，其中茎类中药的药用部分，包括木本植物的藤茎、茎枝、茎刺、茎的翅状附着物，以及草本植物的藤茎和茎髓等；木类中药的药用部位包括木本植物茎的形成层以内的木质部分，即以木材入药，且大多采用心材部分。

茎木类药材中易霉变的有首乌藤、通草、小通草、桑寄生、槲寄生、鸡血藤、大血藤、川木通、钩藤、忍冬藤等。易虫蛀的有鸡血藤、海风藤、青风藤等。较易虫蛀的有槲寄生、桑寄生、桂枝、大血藤、松节、桑枝等。易散气变味的有降香、檀香、沉香等。其中沉香还会出现失润干枯。因此茎木类中药的贮藏养护，应根据不同药材采用不同的方法来进行。主要养护方法有防霉、防蛀、密闭、晾晒、熏蒸等。

六、茎木类中药各论

苏木

【来源】本品为豆科植物苏木（*Caesalpinia sappan* L.）的干燥心材。

【产地】野生于海拔500～1 800 m的热带、亚热带地区，分布我国广西、广东、台湾、贵州、云南、四川等地。多栽培于园边、地边、村前村后。我国云南、贵州、四川、广西、广东、福建和台湾地区有栽培；云南金沙江河谷（元谋、巧家）和红河河谷有野生分布。原产印度、缅甸、越南、马来半岛及斯里兰卡。

【采收加工】四季皆收，但以秋天为好。伐取树干或粗枝，锯成60 cm长，削去外皮和边材（白木），红或红黄色心材，放通风处阴干即可。采收时应注意保护资源，不要连根挖取。

【性状鉴别】干燥心材呈圆柱形，有的连接根部，呈不规则稍弯曲的长条状，长10～100 cm，直径3～12 cm。表面黄红色至棕红色，可见红黄色相间的纵走条纹，有刀削痕及细小的凹入油孔。横断面有显著的年轮，有时中央可见黄白色的髓，并具点状闪光。质致密，坚硬而重，无臭，味微涩。将本品投入热水中，水染成鲜艳的桃红色，加醋则变为黄色，再加碱又变为红色。以粗大、坚实、色红黄者为佳。

苏木刨片为不规则的长条形，厚约0.5 mm，宽狭不一，通常宽约1 cm，全体呈红黄色或黄棕色，少数带有黄白色的边材；表面有纵纹。质脆，易断。

【理化鉴别】

1. 取本品一小块，滴加氢氧化钙试液显深红色。

2. 本品横切面：射线宽1～2列细胞。导管类圆形，直径约至160 μm，常含黄棕色或红棕色物质。木纤维多角形，壁极厚。木薄壁细胞壁厚，木化，有的含草酸钙方晶。髓部薄壁细胞不规则多角形，大小不一，壁微木化，具纹孔。

3. 取本品粉末10 g，加水50 mL，放置4 h，时时振摇，滤过，滤液显橘红色，置紫外光（365 nm）灯下观察，显黄绿色荧光；取滤液5 mL，加氢氧化钠试液2滴，显猩红色，置紫外光

(365 nm)灯下观察，显蓝色荧光，再加盐酸使呈酸性后，溶液变为橙色，置紫外光(365 nm)灯下观察，显黄绿色荧光。

钩　藤

【来源】钩藤，中药名。本品为茜草科植物钩藤[*Uncaria rhynchophylla*(Miq.)Miq. ex Havil]、大叶钩藤(*Uncaria macrophylla* Wall.)、毛钩藤(*Uncaria hirsuta* Havil.)、华钩藤[*Uncaria sinensis*(Oliv.) Havil.]或无柄果钩藤(*Uncaria sessilifructus* Roxb.)的干燥带钩茎枝。

[拓展知识]

1. 钩藤　藤本，嫩枝较纤细，方柱形或略有4棱角，无毛。叶纸质，椭圆形或椭圆状长圆形，长5～12 cm，宽3～7 cm，两面均无毛，干时褐色或红褐色，下面有时有白粉，顶端短尖或骤尖，基部楔形至截形，有时稍下延；侧脉4～8对，脉腋窝陷有黏液毛；叶柄长5～15 mm，无毛；托叶狭三角形，深2裂达全长2/3，外面无毛，里面无毛或基部具黏液毛，裂片线形至三角状披针形。头状花序不计花冠直径5～8 mm，单生叶腋，总花梗具一节，苞片微小，或呈单聚伞状排列，总花梗腋生，长5 cm；小苞片线形或线状匙形；花近无梗；花萼管疏被毛，萼裂片近三角形，长0.5 mm，疏被短柔毛，顶端锐尖；花冠管外面无毛，或具疏散的毛，花冠裂片卵圆形，外面无毛或略被粉状短柔毛，边缘有时有纤毛；花柱伸出冠喉外，柱头棒形。果序直径10～12 mm；小蒴果长5～6 mm，被短柔毛，宿存萼裂片近三角形，长1 mm，星状辐射。花、果期5～12月。

2. 大叶钩藤　大藤本，嫩枝方柱形或略有棱角，疏被硬毛。叶对生，近革质，卵形或阔椭圆形，顶端短尖或渐尖，基部圆、近心形或心形，长10～16 cm，宽6～12 cm，上面仅脉上有黄褐色毛，下面被稀疏至稠密的黄褐色硬毛，脉上毛更密；叶脉上面微凹陷，下面凸起，侧脉6～9对，脉腋有窝陷；叶柄长3～10 mm，无毛或疏被短柔毛；托叶卵形，深2裂达全长的1/2或2/3，裂片狭卵形，外面被短柔毛，内面无毛或疏被短柔毛，基部内面具黏液毛；头状花序单生叶腋，总花梗具一节，节上苞片长6 mm，或呈简单聚伞状排列，总花梗腋生，长3～7 cm；头状花序不计花冠直径15～20 mm，花序轴有稠密的毛，无小苞片；花梗长2～5 mm；花萼管漏斗状，长2～3 mm，被淡黄褐色绢状短柔毛，萼裂片线状长圆形，长3～4 mm，被短柔毛；花冠管长9～10 mm，外面被苍白色短柔毛，花冠裂片长圆形，长2 mm，外面被短柔毛；花柱长约6 mm，伸出冠管外，柱头长圆形。果序直径8～10 cm；小蒴果长约20 mm，有苍白色短柔毛，宿存萼裂片线形，星状辐射，果柄长12～18 mm；种子长6～8 mm(连翅)，两端有白色膜质的翅，仅一端的翅2深裂。花期夏季。

3. 毛钩藤　藤本，嫩枝纤细，圆柱形或略具4棱角，被硬毛。叶革质，卵形或椭圆形，长8～12 cm，宽5～7 cm，顶端渐尖，基部钝，上面稍粗糙，被稀疏硬毛，下面被稀疏或稠密糙伏毛。侧脉7～10对，下面具糙伏毛，脉腋窝陷有黏液毛；叶柄长3～10 mm，有毛；托叶阔卵形，深2裂至少达2/3，外面被疏散长毛，内面无毛，基部有黏液毛，裂片卵形，有时具长渐尖的顶部。头状花序不计花冠直径20～25 mm，单生叶腋，总花梗具一节，苞片长 10 mm，或呈单聚伞状排列，总花梗腋生，长 2.5～5 cm；小苞片线形至匙形；花近无梗，花萼管长 2 mm，外面密被短柔毛，萼裂片线状长圆形，密被毛；花冠淡黄或淡红色，花冠管长 7～10 mm，外面有短柔毛，花冠裂片长圆形，外面有密毛；花柱伸出冠喉外；柱头长圆状棒形。果序直径 45～50 mm；小蒴果纺锤形，长 10～13 mm，有短柔毛。花、果期 1～12 月。

4. 华钩藤　藤本，嫩枝较纤细，方柱形或有 4 棱角，无毛。叶薄纸质，椭圆形，长 9～14 cm，宽 5～8 cm，顶端渐尖，基部圆或钝，两面均无毛；侧脉 6～8 对，脉腋窝陷有黏液毛；叶柄长 6～10 mm，无毛；托叶阔三角形至半圆形，有时顶端微缺，外面无毛，内面基部有腺毛。头状花序单生叶腋，总花梗具一节，节上苞片微小，或呈单聚伞状排列，总花梗腋生，长 3～6 cm；头状花序不计花冠直径 10～15 mm，花序轴有稠密短柔毛；小苞片线形或近匙形；花近无梗，花萼管长 2 mm，外面有苍白色毛，萼裂片线状长圆形，长约 1.5 mm，有短柔毛；花冠管长 7～8 mm，无毛或有稀少微柔毛，花冠裂片外面有短柔毛；花柱伸出冠喉外，柱头棒状。果序直径 20～30 mm；小蒴果长 8～10 mm，有短柔毛。花、果期 6～10 月。

5. 无柄果钩藤　大藤本，嫩枝较纤细，略有 4 棱角或方柱形，微被短柔毛。叶近革质，卵形、椭圆形或椭圆状长圆形，长 8～12 cm，宽 4～6.5 cm，顶端短尖或渐尖，基部圆至楔形，两面均无毛，下面常有蜡被，干时常为粉白色；侧脉 4～7 对，下面脉上无毛或疏被短柔毛，脉腋有窝陷，其中有黏液毛；叶柄长 5～10 mm，无毛；托叶窄三角形，深 2 裂达全长 2/3 以上，外面无毛或疏被短柔毛，内面基部有黏液毛，裂片窄三角形。头状花序不计花冠直径 5～10 mm，单生叶腋，总花梗具一节，或呈单聚伞状排列，总花梗腋生，长达 15 cm；小苞片线形或有时近匙形；花无梗；花萼管长 1～2 mm，外面有稠密苍白色毛，萼裂片长圆形，顶端钝，长 1 mm，通常有稀疏或稠密短柔毛；花冠黄白色，高脚碟状，花冠管长 6～10 mm，外面无毛或被疏柔毛，花冠裂片长圆形，长 2 mm，外面有明显苍白色或金黄色的绢毛；花柱伸出冠喉外，柱头长棒形。果序直径 25～35 mm；小蒴果纺锤形，长 10～14 mm，微被短柔毛，宿存萼裂片舌状，长约 1 mm，略呈星状展开。花、果期 3～12 月。

【产地】钩藤主产于广西、广东、湖南、江西一带；大叶钩藤主产于云南、广西、海南等地；毛钩藤主产于广东、广西、贵州、福建及台湾；无柄果钩藤主产于广西和云南；华钩藤主产于四川、湖北、云南、贵州等地。

【采收加工】秋、冬二季采收，去叶，切段，晒干。

【性状鉴别】本品茎枝呈圆柱形或类方柱形，长 2～3 cm，直径 0.2～0.5 cm。表面红棕色至紫红色者具细纵纹，光滑无毛；黄绿色至灰褐色者有的可见白色点状皮孔，被黄褐色柔毛。多数枝节上对生两个向下弯曲的钩（不育花序梗），或仅一侧有钩，另一侧为突起的疤痕；钩略扁或稍圆，先端细尖，基部较阔；钩基部的枝上可见叶柄脱落后的窝点状痕迹和环状的托叶痕。质坚韧，断面黄棕色，皮部纤维性，髓部黄白色或中空。气微，味淡。

【理化鉴别】取本品粉末 1 g，加浓氨试液使湿润，加氯仿 30 mL，振摇提取 30 min，滤过，滤液蒸干，残渣加盐酸溶液（1∶100）5 mL 使溶解，滤过，滤液分置三支试管中，一管中加碘化铋钾试液 1～2 滴，即发生黄色沉淀；另一管中加碘化汞钾试液 1～2 滴，即发生白色沉淀;第三管中加硅钨酸试液 1～2 滴,即生成白色沉淀。

【储存方法】用麻袋或席包装,置干燥处。

【养护技术】本品受潮后易发霉、虫蛀。应置于通风干燥处保存,并注意防潮。若发现霉变、虫蛀,要及时采取晾晒或磷化铝熏杀等相应的养护措施。

槲寄生

【来源】槲寄生,中药名。为桑寄生科植物槲寄生[*Viscum coloratum* (Komar.) Nakai]的干燥带叶茎枝。

【产地】分布于东北、华北、华东、华中及陕西、宁夏、甘肃、青海、台湾、广西等地。

【采收加工】冬季至翌春采割,除去粗茎,切段,干燥,或蒸后干燥。

【性状鉴别】茎枝圆柱形,枝梢带叶或脱落无叶,长约 30 cm,粗枝直径约 1 cm,细枝直径 2～6 mm,节部膨大,节上有 2～5 叉状分枝或枝痕,茎枝易由节处折断脱落,节间长 2～9 cm。表面金黄色、黄绿色或黄棕色,光滑无毛,有明显的不规则纵皱纹。体轻,质柔韧,不易折断,断面不平坦;皮部黄色;木质部色较浅,有放射状纹理;髓小,常偏向一侧。叶对生于枝梢,易脱落,无柄;叶片倒披针形或长圆形,长 2～7 cm,宽 0.5～1.5 cm,先端钝圆,基部渐狭呈短柄状,基出脉 5 条,中间 3 条较明显,金黄色至黄绿色,有皱纹。革质而厚,略柔韧。偶有未脱落的花果;花小型,单生,或数朵簇生于枝梢两叶间;果椭圆形,直径约 5 mm,黄棕色或暗红色,皱缩。气微弱,味微苦,嚼之黏滑。以枝嫩、色黄绿、叶多者为佳。

【显微鉴别】

1. 茎横切面　表皮细胞长方形,外被黄绿色角质层,厚 19～80 μm。皮层较宽广,纤维数十个成束,微木化;老茎石细胞甚多,单个散在或数个成群。韧皮部较窄,老茎散有石细胞。形成层不明显。木质部射线散有纤维束;导管周围纤维甚多,并有少数异形细胞。髓部明显。薄壁细胞含有草酸钙簇晶及少数方晶。

2. 粉末特征　淡黄色。①表皮碎片黄绿色,细胞类方形,可见平轴式气孔;②薄壁细胞圆形或长圆形,现稀疏壁孔,内含众多淀粉粒及油滴;③草酸钙簇晶直径 17～45 μm,方晶较少,直径 8～30 μm;④纤维成束,长梭状,直径 10～34 μm,壁较厚,略呈波状,微木化;⑤异形细胞形状不规则,壁较厚,微木化,胞腔较大;⑥石细胞稀少,类方形、类多角形,或形状不规则,直径 42～102 μm,孔纹及壁沟明显。

【理化鉴别】薄层色谱。取本品 1～2 g,切碎,加乙醇 30 mL,加热回流 30 min,放冷,滤过,滤液浓缩至干,加无水乙醇 1 mL 使溶解,作为供试品溶液。另取齐墩果酸对照品,加无水乙醇溶解,制成 1 mg/mL 的溶液,作为对照品溶液。吸取上述供试品溶液 4 μL 及对照品溶液 2 μL,分别点于同一以羧甲基纤维素钠为黏合剂的硅胶 G 薄层板上,以甲苯-醋酸乙酯-冰醋酸(8∶2∶0.1)为展开剂,展开,取出,晾干,喷以 10%硫酸乙醇溶液,80℃加热至斑点显色清晰,置日光下及紫外光(365 nm)灯下检视,供试品色谱中,在与对照品色谱相应的位置上,显相同颜色的斑点或荧光斑点。

[拓展知识]

2012年11月,科学家们发现槲寄生的叶提取物有助于对抗结肠癌。澳大利亚研究人员发现,秦皮(槲寄生的一种)可以有效地摧毁癌细胞,比起化疗,它可以温和地作用于肠道细胞。秦皮包含一种蛋白质,它的目标是迅速杀死癌细胞。研究人员发现,秦皮槲寄生提取物是“高效的”,能够降低结肠癌细胞的生存能力。当达到一定浓度时,该提取物还能增加化疗的效力。这表明它可以协助化疗使用,也可以代替化疗单独治疗结肠癌。

桑寄生

【来源】桑寄生科植物桑寄生[*Taxillus chinensis* (DC.)Danser]的干燥带叶茎枝。又称“广寄生”。

【生态】常绿寄生小灌木。常寄生于桑、柿、柚、枸、槐、枫、龙眼、荔枝、沙梨等植物上。

【产地】主产于福建、广东、广西等地。

【性状鉴别】

1.茎枝圆柱形,有分枝。

2.表面灰褐色或红褐色,具棕色点状纵裂的皮孔。

3.质坚硬,断面不整齐,皮部红棕色,木质部色渐浅,射线明显,并可见年轮,髓部较小。

4.叶展平后卵形或椭圆形,全缘,革质,黄棕色。

5.气微,味涩。

【附注】

1.四川、云南、贵州、两广等地尚用四川寄生、红花寄生的茎枝作桑寄生。

2.槲寄生为桑寄生科植物槲寄生的带叶茎枝。主产于东北、华北,又称“北寄生”。与桑寄生的区别要点,如表3-14所示。

表3-14 桑寄生与槲寄生的性状鉴别描述

项目	桑寄生	槲寄生
茎	灰褐色或红褐色,不易脱节,质坚	黄绿色或黄棕色,易脱节,质松
叶	大而呈黄棕色(卵形或椭圆形)	小而呈黄绿色至金黄色(披针形)
味	微涩	微苦

关木通　川木通

【来源】关木通:马兜铃科植物木通马兜铃的藤茎。川木通:毛茛科植物小木通(*Clematis armandii* Franch.)、绣球藤(*Clemaifs montana* Buch.-Ham.)的藤茎。

【产地】关木通主产于吉林、辽宁、黑龙江。小木通主产于四川、湖南。绣球藤主产于四川。

【采收加工】二者均需除去粗皮。

【性状鉴别】共同点为长圆柱形，稍扭曲，节明显，藤茎入药。区别点如表 3-15 所示。

表 3-15　关木通与川木通的性状鉴别描述

项目	关木通	川木通(小木通)
外表	没有明显的纵棱	有明显的纵棱
断面	类圆形	菊花形
导管孔	单列呈若干同心环	群列呈若干同心环
髓	小而扁平	类圆而略大

绣球藤与小木通区别为横切面维管束大小相间排列。

【成分】关木通主含马兜铃酸 A、D、B。川木通成分不明。

【附注】

1. 木通的品种较混乱，市场上见马兜铃科、毛茛科、木通科二十多种木通，主要是毛茛科铁线莲属的植物。

2. 本草考证，木通科植物木通的藤茎为木通正品。

降　香

【来源】为豆科植物降香檀(*Dalbergia odorifera* T. Chen)树干和根的干燥心材。

【产地】主产于海南白沙、东方、乐东和三亚。

【采收加工】全年均可采收，除去边材，阴干。

【性状鉴别】呈类圆柱形或不规则块状。表面紫红色或红褐色，切面有致密的纹理。质硬，有油性。气微香，味微苦。

降香有油性。气微香，味微苦。以色紫红、坚硬、气香、不带白色边材、入水下沉降香者为佳。

【显微鉴别】该品粉末棕紫色或黄棕色。具缘纹孔导管巨大，完整者直径约至 300 μm，多破碎，具缘纹孔大而清晰，管腔内含红棕色或黄棕色物。纤维成束，棕红色，直径 8～26 μm，壁甚厚，有的纤维束周围细胞含草酸钙方晶，形成晶纤维，含晶细胞的壁不均匀木化增厚。草酸钙方晶直径 6～22 μm。木射线宽 1～2 列细胞，高至 15 个细胞，壁稍厚，纹孔较密。色素块红棕色、黄棕色或淡黄色。

【理化鉴别】取该品粉末 2 g，加乙醚 20 mL，置水浴上加热回流 30 min，滤过，滤液挥去乙醚，残渣加乙醇 1 mL 使溶解，作为供试品溶液。另取降香对照药材 2 g，同法制成对照药材溶液。照薄层色谱法(《中国药典》2015 年版四部通则 0502)试验，吸取上述两种溶液各 2 μL，分别点于同一硅胶 G 薄层板上，以甲苯-乙醚-氯仿(7∶2∶1)为展开剂，展开，取出，晾干，喷以 1%香草醛硫酸溶液与无水乙醇(1∶9)的混合溶液，在 105℃加热至斑点显色清晰。供试品色谱中，在与对照药材色谱相应的位置上，显相同颜色的斑点。

沉　香

【来源】瑞香科植物白木香[*Aquilaria sinensis* (Lour.) Gilg]含有树脂的心材。

【产地】白木香主产于广东、海南。沉香主产于印尼、马来西亚、柬埔寨及越南等国。习称“土沉香”“国产沉香”。

【性状鉴别】共同点均为含树脂的心材，火试冒浓烟及具强烈香气。区别如表3-16所示。

表3-16　沉香与土沉香的性状鉴别描述

项目	沉香	土沉香
形状	多为柱棒状，具结油（树脂）	多为不规则块片
表面	稍平，斑纹多而色深	凹凸不平，斑纹少而色浅
质地	质坚实而重，能沉或半沉于水	质较坚而轻，多不沉于水
气味	香气浓	香气淡

通　草

【来源】本品为五加科植物通脱木［*Tetrapanax papyrifer*（Hook.）K. Koch］的干燥茎髓。

【产地】生于向阳山坡、屋旁、路边及杂木林中。分布于湖南、湖北、福建、台湾等地。

【采收加工】秋季割取茎，截成段，趁鲜取出髓部，理直，晒干。将茎髓加工成方形薄片，称“方通草”。切下的边条，称“丝通草”。

【性状鉴别】本品呈圆柱形，长20～40 cm，直径1～2.5 cm。表面白色或淡黄色，有浅纵沟纹。体轻，质松软，稍有弹性，易折断，断面平坦，显银白色光泽，中部有直径0.3～1.5 cm的空心或半透明的薄膜，纵剖面呈梯状排列，实心者少见。气微，味淡。

【显微鉴别】横切面：全部为薄壁细胞，椭圆形、类圆形或近多角形，外侧的细胞较小，纹孔明显，有的细胞含草酸钙簇晶，直径15～64 μm。

【储存方法】置干燥处贮藏。

［拓展知识］

除以上正品通草以外，在我国的部分地区作为通草药用的主要还有旌节花科植物喜马山旌节花（*Stachyiurus himalaicus* Hook. f. et Thoms.）、中国旌节花（*Stachyiurus chnensis* Franch.）或山茱萸科植物青荚叶［*Helwingia japonica*（Thunb.）Dietr］的干燥茎髓。药材习称小通草。喜马山旌节花和中国旌节花的药材性状特征：呈圆柱形，长30～50 cm，直径0.5～1 cm。白色或淡黄色。表面无纹理。体轻，质松软，捏之能变形，有弹性，易折断，断面平坦，无空心，显银白色光泽。水浸后有黏滑感。无臭，无味。青荚叶的药材形状与前者基本相似，其主要区别特征：表面有浅纵条纹。质较硬，捏之不易变形。水浸后无黏滑感。小通草功效与通草相似而稍逊，有清热利尿、下乳的功能，可用于小便不利，乳汁不下，尿路感染。内服常用量为3～4.5 g。据药理研究表明，青荚叶有一定的利尿作用，而喜马山旌节花利尿作用不明显。

大血藤　鸡血藤

【来源】大血藤：木通科植物大血藤[*Sargentodoxa cuneata*（Oliw.）Rehd. et Wils.]的干燥藤茎，习称“红藤”。鸡血藤：豆科植物密花豆（*Spatholobus suberectus* Dunn）的干燥藤茎。

【产地】大血藤主产于江西、湖北、河南、江苏等地。鸡血藤主产于广东、广西、云南等地。

【性状鉴别】大血藤与鸡血藤性状区别主要如表 3-17 所示。

表 3-17　大血藤与鸡血藤的性状鉴别描述

大血藤	鸡血藤
圆柱形	扁圆柱形
表面灰棕色，粗糙，易呈片状剥落	表面灰棕色，栓皮脱落后光滑，呈红褐色
断面皮部红棕色，有六处凹入黄白色的木质部中（马兜铃科式维管束）有车轮纹	断面红褐色韧皮部与淡红色木质部，呈半圆形相间排列，小髓偏心性

【附注】商品鸡血藤的来源比较复杂，各地习用品繁多，主要有以下几种：

1. 豆科植物山鸡血藤（香花崖豆藤）的藤茎。主产于中南及浙江、江西、福建、四川、贵州、云南等地。

2. 豆科植物常绿油麻藤（牛马藤）的藤茎。福建有作鸡血藤用。

3. 木通科植物大血藤的藤茎。在东北、西北、中南各地亦作鸡血藤使用。

4. 木兰科植物异型南五味子及中间五味子的藤茎。为云南制鸡血藤膏的主要原料之一，商品常称“风庆鸡血藤膏”。

忍冬藤

【来源】忍冬科植物忍冬（*Lonicera japonica* Thunb.）的茎枝。

【产地】生于山坡灌丛、疏林中、乱石堆、田埂、路旁。分布于东北、华北、华南、东南等省份。

【采收加工】秋、冬季采割带叶藤茎，扎成小捆，晒干。

【性状鉴别】本品呈长圆柱形，多分枝，常缠绕成束，直径 1.5～6 mm。表面棕红色至暗棕色，有的灰绿色，光滑或被茸毛；外皮易剥落。枝上多节，节间长 6～9 cm，有残叶及叶痕。质脆，易折断，断面黄白色，中空。气微，老枝味微苦，嫩枝味淡。

【显微鉴别】细枝横切面：表皮细胞 1 列；单细胞非腺毛壁厚，有疣状突起；腺毛柄较长。皮层较宽，纤维成环，内侧皮层细胞较小或已产生木栓层。韧皮部较窄，有的射线细胞含草酸钙簇晶；较粗茎的韧皮部有少数纤维。形成层成环。木质部导管散列，木射线宽 1～2 列细胞，有纹孔。髓周细胞壁木化，中央呈空洞。

【理化鉴别】取本品粉末 1 g，加 50％甲醇 10 mL，超声处理 30 min，滤过，取滤液作为供试品溶液。另取忍冬藤对照药材1 g,同法制成对照药材溶液。再取马钱苷对照品,加50%甲醇制成每毫升含1 mg的溶液,作为对照品溶液。照薄层色谱法试验,吸取供试品溶液和对照药材溶液各10 μL、对照品溶液5 μL,分别点于同一硅胶G薄层板上,以三氯甲烷-甲醇-水(65∶35∶10)10℃以下放置的下层溶液为展开剂,展开,取出,晾干,喷以10%硫酸乙醇溶液,在105℃加热至斑点显色清晰。供试品色谱中,在与对照药材色谱和对照品色谱相应的位置上,显相同颜色的斑点。

【储存方法】置通风干燥处贮藏。

海风藤

【来源】为胡椒科植物风藤[*Piper kadsura*(Choisy) Ohwi]的干燥藤茎。

【产地】主产于广东、福建、台湾、浙江等地。

【采收加工】夏、秋二季采割,除去根、叶,晒干。

【性状鉴别】干燥藤茎呈长圆柱形而扁,微弯曲,长15～60 cm,直径3～7 mm。表面粗糙,灰褐色或褐色,有纵向纹理。节膨大,节间长3～12 cm,节上不定根长短不等。横断面韧皮部窄,木质部与射线相间放射状排列,皮部灰黄色,有许多小孔,射线灰白色,木质部与韧皮部交接处有小洞,故横切面边缘可见小洞呈环状,中央有灰褐色髓。质轻而脆,折断时纤维状。气清香,味微苦、辛。以茎条粗壮、均匀、气香者为佳。

【显微鉴别】

1. 藤茎横切面　木栓层为10余列木栓细胞。皮层较窄,散有多数石细胞群与纤维束;石细胞类圆形、类多角形、长方形或类方形,纹孔及孔沟明显,有的胞腔含草酸钙砂晶。中柱鞘由纤维束与石细胞群相间排列成环,纤维束多位于韧皮部外侧。维管束外韧型,18～19个,环列。髓较大,环髓纤维束有2～4列,纤维壁厚,木化;髓维管束外韧型,约7个,排列成环,内、外侧伴有纤维束。本品薄壁细胞中含草酸钙砂晶。

2. 粉末　为灰褐色。

①石细胞圆多角形、类圆形、长方形、类方形或长条形,直径20～50 μm,长约至210 μm,壁厚5～23 μm,层纹隐约可见,纹孔及孔沟明显,有的胞腔含砂晶。②草酸钙砂晶三角形、方形或杆状,直径2～4(～7) μm,或呈微粒状。③木纤维甚长,直径12～25 μm,壁厚2～7 μm。纤维管胞具缘纹孔的纹孔口斜裂缝状或十字状,超出纹孔缘;韧型纤维具斜纹孔或相交成十字形、人字形。④皮层纤维细长,直径12～28 μm,壁厚2～5 μm,微木化,纹孔稀少,有的可见分隔。柱鞘纤维长条形,直径15～22 μm,壁厚2～8 μm,具斜纹孔或呈人字形,孔沟较密。环髓纤维直径15～38 μm,壁厚6～15 μm,木化,孔沟密。⑤具缘纹孔导管直径15～90 μm,具缘纹孔长六角形或长椭圆形,排列紧密,有的横向延长呈梯状,排列整齐。此外,有木栓细胞、淀粉粒,嫩茎可见非腺毛、小腺毛、叶片碎片和茎表皮细胞。

【理化鉴别】

1. 取本品粉末少许于载玻片上,加适量乙醇湿润,待稍干后,加水制片置显微镜下观察,结果有针状结晶析出,加稀硫酸则溶解。(检查胡椒碱)

2. 取本品已醇提取液点于滤纸上,在365 nm的紫外光灯下观察,显蓝绿色荧光。

【附注】味辛、苦,性微温。归肝经。祛风湿,通经络,止痹痛。

青风藤

【来源】本品为防己科植物青藤[*Sinomenium acutum* (Thunb.) Rehd. et Wils.]和毛青藤[*Sinomenium acutum* (Thnnh.) Rehd. et Wils. var. *cinereum* Rehd. et Wils.]的干燥藤茎。

【产地】生于山区路旁及山坡林缘、沟边。分布于湖北、陕西、江苏、浙江等地。

【采收加工】秋末冬初采割，扎把或切成长段，晒干。

【性状鉴别】长圆柱形，常微弯曲，长20～70 cm或更长，直径0.5～2 cm。表面绿褐色至棕褐色，有的灰褐色，有细纵纹及皮孔。节部稍膨大，有分枝。体轻，质硬而脆，易折断，断面不平坦，灰黄色或淡灰棕色，皮部窄，木质部射线呈放射状排列，髓部淡黄白色或黄棕色。气微，味苦。

【显微鉴别】

1. 横切面　表皮细胞1列，被厚角质层，有的具有木栓细胞。皮层散有纤维及石细胞。中柱鞘纤维群新月形，其内侧常为2～5列石细胞，并切向延伸与射线中的石细胞群连接成环。维管束外韧型。韧皮射线向外渐宽，可见锥形或分枝状石细胞；韧皮部细胞大多颓废，有的外侧散有1～3个纤维，内侧有数列薄壁细胞。木质部导管单个散在或数个切向连接。环髓细胞壁稍厚，纹孔明显。薄壁细胞含淀粉粒及草酸钙针晶。

2. 粉末　黄褐色或灰褐色。表皮细胞黄色或黄棕色，断面观类圆形或矩圆形，直径24～78 μm，被有角质层。石细胞淡黄色或黄色，类方形、梭形、椭圆形或不规则形，壁较厚，孔沟明显。皮层纤维微黄色或黄色，直径27～70 μm，壁极厚，胞腔狭窄。草酸钙针晶细小，存在于薄壁细胞中。

【理化鉴别】取本品粉末2 g，加70%乙醇20 mL，加热回流30 min，放冷，滤过，滤液蒸干，残渣加盐酸溶液(1∶50)10 mL使溶解，滤过，滤液用氨试液调至碱性，加氯仿10 mL，振摇，分取氯仿层，蒸干，残渣加盐酸溶液(1∶50)5 mL使溶解。取此溶液分置三支试管中，一管中加碘化铋钾试液2滴，即生成橙红色沉淀；另一管中加碘化汞钾试液2滴，即生成淡黄色沉淀；第三管中加硅钨酸试液2滴，即生成灰白色沉淀。

【储存方法】置于燥处贮藏。

桂枝

【来源】樟科植物肉桂(*Cirmarnomum cassia* Presl)的干燥嫩枝。

【产地】多栽培于沙土及斜坡山地。主产于广东、广西、海南、云南等地。

【采收加工】3～7月剪取嫩枝，鲜时切段，晒干。

【性状鉴别】本品呈长圆柱形，多分枝，长30～75 cm，粗端直径0.3～1 cm。表面红棕色至棕色，有纵棱线、细皱纹及小疙瘩状的叶痕、枝痕、芽痕，皮孔点状或点状椭圆形。质硬而脆，易折断。切片厚2～4 mm，断面皮部红棕色，木质部黄白色至浅黄棕色，髓部略呈方形。有特异香气，味甜、微辛，皮部味较浓。

【显微鉴别】本品横切面：表皮细胞1列，嫩枝可见单细胞非腺毛。木栓细胞3～5列，最内1列细胞外壁增厚。皮层有油细胞及石细胞散在。中柱鞘石细胞群断续排列成环，并伴有纤维束。韧皮部有分泌细胞及纤维散在。形成层明显。木质部射线宽1～2列细胞，含棕色物；导管单个散列或2至数个相聚；木纤维壁较薄，与木薄壁细胞不易区别。髓部细胞壁略厚，木化。射线细胞含细小草酸钙针晶。

【理化鉴别】

1. 取本品粉末0.5 g，加乙醇10 mL，密塞，浸泡20 min，时时振摇，滤过，取滤液作为供试品溶液。另取桂皮醛对照品，加乙醇制成每毫升含1 μL的溶液，作为对照品溶液。照薄层色谱法试验，吸取供试品溶液10～15 μL、对照品溶液2 μL，分别点于同一硅胶G薄层板上，以石油醚（60～90℃）-乙酸乙酯（17∶3）为展开剂，展开，取出，晾干，喷以二硝基苯肼乙醇试液。供试品色谱中，在与对照品色谱相应的位置上，显相同的橙红色斑点。

2. 取本品粉末2 g，加乙醚10 mL，浸泡30 min，时时振摇，滤过，滤液挥干，残渣加三氯甲烷1 mL使溶解，作为供试品溶液。另取桂枝对照药材2 g，同法制成对照药材溶液。照薄层色谱法试验，吸取上述两种溶液各15 μL，分别点于同一硅胶G薄层板上，使呈条状，以石油醚（60～90℃）-乙酸乙酯（17∶3）为展开剂，展开，取出，晾干，喷以香草醛硫酸试液，在105℃加热至斑点显色清晰。供试品色谱中，在与对照药材色谱相应的位置上，显相同颜色的斑点。

【储存方法】置阴凉干燥处贮藏，密闭保存。

桑　枝

【来源】桑枝为桑科植物桑（*Morus alba* L.）的嫩枝。

【产地】桑生于丘陵、山坡、村旁、田野等处，多为人工栽培。分布于全国各地。

【采收加工】春末夏初采收，去叶，略晒，趁新鲜时切成长30～60 cm的段或切成斜片，晒干。

【性状鉴别】干燥的嫩枝呈长圆柱形，长短不一，直径0.5～1.5 cm。外表灰黄色或灰褐色，有多数淡褐色小点状皮孔及细纵纹，并可见灰白色半月形的叶痕和棕黄色的叶芽。质坚韧，有弹性，较难折断，断面黄白色，纤维性。斜片呈椭圆形，长约2 mm。切面皮部较薄，木质部黄白色，射纹细密，中心有细小而绵软的髓。有青草气，味淡略黏。以质嫩、断面黄白色者为佳。

【显微鉴别】桑枝粉末灰黄色。①纤维较多，成束或单个散在，多缠结，淡黄色或无色。甚长，略弯曲，直径10～30 μm，壁厚5～15 μm，非木化，胞腔甚细。②石细胞多成群，淡黄色或黄色呈类圆形、椭圆形或类方形，直径15～40 μm，少数长至70 μm，壁厚5～20 μm，层纹有的明显，孔沟较明显并分枝，胞腔细小。另有石细胞壁较薄。③含晶厚壁细胞多成群或单个散在。形状、大小与石细胞近似，胞腔内含草酸钙方晶1～2个。④草酸钙方晶存在于厚壁细胞中或散在，直径5～20 μm。⑤木射线为异型细胞射线，壁连珠状增厚，纹孔较细密。⑥木纤维多成束，常与木射线细胞联结。呈长梭形，末端尾尖，直径12～20 μm，壁厚约2 μm，纹孔稀少，孔沟不明显。⑦导管主要为具缘纹孔导管。⑧乳汁管偶见，直径10～25（～30）μm，内含微细颗粒状分泌物。

【储存方法】贮干燥容器内，置通风干燥处。防霉。

首乌藤

【来源】本品为蓼科植物何首乌(*Polygonum multiflorum* Thunb.)的干燥藤茎。

【产地】分布华东、华中、华南各地,生长于山谷灌丛、山地林下、沟边石隙。

【性状鉴别】本品呈长圆柱形,稍扭曲,具分枝,长短不一,直径4～7 mm。表面紫红色至紫褐色,粗糙,具扭曲的纵皱纹。节部略膨大,有侧枝痕。外皮菲薄,可剥离。质脆,易折断,断面皮部紫红色,木质部黄白色或淡棕色,导管孔明显,髓部疏松,类白色。气微,味微苦涩。

【显微鉴别】本品横切面:表皮细胞有时残存。木栓细胞3～4列,含棕色色素。皮层较窄。中柱鞘纤维束断续排列成环,纤维壁甚厚,木化;在纤维束间时有石细胞群。韧皮部较宽。形成层成环。木质部导管类圆形,直径约至204 μm,单个散列或数个相聚。髓较小。薄壁细胞含草酸钙簇晶。

【理化鉴别】取本品粉末0.25 g,加乙醇50 mL,置水浴上回流1 h,滤过,滤液浓缩至3 mL,作为供试品溶液。另取首乌藤对照药材,同法制成对照药材溶液。再取大黄素对照品,加乙醇制成每毫升含1 mg的溶液,作为对照品溶液。照薄层色谱法试验,吸取上述三种溶液各2 μL,分别点于同一以羧甲基纤维素钠为黏合剂的硅胶H薄层板上,使呈条状,以苯-乙醇(2∶1)为展开剂,置预饱和15 min的层析缸内,展开3.5 cm后,取出,晾干,再以苯-乙醇(4∶1)为展开剂,展开7 cm后,取出,晾干,置紫外光(365 nm)灯下检视。供试品色谱中,在与对照药材色谱相应的位置上,显相同颜色的荧光条斑;在与对照品色谱相应的位置上,显相同颜色的荧光条斑。

【储存方法】置干燥处贮藏。

皂角刺

【来源】豆科植物皂荚(*Gleditsia sinensis* Lam.)的干燥棘刺。

【产地】生于山坡林中或谷地、路边、沟旁、村舍旁的向阳处,多栽培。分布于我国南北各地。

【采收加工】全年均可采收,直接干燥,或趁鲜切片后干燥。

【性状鉴别】药材商品包括主刺及1～2次分枝的棘刺。主刺长3～15 cm或更长,直径0.3～1 cm;分枝刺长1～6 cm,刺端锐尖。表面紫棕色或棕褐色。体轻,质坚硬,不易折断。切片厚0.1～0.3 cm,常带有尖细的刺端;木质部黄白色,髓部疏松,淡红棕色;质脆,易折断。无臭,气微,味淡。

【理化鉴别】

1.将两样品的乙醇提取液分别滴于滤纸上,待干,用浓氨熏后于紫外光灯下观察:皂角刺显亮绿色荧光;山皂角刺仅显不明显的微绿色荧光。

2.取两样品的上述提取液各1 mL,分别加1%乙醇液2～3滴,摇匀,放置;皂角刺管析出少量黄色沉淀;山皂角刺管析出大量棕褐色沉淀。

3.取两样品的水提取液各2 mL,分别滴加2%茚三酮乙醇液2～3滴,于水浴中加热5～6 min;皂角刺管显紫红色;山皂角刺管无颜色变化。

木通

【来源】本品为木通科植物木通[*Akebia quinata*（Thunb.）Decne.]、三叶木通[*Akebia trifoLiata*（Thunb.）Koidz]或白木通[*Akebia trifoliata*（Thunb.）Koidz. van *australis*（Diels）Rehd.]的干燥藤茎。

【产地】主产江苏、浙江、广西、广东、湖南、湖北、山西、陕西、四川、贵州、云南等地。

【性状鉴别】本品茎呈圆柱形，常稍扭曲，长30～70 cm，直径5～20 mm。表面灰棕色至灰褐色，外皮粗糙而有许多不规则的裂纹或纵沟纹，具突起的皮孔。节部膨大或不明显，具侧枝断痕。体轻，质坚实，不易折断，断面不整齐，皮部较厚，黄棕色，可见淡黄色颗粒状小点，木质部黄白色，射线呈放射状排列，髓小或有时中空，黄白色或黄棕色。气微，味微苦而涩。

【显微鉴别】藤茎横切面：木栓细胞数列，常含有褐色内含物；栓内层细胞含草酸钙方晶，含晶细胞壁不规则加厚，弱木化。皮层细胞6～10列，有的亦含数个小棱晶。中柱鞘由晶鞘纤维束与含晶石细胞群交替排列成连续的浅波浪形环带。维管束16～26个。韧皮部细胞薄壁性。束内形成层明显。木质部导管散孔型。射线明显，其外侧有1～3列含晶石细胞与中柱鞘晶鞘石细胞相连接；形成层内侧射线细胞壁加厚、木化，具明显单纹孔。髓周细胞圆形，壁厚，木化，有圆形单纹孔，常含1至数个棱晶，中央有少量薄壁细胞，壁不木化。

【理化鉴别】

1. 检查皂苷　取本品粗粉1 g，加水10 mL，煮沸2～3 min，趁热滤过，取滤液置试管中，用力振摇，产生持久性泡沫，加热后泡沫不消失。

2. 检查皂苷　取2%溶血试验去纤维红细胞生理盐水混悬液1滴，放在载玻片上，加盖玻片后，在显微镜下观察红细胞的形状，然后在盖玻片一侧加1滴样品生理盐水浸液（1∶3），在盖玻片的另一端用滤纸吸引液体，使检液逐渐渗入盖玻片下，与红细胞接触处迅速发生溶血。

3. 检查皂苷　本品水提取液蒸干，加1～2 mL醋酐溶解，再加浓硫酸-醋酐试剂，颜色由黄转为红色、紫色、蓝色。

【储存方法】1. 置干燥处贮藏。

【附注】木通的植物来源很复杂，除以上正品木通外，同属植物三叶木通[*Akebia trifoliate*（Thunb.）Koidz]、白木通[*Akebia trifoliate*（Thunb.）Koidz. vat. *australis*（Diels）Rehd.]的干燥藤茎也作为木通使用。是否有效，还待进一步研究。

络石藤

【来源】本品为夹竹桃科植物络石藤[*Trachelospermum jasminoides*（Lindl.）Lem.]的干燥带叶藤茎。

【产地】生于山野、路旁、溪边、林缘或杂木林中，常缠绕于树上或攀缘于墙壁上、岩石上。分布于河北、陕西、河南、湖北、湖南、广东、广西、江苏、浙江、安徽、福建、江西、山东、台湾、云南、贵州、四川等地。

【采收加工】冬季至翌春采割，除去杂质，晒干。

【性状鉴别】本品茎呈圆柱形，弯曲，多分枝，长短不一，直径 1～5 mm；表面红褐色，有点状皮孔及不定根；质硬，断面淡黄白色，常中空。叶对生，有短柄；展平后叶片呈椭圆形或卵状披针形，长 1～8 cm，宽 0.7～3.5 cm；全缘，略反卷，上表面暗绿色或棕绿色，下表面色较淡。革质。气微，味微苦。

【显微鉴别】茎的横切面：木栓层为棕红色数列木栓细胞；表面可见单细胞非腺毛，壁厚，具壁疣。木栓层内侧为石细胞环带，木栓层与石细胞环带之间有草酸钙方晶分布。皮层狭窄。韧皮部薄，外侧有非木化的纤维束，断续排列成环。形成层成环。木质部全由木化细胞组成，导管类圆形，单个稀疏。在木质部的内方尚有内侧形成层及内侧韧皮部。髓部木化纤维成束，周围薄壁细胞内含草酸钙方晶。但髓部常破裂。

【理化鉴别】薄层色谱取本品粉末 2 g，加乙酸乙酯 20 mL，水浴回流 30 min，滤过。滤液浓缩至 3 mL，作为供试品溶液。另取木樨草素，加乙酸乙酯溶解成每毫升含 1 mg 的溶液，作为对照品溶液。将上述两种溶液分别点样于硅胶 G 薄层板上，用甲苯-乙酸乙酯-甲酸（5∶4∶1）展开，取出晾干后，喷雾 1%三氯化铝乙醇溶液，于紫外光（254 nm）灯下观察荧光，供试品色谱中应与对照品色谱在相同的位置处显黄色荧光斑点。

灯心草

【来源】本品为灯心草科植物灯心草（*Juncus effusus* L.）的干燥茎髓。

【产地】生于浅水池沼、溪边、湿地等处。分布于全国各地，以南方为多。

【采收加工】夏末至秋季割取茎，晒干，取出茎髓，理直，扎成小把。

【性状鉴别】本品呈细圆柱形，长达 90 cm，直径 0.1～0.3 cm。表面白色或淡黄白色，有细纵纹。体轻，质软，略有弹性，易拉断，断面白色。气微，无味。

【显微鉴别】茎髓横切面：全部由通气组织组成。每一细胞呈类方形或长方形，具数条分枝，分枝长 8～60 μm，直径 7～20 μm，壁厚约 1.7 μm，相邻细胞的分枝顶端相互衔接，形成网状结构，细胞间隙大多呈三角形，也有类四边形的。

【储存方法】置阴凉干燥处贮藏。

竹茹

【来源】本品为禾本科植物淡竹[*Phyllostachys nigra*（Lodd.）Munro var. *henonis*（Mitf.）Stapf ex Rendle]的茎秆中干燥的中间层。

【产地】生于山坡或路旁。野生或栽培。分布于河南、湖北、湖南、广东、广西、江苏、浙江、安徽、福建、江西、山东、台湾等地。

【采收加工】全年均可采制，取新鲜茎，除去外皮，将稍带绿色的中间层刮成丝条，或削成薄片，捆扎成束，阴干。前者称散竹茹，后者称齐竹茹。

【性状鉴别】本品为卷曲成团的不规则丝条或呈长条形薄片状。宽窄厚薄不等，浅绿色或黄绿色。纤维性，体轻松，质柔韧，有弹性。气微，味淡。

【储存方法】置阴凉干燥处贮藏，防霉，防蛀。

任务三　皮类中药的鉴定与养护

一、皮类中药的概念及来源

1. 含义　是指以植物茎、枝、根的形成层以外部分入药的中药。

2. 来源　皮类中药来源于裸子植物，如土荆皮，或被子植物（其中主要是双子叶植物）的茎干、枝和根的形成层以外的部分，大多为木本植物茎干的皮，少数为根皮或枝皮。茎皮，如肉桂、杜仲、厚朴；枝皮，如肉桂、厚朴；根皮，如五加皮。

二、性状鉴别

1. 形状　与药材来源、采取部位、加工方法有关。平坦、弯曲（含反曲、槽状或半管状、管状或筒状、单卷状、双卷状、复卷状）如图 3-3 所示。

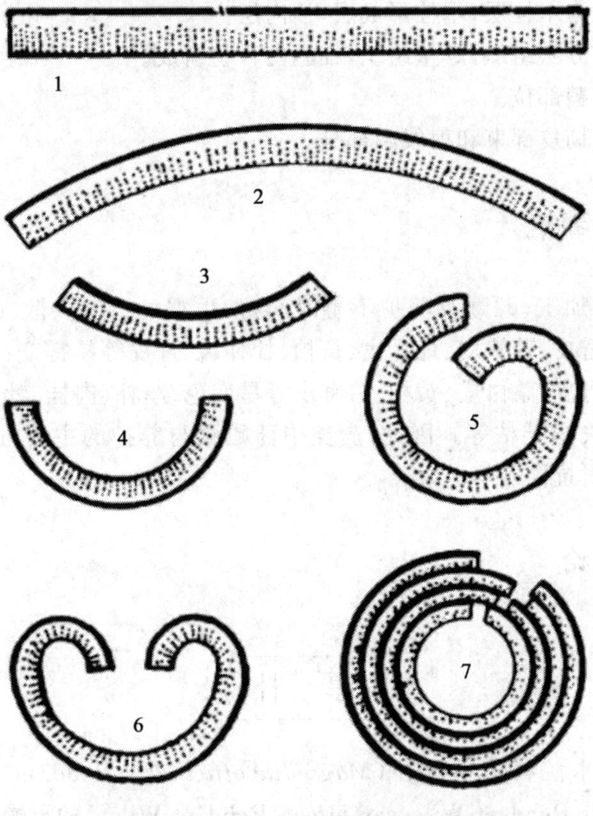

图 3-3　皮的横切面，示各种形状及卷曲

1. 平坦　2. 弯曲　3. 反曲　4. 槽状　5. 单卷状　6. 双卷状　7. 复卷状

2. 尺寸　长、宽、厚、直径。

3. 外表面

(1)颜色。

(2)皮孔。皮孔的形状、颜色及密度常是鉴别皮类中药的特征之一。

(3)刺、钉状物、附属物等。

4. 内表面　①颜色;②纹理;③质地。

5. 折断面　指自然断面而言。

(1)平坦　组织构造以薄壁组织为主,厚壁组织少或无,折断面较平坦,无显著突起物。

(2)颗粒状　组织中富含石细胞,折断面常呈颗粒状突起。

(3)纤维性　组织中富含纤维,折断面有纤维状物或刺状物突出。

(4)层状　组织构造中纤维束和薄壁组织呈环带状间隔排列,易层层剥离。

(5)其他　胶丝、粉尘。

6. 气味　与药材所含成分有密切关系,也是鉴别中药的重要方面。

三、显微鉴别

1. 周皮　主要分为木栓层,木栓形成层,栓内层。

2. 皮层　主要由分泌组织,厚壁组织,细胞内含物组成。

3. 中柱鞘　中柱鞘部位。

4. 韧皮部　包括韧皮部束和射线两部分。

四、皮类中药的养护

皮类药材在采收加工、贮藏及养护不善时,易发生霉蛀、变色、散气等质变现象。桑白皮、白鲜皮、木槿皮、椿皮、苦楝皮、地骨皮、黄柏、杜仲、牡丹皮等易霉变;桑白皮、黄柏、椿皮、合欢皮等易生虫;牡丹皮、桑白皮、黄柏、白鲜皮等易变色;厚朴、肉桂、牡丹皮等易散失气味,肉桂、厚朴还会出现失润干枯等。因此,皮类中药贮藏与养护的主要方法有防潮、防蛀、密闭、药剂熏蒸、晾晒、对抗同贮等。

五、皮类中药各论

厚　朴

【来源】本品为木兰科植物厚朴(*Magnolia officinalis* Rehd. et Wils.)或凹叶厚朴(*Magnolia officinalis* Rehd. et Wils. var. *biloba* Rehd. et Wils.)的干燥干皮、根皮及枝皮。

【产地】原产于湖北,现多栽培。

【采收加工】4～6月剥取,根皮及枝皮直接阴干;干皮置沸水中微煮后,堆置阴湿处,“发汗”,至内表面变紫褐色或棕褐色时,蒸软取出,卷成筒状,干燥。

【性状鉴别】

1. 干皮呈卷筒状或双卷筒状，习称“筒朴”；近根部的干皮一端展开如喇叭口，习称“靴筒朴”。外表面灰棕色或灰褐色，粗糙，有时呈鳞片状，较易剥落，有明显椭圆形皮孔和纵皱纹，刮去粗皮者显黄棕色。内表面紫棕色或深紫褐色，较平滑，具细密纵纹，划之显油痕。质坚硬，不易折断，断面颗粒性，外层灰棕色，内层紫褐色或棕色，有油性，有的可见多数小亮星。气香，味辛辣，微苦。

2. 根皮（根朴）有的弯曲似鸡肠，习称“鸡肠朴”。质硬，较易折断，断面纤维性。

3. 枝皮（枝朴）呈单筒状，质脆，易折断，断面纤维性。

【显微鉴别】

1. 横切面　木栓层为10余列细胞；有的可见落皮层。皮层外侧有石细胞环带，内侧散有多数油细胞及石细胞群。韧皮部射线宽1～3列细胞；纤维多数个成束；亦有油细胞散在。

2. 粉末　为棕色。

(1)厚朴　①石细胞甚多，呈长圆形、类方形者直径11～65 μm，呈不规则分枝状者长约220 μm，有的分枝短而钝圆，有的分枝长而锐尖；②纤维众多，平直，直径15～32 μm，壁极厚，木化，纹孔沟不明显；③油细胞椭圆形或类圆形，直径50～85 μm，壁木化，腔内含黄棕色油滴状物。此外，有筛管分子、木栓细胞及草酸钙小方晶。

(2)庐山厚朴　分枝石细胞长约至326 μm，纤维边缘作锯齿状者较易见；油细胞较少见，直径约至100 μm。

【理化鉴别】厚朴酚的烯丙基反应　取本品粗粉3 g，加氯仿30 mL，回流0.5 h，滤过。滤液供试验用。①取氯仿液5 mL置试管中，在荧光灯下顶面观显紫色，侧面观上面黄绿色，下面棕色；②取氯仿液15 mL，蒸去氯仿，残渣95%乙醇10 mL溶解，滤过，分别取滤液各1 mL，加5%三氯化铁甲醇溶液(1∶1)1滴，显蓝黑色(厚朴酚的酚羟基反应)；加Millon试剂1滴，显棕色沉淀(同上反应)，加间苯三酚盐酸溶液5滴，显红色沉淀。

【附注】

1. 置通风干燥处贮藏。

2. 关于厚朴的商品规格，沿历史分为温朴、川朴两类。温朴主要为浙江、福建等地所产的厚朴；川朴主产于四川、云南、贵州、湖北、湖南、江西、安徽等地。耳朴、根朴为共同标准，不分温、川。

3. 为保护资源，提高质量，建议严禁砍剥胸高直径在12 cm以下的幼树。

【储存方法】用篾包、席包包装，一般扎成小把(重约0.5 kg)再打包，软包装最好用双层，尽量保持严密；小件重30～35 kg，大件可重50 kg。贮干燥容器内，密闭、置阴凉干燥处，避热。

【养护技术】本品因含挥发油，必须贮存于干燥、凉爽之处，主要是防热走油和气味散失。如果挥发油散失，即成干皮，无药用价值，因此贮存环境不宜过于燥热或通风。本品应防止过分受潮，最好避光及少接触空气，以免影响药材质量。本品质硬而脆，容易断裂，应避免重压和碰撞。

肉 桂

【来源】本品为樟科植物肉桂(*Cinnamomum cassia* Presl)的干燥树皮。

【产地】原产我国。现广东、广西、福建、台湾、云南等省区广为栽培。主产于广西。

【采收加工】每年分两期采收,第一期于4～5月间,第二期于9～10月间,以第二期产量大,香气浓,质量佳。采收时选取适龄肉桂树,按一定的长、宽度剥下树皮,放于阴凉处,按各种规格修整,或置于木制的"桂夹"内压制成型,阴干;或先放置阴凉处2～3 d后,于弱阳光下晒干。根据采收加工方法不同,有如下加工品。

1. 桂通　为剥取栽培5～6年生幼树的干皮、粗枝皮或老树枝皮,不经压制,自然卷曲呈筒状,长约30 cm,直径2～3 cm。

2. 企边桂　为剥取十年生以上的干皮,将两端削成斜面,突出桂心,夹在木制的凹凸板中间,压成两侧向内卷曲的浅槽状。长约40 cm,宽6～10 cm。

3. 板桂　剥取老年树最下部近地面的干皮,夹在木制的"桂夹"内,晒至九成干,经纵横堆叠,加压,约1个月完全干燥,成为扁平板状。

4. 碎桂　在桂皮加工过程中的碎块,多供香料用。

【性状鉴别】本品呈槽状或卷筒状,长30～40 cm,宽或直径2～10 cm,厚0.2～0.8 cm。外表面灰棕色,稍粗糙,有不规则的细皱纹及横向突起的皮孔,有的可见灰白色的斑纹;内表面红棕色,略平坦,有细纵纹,划之显油痕。质硬而脆,易折断,断面不平坦,外层棕色而较粗糙,内层红棕色而油润,两层间有1条黄棕色的线纹。气香浓烈,味甜、辣。

【显微鉴别】

1. 横切面　木栓细胞数列,最内层细胞外壁增厚,木化。皮层散有石细胞及分泌细胞。中柱鞘部位有石细胞群,断续排列成环,外侧伴有纤维束,石细胞通常外壁较薄。韧皮部射线宽1～2列细胞,含细小草酸钙针晶;纤维常2～3个成束;油细胞随处可见。薄壁细胞含淀粉粒。

2. 本品粉末　红棕色,纤维大多单个散在,长梭形,长195～920 μm,直径约至50 μm,壁厚,木化,纹孔不明显。石细胞呈类方形或类圆形,直径32～88 μm,壁厚,有的一面菲薄。油细胞类圆形或长圆形,直径45～108 μm。草酸钙针晶细小,散在于射线细胞中。木栓细胞多角形,含红棕色物。

【理化鉴别】检查桂皮醛:取本品粉末0.1 g,加氯仿1 mL浸渍,吸取氯仿液2滴于载玻片上,待挥干,滴加10%盐酸苯肼试液1滴,加盖玻片,镜下可见桂皮醛苯腙杆状结晶。

【储存方法】以篾包、席包或木箱包装,一般扎成小把(重约0.5 kg)再打包,软包装最好用双层,尽量保持严密;小件重30～35 kg,大件可重50 kg。为保持其油性、香气,也可用瓮保藏,先将瓮洗刷干净,晾晒干燥,置于阴凉处,将瓮身的一半埋在地下,然后将肉桂用油纸或防潮纸包扎结实,竖放其中,盖紧密封,如此可以长久不变质。上档肉桂可放于铅皮盒或锡罐内,盒内同时放置一小罐蜂蜜;另一办法为用松木锯屑加炼蜜拌匀,铺于箱、坛或缸内,上面码一层肉桂,如此交替堆埋严密,盖好,可以保持其滋润,能防止油质挥散,经久保持质量。亦可贮存于衬有铅皮的密封木箱中，不使香气走失。夏季最好冷藏，贮干燥容器内，密闭，置阴凉干燥处，避热。

【养护技术】本品因含挥发油，必须贮存于干燥、凉爽之处，主要是防热走油。如果挥发油散失，即成干皮，无药用价值，因此贮存环境不宜过于燥热或通风。本品不易生虫发霉，但亦应防止过分受潮，最好避光及少接触空气，因为肉桂醛易被氧化为肉桂酸，影响品质。本品质硬而脆，容易断裂，应轻搬轻放，避免重压。

杜 仲

【来源】本品为杜仲科植物杜仲（*Eucommia ulmoides* Oliv.）的干燥树皮。

【产地】生于低山、谷地及低坡的疏林中。分布于陕西、甘肃、河南、湖北、湖南、浙江、安徽、山东、广西、云南、贵州、四川等省区。

【采收加工】4～6月剥取生长近十年的树皮，刮去粗皮，堆置“发汗”至内皮呈紫褐色，晒干。

【性状鉴别】本品呈板片状或两边稍向内卷，大小不一，厚3～7 mm。外表面淡棕色或灰褐色，有明显的皱纹或纵裂槽纹；有的树皮较薄，未去粗皮者，可见明显的皮孔；内表面暗紫色，光滑。质脆，易折断，断面有细密、银白色、富弹性的橡胶丝相连。气微，味稍苦。

【显微鉴别】粉末棕色。橡胶丝成条或扭曲成团，表面现颗粒性。石细胞甚多，大多成群，类长方形、类圆形、长条形或形状不规则，直径20～80 μm，长约至180 μm，壁厚，有的胞腔内含橡胶团块。木栓细胞表面观多角形，直径15～40 μm，壁不均匀增厚，木化，有细小纹孔；侧面观长方形，壁三面增厚，一面薄，孔沟明显。

【理化鉴别】取本品粉末1 g，加氯仿10 mL，浸渍2 h，滤过。滤液挥干，加乙醇1 mL，产生具弹性的胶膜。

【储存方法】置通风干燥处贮藏。

1.关于杜仲的商品规格，以其药材宽度和厚度为确定等级的标准，长度只作参考。四川尚产有部分薄仲，特点是皮薄，花纹细致，质量较好。其等级除厚度不限外，长宽均与厚仲相同。

2.胸高直径在12 cm以下的幼树，应严禁砍剥。

黄 柏

【来源】本品为芸香科植物黄皮树（*Phellodendron chinense* Schneid.）或黄檗（黄柏）的干燥树皮。前者习称川黄柏，后者习称关黄柏。因其树皮黄色，故名。

【产地】黄皮树生于山沟边杂木林中，也有栽培；分布于陕西、甘肃、湖北、湖南、广东、广西、浙江、安徽、江西、云南、贵州、四川等地区。黄檗生于山间河谷、溪流附近或杂木林中，也有栽培；分布于辽宁、吉林、黑龙江、河北、山西、内蒙古等地。

【采收加工】通常在3～6月，选择十年以上的树剥取树皮，刮去外层粗皮（栓皮）至见到黄色内皮为度，洗净，晒干。

【性状鉴别】

1. 川黄柏　呈板片状或浅槽状，长宽不一，厚1～6 mm。外表面黄褐色或黄棕色，平坦或具纵沟纹，有的可见皮孔痕及残存的灰褐色粗皮（栓皮）。内表面暗黄色或淡棕色，具细密的纵棱纹。体轻，质硬，断面纤维性，呈裂片状分层，深黄色。气微，味甚苦，嚼之有黏性。

2. 关黄柏　厚2～4 mm。外表面黄绿色或淡棕黄色，较平坦，有不规则的纵裂纹，皮孔痕小而少见，偶有灰白色的粗皮残留。内表面黄色或黄棕色。体轻，质较硬，断面纤维性，有的呈裂片状分层，鲜黄色或黄绿色。气微，味极苦，嚼之有黏性。

【显微鉴别】本品粉末绿黄色或黄色。纤维鲜黄色，直径16～38 μm，常成束，周围细胞含草酸钙方晶，形成晶纤维；含晶细胞壁木化增厚。石细胞鲜黄色，类圆形或纺锤形，直径35～128 μm，有的呈分枝状，枝端锐尖，壁厚，层纹明显。草酸钙方晶众多，直径约至24 μm。

【理化鉴别】取本品粉末1 g，加乙醚10 mL，振摇后，滤过，滤液挥干，残渣加冰醋酸1 mL使溶解，再加硫酸1滴，放置，溶液显紫棕色。

【附注】关于本品商品规格：川黄柏树是以供药用为主，皮分两等，鼓励生产厚皮，并应禁止砍剥胸高直径12 cm以下的幼树。关黄柏多以木材为主，皮为副产品，厚薄皮混收即可，故未分等。

【储存方法】用席、麻袋或竹篓、木箱包装。贮干燥容器内，置干燥通风处，密闭，防霉、防潮、防蛀。

【养护技术】黄柏应注意防潮，受潮后易发热、生霉，若雨淋水湿，颜色变黑，则影响疗效，应贮存于通风干燥处。黄柏皮质较脆，容易折断，搬运时应避免挤压或重摔。

牡丹皮

【来源】毛茛科植物牡丹（*Paeonia suffruticosa* Andr.）的根皮。

【产地】全国各地栽培。分布于河北、河南、山东、陕西、四川、甘肃等地。

【采收加工】栽培3～5年后采收，于10～11月挖根，洗净，去掉须根，用刀剖皮，抽去木质部，将根皮晒干，为“原丹皮”（连丹皮）；如先用竹刀或碗片刮去外皮后抽去木质部，名为“刮丹皮”（粉丹皮）。

【性状鉴别】

1. 凤丹，呈圆筒状，条粗细均匀，微弯曲，长4～20 cm，直径5～12 mm，厚3～4 mm，有纵剖开的裂缝，缝口紧闭，两端剪平，皮细肉厚。表面灰褐色（俗称香灰色），有多数横长皮孔及细根痕，栓皮脱落处粉白色，内表面淡灰黄色或淡棕色，具明显的细纵纹，并有发亮的牡丹酚结晶，习称“亮银星”。质硬而脆，易折断，断面粉白色，粉质足。气芳香浓郁，味微苦而涩。

2.连丹与凤丹主要区别特征为纵剖裂缝的缝口不紧闭，皮细。肉稍薄。栓皮脱落处呈粉棕色，断面粉白色或淡褐色，有粉性。气芳香。

3.刮丹与凤丹主要区别特征为已刮去外皮，纵剖裂缝的缝口不紧闭。表面粉红色，在节疤、皮孔、根痕处，偶有未去净的栓皮，形成棕褐色的花斑。质坚硬。断面粉白色，有粉性。气芳香。

【显微鉴别】

1.根皮横切面　木栓层为4～8列木栓细胞，浅棕红色，类长方形或类方形，切向24～60 μm，径向8～24 μm。皮层数十列薄壁细胞，多切向延长，靠近木栓层3～5列细胞壁稍厚。韧皮部宽广，约为横切面径向的4/5，筛管群明显；韧皮射线宽1～3列细胞。本品薄壁细胞含淀粉粒；有的含草酸钙簇晶，直径12～50 μm。

2.粉末　淡灰白色。①淀粉粒众多。单粒类球形，直径3～19 μm，脐点明显，点状、星状、三叉状或裂缝状，层纹不明显；复粒较大，由2～6分粒组成。②草酸钙簇晶直径6～50 μm，含晶细胞无色，长方形，一般较小，有的细胞含数个草酸钙簇晶。③木栓细胞横断面观为长方形，长24～60 μm，浅棕红色，表面观为类方形、长方形或多角形。④草酸钙方晶稀少，直径5～14 μm。

【理化鉴别】

1.检查牡丹酚　取本品粉末作微量升华，升化物在显微镜下观察，为长柱形结晶或针状、羽状簇晶，滴加三氯化铁醇溶液，则结晶溶解而呈暗紫色。

2.检查牡丹酚　取本品粉末2 g，加乙醚20 mL，振摇2 min，滤过。取滤液5 mL，置水浴上蒸干，放冷，残渣加硝酸数滴，先显棕黄色，后变鲜绿色。

【附注】

1.实验证明，刮去外皮的刮丹皮，虽药材外形美观，但可导致其有效成分牡丹酚的含量降低。因此，认为不宜加工使用刮丹皮。

2.关于牡丹皮的商品规格，凡是枯死、病株、霉变、含木心者以及土层上的青根一律不收。刮丹皮未刮净，符合连丹标准者，按连丹收购。

3.作为牡丹皮药用的还有同属的多种植物。

【储存方法】牡丹皮质硬而脆，易断碎损失，需分等级用木箱或竹篓，内衬防潮纸包装，置阴凉干燥处贮存。

【养护技术】本品含有牡丹酚、挥发油，具有特殊的芳香气，除注意严密包装外，应保持贮存环境干燥阴凉，以免"走气"。由于牡丹皮含苯甲酸，有防腐作用，气味能避虫蛀，故不易遭受虫害。但需防潮，以免发霉、变色。梅雨季前后可行日晒，保持干燥，即能安全贮存。传统经验证明：牡丹皮若与泽泻同存，可避免变色，也可防止泽泻生虫。因此亦可同其他药材共贮，起防虫作用。

白鲜皮

【来源】本品为芸香科植物白鲜(*Dictamnus dasycarpus* Turcz.)的干燥根皮。

【产地】生于向阳山坡、疏林下、灌木丛中或开阔的多石山坡及平原草地。分布于辽宁、吉林、黑龙江、河北、山西、内蒙古、陕西、甘肃、河南、湖北、江苏、安徽、江西、山东、贵州、四川等省(自治区)。

【采收加工】春、秋二季采挖根部,除去泥沙及粗皮,剥取根皮,干燥。

【性状鉴别】本品呈卷筒状,长 5～15 cm,直径 1～2 cm,厚 0.2～0.5 cm。外表面灰白色或淡灰黄色,具细纵皱纹及细根痕,常有突起的颗粒状小点;内表面类白色,有细纵纹。质脆,折断时有粉尘飞扬,断面不平坦,略呈层片状,剥去外层,迎光可见闪烁的小亮点。有羊膻气,味微苦。

【显微鉴别】本品横切面:木栓层为 10 余列细胞。皮层狭窄,纤维多单个散在,黄色,直径 25～100 μm,壁厚,层纹明显。韧皮部宽广,射线宽 1～3 列细胞;纤维单个散在。薄壁组织中有多数草酸钙簇晶,直径 5～30 μm。

【储存方法】置通风干燥处贮藏。

秦 皮

【来源】本品为木犀科植物花曲柳(苦枥白蜡树)(*Fraxinus rhynchophylla* Hance)、白蜡树(*Fraxinus chinensis* Roxb.)、尖叶梣(尖叶白蜡树)(*Fraxinus szaboana* Lingelsh.)或宿柱梣(宿柱白蜡树)(*Fraxinus stylosa* Lingelsh.)的干燥枝皮或干皮。

【产地】曲柳生于山坡、河岸、路旁,分布于东北和黄河流域各省区。白蜡树生于山地杂木林中,分布于华北、西北、华东、华南、华中、西南及辽宁。尖叶梣(尖叶白蜡树)生于山坡杂木林中,分布于黄河、长江流域各省区,主产于河北、山西、陕西、甘肃及河南。宿柱梣(宿柱白蜡树)生于山坡杂木林中,分布于陕西、甘肃、四川、河南等省。

【采收加工】春、秋二季剥取枝皮或干皮,晒干。

【性状鉴别】

1. 枝皮　呈卷筒状或槽状,长 10～60 cm,厚 1.5～3 mm。外表面灰白色、灰棕色至黑棕色或相间呈斑状,平坦或稍粗糙,并有灰白色圆点状皮孔及细斜皱纹,有的具分枝痕。内表面黄白色或棕色,平滑。质硬而脆,断面纤维性,黄白色。气微,味苦。

2. 干皮　为长条状块片,厚 3～6 mm。外表面灰棕色,具龟裂状沟纹及红棕色圆形或横长的皮孔。质坚硬,断面纤维性较强。

水试:取本品,加热水浸泡,浸出液在日光下可见碧蓝色荧光。

【显微鉴别】横切面:木栓层为 5～10 余列细胞。栓内层为数列多角形厚角细胞。皮层较宽，纤维及石细胞单个散在或成群。中柱鞘部位有石细胞及纤维束组成的环带，偶有间断。韧皮部射线宽1～3列细胞；纤维束及少数石细胞成层状排列，中间贯穿射线，形成“井”字形。薄壁细胞含草酸钙砂晶。

【理化鉴别】

1. 取药材少许，加热水浸泡，浸出液在日光下可见碧蓝色荧光（检查马栗树皮苷和马栗树皮素）。

2. 取本品粉末1 g，加95%乙醇10 mL，回流10 min，滤过，取醇溶液2滴入试管中，加水10 mL稀释，显天蓝色荧光（检查马栗树皮苷）。另取醇溶液1 mL，加1%三氯化铁试液2～3滴，呈暗绿色，再加氨试液3滴，以5倍水稀释，对光观察显深红色（检查马栗树皮素）。

【储存方法】置通风干燥处贮藏。

【附注】除以上正品秦皮外，还有以下同属植物的干燥树皮混作秦皮药用。

(1)秦岭梣（*Fraxinus paxiana* Lingelsh.）。产于陕西、甘肃、湖北、湖南、四川。其药材主要鉴别特征：树皮外表无白色地衣斑，具突起的灰白色皮孔及大型叶痕，芽苞脱落处常残留棕色长毛。横切面显微特征与宿柱梣皮相似，但井字形结构明显，纤维带较薄壁带宽。七叶苷含量为4.2%。

(2)水曲柳（*Fraxinus mandschurica* Rupr.）。产于东北、华北及陕西、甘肃、湖北等。其药材主要鉴别特征：枝皮外表无地衣斑，有明显突起的红棕色皮孔及马蹄形叶痕。干皮粗糙，纵裂沟较深，裂隙中可见红棕色纵向后生皮孔。树皮苦味较淡薄，水浸液微见黄绿色荧光。横切面显微观察，木栓细胞孔不明显，内侧壁不明显增厚，射线石细胞内层可见，栓内石细胞多而纤维少，厚壁细胞环3～5层细胞厚，偶间断。七叶苷含量仅为0.36%，不宜作秦皮入药。

(3)美国绿梣。原产北美，我国黑龙江、辽宁、北京、陕西、新疆等地有栽培。其药材主要鉴别特征：树皮外表无地衣斑，皮孔浅棕色，明显突起，叶痕较小，干皮鳞状，裂隙中无皮孔。横切面显微特征与水曲柳皮相近，但栓内层偶见石细胞，无纤维；厚壁细胞环1～3层细胞厚，常间断；射线石细胞明显。树皮水浸液在日光下不显荧光，在紫外光灯下显微弱的浅绿色荧光。不含七叶苷，不应作为秦皮入药。

(4)小叶梣（*Fraxinus bungeana* DC.）。产于辽宁、河北、山西、山东、安徽、河南等省。据报道，本品在我国部分地区亦混作秦皮药用。

(5)胡桃科植物核桃楸（*Juglans mandshurica* Maxim.）。产于东北、华北及陕西、甘肃、山东、河南等地。其干燥树皮在我国部分地区混作秦皮药用。其药材主要鉴别特征：树皮外表浅灰棕色，平滑而稍有细纵纹，皮孔少，圆形突起状，浅棕色，有明显的猴面状大型叶痕，内表面暗棕色，有细纹。质坚韧，不易折断。气微，味微苦。组织粉末中有大型草酸钙簇晶。水浸液呈浅黄色或棕色，无荧光。本品不含香豆精类成分，而含胡桃醌及大量鞣质。其功效与秦皮不同，应视为秦皮的伪品或误用品。

[拓展知识]

以上9种秦皮类药材原植物分类检索如下。

1. 叶对生；小花组成圆锥花序；翅果。

2. 花序顶生枝端或在当年生枝上腋生；叶后开花或与叶同时开放。

3. 花具花冠，先叶后花；苞片早落或缺如；小叶无柄或近无柄。

4. 小叶7～9片，花序长14～20 cm；花序梗无毛 …………………………………… 秦岭梣

4. 小叶3～7片，花序长5～14 cm；花序梗被细绒毛。

5. 小叶5～7片，阔卵形、菱形至卵状披针形，先端尾尖，侧脉4～6对；花序长5～9 cm …………………………………………………………………………………… 一小叶梣

5. 小叶3～5片，卵状披针形至宽披针形，先端长渐尖，侧脉8～10对；花序长8～10(～14) cm …………………………………………………………………………… 宿柱梣

3. 花无花冠，与叶同时开放。小叶3～7片。

6. 小叶阔卵形、倒卵形或卵状披针形，上面有时被沿脉疏被柔毛；花萼杯状，开展 …………………………………………………………………………………… 花曲柳

6. 小叶卵形至披针形或倒卵状披针形，上面无毛。

7. 小叶先端锐尖至渐尖；花萼筒状，紧贴坚果基部 ……………………… 白蜡树

7. 小叶先端长渐尖至尾尖；花萼杯状，与坚果基部疏离 ………………… 尖叶梣

2. 花序侧生于去年生枝上，花序下无叶；先花后叶或同时开放。

8. 花有花萼；小叶5～9；叶背中脉或侧脉上具白色柔毛；翅果平直 ……… 美国绿梣

8. 花无花萼；小叶7～13；叶背沿叶脉被黄色曲柔毛；翅果明显扭曲 ……… 水曲柳

1. 叶互生；雄花成柔荑花序，核果 …………………………………………… 核桃楸

香加皮

【来源】为萝藦科植物杠柳(*Periploca sepium* Bge.)的干燥根皮。

【产地】生长于干燥山坡、砂质地、砾石山坡上。分布吉林、辽宁、内蒙古、河北、山西、河南、陕西、甘肃、宁夏、四川、山东、江苏等地。

【采收加工】春、秋二季采挖，剥取根皮，晒干。

【性状鉴别】呈卷筒状，少数为不规则卷片，厚2～4 mm。外表面灰棕色或黄棕色，栓皮易鳞片状剥落而现黄白色内皮；内表面淡黄色或红棕色，有细纵纹。质脆，断面不整齐，淡黄色。有特异香气，味苦。

【显微鉴别】本品粉末淡棕色。草酸钙方晶直径9～20 μm。石细胞长方形或类多角形，直径24～70 μm。乳管含无色油滴状颗粒。木栓细胞棕黄色，多角形。淀粉粒甚多，单粒类圆形或长圆形，直径3～11 μm；复粒由2～6分粒组成。

【理化鉴别】

1. 取本品粉末10 g，加水150 mL，加热蒸馏，馏出液具特异香气，收集馏出液10 mL，分置2支试管中，一管中加1%三氯化铁溶液1滴，即显红棕色；另一管中加硫酸肼饱和溶液5 mL与醋酸钠结晶少量，稍加热，放冷，生成淡黄绿色沉淀，置紫外灯下(365 nm)观察，显强

烈的黄色荧光。

2.取本品粉末 1 g,加乙醇 10 mL,加热回流 1 h 滤过,置 25 mL 容量瓶中,加乙醇稀释至刻度,取 1 mL,置 20 mL 容量瓶中,加乙醇稀释至刻度,用分光光度法测定,在 278 nm 处有最大吸收峰。

3.薄层色谱:取本品粉末 2 g,加甲醇 30 mL 置水浴上回流 1 h,滤过,滤液蒸干,残渣加甲醇 2 mL 使溶解,作为供试品溶液。另取 4-甲氧基水杨醛对照品,加甲醇制成每 1 cm 含 1 mg 的溶液,作为对照品溶液。吸取上述两种溶液各 2 μL,分别点于同一硅胶 G 薄层板上,以石油醚(60～90℃)-醋酸乙酯-洋醋酸(20∶3∶0.5)展开,取出晾干,喷以二硝基苯肼试液。供试品色谱中,在与对照品色谱相应的位置上,显相同颜色的斑点。

地骨皮

【来源】本品为茄科植物枸杞(*Lycium chinense* Mill.)的干燥根皮。

【产地】生于山坡、荒地、丘陵地、盐碱地、路旁及村边宅旁。分布于东北、河北、山西、陕西、甘肃及西南、华中、华南、华东各省区。各地也有栽培。

【采收加工】春初或秋后采挖根部,洗净,剥取根皮,晒干

【性状鉴别】本品呈筒状或槽状,长 3～10 cm,宽 0.5～1.5 cm,厚 0.1～0.3 cm。外表面灰黄色至棕黄色,粗糙,有不规则纵裂纹,易呈鳞片状剥落。内表面黄白色至灰黄色,较平坦,有细纵纹。体轻,质脆,易折断,断面不平坦,外层黄棕色,内层灰白色。气微,味微甘而后苦。

【显微鉴别】本品横切面:木栓层为 4～10 余列细胞,其外有较厚的落皮层。韧皮部射线大多宽 1 列细胞;纤维单个散在或 2 至数个成束。薄壁细胞含草酸钙砂晶,并含多数淀粉粒。

【储存方法】用席或木箱包装,置通风干燥处贮藏。

【养护技术】本品易发霉、走失气味,应置于阴凉干燥处保存。贮藏期间要保持低温、低湿的环境,并注意包装的严密性,以免泄气、走味。若受潮,可行晾晒处理。

合欢皮

【来源】本品为豆科植物合欢(*Albizia julibrissin* Durazz.)的干燥树皮。

【产地】生于山坡或栽培。产于我国大部分省区。

【采收加工】夏、秋二季剥取,晒干。

【性状鉴别】本品呈卷曲筒状或半筒状,长 40～80 cm,厚 0.1～0.3 cm。外表面灰棕色至灰褐色,稍有纵皱纹,有的呈浅裂纹,密生明显的椭圆形横向皮孔,棕色或棕红色,偶有突起的横棱或较大的圆形枝痕,常附有地衣斑;内表面淡黄棕色或黄白色,平滑,有细密纵纹。质硬而脆,易折断,断面呈纤维性片状,淡黄棕色或黄白色。气微香,味淡、微涩、稍刺舌,而后喉头有不适感。

【显微鉴别】粉末灰黄色。石细胞类长圆形、类圆形、长方形、长条形或不规则形,直径 16～58 μm,壁较厚,孔沟明显,有的分枝。纤维细长,直径 7～22 μm,常成束,周围细胞含草

酸钙方晶，形成晶纤维，含晶细胞壁不均匀增厚，木化或微木化。草酸钙方晶直径 5～26 μm。韧皮薄壁细胞较小，壁稍厚，径向面观纹孔圆形，有的集成纹孔团；切向面观细胞壁略呈连珠状增厚。

【理化鉴别】

1. 取本品粉末 1 g，加水 10 mL，置 60℃水浴中温浸 1 h，滤过。取滤液各 3 滴，分置两支试管中，一管中加 0.1 mol/L 盐酸溶液 5 mL，另一管中加 0.1 mol/L 氢氧化钠溶液 5 mL，强力振摇 1 min，碱液管泡沫比酸液管泡沫高一倍以上。

2. 取上述项下剩余的滤液 0.5 mL，加生理盐水 2 mL 及 2%兔红细胞生理盐水混悬液 2.5 mL，摇匀，有溶血现象。

【储存方法】置通风干燥处贮藏。

【附注】除以上正品合欢皮外，在我国湖北、四川等地还以同属植物山合欢[*Albizia kalkora*(Roxb.)Prain]的干燥树皮混作合欢皮药用。其药材性状特征：呈单卷筒状或槽状，长短不等，厚 1～7 mm。外表面淡灰褐色、棕褐色或灰黑色相间。较薄的树皮上可见棕色或棕黑色纵棱线，老树皮粗糙，栓皮厚，常呈纵向开裂，皮孔在较薄的皮上多而密集，呈横长或点状，棕色。内表面淡黄白色，具细密纵纹。质坚，易折断，断面纤维状。气微，味淡，稍有刺舌感。本品为地区习用合欢皮药材。

桑白皮

【来源】桑科植物桑(*Morus alba* L.)的干燥根皮。

【产地】多栽培于村旁、田间。分布全国各地。

【采收加工】秋末叶落时至翌春发芽前采挖根部，刮去黄棕色粗皮，纵向剖开，剥取根皮，晒干。

【性状鉴别】呈扭曲的卷筒状、槽状或板片状，长短宽窄不一，厚 1～4 mm。外表面白色或淡黄白色，较平坦，有的残留橙黄色或棕黄色鳞片状粗皮；内表面黄白色或灰黄色，有细纵纹。体轻，质韧，纤维性强，难折断，易纵向撕裂，撕裂时有粉尘飞扬。气微，味微甘。

【显微鉴别】粉末，淡灰黄色。纤维甚多，成束或单个散在，多碎，直径 13～26 μm，壁极厚，非木质化或微木质化，孔沟不明显。草酸钙方晶直径 11～32 μm。石细胞成群或散在，呈类圆形、类方形、类多角形、长圆形或纺锤形，直径 22～52 μm，长可达 95 μm，壁厚，纹孔及孔沟明显，孔沟有的分支，胞腔内有的含方晶。厚壁，细胞常与石细胞联结，纹孔不明显。乳汁管可见，内含颗粒状分泌物。木栓细胞偶见。

【理化鉴别】取本品 3 g 分置 3 支具塞试管内，分别加入乙醇、盐酸溶液 (3∶100)、水各 10 mL，浸渍 1 h，时时振摇，滤过。取滤液 2 滴点于滤纸上，晾干，置紫外光 (365 nm)灯下观察，乙醇液斑点显淡紫色荧光，盐酸液、水浸液斑点显灰蓝色荧光。取粉末 5 g，苯 20 mL 回流提取 15 min，滤过，滤液蒸干，残渣用少量氯仿溶解于小试管中，加冰醋酸数滴，沿试管壁渐渐加入浓硫酸使呈二层，界面显红色。取粉末 0.2 g，加乙醇 8 mL，水浴加热 5 min，滤过。取滤液 2 mL，加镁粉少量及盐酸数滴，溶解，樱红色。

苦楝皮

【来源】本品为楝科植物川楝(*Melia toosendan* Sieb. et Zucc.)或楝(*Melia azedarach* L.)的干燥树皮及根皮。

【产地】生于山坡、路旁、田野,野生或栽培;分布于陕西、甘肃、河南、湖北、湖南、广东、广西、江苏、浙江、安徽、福建、江西、山东、云南、四川等地。

【采收加工】春、秋二季剥取,晒干;或除去粗皮,晒干。

【性状鉴别】本品呈不规则板片状、槽状或半卷筒状,长宽不一,厚2～6 mm。外表面灰棕色或灰褐色,粗糙,有交织的纵皱纹及点状灰棕色皮孔,除去粗皮者淡黄色;内表面类白色或淡黄色。质韧,不易折断,断面纤维性,呈层片状,易剥离。气微,味苦。

任取本品一段,用手折叠揉搓,可分为多层薄片,层层黄白相间,每层薄片有极细的网纹。

【显微鉴别】

1. 根皮横切面　落皮层较厚,其内侧可见射线及颓废筛管群;木栓层为多列木栓细胞。韧皮部韧皮射线波状弯曲,宽3～5列细胞;韧皮纤维排列成多层断续的环层,纤维束周围的细胞含草酸钙方晶,形成晶纤维。本品薄壁细胞含淀粉粒,有的含草酸钙方晶。

2. 粉末　红棕色。①纤维甚长,直径15～27 μm,壁极厚,木化,纤维束周围的细胞常含草酸钙方晶,形成晶纤维,含晶细胞壁不均匀木化增厚,厚约至14 μm,方晶正立方形或多面形,直径13～29 μm;②木化韧皮薄壁细胞常紧附纤维束旁,类长方形、长条形或类圆形,长43～130 μm,直径15～37 μm,壁稍厚,微木化,具稀疏纹孔。此外,有木栓组织碎片,有的含红棕色物,淀粉粒单粒直径约至13 μm,稀有簇晶。

【理化鉴别】取本品1 g,加乙醇10 mL,浸渍2 h,时时振摇,滤过。取滤液1 mL,挥干后,滴加对二甲氨基苯甲醛试液数滴,显红色;另取滤液 1 mL,置试管中,挥干后,加醋酐1 mL,搅拌,沿管壁加硫酸数滴,醋酐层显绿色,硫酸层显红色至紫红色。

【储存方法】捆包或席包,置通风干燥处,防潮。

【养护技术】本品易吸潮而出现霉、蛀。在贮藏前须检查,以干燥药材入库,置于通风干燥处,防潮保存。贮藏期间若发现受潮,应及时晾晒。本品在贮藏中只要能保持干燥,一般不易变质。

五加皮

【来源】本品为五加科植物五加(*Acanthopanax gracilistylus* W. W. Smith)的干燥根皮。

【产地】生于灌木丛林、林缘、山坡路旁和村落中。我国西自四川、云南,东至海滨,北自山西、陕西,南至云南和东海海滨的广大地区均有分布。

【采收加工】夏、秋二季采挖根部,洗净,剥取根皮,晒干。

【性状鉴别】本品呈不规则卷筒状,长5～15 cm,直径0.4～1.4 cm,厚约2 mm。外表面灰褐色，有稍扭曲的纵皱纹及横长皮孔样斑痕；内表面淡黄色或灰黄色，有细纵纹。体轻，质脆，易折断，断面不整齐，灰白色。气微香，味微辣而苦。

【显微鉴别】

1. 本品横切面　木栓层为数列细胞。皮层窄，有少数分泌道散在。韧皮部宽广，外侧有裂隙，射线宽 1～5 列细胞；分泌道较多，周围分泌细胞 4～11 个。薄壁细胞含草酸钙簇晶及细小淀粉粒。

2. 本品粉末　灰白色。草酸钙簇晶直径 8～64 μm，有时含晶细胞连接，簇晶排列成行。木栓细胞长方形或多角形，壁薄；老根皮的木栓细胞有时壁不均匀增厚，有少数纹孔。分泌道碎片含无色或淡黄色分泌物。淀粉粒甚多，单粒多角形或类球形，直径 2～8 μm；复粒由 2 至数十分粒组成。

【附注】除以上正品五加皮以外，作为五加皮入药的还有萝藦科植物杠柳（*Periploca sepium* Bge.）的根皮。习称香加皮、北五加皮。主产于山西、河北、河南、山东、甘肃、湖南等省。其药材性状特征：呈卷筒状或槽状，少数呈不规则的块片状，长 3～10 cm，直径 1～2 cm，厚 2～4 mm。外表面灰棕色或黄棕色，栓皮松软常呈鳞片状，易剥落；内表面淡黄色或淡黄棕色，较平滑，有细纵纹。体轻，质脆，易折断，断面不整齐，黄白色。有特异香气，味苦。该药材功效与五加皮相似，但有毒性，服用过量可使人先震颤，后麻痹，心肌兴奋，最后引起死亡。其内服量为 3～6 g。不可久服或服用过量，以免中毒。因其毒性大而疗效不及正品五加皮，建议取缔使用。

【储存方法】用席、麻袋或竹篓、木箱包装。贮干燥容器内，置通风干燥处。酒五加皮密闭，防霉、防蛀。

【养护技术】本品受潮后易发热、生霉，若雨淋水湿，颜色易发黑。应贮存于凉爽干燥处。本品皮质较脆，容易折断，应避免挤压或重摔。

任务四　叶类中药的鉴定与养护

一、含义

指以叶为主要入药部位的中药材。一般多用完整而已成长的干燥叶，也有的只用嫩叶，如苦竹叶。且大多为单叶，仅少数是用复叶的小叶，如番泻叶。有的还带有部分嫩枝，如侧柏叶。

二、分类

1. 按叶片的新鲜程度分为鲜叶和干叶。

2. 按植物叶的分类分：单叶，如枇杷叶、大青叶；复叶如番泻叶（小叶片）。

3. 按入药部位分为叶片；带柄叶，如荷叶蒂；带枝叶，如侧柏叶。

三、性状鉴别

1.性状鉴别内容　从下列几方面观察。

(1)叶基　是否对称,形状如何。

(2)叶缘　全缘、波状或有锯齿;是否分裂,分裂程度如何。

(3)叶柄　有无及长短,是否有托叶,基部是否扩大。

(4)叶脉　类型。

观察叶类中药的顺序一般如下:形状→大小→叶基→叶缘→上下表面→叶柄→叶脉(主、侧)→质地→颜色→断面→气味→其他。

2.注意事项　应选择有代表性的叶子。先将其浸泡在水中,使湿润并展开后再鉴别(因叶类中药质地较薄,且一般均皱缩或破碎,故宜如此)。

(1)形状　复叶的要描述小叶片;如为异型叶,先描述主要形状。如桉叶:药用为镰刀形的小叶,不用矩圆形的嫩叶。

(2)色泽　指大量叶片存在时的颜色,而非几片叶。一般绿色为主。

(3)质地　革质、草质、纸质等。

(4)气味　有无香气。

(5)毛茸　注意其有无,肉眼不好观察的可借助放大镜。

四、显微鉴别

观察叶的表皮、叶肉及叶的中脉。通常做两种制片:表面制片、横切片(通过主脉)制片。

1.表面制片观察(撕取表皮法)

(1)表皮细胞的形状。

(2)垂周壁是否弯曲,弯曲程度和增厚情况。

(3)平周壁有无角质层、纹理。

(4)观察毛茸,毛茸状况是叶类中药极为重要的特征:有无及其类型,组成是单细胞头或多细胞头、单细胞柄或多细胞柄。

(5)气孔是叶类中药最有鉴别意义的特征。注意其有无、类型、密度。气孔的数目在植物不同种间差别很大,而同种植物叶的上下表皮气孔数目一般亦不相同,通常是下表皮较多。

2.横切面制片观察(通过主脉)

(1)表皮　分上下表皮。多为一层排列整齐的细胞,细胞略扁平或近方形,外壁稍厚,上表皮外平周壁常具角质层。亦有表皮为多层细胞的,称复表皮,如夹竹桃叶。

(2)栅栏组织　通常为1层圆柱形的细胞,排列紧密,其长轴与叶面垂直,亦有2～3层细胞的。一般位于上表皮内侧,有的上下表皮细胞内侧均有栅栏组织,称等面叶(同一叶片的上下两面在组织形态和内部构造上相似的叶),如番泻叶。

叶片的栅栏细胞与表皮细胞之间有一定关系,用栅表比表示:栅表比:一个表皮细胞下的平均栅栏细胞数目。在同属不同种的叶的鉴定上具有一定的意义。

(3)海绵组织　占叶肉组织的大部分。细胞排列不紧密，形成许多空腔。无多大鉴别意义，但应注意其中是否有细胞内含物（淀粉粒、草酸钙结晶、钟乳体），有无分泌组织（油室、油细胞、黏液细胞、间隙腺毛等）。

(4)叶脉　指叶的中脉。

一般中脉的上、下表皮内侧大多有数层厚角组织，但亦有少数植物叶的中脉有栅栏组织通过，如番泻叶。中脉维管束通常为外韧型维管束，木质部位于上方，呈槽状或新月形，韧皮部在下方。有的维管束外围有纤维等厚壁组织存在。有的为双韧维管束，如罗布麻叶。

3. 粉末制片

(1)表皮细胞　形状、垂周壁及平周壁的情况。

(2)气孔　形状、类型、副卫细胞数目。

(3)毛茸　有无、类型、组成。

五、叶类中药的养护

叶类中药是以植物的叶入药的药材总称，大多为已成熟完整的叶，少数为嫩叶。药用部位有单叶、复叶的小叶、带叶的嫩枝及叶柄等。

叶类中药在贮藏中易出现发霉、变色、虫蛀等质变现象。如桑叶、枇杷叶、大青叶、艾叶、侧柏叶、人参叶、木芙蓉叶等易发霉；桑叶、侧柏叶、人参叶、荷叶、紫苏叶等易变色；桑叶、荷叶、人参叶、艾叶等易虫蛀；艾叶、紫苏叶等易散失气味。因此叶类中药在贮藏时应注意防潮、防霉蛀。主要养护方法有晾晒法、药剂熏蒸法等，有条件者还可用气调养护法。

六、叶类中药各论

大青叶

【来源】十字花科植物菘蓝（*Isatis indigotica* Fort.）的叶。

【产地】主产于河北、陕西、江苏、安徽等地。

【性状鉴别】

1. 主要基生叶入药，矩圆状椭圆形（长 5～20 cm，宽 2～6 cm）（叶二型，基生和茎生，茎生叶矩圆状披针形，半抱茎，叶基箭形）。

2. 全缘或微波状。

3. 全体暗绿色。

4. 叶脉在背面稍突起。

5. 气微，味微酸、苦、涩。

【显微鉴别】

1. 叶横切面

①上下表皮均为 1 列横向延长的细胞，外被角质层；②栅栏细胞 3～4 列，近长方形，与

海绵细胞分化不明显；③主脉维管束4～9个，外韧型，中间一个较大，每个维管束的上、下侧均可见厚壁组织；④薄壁组织中有含芥子酶的分泌细胞，类圆形，较周围薄壁细胞为小。（芥子酶细胞为十字花科植物的典型特征，新鲜药材易见，因酶不稳定而干燥后难察。）

2.表面制片或粉末制片

①上下表皮均具不等式气孔，副卫细胞3～4个；②上表皮细胞垂周壁较平直，外被角质层；下表皮细胞垂周壁稍弯曲，略呈连珠状增厚；③一般无毛茸。

【成分】含菘蓝苷约1%。菘蓝苷易水解形成靛蓝、靛玉红。

【理化鉴别】

1.粉末微量升华，可得蓝色或紫红色细小针状、片状或簇状结晶。

2.粉末水浸液在紫外光灯下有蓝色荧光。

【附注】

1.河北、山东、辽宁、陕西等地用蓼科植物蓼蓝的叶入药。叶椭圆或卵圆形，全缘、光滑，有的具托叶抱茎。上下表皮均有气孔，气孔多为平轴式；表皮细胞垂周壁平直或微波状弯曲；有草酸钙簇晶；非腺毛多列式，壁木化增厚，腺有毛。粉末微量升华，可得深蓝色十字形或片状结晶。

2.福建、四川、广西等地，尚用爵床科植物马蓝的叶入药。叶长圆形，长5～15 cm，叶缘有锯齿。下表皮具直轴式气孔；垂周壁平直；薄壁组织中有含螺旋状钟乳体的异(型)细胞；有腺毛及单列式非腺毛。（异细胞，在结构、形状或内含物上均不同于同一组织中的其他细胞，亦称“异型细胞”。如分枝状石细胞亦属一种异型石细胞）。粉末微量升华，可见深蓝色片状或梭形结晶。

3.江西、湖南、湖北、广西等地尚用马鞭草科植物路边青的叶入药。叶长卵圆形，长5～15 cm，全缘，有的微有浅刺。下表皮有不定式气孔；表皮细胞垂周壁波状弯曲；有晶纤维；有腺鳞及非腺毛。粉末微量升华，可见深蓝色人字形、针状结晶。

[拓展知识]

不等式气孔，又称不等细胞型气孔、十字花科形气孔、茄科式气孔。有3～4个副卫细胞围绕气孔，其中一个明显比其他的副卫细胞小。

不定式气孔，又称无规则型气孔、毛茛科型气孔。气孔周围的副卫细胞数目不定，其形状和普通的表皮细胞相似。

【储存方法】在储存时，多用竹篓或蒲席包装，以保持叶的完整性。贮于阴凉、通风干燥处。在搬运堆垛时，应避免重压或撞击。若是鲜叶不宜长期堆放，以防止腐烂。

【养护技术】在贮存养护时，用草席盖好，避免阳光直接照射，以保持叶色青绿。防潮，防热，以免发霉、变色、腐烂。

番泻叶

【来源】豆科植物狭叶番泻(*Cassia angustifolia* Vahl)或尖叶番泻(*Cassia acutifolia* Delile)的小叶。

【产地】狭叶番泻主产于红海以东至印度一带，现盛栽于印度南端丁内未利，故商品又称印度番泻叶或丁内未利番泻叶；尖叶番泻主产于埃及的尼罗河中上游，有亚历山大港输出，故商品又称埃及番泻叶或亚历山大番泻叶。现我国海南岛及云南西双版纳等地有栽培。

【性状鉴别】

1.狭叶番泻叶

①小叶披针形，长 1.5～5 cm，宽 0.4～2 cm；②叶端尖，有锐刺，全缘，基部稍不对称；③上表面黄绿色，下表面浅黄绿色；④两面均有稀毛茸；⑤下表面主脉突出，羽状网脉；⑥革质；⑦气微，味微苦而稍有黏性。

2.尖叶番泻叶

①广披针形或长卵形，长 2～4 cm，宽 0.7～1.2 cm；②叶尖微凸；③上表面浅绿色，下表面灰绿色；④微革质，较薄脆。

【显微鉴别】

1.横切面　两种叶横切面特征大体相似，均为等面叶。

①上表皮细胞中常含黏液质；上下表皮均有气孔；单细胞非腺毛壁厚，多疣状突起，基部稍弯曲。②叶肉组织为等面型，上下均有 1 列栅栏细胞；上面栅栏组织通过主脉，细胞较长，垂周壁较平直；下面栅栏组织不通过主脉，细胞较短，垂周壁波状弯曲；细胞中可见棕色物。海绵组织细胞中含有草酸钙簇晶。③主脉维管束外韧型，上下两侧均有微木化的纤维束，外有含草酸钙棱晶的薄壁细胞，形成晶纤维。薄壁细胞中可见草酸钙簇晶。

2.粉末　黄绿色。

①表皮细胞多角形，垂周壁平直；②气孔多为平轴式，副卫细胞大多 2 个，也有 3 个的，副卫细胞常大小不一；③单细胞非腺毛，具壁疣，壁厚，基部稍弯曲；④有晶纤维，含草酸钙棱晶；⑤薄壁细胞含草酸钙簇晶。

【成分】含蒽醌衍生物。其中主要是有泻下作用的番泻苷 A、B、C、D(大黄中泻下作用最强的双蒽酮苷亦是此物)。

【理化鉴别】

1.粉末遇碱液显红色。

2.蒽苷类反应：取粉末 0.1 g，加 50%硫酸 10 mL，用水浴加热水解 15 min。放冷后，用氯仿或乙醚提取，分取氯仿或醚层，加 4%氢氧化钠提取。碱液加 3%过氧化氢溶液 2 滴，呈微红色，热之则显红紫色。

【附注】

1.番泻实为以上两种植物的未成熟果实。亦含蒽醌衍生物，在国外药用。

2.耳叶番泻叶为同属植物耳叶番泻树的小叶。伪品，其有效成分极微，应注意鉴别。常混杂在进口的狭叶番泻叶中，有时甚至达 60%。

3.卵叶番泻叶为同属植物卵叶番泻树的小叶。主产于埃及、意大利。又称意大利番泻叶。蒽醌含量约 3.8%，可供药用。

石韦

【来源】本品为水龙骨科植物庐山石韦[*Pyrrosia sheareri*(Bak.)Ching]、石韦(*Pyrrosia lingua*(Thunb.)Farwell)或有柄石韦[*Pyrrosia petiolosa* (Christ)Ching]的干燥叶。

【产地】庐山石韦附生于林下树干上或溪边岩石上;广泛分布于长江以南各省区。石韦附生于林下树干上或溪边岩石上;广泛分布于长江以南各省区及台湾地区。有柄石韦附生于裸露、干旱的岩石上;分布于东北、华北、西北、西南和长江中下游各省区。

【采收加工】全年均可采收,除去根茎及根,晒干或阴干。

【性状鉴别】

1.庐山石韦　叶片略皱缩,展平后呈披针形,长10～25 cm,宽3～5 cm。先端渐尖,基部耳状偏斜,全缘,边缘常向内卷曲。上表面黄绿色或灰绿色,散布有黑色圆形小凹点;下表面密生红棕色星状毛,有的侧脉间布满棕色圆点状的孢子囊群。叶柄具四棱,长10～20 cm,直径1.5～3 mm,略扭曲,有纵槽。叶片革质。气微,味微涩苦。

2.石韦　叶片披针形或长圆披针形,长8～12 cm,宽1～3 cm。基部楔形,对称。孢子囊群在侧脉间,排列紧密而整齐。叶柄长5～10 cm,直径约1.5 mm。

3.有柄石韦　叶片多卷曲呈筒状,展平后呈长圆形或卵状长圆形,长3～8 cm,宽1～2.5 cm。基部楔形,对称。下表面侧脉不明显,布满孢子囊群。叶柄长3～12 cm,直径约1 mm。

【显微鉴别】本品粉末黄棕色。星状毛体部7～12细胞,作辐射状排列成上、下两轮,有的表面光滑,有的有纵向或不规则网状纹理;柄部1～9细胞。孢子极面观椭圆形,赤道面观肾形,外壁具疣状突起。孢子囊环带细胞,表面观扁长方形。叶下表皮细胞多角形,垂周壁连珠状增厚,气孔类圆形。纤维长梭形,胞腔内充满红棕色或棕色块状物。

【储存方法】置阴凉干燥处贮藏。

枇杷叶

【来源】本品为蔷薇科植物枇杷[*Eriobotrya japonica*(Thunb.)Lindl.]的干燥叶。

【产地】栽种于村边、平地或坡地。主产于陕西、甘肃、河南、湖北、湖南、广东、广西、江苏、浙江、安徽、福建、江西、台湾、云南、贵州、四川等省区。各地均有广泛栽培。四川、湖北有野生。

【采收加工】全年均可采收,晒至七八成干时,扎成小把,再晒干。

【性状鉴别】本品呈长椭圆形或倒卵形,长12～30 cm,宽4～9 cm,先端尖,基部楔形,上部边缘有疏锯齿,近基部全缘。上表面灰绿色、黄棕色或红棕色,较光滑;下表面密被黄色绒毛,主脉在下表面显著突起,侧脉羽状,11～21对;叶柄极短,被棕黄色绒毛。革质而脆,易折断。气微,味微苦。

【显微鉴别】横切面:上表皮细胞扁方形,外被厚角质层;下表皮有多数单细胞非腺毛,常弯曲,近主脉处多弯成人字形;气孔可见。栅栏组织为3～4列细胞,海绵组织疏松,均含草酸钙方晶及簇晶。主脉维管束外韧型,近环状;中柱鞘纤维束排列成不连续的环,壁木化,其周围薄壁细胞含草酸钙方晶，形成晶纤维；薄壁组织中散有黏液细胞，并有草酸钙方晶。

【储存方法】叶类药材，过于干燥易碎，所以在包装时多采用竹篓或蒲包包装，以保持叶的完整性。贮于阴凉、通风干燥处。在贮存时，应注意搬运堆垛过程中，避免重压或撞击。若是鲜叶，需用竹篓运输。因鲜叶水分含量高，不宜长期堆放，以防止腐烂，所以一般鲜叶不作长期的贮存。

【养护技术】因枇杷叶内含皂苷、维生素、葡萄糖、鞣质等成分，为了保持较多的维生素，在贮存养护时，干燥需用较高的温度，以迅速干燥。应避免压碎或受潮，因压碎易损失质量，受潮易发生霉变，开始出现斑点，逐渐变色，甚至变黑。故应经常保持干燥、通风，防止霉变。

紫苏叶

【来源】本品为唇形科植物紫苏[*Perilla frutescens* (L.) Britt]的干燥叶或带嫩枝的叶。

【产地】全国各地均有广泛栽培。主产于江苏、浙江、河北等省。

【采收加工】夏季枝叶茂盛时采收，除去杂质，晒干。

【性状鉴别】本品叶片多皱缩卷曲、碎破，完整者展平后呈卵圆形，长 4～11 cm，宽 2.5～9 cm。先端长尖或急尖，基部圆形或宽楔形，边缘具圆锯齿。两面紫色或上表面绿色，下表面紫色，疏生灰白色毛，下表面有多数凹点状的腺鳞。叶柄长 2～7 cm，紫色或紫绿色。质脆。带嫩枝者，枝的直径 2～5 mm，紫绿色，断面中部有髓。气清香，味微辛。

【显微鉴别】叶表面观：上表皮细胞垂周壁波状弯曲，外壁角质层纹理呈断续波状；下表皮细胞较小，垂周壁波状弯曲，角质层纹理不明显。两面均有腺鳞和腺毛，以下表面为多，腺鳞的腺头扁圆形，4～8 细胞，直径 44～104 μm，柄单细胞；腺毛腺头 1～2 细胞，柄单细胞。非腺毛 1～7 细胞，中部细胞有时缢缩，长 80～980 μm，基部直径 30～100 μm。气孔直轴式，下表皮较多。

【理化鉴别】叶表面制片　表皮细胞中某些细胞内含有紫色素，滴加 10%盐酸溶液，立即显红色；或滴加 5%氢氧化钾溶液，即显鲜绿色，后变为黄绿色。

【储存方法】本品受潮后容易发霉变色，甚至腐烂，应储存于干燥、阴凉、通风之处。

【养护技术】紫苏叶含挥发油约 0.5%，应置阴凉干燥处，以防受潮、发霉、变色和受热时挥发性成分的散失。且不宜久存，若储存日久其香气逐渐淡薄，影响质量。若发现潮软，可进行摊晾，不宜日晒，因晒后颜色变淡。本品又因质薄而脆，容易破碎，在储存和运输中应防受重压。

罗布麻叶

【来源】本品为夹竹桃科植物罗布麻(*Apocynum venetum* L.)的干燥叶。

【产地】生于盐碱荒地、沙漠边缘、河流两岸、冲积平原、湖泊周围及戈壁荒滩上。分布于山西、辽宁、内蒙古、陕西、甘肃、青海、新疆、河南、河北、江苏、山东等省区。

【采收加工】夏季采收，除去杂质，干燥。

【性状鉴别】本品多皱缩卷曲，有的破碎，完整叶片展平后呈椭圆状披针形或卵圆状披针形，长 2～5 cm，宽 0.5～2 cm，淡绿色或灰绿色，先端钝，有小芒尖，基部钝圆或楔形，边缘具细齿，常反卷，两面无毛，叶脉于下表面突起；叶柄细，长约 4 mm。质脆。气微，味淡。

【显微鉴别】

1. 表面观　上下表皮细胞多角形，垂周壁平直，表面有颗粒状角质纹理；气孔平轴式。

2. 横切面　表皮细胞扁平，外壁凸起；叶肉两面均具栅栏组织，上表皮内栅栏细胞多为 2 列，下表皮内多为 1 列，细胞极短，海绵组织细胞 2～4 列，含棕色物。主脉维管束双韧型，维管束周围及韧皮部散有乳汁管。

【储存方法】置阴凉干燥处贮藏。

桑　叶

【来源】本品为桑科植物桑（*Morus alba* L.）的干燥叶。

【产地】生于村旁、田间、地埂或山坡。野生或栽培，产于全国各地，以江苏、浙江、湖北等地为多。

【采收加工】10～11 月初霜后采收，除去杂质，晒干。

【性状鉴别】本品多皱缩、破碎。完整者有柄，叶片展平后呈卵形或宽卵形，长 8～15 cm，宽 7～13 cm；先端渐尖，基部截形、圆形或心形，边缘有锯齿或钝锯齿，有的不规则分裂。上表面黄绿色或浅黄棕色，有的有小疣状突起；下表面颜色稍浅，叶脉突出，小脉网状，脉上被疏毛，脉基具簇毛。质脆。气微，味淡、微苦涩。

【显微鉴别】本品粉末黄绿色或黄棕色。上表皮有含钟乳体的大型晶细胞，钟乳体直径 47～77 μm。下表皮气孔不定式，副卫细胞 4～6 个。非腺毛单细胞，长 50～230 μm。草酸钙簇晶直径 5～16 μm；偶见方晶。

【附注】除上述正品桑叶外，在我国部分地区作为桑叶药用的还有同属植物：

(1)鸡桑（*Morus australis* Poir.）产于东北、华东、中南及河北、陕西、甘肃、新疆、四川、贵州、云南。以上部分产区将其干燥叶作为桑叶入药。四川省地方标准有收载。

(2)华桑（*Morus cathayana* Hemsl.）产于长江及黄河流域各地。四川省地方标准有收载。湖北省部分地区将其干燥叶作为桑叶入药。

(3)蒙桑[*Morus mongolica* (Bur.) Schneid.]产于东北、华北及陕西、山东、江苏、河南、湖北、湖南、四川、云南。以上部分产区将其干燥叶作为桑叶入药。

(4)花桑[*Morus mongolica* (Bur.) Schneid. var. *diabolica* Koidz.]产于辽宁、吉林、黑龙江及安徽北部。以上部分产区将其干燥叶作为桑叶入药。

【储存方法】用竹篓或席包装，外加绳捆，每件重 40～50 kg，在早晚趁其稍湿润时打包，则不易压碎（因为不能喷水，否则会变色）。因其质脆易碎，在包装、贮存、搬运、堆垛时，不宜重压，应注意轻取轻放，以防止破碎。应储存于通风、干燥处。

【养护技术】本品吸湿后易发霉，颜色变黑，重者腐烂，因此不可受潮或雨淋。

[拓展知识]

以上5种桑叶原植物分类检索表：

1. 叶缘锯齿齿端不为刺芒状。
   2. 叶上面粗糙，疏生糙伏毛，下面密生细柔毛，边缘锯齿粗钝，不裂，稀3深裂 …… 华桑
   2. 叶两面无毛或仅下面有微柔毛。
      3. 老叶下面沿脉或脉腋有白色疏毛；花柱不明显或近无，柱头2深裂至近基部；叶片通常不裂，幼树或萌发枝上的叶常有不规则分裂 …… 桑
      3. 老叶两面均无毛；花柱明显，长约4 mm，柱头2裂，与花柱近等长；叶片不裂或常有不规则的3～5裂 …… 鸡桑
1. 叶缘锯齿齿端刺芒状，刺芒长达3 mm。
   4. 叶片通常不裂，稀3～5裂，叶、托叶及芽鳞均无毛 …… 蒙桑
   4. 叶片通常3～5裂，叶、托叶及芽鳞均密被毛 …… 花桑

荷　叶

【来源】荷叶为睡莲科植物莲（*Nelumbo nucifera* Gaertn.）的干燥叶。

【产地】全国大部分地区均产荷叶。

【采收加工】夏、秋二季采收，晒至七八成干时，除去叶柄，折成半圆形或折扇形，干燥。

【性状鉴别】本品呈半圆形或折扇形，展开后呈类圆形，全缘或稍呈波状，直径20～50 cm。上表面深绿色或黄绿色，较粗糙；下表面淡灰棕色，较光滑，有粗脉21～22条，自中心向四周射出；中心有突起的叶柄残基。质脆，易破碎。稍有清香气，味微苦。

【显微鉴别】本品粉末灰绿色。上表皮细胞表面观多角形，外壁乳头状或短绒毛状突起，呈双圆圈状；断面观长方形，外壁呈乳头状突起；气孔不定式，副卫细胞5～8个。下表皮细胞表面观垂周壁略波状弯曲，有时可见连珠状增厚。草酸钙簇晶多见，直径约至40 μm。

【理化鉴别】按照高效液相色谱法测定。

色谱条件与系统适用性试验：以十八烷基硅烷键合硅胶为填充剂；以乙腈-水-三乙胺-冰醋酸（27∶70.6∶1.6∶0.78）为流动相；检测波长为270 nm。理论板数按荷叶碱峰计算应不低于2 000。

对照品溶液的制备：取荷叶碱对照品适量，精密称定，加甲醇制成每毫升含16 μg的溶液，即得。

供试品溶液的制备：取本品粗粉约0.5 g，精密称定，置具塞锥形瓶中，精密加入甲醇50 mL，称定重量，加热回流2.5 h，放冷，再称定重量，用甲醇补足减失的重量，摇匀，滤过，精密量取续滤液5 mL，置10 mL量瓶中，加水至刻度，摇匀，即得。

测定法：分别精密吸取对照品溶液与供试品溶液各20 μL，注入液相色谱仪，测定，即得。本品按干燥品计算，含荷叶碱（$C_{19}H_{21}NO_2$）不得少于0.10%。

【储存方法】置通风干燥处，防蛀。

侧柏叶

【来源】为柏科植物侧柏[*Platycladus orientalis*(L.)Frarlco]的干燥枝梢及叶。

【产地】喜生于湿润、肥沃的山坡，在平地或悬崖绝壁亦能生长。分布于内蒙古、吉林、辽宁、河北、山西、山东、江苏、浙江、安徽、福建、江西、河南、陕西、甘肃、四川、云南、贵州、湖南、湖北、广东、广西等省(自治区)。各地亦有广泛栽培。

【采收加工】全年均可采收，多在夏、秋二季采收其枝梢及叶，阴干。

【性状鉴别】本品多分枝，小枝扁平。叶细小鳞片状，交互对生，贴伏于枝上，深绿色或黄绿色。质脆，易折断。气清香，味苦涩、微辛。

【显微鉴别】本品粉末黄绿色。上表皮细胞长方形，壁略厚。下表皮细胞类方形；气孔甚多，凹陷型，保卫细胞较大，侧面观呈哑铃状。薄壁细胞含油滴。纤维细长，直径约 18 μm。具缘纹孔管胞有时可见。

【理化鉴别】取本品粉末 3 g，置索氏提取器中，加乙醚适量，加热回流至提取液无色，弃去乙醚液，药渣挥干乙醚，加 70%乙醇 50 mL，加热回流 1 h，蒸热滤过，滤液蒸干，残渣加水 25 mL 使溶解，加盐酸 3 mL，加热水解 30 min，立即冷却，用乙酸乙酯振摇提取 2 次，每次 20 mL，合并乙酸乙酯液，用水洗涤 3 次，每次 10 mL，水浴蒸干，残渣加甲醇 5 mL 溶解，作为供试品溶液。另取槲皮素对照品，加乙醇制成每毫升含 0.1 mg 的溶液，作为对照品溶液。照薄层色谱法(2015 年版现行版药典一部通则 0502)试验，吸取上述供试品溶液和对照品溶液各 3 μL，分别点于同一高效硅胶薄层板上，以甲苯-乙酸乙酯-甲酸(5∶2∶1)的上层溶液为展开剂，展开，取出，晾干，喷以 1%三氯化铝乙醇溶液，置紫外光(365 nm)灯下检视。供试品色谱中，在与对照品色谱相应的位置上，显相同颜色的荧光斑点。

【储存方法】置阴凉干燥处贮藏。

艾　叶

【来源】本品为菊科植物艾(*Artemisia argyi* Lévl. et Vant.)的干燥叶。

【产地】生于路旁、荒野及草地。全国大部分地区均有分布，主产于河北、湖北、安徽、山东等地。

【采收加工】夏季花未开时采摘，除去杂质，晒干。

【性状鉴别】本品多皱缩、破碎，有短柄。完整叶片展平后呈卵状椭圆形，羽状深裂，裂片椭圆状披针形，边缘有不规则的粗锯齿，上表面灰绿色或深黄绿色，有稀疏的柔毛及腺点，下表面密生灰白色绒毛。质柔软。气清香，味苦。

【显微鉴别】本品粉末绿褐色。非腺毛有两种：一种为 T 形毛，顶端细胞长而弯曲，两臂不等长，柄 2～4 个细胞；另一种为单列性非腺毛，3～5 个细胞，顶端细胞特长而扭曲，常断落。腺毛表面观鞋底形，由 4 个、6 个细胞相对叠合而成，无柄。草酸钙簇晶，直径 3～7 μm，存在于叶肉细胞中。

【理化鉴别】取本品粉末 2 g，加石油醚(60～90℃)25 mL，置水浴上加热回流 30 min，滤过，滤液挥干，残渣加正己烷 1 mL 使溶解，作为供试品溶液。另取艾叶对照药材 1 g，同法制成对照药材溶液。照薄层色谱法(《中国药典》2015 年版四部通则 0502)试验,吸取上述两种溶液各 2～5 μL,分别点于同-硅胶 G 薄层板上,以石油醚(60～90℃)-甲苯-丙酮(10∶8∶0.5)为展开剂,展开,取出,晾干,喷以 1%香草醛硫酸溶液,在 105℃加热至斑点显色清晰。供试品色谱中,在与对照药材色谱相应的位置上,显相同颜色的斑点。

【储存方法】用席包、蒲包、麻袋或细软篾篓包装均可,捆扎紧实,置干燥、阴凉处,而且贮存愈久愈好。

【养护技术】本品因含挥发油,不宜在日光下直接暴晒,同时吸湿后易发霉,甚至腐烂,故应防止受潮,在养护堆垛时,也不宜重压,以防止破碎。

功劳叶

【来源】冬青科植物枸骨(*Ilexcornuta* Lindl. ex Paxt.)的叶。

【产地】长江中下游各地均产。

【性状鉴别】

1. 叶矩圆状方形,有五角刺,先端 3 枚,中间一枚常向下反卷,基部两侧各具刺齿 1～3 枚。
2. 上表面黄绿色,有光泽,下表面灰黄色。
3. 羽状叶脉,中脉凹陷。
4. 叶脉羽状,叶柄极短。
5. 革质,硬而厚。
6. 气微,味微苦。

【附注】

1. 苦丁茶,为本种的嫩叶。
2. 功劳子,为本种的果实。
3. 十大功劳叶,亦称功劳叶。为小檗科植物阔叶十大功劳、细叶十大功劳或华南十大功劳的叶。

任务五　花类中药的鉴定与养护

一、含义

凡药用部位为花、花序、花蕾或花的一部分等的中药均为花类中药。入药细分如下:

以花入药,如洋金花;花蕾入药,如金银花、芫花、丁香、槐米;花序入药,已开放如菊花、旋复花,未开放如密蒙花、款冬花;花冠入药,如红花;雄蕊入药,如莲须;花柱入药,如玉米须;柱头入药,如番红花;花粉入药,如蒲黄。

二、性状鉴别

花类药材质地较薄，常皱缩成团或破碎。性状鉴别除基本鉴别内容外还需注意以下内容：

1.形状　长棒状、丝状、粉状、团簇状等。

2.颜色　红、黄、白等(颜色和气味较新鲜时淡)。

3.各部分的情况

(1)注意观察花萼、花瓣、雄蕊、雌蕊的数目及其着生的位置、形状、颜色、被毛与否、气味等。

(2)若为花序则还需注意其类别、总苞片或苞片。

(3)太小可借助放大镜或解剖镜进行观察。

三、显微鉴别

花类中药的显微鉴别除花梗和膨大花托制作横切片外，一般只作表面制片、整体封装或粉末制片观察。

1.花粉粒　花粉粒的形状、大小、外表纹理、萌发孔类型和数目等，常因植物种不同而异，对花类中药的鉴别有重要意义。

(1)形状　常因观察面的不同而不同，应注意区别。

圆球形：洋金花、红花、番红花；三角形：丁香、木棉花；椭圆形：槐米、油菜；四分体：闹羊花。

(2)外壁特征

刺状突起：红花、金银花；放射状雕纹：洋金花；网状纹理：蒲黄；光滑：番红花、槐米。

(3)萌发孔数目　常因观察面的不同而不同。花粉粒外壁上具凹陷的区域，萌发时花粉管由此伸出。

2.雌蕊　由子房、花柱和柱头组成。

少数花柱表皮细胞分化成毛状物；柱头表皮细胞常呈乳头状突起，如金银花；或分化成毛茸，如番红花。

3.花冠　上表皮细胞常特化，乳头状(红花)或毛茸状，无气孔。相当于叶肉的部分，由数层排列疏松的大型薄壁细胞组成，有时可见分泌组织及贮藏物质，如丁香有油室、红花有管状分泌组织。维管束细小，仅见少数螺纹导管。

4.花萼、苞片　与叶片构造相似，通常叶肉组织分化不明显。鉴定时以观察表面为主，内容与叶类中药的鉴定相似。

5.花梗、花托　注意其有无。横切面构造与茎的构造相似，一般制作横切片。

四、花类中药的养护

花类中药是以植物的花入药的药材总称，药用部位包括花序/单花和花的一部分。其中完整的花多数为未开放的花蕾，少数为开放的花或花序；花的一部分则包括总苞、花托、花萼、花冠、雄蕊、花粉、柱头等。

花类中药在贮藏中常发生变色、霉变、虫蛀、散失气味等质变现象。如金银花、菊花、款冬花、槐花、洋金花、厚朴花等易发霉；款冬花、菊花、金银花、槐花、玫瑰花、月季花、玳玳花、蒲黄、芫花、凌霄花、闹羊花、木槿花、芙蓉花等易生虫，其中款冬花、菊花最易生虫；款冬花、红花、菊花、玫瑰花、月季花、金银花、槐花、梅花、蜡梅花、扁豆花、玳玳花、山茶花、莲须等易变色，其中的玫瑰花、款冬花、扁豆花、莲须等最易变色；玫瑰花、月季花、玳玳花、梅花等还易散失气味。因此花类中药在贮藏中需防潮，防霉，防蛀，防走气等。主要的养护方法有密封、吸潮、晾晒或烘烤以及药剂熏蒸等。有条件者，还可采用冷藏或气调养护法。

五、花类中药各论

辛 夷

【来源】本品为木兰科植物望春花（*Magnolia biondii* Pamp.）、玉兰（*Magnolia denudata* Desr.）或武当玉兰（*Magnolia sprengeri* Pamp.）的干燥花蕾。

【产地】望春花多生于山坡微酸性土壤处，原产湖北西部，现在秦岭南北坡均有分布，主产于河南的伏牛山南坡及桐柏山区，陕西、甘肃南部亦有分布。玉兰生于山地常绿阔叶树与落叶阔叶树混交林中，多为栽培；现在全国大部分地区均有种植，主产于安徽大别山区。武当玉兰生于山地常绿阔叶树与落叶阔叶树混交林中，分布于陕西南部、甘肃南部、河南西南部、湖北西部、湖南西北部、四川东部及东北部。

【采收加工】冬末春初花未开放时采收，除去枝梗，阴干。

【性状鉴别】

1. 望春花呈长卵形，似毛笔头，长 12～25 mm，直径 8～15 mm。基部常具短梗，长 5 mm，梗上有类白色点状皮孔。苞片 2～3 层，每层 2 片，两层苞片间有小鳞芽，苞片外表面密被灰白色或灰绿色茸毛，内表面类棕色，无毛。花被片 9，类棕色，外轮花被片 3，条形，约为内两轮长的 1/4，呈萼片状，内两轮花被片 6，每轮 3，轮状排列。雄蕊和雌蕊多数，螺旋状排列。体轻，质脆。气芳香，味辛凉而稍苦。

2. 玉兰与望春花主要区别特征为长 15～30 mm，直径 10～15 mm。基部枝梗较粗壮，皮孔浅棕色。苞片外表面密被灰白色或灰绿色茸毛。花被片 9，内外轮同型。

3. 武当玉兰与以上二种主要区别特征为长 20～40 cm，直径 10～20 cm。枝梗粗壮，皮孔红棕色。苞片外表面密被淡黄色或淡黄绿色茸毛，有的最外层苞片茸毛已脱落而呈黑褐色。花被片 10～12(15)，内外轮无显著差异。

【显微鉴别】花梗（苞片下）横切面：

(1)望春花表皮细胞 1 列，呈石细胞状；非腺毛 1～3 个细胞。皮层有少数油细胞及石细胞群，石细胞类圆形、梭形或不规则形，长 30～80 μm，直径 30～40 μm，多数可见层纹。维管束环列。髓部有少数油细胞和石细胞群。

(2)玉兰表皮细胞长方形不呈石细胞状，内含红棕色色素，无非腺毛。皮层石细胞较多。中柱鞘部位石细胞群环列。髓部无油细胞。

(3)武当玉兰表皮细胞略呈石细胞状，无非腺毛。皮层有少数外韧型或周韧型维管束。髓部石细胞较少，油细胞较多。

【理化鉴别】照高效液相色谱法测定。

色谱条件与系统适用性试验以辛基键合硅胶为填充剂；以乙腈-四氢呋喃-水(35∶1∶64)为流动相；检测波长为278 nm。理论板数按木兰脂素峰计算应不低于9 000。

对照品溶液的制备：取木兰脂素对照品适量，精密称定，加甲醇制成每毫升含木兰脂素0.1 mg的溶液，即得。

供试品溶液的制备：取本品粗粉约1 g，精密称定，置具塞锥形瓶中，精密加入乙酸乙酯20 mL，称定重量，浸泡30 min，超声处理(功率250 W，频率33 kHz)30 min，放冷，再称定重量，用甲醇补足减失的重量，摇匀，滤过，精密量取续滤液3 mL，加在中性氧化铝柱(100～200目，2 g，内径为9 mm，湿法装柱，用乙酸乙酯5 mL预洗)上，用甲醇15 mL洗脱，收集洗脱液，置25 mL量瓶中，加甲醇至刻度，摇匀，滤过，取续滤液，即得。

测定法分别精密吸取对照品溶液与供试品溶液各4～10 μL，注入液相色谱仪，测定，即得。

本品按干燥品计算，含木兰脂素($C_{23}H_{28}O_7$)不得少于0.40%。

【储存方法】置阴凉干燥处贮藏。

【附注】据报道，本品多服能致头昏目赤，故不宜多服。

丁　香

【来源】桃金娘科植物丁香(*Ewgewia caryophyllata* Thunb.)的花蕾。

【产地】主产于马来西亚、印度尼西亚及东非沿岸国家，以桑给巴尔产量大，质量佳。我国海南和广东湛江地区有引种。

【采收加工】当花蕾由绿转红时采收，筛干。

【性状鉴别】

1.花蕾似胖丁(研棒)，长1～2 cm。

2.表面红棕色或暗棕色，用指甲刻划有油渗出。

3.萼筒扁柱形，略呈四棱状。

4.花萼先端4裂，裂片肥厚，花瓣4枚，抱合呈球状。

5.香气浓郁，味辛辣，有麻舌感。

6.水试：直立水中或下沉。

【显微鉴别】

1.花萼筒横切面(与茎的构造相似)　①表皮细胞一列，外被很厚的角质层，有气孔(不明显)；②皮层外侧油室众多，卵圆形，2～3列排成环，内含挥发油；③向内有双韧型维管束20～50个排成断续的环，维管束外周有较少纤维分布；④维管束区内方为薄壁组织，由极小细胞围成多数气室，形成气室带；⑤中央细胞较小，有15～25个细小的维管束(周韧型、双韧型)环列，并伴有少量纤维，其内为薄壁组织(髓部)；⑥薄壁组织中含有较多的草酸钙小簇晶。

2. 粉末　为暗棕色至红棕色，香气浓郁。

①花粉粒众多，略呈三角形（极面观。赤道面观略呈双凸镜形），无色或淡黄色；②油室众多，大型，内含挥发油；③纤维随处可见，多单个散在，呈梭形，两端钝圆，壁厚，孔沟明显；④草酸钙簇晶极多，较小，往往成行排列；⑤表皮细胞多角形，有不定式气孔，小且少，副卫细胞 6～7 个。

【成分】花蕾中含挥发油 15%～20%。油中主要成分为丁香油酚，含量 80%～95%。本品挥发油含量不得少于 16.0%。

【理化鉴别】取其氯仿浸液 2～3 滴于载玻片上，速加 3%氢氧化钠的氯化钠饱和溶液 1 滴，加盖玻片，镜检：有针簇状的丁香酚钠结晶。

【附注】

1. 母丁香，为丁香的成熟果实，又称"鸡舌香"。较公丁香大，长倒卵形至长圆形。

2. 白丁香，为麻雀屎。功能清热解毒，用于角膜炎、角膜翳、疮疖肿毒。

3. 桂丁，为肉桂的幼嫩果实，又称"桂子、桂丁香"。

金银花

【来源】忍冬科植物忍冬（*Lonicera japonica* Thunb.）、红腺忍冬、山银花、毛花柱忍冬的花蕾或带初开的花。

【产地】忍冬主产于山东、河南，全国大部分地区均有分布；红腺忍冬主产于浙江、江西、福建、湖南、广东、广西、四川等地；山银花主产于广东、广西、云南等地；毛花柱忍冬主产于广西。

【采收加工】5～6 月摘取未开放的花蕾，置通风处阴干或摊成薄层晒干。

【性状鉴别】

1. 忍冬　呈小棒状，上粗下细略弯曲。长 2～3 cm，上部直径约 3 mm，下部直径约 1.5 mm。表面黄白色或绿白色，久贮色渐深，密被短柔毛。花萼绿色，先端 5 裂，裂片有毛，长约 2 mm。开放者花冠筒状，先端二唇形；雄蕊 5 个，附于筒壁，黄色；雌蕊 1 个。气清香，味淡、微苦。

2. 红腺忍冬　长 2.5～4.5 cm，直径 0.8～2 mm。表面黄白色至黄棕色，无毛或疏被毛。开放者花冠下唇反转。花柱无毛。

3. 山银花　长 1.6～3.5 cm，直径 0.5～2 mm，萼筒和花冠密被灰白色毛。子房有毛。

4. 毛花柱忍冬　长 2.5～4 cm，直径 1～1.2 mm。表面淡黄色微带紫色，无毛。花萼裂片短三角形。开放者花冠上唇常不整齐，花柱下部多密被长柔毛。

【成分】忍冬花蕾含黄酮类，为木樨草素及木樨草素-7-葡萄糖苷。并含肌醇、绿原酸、异绿原酸、皂苷及挥发油。金银花的抗菌有效成分以绿原酸和异绿原酸为主。

【附注】

1. 本属植物多含绿原酸。

2. 忍冬藤为忍冬科植物忍冬的藤茎。

【储存方法】本品易霉蛀，但又不能暴晒，否则易变色或散瓣。一般应固封压实，不使透风，置阴凉干燥处贮存，以防受潮变色和走失香味。

【养护技术】本品易被烟草甲、药材甲害虫危害。害虫常从筒状花冠顶端开裂处蛀蚀雄蕊和雌蕊等部位，有时蛀蚀成粉或粘连成串。由于害虫发育繁殖，分泌排泄物不断增加，吸潮过多，又会引起霉变，严重时霉丝相互交织致使金银花粘连成团。若有霉蛀发生，应及时晾晒，或用药物熏杀。本品干燥后盛于竹篓并压紧，置阴凉干燥库内，以气调养护法贮存。若有潮湿，可用文火缓缓烘焙。安全水分为10%～12%，可防霉蛀于未然。

款冬花

【来源】本品为菊科植物款冬 *Tussilago farfara* L. 的干燥花蕾。

【产地】生于河边沙地、山谷沟旁湿地。分布于河北、山西、内蒙古、陕西、甘肃、青海、新疆、河南、湖北、湖南、四川等省(自治区)。

【采收加工】12月或地冻前当花尚未出土时采挖，除去花梗及泥沙，阴干。

【性状鉴别】本品呈长圆棒状。单生或2～3个基部连生，长1～2.5 cm，直径0.5～1 cm。上端较粗，下端渐细或带有短梗，外面被有多数鱼鳞状苞片。苞片外表面紫红色或淡红色，内表面密被白色絮状茸毛。体轻，撕开后可见白色茸毛。气香，味微苦而辛。

【显微鉴别】粉末特征为棕色，绵绒毛。①非腺毛较多，极长，1～4细胞，顶端细胞长，扭曲盘绕成团，直径5～17 μm，壁薄。②腺毛略呈棒槌形，长104～216 μm，直径16～52 μm，头部稍膨大呈椭圆形，4～6个细胞；柄部多细胞，2列(侧面观1列)。③冠毛为多列性分枝状毛，各分枝单细胞，先端渐尖。④花粉粒淡黄色，类圆球形，直径28～40 μm，具3孔沟，外壁较厚，表面有长至6 μm的刺，花粉囊内壁细胞，表面观呈类长方形，具纵向条状增厚壁。⑤苞片表皮表面观，细胞呈类长方形或类多角形，垂周壁薄或略呈连珠状增厚，具细波状角质纹理；边缘的表皮细胞呈绒毛状。气孔不定式，副卫细胞4～7个。⑥筒状花冠裂片，边缘的内表皮细胞类长圆形，有角质纹理，近中央的细胞群较皱缩并稍突起。⑦柱头表皮细胞，外壁突起呈乳头状，有的分化成短绒毛状，壁薄。⑧花序轴厚壁细胞长方形，直径17～28 μm，长约至95 μm，壁厚4～6 μm，微木化，具斜纹孔。⑨分泌细胞，存在于薄壁组织中，类圆形或长圆形，含黄色分泌物。⑩粉末用冷水合氯醛液装片，可见菊糖团块，呈扇形。

【理化鉴别】取本品粗粉1 g，置沙氏提取器中，用乙醇提取至提取液近无色，浓缩至约5 mL，做以下试验：

1. 检查黄酮　取浓缩液1 mL，置小试管中，加镁粉少许，再加盐酸2～3滴，溶液显棕红色。

2. 检查三萜醇　取浓缩液1 mL，置蒸发皿中，水浴蒸干，残渣用氯仿1 mL溶解，转入试管中，沿管壁缓缓加入浓硫酸1 mL，使分两层，氯仿层显绿色荧光，硫酸层显红色荧光。

【储存方法】在储存时多采用木箱包装，内部垫纸，并放置木炭几条，以吸收水分，然后严密封闭，可保持颜色不变。再置阴凉、干燥、避光处贮藏，防潮，防蛀。

【养护技术】本品习惯以三朵连生者为上品。贮存稍久，则易褪色，变成黑色者不宜药用，此乃因采集后未干透而霉变。在夏季，最易生虫，可用药物熏之。要经常检查，5月份可翻晒一次，以防止内部发热、吸湿、霉蛀及变色等。其安全水分为12%～15%，相对湿度75%以下未见生霉。

红　花

【来源】菊科植物红花（*Carthamus tinctorius* L.）的不带子房的管状花。

【产地】主产于河南、河北、浙江、四川、云南等地。均为栽培。质量以河南、四川为优，但数量少，亦为怀药之一。

【采收加工】夏季花瓣由黄变红时采收，阴干或晾干。不宜暴晒或急火烘烤，否则气味色泽均受影响，轻则降低质量，重则不宜供药用。

【性状鉴别】

1. 表面红色或黄色，花冠筒部细长，上部 5 裂，裂片狭长。

2. 聚药雄蕊，5 枚，花药黄色。

3. 柱头略向外伸出。

4. 质地柔软，有香气，味微苦。

5. 水试：浸泡水中，水浸液金黄色。（花本身不褪色？）

【显微鉴别】取花瓣和柱头直接装片，或粉末制片。

1. 花粉粒为类球形，外壁有短刺及疣状雕纹，萌发孔 3 个。

2. 分泌管碎片，花各部均有分泌管分布。由分泌细胞单列纵向排列而成，其中充满淡黄至红棕色物质。

3. 柱头碎片，柱头及花柱上部表皮细胞分化成圆锥形的单细胞毛。

4. 花冠顶端碎片，顶端表皮细胞分化成乳头状绒毛。

【成分】含红花苷、红花醌苷及新红花苷。不同成熟期的红花所含成分有差异。

【理化鉴别】

1. 将一条滤纸悬挂于本品的烯醇浸出液中，5 min 后把滤纸条放入水中，立即取出，滤纸条上部显淡黄色，下部显淡红色。

2. 取本品 2 g，加水 20 mL，浸渍过夜，溶液显金黄色。滤过，残渣加 10％碳酸钠溶液 8 mL，浸渍，滤过。滤液加醋酸使成酸性，即发生红色沉淀。

【附注】

1. 白平子，为红花的成熟瘦果。功效同红花，少用。

2. 同属植物无刺红花，在华北和新疆地区栽培药用。

【储存方法】用细麻袋、布袋、木箱包装，可按数量多寡放入木炭或小石灰包，以保持色泽和防潮，亦可用石灰箱保存。少量的红花用纸包好，置石灰瓮内保存。药农习惯将晒干的红花放在缸内保存，缸底先放些生石灰，上铺层白纸，把红花摊在纸上，因生石灰能吸收水湿，故能长期存放，保存色泽不变。

【养护技术】本品易吸潮发霉、变色。为了防止变质，多在梅雨季前检查，若吸湿受潮，可开箱取出晾晒，等热气发散凉透，装入木箱或铁桶内，等梅雨季到来时，就不再开箱，以免受潮气影响，发生变质的现象。在贮存养护时，应注意本品不宜烈日暴晒，更不可熏蒸，因花色鲜红（含红花素），经暴晒或熏蒸，都易褪色，影响品质。如已发现潮湿生虫，可以火烘。贮于阴凉、干燥处，以防潮、防蛀。安全水分为 10％～13％，在相对湿度 75％以下可不致生霉，如含水量超过 20％，10 d 后即开始生霉。

合欢花

【来源】豆科植物合欢（*Albizia julibrissin* Durazz.）初开放的花序或花蕾。

【产地】生于山谷、平原或栽培于庭园中。分布于华东、华南、西南及辽宁、河北、河南、陕西。

【采收加工】夏季花开放时择晴天采收或花蕾形成时采收，摊于竹匾内迅速晒干，2～3 d后花由红白色转变成黄褐色即可。

【性状鉴别】合欢花，头状花序，皱缩成团。总花梗长 3～4 cm，有时与花序脱离，黄绿色，有纵纹，被稀疏毛茸。花全体密被毛茸，细长而弯曲，长 0.7～1 cm，淡黄色或黄褐色，无花梗或几无花梗。花萼筒状，先端有 5 小齿；花冠筒长约为萼筒的 2 倍，先端 5 裂，裂片披针形；雄蕊多数，花丝细长，黄棕色至黄褐色，下部合生，上部分离，伸出花冠筒外。气微香，味淡。合欢米：米略棒槌状，形细长而弯曲。表面淡黄褐色。花萼和花冠筒上端均 5 裂；雄蕊多数，花丝极细，下部合生，上部分离，呈错综交织状，而包被于花冠内。气微香，味淡。

【显微鉴别】本品粉末灰黄色。非腺毛单细胞，长 81～447 μm。草酸钙方晶较多，存在于薄壁细胞中，直径 3～31 μm。复合花粉粒呈扁球形，为 16 合体，直径 81～146 μm，外围 8 个围在四周；单个分体呈类方形或长球形。

【理化鉴别】取本品粉末 0.6 g，加 70%乙醇 30 mL，加热回流 1 h，滤过，滤液蒸干，残渣加水 25 mL 使溶解，用水饱和的正丁醇振摇提取 2 次，每次 30 mL，合并正丁醇液，蒸干，残渣加甲醇 10 mL 使溶解，作为供试品溶液。另取合欢花对照药材 0.6 g，同法制成对照药材溶液。再取槲皮苷对照品，加甲醇制成每毫升含 0.5 mg 的溶液，作为对照品溶液。照薄层色谱法试验，吸取上述三种溶液各 1 μL，分别点于同一聚酰胺薄膜上，以甲苯-乙酸乙酯-88%甲酸-水（1∶8∶1∶1）的上层溶液为展开剂，展开，取出，晾干，喷以三氯化铝试液，热风吹约 1 min，置紫外光（365 nm）灯下检视。供试品色谱中，在与对照药材色谱和对照品色谱相应的位置上，显相同颜色的荧光斑点。

旋覆花

【来源】本品为菊科植物旋覆花（*Inula japonica* Thunb.）或欧亚旋覆花（*Inula britannica* L.）的干燥头状花序。

【产地】生于山坡路旁、湿润草地、河岸或田埂上。旋覆花分布于我国北部、东北部、中部、东部各省区，极为常见；在四川、贵州、福建、广东亦有分布。欧亚旋覆花分布于我国东北、华北及新疆等地。

【采收加工】夏、秋二季花开放时采收，除去杂质，阴干或晒干。

【性状鉴别】本品呈扁球形或类球形，直径 1～2 cm。总苞由多数苞片组成，呈覆瓦状排列，苞片披针形或条形，灰黄色，长 4～11 cm；总苞基部有时残留花梗，苞片及花梗被白色茸毛，舌状花 1 列，黄色，长约 1 cm，多卷曲，常脱落，先端 3 齿裂；管状花多数，棕黄色，长约 5 mm，先端 5 齿裂；子房顶端有多数白色冠毛，长 5～6 mm。有的可见椭圆形小瘦果。体轻，易散碎。气微，味微苦。

【显微鉴别】

1. 旋覆花茎横切面　表皮细胞 1 列，切向长 15～26 μm，外被角质层。皮层细胞 5～10 列，切向长 30～78 μm，胞间隙大而明显；内皮层细胞 1 列，扁平长方形，径向壁有时可见凯氏点。维管束外韧型，13～19 个排列成环，韧皮部狭。初生韧皮纤维束新月形，位于韧皮部外侧；木质部由导管、木薄壁细胞、木纤维组成，细胞均木化，木射线细胞 2～4(～10)列，常木化，韧皮射线非木化。髓周常有数列细胞木化，中心细胞破碎成空洞。

2. 叶表面观　上下表皮细胞多角形，垂周壁强烈波状弯曲。气孔不定式，少数不等式，气孔指数 16.6～20.5(～25)。非腺毛长 590～1 250 μm，多分布于叶片下表面，由 4～7 个细胞组成，顶部细胞较长，常断折；腺毛棒槌形，长 80～100 μm，只存在于叶片下表面，单列或双列，由 5～18 个细胞组成，外面有膨大的角质囊。

3. 欧亚旋覆花茎　与旋覆花相同。叶上表皮细胞表面观多角形，垂周壁稍平直；下表皮细胞垂周壁波状弯曲。气孔多分布于表面，气孔指数 20～24.2(～29.4)。腺毛、非腺毛的形状、大小、分布均与旋覆花相似。

4. 线叶旋覆花茎横切面　与旋覆花相似，但细胞较小，表皮细胞切向长 15～20 μm，皮层细胞直径 13～36 μm。维管束 18～20 个排列成环状，射线细胞 1～4 列，木射线与有的韧皮射线均木化。叶上表皮细胞表面观多角形，垂周壁近平直；下表皮细胞垂周壁强烈波状弯曲，气孔多分布于下表面。腺毛较旋覆花的叶下表面所见者为密。

【理化鉴别】取本品粉末 2 g，置具塞锥形瓶中，加石油醚(60～90℃)30 mL，密塞，冷浸 lh，加热回流 30 min，放冷，滤过，滤液浓缩至近干，残渣加石油醚(60～90℃)2 mL 使溶解，作为供试品溶液。另取旋覆花对照药材 2 g，同法制成对照药材溶液。照薄层色谱法试验，吸取上述两种溶液各 5 μL，分别点于同一硅胶 G 薄层板上，以石油醚(60～90℃)-乙酸乙酯(5∶1)为展开剂，展开，取出，晾干，喷以 5%香草醛硫酸溶液，加热至斑点显色清晰。供试品色谱中，在与对照药材色谱相应的位置上，显相同颜色的主斑点。

【附注】同科植物线叶旋覆花(*Inula linariifolia* Turcz.)的干燥头状花序，常被混作旋覆花药用。据研究，其花序能产生呕吐等不良反应，故不宜作为旋覆花药用。该植物产于我国东北、北部、中部及东部。

[拓展知识]

以上三种旋覆花原植物分类检索表：

1. 叶线形或线状披针形，宽 0.5～1 cm，边缘反卷，基部渐狭，无小耳，头状花序直径 1.5～2.5 cm ………… 线叶旋覆花

1. 叶长圆形、椭圆状披针形或披针形，宽 1 cm 以上，边缘不反卷；头状花序直径在 2.5 cm 以上。

　2. 叶基部狭窄，或有半抱茎的小耳；总苞直径 13～17 mm ………… 旋覆花

　2. 叶基部宽大，心形，有耳抱茎；总苞直径 15～22 mm ………… 欧亚旋覆花

【储存方法】一般在秋季采集，花朵完整而大、色黄味甘温者为良品；色暗黄、花朵不整及带枝叶夹杂者为次品。可用麻袋包装，宜装紧但不应踩压，储存于干燥通风处。

【养护技术】在贮存养护时,应注意防潮,否则易霉变。在夏季可用药物熏,以防止虫蛀。在雨季,要经常晾晒,以免虫蛀及霉变。

菊　花

【来源】本品为菊科植物菊(*Chrysanthemum morifolium* Ramat.)的干燥头状花序。

【产地】为药用栽培植物。产于浙江的称杭菊,产于安徽亳县(现亳州)、歙县、滁县的分别称亳菊、徽菊(贡菊)、滁菊,产于河南的称怀菊。此外,还有四川、河北、山东等省亦产药用菊花。

【采收加工】9～11月花盛开时分批采收,阴干或焙干,或熏、蒸后晒干。药材按产地和加工方法不同,分为“亳菊”“滁菊”“贡菊”“杭菊”。

【性状鉴别】

1.亳菊　呈倒圆锥形或圆筒形,有时稍压扁呈扇形,直径1.5～3 cm,离散。总苞碟状;总苞片3～4层,卵形或椭圆形,草质,黄绿色或褐绿色,外面被柔毛,边缘膜质。花托半球形,无托片或托毛。舌状花数层,雌性花位于外围,类白边,劲直,上举,纵向折缩。散生金黄色腺点;管状花多数,两性,位于中央,为舌状花所隐藏,黄色,顶端5齿裂。瘦果不发育,无冠毛。体轻,质柔润,干时松脆。气清香,味甘、微苦。

2.滁菊　呈不规则球形或扁球形,直径1.5～2.5 cm。舌状花白色,不规则扭曲,内卷,边缘皱缩,有时可见淡褐色腺点;管状花大多隐藏。

3.贡菊　①呈扁球形或不规则球形,直径1.5～2.5 cm。舌状花白色或类白色,斜升,上部反折,边缘稍内卷刺,刺长3.4～7 μm,每裂片4～5刺;②花冠表皮细胞表面观垂周壁波状弯曲,表面有微细致密的角质纹理;③苞片表皮细胞垂周壁波状弯曲,表面有稍粗的角质纹理,气孔不定式,副卫细胞3～6个;④花柱及柱头碎片的边缘细胞呈绒毛状突起;⑤T形毛少见,大多碎断,顶端细胞长大,基部2～5细胞;⑥腺毛少见,头部鞋底形,4、6或8个细胞,两两相对排列,长径32～127 μm,短径22～27 μm,外被角质层。此外,有药隔顶端附属物及基部细胞、花粉囊内壁细胞、分泌道、纤维、子房表皮细胞等。

【储存方法】储存最不容易,受潮后极易生虫,在梅雨季更易霉烂、变色、变味,透风易散瓣。如变质情况严重,则无法处理成为废品。因此,以预防为主,贮于干燥(相对湿度70%以下最好)阴凉的库房中。

【养护技术】在储存养护时,每年3～4月可用炭火烘焙,或进入冷藏仓库以防虫。若发现菊花已有湿霉或变色现象,应立即开窗通风,使内部水分发散。其安全水分为10%～15%,超过20%在潮湿环境中,1周后即生霉。滁菊及杭菊封袋后亦最易潮湿发霉,宜及时采用石灰干燥法保存。

蒲　黄

【来源】本品为香蒲科植物水烛香蒲(*Typha angustifolia* L.)或东方香蒲(*Typha orientalis* Presl)的干燥花粉。

【产地】生于池沼、水旁或浅水中。水烛香蒲分布于全国大部分地区。东方香蒲分布于东北、华北、华东、华中、华南及陕西、甘肃、新疆、云南、贵州、四川等地。

【采收加工】夏季采收蒲棒上部的黄色雄花序，晒干后碾轧，筛取花粉。

【性状鉴别】本品为黄色粉末。体轻，放水中则漂浮水面。手捻有滑腻感，易附着手指上。气微，味淡。

【显微鉴别】粉末黄色。花粉粒类圆形或椭圆形，直径 17～29 μm，表面有网状雕纹，具单孔，不甚明显。

【理化鉴别】

1. 取本品 0.1 g，加乙醇 5 mL，温浸，滤过。取滤液 1 mL，加镁粉少量与盐酸 2～3 滴，溶液渐显樱红色。

2. 取本品 0.2 g，加水 10 mL，温浸，滤过。取滤液 1 mL，加三氯化铁试液 1 滴，显淡绿棕色。

【储存方法】袋或纸箱装，置干燥通风处，防潮，防蛀。

【养护技术】本品受潮后易发热、霉烂、结块、变色。要注意保持贮藏环境的干燥、通风，贮藏中须防潮，发现受潮及时晾晒或烘烤至干透。蒲黄新货一般不易生虫，但贮藏时间较长，也会发生虫蛀现象，可进行日晒或烘烤处理，也可采用药剂熏杀，同时出货时还应做到“先进先出”。

密蒙花

【来源】本品为马钱科植物密蒙花（*Buddleja officinalis* Maxim.）的干燥花蕾及其花序。

【产地】生于向阳山坡、河边、村旁的灌木丛中或林缘。分布于山西、陕西、甘肃、河南、湖北、湖南、广东、广西、江苏、安徽、福建、云南、贵州、四川、西藏等省（自治区）。

【采收加工】春季花未开放时采收，除去杂质，干燥。

【性状鉴别】本品多为花蕾密聚的花序小分枝，呈不规则圆锥状，长 1.5～3 cm。表面灰黄色或棕黄色，密被茸毛。花蕾呈短棒状，上端略大，长 3～10 mm，直径 1～2 mm；花萼钟状，先端 4 齿裂；花冠筒状，与萼等长或稍长，先端 4 裂，裂片卵形；雄蕊 4，着生在花冠管中部。质柔软。气微香，味微苦、辛。

【显微鉴别】花萼及花冠表面观：下表面密被非腺毛，通常为 4 细胞，基部 2 细胞单列；上部 2 细胞并列，每细胞又分 2 叉，每分叉长 250～500 μm，壁甚厚，胞腔线形。花冠上表面有少数非腺毛，单细胞，长 200～600 μm，壁具多数刺状突起。花粉粒球形，直径 13～20 μm，表面光滑，有 3 个萌发孔。

【理化鉴别】检查刺槐苷：取本品粉末 0.5 g，加乙醚 10 mL，置 70～75℃水浴中浸渍 30 min，放冷，滤过。取滤液 2 mL，加盐酸 5 滴与镁粉少许，显棕黄色。

【储存方法】置通风干燥处贮藏。

【附注】瑞香科植物结香（*Edgeworthia chrysantha* Lindl.），产于江西、浙江、湖北、四川、云南等地。其干燥花蕾及头状花序在浙江、江苏、安徽、山东、湖南、广东等地亦作密蒙花药用，并供外贸出口海外。习称新蒙花、蒙花珠。其药材性状特征：花蕾多散生或由多数小花结成半圆球形的头状花序。直径 1～2 cm。表面密被淡绿黄色而有光泽的绢丝状毛茸。总苞片 6～8 枚。花梗粗糙，多呈钩状弯曲。单个的花蕾呈短棒状，长 0.6～1 cm，为单被花，筒状，直径约 4 mm，先端 4 裂，内有雄蕊 8 枚，排成 2 轮。子房 1 室，胚珠 1 枚。质脆，易碎。气微，味淡。

［拓展知识］

以上两种密蒙花原植物分类检索表：

1. 叶对生；花成聚伞状圆锥花序；花为重被花，有花萼与花瓣之分；雄蕊 4 枚；子房 2 室，胚珠多数；蒴果 …………………………………………………………… 老蒙花（密蒙花）

1. 叶互生；花密集成头状花序；花为单被花，无花萼与花瓣之分；雄蕊 8 枚；子房 1 室，胚珠 1 枚；核果 …………………………………………………………… 新蒙花（结香花）

以上两种密蒙花药材性状检索表：

1. 花黄棕色，直径 1～2 mm，有时可见聚伞状圆锥花序 ……………… 老蒙花（密蒙花）

1. 花淡黄色至灰白色，直径约 4 mm，有时可见密集成头状花序 ……… 新蒙花（结香花）

鸡冠花

【来源】本品为苋科植物鸡冠花（*Celosia cristata* L.）的干燥鸡冠状花序。

【产地】全国各地均有广泛栽培，为常见观赏花卉之一。

【采收加工】秋季花盛开时采收，晒干。

【性状鉴别】本品为穗状花序，多扁平而肥厚，呈鸡冠状。长 8～25 cm，宽 5～20 cm。上缘宽，具皱褶，密生线状鳞片，下端渐窄，常残留扁平的茎。表面红色、紫红色或黄白色；中部以下密生多数小花，每花宿存的苞片及花被片均呈膜质。果实盖裂，种子扁圆肾形，黑色，有光泽。体轻，质柔韧。气微，味淡。

【显微鉴别】粉末特征为：①苞片细胞排列整齐，壁薄，微作波状弯曲；②花被下表皮细胞作波状突起，细胞形状模糊，几不可辨，有时在花被的基部，可见散在的气孔；③非腺毛由数个细胞组成，壁薄，顶端细胞微有皱缩；④花粉粒极少，圆球形，外壁微有纵直纹理。

【理化鉴别】取本品 2 g，剪碎，加乙醇 30 mL，加热回流 30 min，滤过，滤液蒸干，残渣加乙醇 2 mL 使溶解，作为供试品溶液。另取鸡冠花对照药材 2 g，同法制成对照药材溶液。照薄层色谱法试验，吸取上述两种溶液各 2 μL，分别点于同一硅胶 G 薄层板上，以环已烷-丙酮（5∶1）为展开剂，展开，取出，晾干，喷以 5%香草醛硫酸溶液，加热至斑点显色清晰。供试品色谱中，在与对照药材色谱相应的位置上，显相同颜色的斑点。

【储存方法】置通风干燥处贮藏。

玫瑰花

【来源】本品为蔷薇科植物玫瑰（*Rosa rugosa* Thunb.）的干燥花蕾。

【产地】原产于我国华北地区。现在全国各地普遍栽培，为常见观赏植物之一。

【采收加工】春末夏初花将开放时，择晴天分批采收，及时低温干燥。

【性状鉴别】本品略呈半球形或不规则团状，直径 0.7～1.5 cm。花托半球形，与花萼基部合生；萼片 5，披针形，黄绿色或棕绿色，被有细柔毛；花瓣多皱缩，展平后宽卵形，呈覆瓦状排列，紫红色，有的黄棕色；雄蕊多数，黄褐色。体轻，质脆。气芳香浓郁，味微苦涩。

【显微鉴别】萼片表面观：非腺毛较密，单细胞，多弯曲，长 136～680 μm，壁厚，木化。腺毛头部多细胞，扁球形，直径 64～180 μm，柄部多列性，长 50～340 μm，基部有时可见单细胞分枝。草酸钙簇晶直径 9～25 μm。

【理化鉴别】取本品粗粉 2 g，加乙醚 20 mL，振摇浸泡 1 h，滤过。取滤液 2 mL，置蒸发皿中，挥干乙醚，滴加数滴 5%香草醛浓硫酸液，即显紫红色（检查挥发油）。

【储存方法】置阴凉干燥处贮藏，密闭保存，防潮。

野菊花

【来源】本品为菊科植物野菊（*Ghrysanthemum indicum* L.）的干燥头状花序。

【产地】生于山坡草地、灌丛、河边水湿地、滨海盐渍地、田边及路旁。全国大部分地区均有分布。

【采收加工】采收，晒干或低温干燥。

【性状鉴别】本品呈类球形，直径 0.3～1 cm，棕黄色。总苞由 4～5 层苞片组成，外层苞片卵形或条形，外表面中部灰绿色或淡棕色，通常有白毛，边缘膜质；内层苞片长椭圆形，膜质，外表面无毛。总苞基部有的残留总花梗。舌状花 1 轮，黄色，皱缩卷曲；管状花多数，深黄色。体轻。气芳香，味苦。

【显微鉴别】野菊花粉末特征：黄棕色。①花粉粒黄色，类圆形，直径 20～33 μm，表面有刺，刺长约 3.5 μm，每裂片 4～5 刺；②腺毛头部鞋底形，4～6（～8）细胞，两面相对排列，长径 35～120 μm，短径 33～67 μm，外被角质层；③T 形毛较多，顶端细胞长大，臂一长一短，直径 23～50 μm，壁稍厚或一边稍厚，基部 1～13 细胞，其中一个稍膨大或皱缩。

【理化鉴别】取本品粉末 3 g，加乙醇 40 mL，加热回流 1 h，滤过，滤液照下述方法试验：

1. 取滤液 1 滴，点于滤纸上，喷洒三氯化铝试液，干后，置紫外光（365 nm）灯下观察，显黄绿色荧光。

2. 取滤液 2 mL，加镁粉少量与盐酸 4～5 滴，加热，显红棕色。

【储存方法】置阴凉干燥处贮藏。

谷精草

【来源】本品为谷精草科植物谷精草（*Eriocaulon buergerianum* Koern.）的干燥带花茎的头状花序。

【产地】生于水稻田中或浅水池沼边。分布于华东、西南、华南和陕西等地。

【采收加工】秋季采收，将花序连同花茎拔出，晒干。

【性状鉴别】本品头状花序呈半球形，直径 4～5 mm；底部有苞片层层紧密排列，苞片淡黄绿色，有光泽，上部边缘密生白色短毛；花序顶部灰白色。揉碎花序，可见多数黑色花药及细小黄绿色未成熟的果实。花茎纤细，长短不一，直径不及1 mm，淡黄绿色，有数条扭曲的棱线。质柔软。气微，味淡。

【显微鉴别】本品粉末黄绿色。腺毛头部长椭圆形，1～4个细胞，表面有细密网状纹理；柄单细胞。非腺毛甚长，2～4个细胞。种皮表皮细胞，表面观扁长六角形，壁上衍生伞形支柱。花茎表皮细胞表面观长条形，表面有纵直角质纹理，气孔类长方形。果皮细胞表面观类多角形，垂周壁豆粒状增厚。花粉粒类圆形，具螺旋状萌发孔。

【理化鉴别】取本品粉末1 g，加乙醇30 mL，超声处理30 min，滤过，滤液蒸干，残渣加乙醇1 mL使溶解，作为供试品溶液。另取谷精草对照药材1 g，同法制成对照药材溶液。照薄层色谱法试验，吸取上述两种溶液各5 μL，分别点于同一硅胶G薄层板上，以甲苯-丙酮(10∶0.6)为展开剂，展开，取出，晾干，置紫外光(365 nm)灯下检视。供试品色谱中，在与对照药材色谱相应的位置上，显相同颜色的荧光主斑点。

槐花

【来源】本品为豆科植物槐(*Sophora japonica* L.)的干燥花及花蕾。

【产地】我国南北各地普遍栽培，尤以黄土高原和华北平原多。

【采收加工】夏季花开放(槐花)时或花蕾形成(槐米)时采收，及时干燥，除去枝、梗及杂质。

【性状鉴别】

1. 槐花　本品皱缩而卷曲，花瓣多散落。完整者花萼钟状，黄绿色，先端5浅裂；花瓣5，黄色或黄白色，1片较大，近圆形，先端微凹，其余4片长圆形。雄蕊10，其中9个基部连合，花丝细长。雌蕊圆柱形，弯曲，体轻。气微，味微苦。

2. 槐米　呈卵形或椭圆形，长2～6 mm，直径约2 mm。花萼下部有数条纵纹，萼的上方为黄白色未开放的花瓣。花梗细小。体轻，手捻即碎。气微，味微苦涩。

【显微鉴别】本品粉末黄绿色。花粉粒类球形或钝三角形，直径14～19 μm。具3个萌发孔。非腺毛1～3细胞，长86～660 μm，气孔不定式，副卫细胞4～8个。草酸钙方晶较多。

【理化鉴别】取本品粉末0.1 g，加乙醇10 mL，加热5 min，滤过。取滤液1 mL，加镁粉少量与盐酸2～3滴，即显樱红色。

【储存方法】席包或麻袋包装，贮于干燥、阴凉、通风处贮藏，以防止发霉，生虫及变色。

【养护技术】因本品极易变色，在采收加工时，打落后，当日晒干，这样色泽鲜艳，不易变质。在养护时，一定要防止雨淋及着露水，否则色变黑或霉烂。

月季花

【来源】本品为蔷薇科植物月季(*Rosa chinensis* Jacq.)的干燥花。

【产地】原产于我国。现在全国各地普遍栽培，为常见观赏植物之一。

【采收加工】四季均可采收，择晴天清晨花微开时采摘，及时铺开，阴干或低温干燥。

【性状鉴别】本品呈类球形，直径15～25 mm。花托长圆形，萼片5，暗绿色，先端尾尖；

花瓣呈覆瓦状排列，有的散落，长圆形，紫红色或淡紫红色；雄蕊多数，黄色。体轻，质脆。气清香，味淡、微苦。

【显微鉴别】

1. 萼片表面观　上表面(内表面)密被单细胞非腺毛，长 125～660 μm，壁厚且弯曲；下表面具多细胞腺毛，长 60～355 μm，柄为多细胞排成多列，头部由多细胞集成扁球形；尚有少数短小非腺毛。气孔为不定式。薄壁细胞中含草酸钙簇晶及少数棱晶。

2. 花粉粒　极面观呈类三角形，直径 25～35 μm；赤道面观为椭圆形，直径 20～35 μm，具三孔沟，内孔类圆形，直径为 5.9 μm，外壁 2 层。表面具条状雕纹。

3. 花梗(近花托的端部)横切面　表皮为 1 列类长方形细胞，排列整齐，有少量腺毛和非腺毛。皮层外侧为数列较小的厚壁细胞，内侧为薄壁细胞，常含有草酸钙簇晶。维管束 10～23 个，外韧型，略呈内外 2 列相间排列，木质部束导管 3～6 个。髓部薄壁细胞含有草酸钙簇晶。

【理化鉴别】检查挥发油：取本品粗粉 2 g，加乙醚 20 mL，振摇浸泡 1 h，滤过。取滤液 2 mL 置蒸发皿中，待乙醚挥发后加数滴 5%香草醛浓硫酸液，溶液即显紫褐色。

【储存方法】置阴凉干燥处贮藏，防压、防蛀。

洋金花

【来源】茄科植物白花曼陀罗(*Datura metel* L.)的花，习称"南洋金花"。

【产地】主产于江苏、浙江、福建、广东等地。多为栽培。

【采收加工】分批采收初开放的花，晒干或低温迅速烘干。

【性状鉴别】

1. 花冠 5 裂片，每两裂片间均有 1 凹缺，每裂片有 3 条纵脉纹。

2. 雄蕊 5 枚，贴生于花冠筒的中部。

3. 花萼筒状，先端 5 裂。

4. 气微，味微苦。

【显微鉴别】粉末为淡黄色。

1. 花粉粒呈类球形，外壁有条状雕纹自两极向四周呈放射状排列。

2. 腺毛有两种，一种头为 2～5 个细胞，柄 1～2 个细胞；另一种头为单细胞，柄 2～5 个细胞。

3. 非腺毛由多个细胞组成，具壁疣。

4. 薄壁组织中含有簇晶、砂晶和方晶。

【成分】含生物碱 0.12%～0.82%。其中主要为东莨菪碱(0.11%～0.47%)和莨菪碱(0.01%～0.37%)。

【附注】

1. 北洋金花，同属植物毛曼陀罗的花。

2. 野洋金花，同属植物曼陀罗的花。

3. 广东将洋金花称为闹羊花，实际上不是指全国通用的闹羊花(为杜鹃花科植物羊踯躅的花)。

4. 本品有毒，宜慎用：青光眼忌用；高血压、肝肾功能不正常、孕妇等慎用。

西红花

【来源】鸢尾科植物番红花(*Crocus sativus* L.)的干燥柱头。

【产地】主产于西班牙、希腊、法国及原苏联中亚细亚一带。我国浙江、江苏、北京等地有少量栽培。古时主要通过西藏进口,故又称"藏红花、西红花",并非是西藏出产。

【采收加工】花期(9—10月)晴天的早晨采花,摘取柱头,晒干或40～50℃烘干,即为"干红花",如"人头牌";若再进行加工(用甘油等),使之油润光亮,则为"湿红花",如"象牌、美女牌"。

【性状鉴别】药用部分为柱头,常带部分橙黄色花柱。

1. 丝线状,三分枝。水浸泡,展开呈长号状。

2. 柱头红棕色,长2.5～3 cm,上部渐宽,先端不整齐,每一柱头内方有一裂隙。

3. 体轻,质松软,无油润光泽,干燥后质脆易断。

4. 气特异,微有刺激性,味微苦。

5. 水试:水浸液黄色。

【显微鉴别】粉末制片或湿润后整体封装(外表面朝上)。

1. 柱头顶端表皮细胞分化成绒毛状(长条形)。

2. 花粉粒极少,类球形,外壁较光滑,内含颗粒状物质。

3. 柱头表皮细胞表面观长方形,壁薄,有的外壁呈乳头状或绒毛状。

4. 薄壁细胞中含有小型草酸钙方晶或簇晶。

5. 导管多为环纹,细小,亦可见螺纹导管。

【成分】含胡萝卜素类化合物约2%,另含挥发油0.4%～1.3%。其中主要为西红花苷、西红花苷-1、西红花苷-2、西红花苷-3、西红花苷-4、西红花二甲酯等。油中主要成分为番红花醛,为番红花苦苷的分解产物。

【理化鉴别】

1. 检查西红花苷及苷元。浓硫酸反应,取本品少许于白瓷板上,滴加硫酸1滴,则现蓝色,渐变为紫色,最后变为红褐色或棕色。

2. 取样品少许投入水中,可见橙黄色呈直线下降并逐渐扩散,水被染成黄色;不显红色,无沉淀;柱头呈喇叭状,有短缝。在短时间内,用针拨之不破碎。

3. 本品在105℃干燥6 h,减失重量不得过12.0%,本品灰分不得过7.0%。

4. 荧光。番红花水浸液在紫外光下显深红色或暗红色;红花水浸液则显橘黄色或黄色。

【经验鉴别】水试。

1. 取本品少许浸入水中,可见橙黄色呈直线下降逐渐扩散,水被染成黄色。

2. 水面不得有漂浮物(油类),且置于纸上不得留有油渍(若为水溶性物质掺伪,如甘油、硝酸铵等,测定其水溶性浸出物的含量则会升高)。

3. 不得有沉淀物(防止矿物类粉末、淀粉及糊精等掺伪。可进行灰分测定,也可显微鉴别,淀粉和糊精还可加碘液检测)。

4. 用玻棒搅拌不易碎断(防止用纸浆作伪)。

5. 水浸液不得显其他颜色(玉米须、其他花掺伪,也可于显微镜下检识)。

【附注】本品为进口药材，价格昂贵，掺伪手段层出不穷，目前还发现有用塑料加工后伪充的。

海金沙

【来源】海金沙科植物海金沙[*Lygodium japonicum*(Thunb.) Sw]的成熟孢子。

【植物形态】多年生攀缘草本。叶二型，不育叶尖三角形二回羽状复叶，小羽片边缘有不整齐的浅钝齿；能育叶一至二回羽状复叶，边缘有锯齿或不规则分裂，上部小叶几无柄。

【采收加工】秋季孢子未脱落时收割藤叶，晒干，打下孢子。

【性状鉴别】

1. 黄棕色颗粒状粉末，质轻，均匀滑腻。

2. 气微味淡，嚼之有沙砾感。

3. 水试，浮于水面，加热渐下沉。

4. 火试，置火中易燃烧，发出爆鸣声和闪光，无灰烬。

【显微鉴定】

1. 孢子，呈四面体或三角状圆锥形。顶面观三面锥形，可见三叉状裂隙；侧面观类三角形；底面观类圆形。外壁具瘤状纹理。

2. 非腺毛，有时可见。

【附注】为安全起见，贮藏过程中应注意防火。有的地区以海金沙全草入药，称“金沙藤”。功效类同。

任务六　果实类和种子类中药的鉴定与养护

果实及种子是植物的两种不同器官，但在商品药材中常未严格区分，大多数是果实、种子一起入药，如马兜铃、枸杞子等；少数用种子入药，如白芥子、杏仁等。这两类中药关系密切，且外形和组织构造又不相同，故列入任务六，分别讲述。

一、果实类中药

1. 含义　凡药用部位为成熟或近成熟的果实，或果实的一部分及其加工品的中药，均为果实类中药。

2. 果实类中药分类

(1)完整果实(成熟)入药：果实类型为单果中的肉果，如五味子、枸杞子；干果，如马兜铃、小茴香；聚合果，如八角茴香、金樱子、覆盆子；聚花果，如桑葚、荜茇。

(2)果实一部分入药：果蒂入药，如甜瓜蒂、柿蒂(宿萼)；果壳入药，中果皮入药，如橘络、丝瓜络；外层果皮入药，如陈皮、青皮、橘红、冬瓜皮；果核入药，如荔枝核。

(3)未成熟果实入药：如枳实和枳壳，青皮等。

(4)果实加工品入药：如谷芽、麦芽。

3.性状鉴别

(1)形状:看其为完整果实还是果实的一部分,形状各异。一般来说,完整果实多呈类球形,也与加工有关,如枳壳为半球形。

(2)大小:药材不同,大小各异,有的药材可根据大小进行区分,如南山楂小(直径0.8～1.4 cm,<1.5 cm),北山楂大(直径1～2.5 cm)。

(3)颜色:有的药材可根据颜色进行区分,如陈皮和青皮有时外形相似,但陈皮外表面棕色,青皮外表面偏黑。

(4)果实的顶端和基部:观察是否有明显的特征,顶端是否有花柱残基,基部是否有果柄,有的还带有宿存的花被(地肤子)。

(5)表面特征:皱缩还是光滑,大多数表面有皱纹,肉果尤其明显。是否有毛茸、蜡被(用指甲或小刀可刮下,如冬瓜)、有的可见凹陷的油点,如陈皮、吴茱萸。一些伞形科的中药表面还有隆起的纵棱,如小茴香、蛇床子。

(6)质地:柔软或坚硬。一般肉果多较软,干果较硬。

(7)断面:是否有明显特征。

(8)气、味:有的药材有特殊气味,可作为鉴别药材真伪及品质优劣的依据,如枳实、陈皮、吴茱萸等。有的药材有特殊味道,如枸杞子、五味子等。对于剧毒中药,如巴豆等,口尝时应特别小心。巴豆含巴豆油40%～60%,口服半滴至一滴即可引起严重的口腔刺激症状和胃肠炎,并大量水泻。亦可引起皮肤发红、起泡。有服用20滴而致死者。

4.显微鉴别　果皮的构造,可分为外果皮、中果皮和内果皮。

(1)外果皮　与叶的下表皮相当。通常为一列表皮细胞,外被角质层。观察是否有毛茸及其类型(非腺毛、腺毛或腺鳞),是否有蜡被、油细胞(五味子)、色素细胞等。

(2)中果皮　与叶肉组织相当。通常较厚,由多列薄壁细胞组成。注意观察是否有维管束、纤维、石细胞、油细胞、油室、油管、细胞内含物等。

(3)内果皮　与叶的上表皮相当。大多由一列薄壁细胞组成。有的全为石细胞,如胡椒;有的由多层石细胞组成,如核果;有的为镶嵌细胞,如伞形科植物果实的内果皮。

5.果实类中药的养护　果实类中药是指以果实、果实的一部分及果实的加工品入药的一类中药。通常采用近成熟或完全成熟的果实。如用整个果穗的桑葚,用假果的木瓜,用真果的五味子,用果皮的陈皮、大腹皮,用果肉的山茱萸,用中果皮维管束的橘络、丝瓜络,用果核的蕤仁。

新入库的果实类中药,有较强的呼吸作用,能吸潮发热或发霉,若采用时未充分干燥,霉变更易发生。果实霉变大多发生在其内的种子团或种子表面,如使君子、川楝子、瓜蒌等。果实类中药虫蛀较为常见,蛀蚀部位通常先由外果皮开始,然后逐渐蛀蚀中果皮、内果皮,如无花果、槐角等。有些含糖质成分多的果实,如桑葚、枸杞子、大枣等害虫蛀蚀更剧烈,药材被严重蛀蚀时不能入药。

易生虫、发霉、泛油的果实类药材有枸杞子、大枣、佛手、瓜蒌、金樱子、使君子、桑葚、槐角、香(枸)橼、预知子、火麻仁、荜茇、桂圆肉等。其中枸杞最易变色。易发霉、泛油的果实类药材有母丁香、鸦胆子、大茴香、桂丁香、牛蒡子、草果等。易生虫、发霉的果实类药材有川楝子、山楂、山茱萸、木瓜、红豆蔻、青皮、枳实、枳壳、枸橘、化橘红、乌梅、陈皮、橘络、柿蒂、牙皂、皂荚、栀子、五味子、胡椒、酸浆、谷芽、麦芽、浮小麦、小茴香等。而带硬壳的火麻仁、蕤仁等一般不会生虫。

果实类药材的养护，应按其不同性质特点和商品实际需要结合实施。除桂圆肉、五味子、母丁香、大茴香、乌梅等不宜日晒。其他品种均可晾晒。桂圆肉、枸杞子等适宜密封养护。除母丁香、鸦胆子、大茴香、牛蒡子、草果等外，其他果实类药材均可用磷化铝熏蒸防治仓虫。枸杞子、桂圆肉、大枣、广佛手片等品种在高温季节适合采用低温法（冷风库）养护。五味子、山茱萸轻度发霉，可用醋喷擦。

二、种子类中药

1.含义　凡药用部位为种子、种子的一部分或其加工品的中药称为种子类中药（大多采用成熟种子）。多数是用完整的种子，亦有用种子的一部分的。

（1）完整种子入药，如菟丝子、葶苈子、槟榔。

（2）种子一部分入药：①假种皮，如桂圆肉、肉豆蔻衣；②种皮，如绿豆衣；③种仁，如肉豆蔻；④胚，如莲子心（去掉子叶的胚）；⑤子叶，如莲子。

（3）加工品，如大豆黄卷、淡豆豉。

2.性状鉴别

（1）形状　多呈类球形、扁球形；少数不规则、线形、纺锤形。

（2）大小　不是十分重要，但一般来说要求描述直径。

（3）颜色　颜色多样，有的鲜艳、有的暗淡。

（4）表面　纹理，王不留行具颗粒状突起，蓖麻有棕黄相间的花纹；毛茸，马钱子（番木鳖）。

（5）种脐、种阜　是否存在及存在部位、形状。

（6）质地　一般来说较硬。

（7）断面　有的具有显著特征，如槟榔横切面有棕白相间的大理石样花纹。

（8）气味　有的含有挥发油，气芳香。如肉豆蔻、砂仁（虽为果实，但种子入药）。注意：剧毒药口尝时须注意安全，如马钱子。

（9）水试　膨胀度的测定。

此外还可了解种子外层是否具黏液层而显黏性（如车前子、葶苈子）。

3.显微鉴别

（1）种皮　一般来说种皮的构造因植物的种类而异，所以它是种子类药材最重要的显微鉴别特征（最有鉴别意义的组织）。种子通常只有一层种皮，但有的亦有两层（内外种皮）。常由以下一种或数种组织构成：

①表皮层，多由一列薄壁细胞组成。有的表皮细胞充满黏液质（白芥子、葶苈子）；有的表皮细胞部分特化成毛茸（牵牛子）；有的全部表皮细胞分化成毛茸（番木鳖）；有的表皮细胞中散列着石细胞（杏仁、桃仁）；有的表皮层全由石细胞组成（大风子、天仙子）；有的表皮细胞为狭长的栅状细胞，其细胞壁常有不同程度的木化增厚（青葙子及一般豆科植物的种子）；有的表皮细胞中含有色素（青葙子、牵牛子）。②栅状细胞层，有的种子的表皮细胞下方，由1列或2～3列狭长的细胞排列而成，壁多木化增厚（决明子）。③油细胞层，有的种子的表皮

层下，有油细胞层（白豆蔻）。④色素层，具有颜色的种子除表皮层外，有的种子内层细胞或内种皮细胞亦含色素物质（白豆蔻）。⑤石细胞，除种子的表皮有时为石细胞外，有的表皮的内层也有石细胞（栝蒌仁），或内种皮为石细胞层（白豆蔻）。⑥营养层，多数种子的种皮中，常有数列贮有淀粉粒的薄壁细胞。但成熟的种子，由于在种子的发育过程中，淀粉被消耗掉，故营养层为颓废的组织。

(2)胚乳　通常由贮藏大量脂肪油和糊粉粒的薄壁细胞组成，有时细胞中含淀粉粒。大多数种子具内胚乳。胚乳细胞中有的含草酸钙结晶；有时糊粉粒中也有小簇晶存在（小茴香）；有的则形成错入组织（槟榔、肉豆蔻）。错入组织：某些植物种子的外胚乳或种皮与外胚乳的折合层向内错入内胚乳中，形成错入组织。

(3)胚　胚是种子中未发育的幼体，包括胚根、胚茎、胚芽、子叶（无胚乳则发达，有则不发达）四部分。胚和胚乳中贮藏的营养物质相似，主要为脂肪、蛋白质和淀粉粒。其中蛋白质常以糊粉粒的形式存在（具有一定的晶形）。在植物的器官中只有种子含有糊粉粒，因此糊粉粒是确定种子类粉末中药的主要标志。糊粉粒的形状、大小及构造常因植物的种类而异，因此在中药的鉴定中有着重要的意义。

(4)糊粉粒与淀粉粒的区别　①显微，糊粉粒无脐点和层纹。②理化，糊粉粒因是蛋白质，故遇硝酸呈黄色，再加氨试液则变为橙色；遇米隆（Millon）试液微热后显砖红色。

4.种子类中药的养护　种子类中药是指以种子、种子的一部分及种子的加工品入药的一类中药。大多采用成熟的种子或种子的一部分，如假种皮（桂圆肉）、种皮（绿豆衣）、去子叶的胚（莲子心），也有用其发芽或加工制品（如大豆卷，淡豆豉等）。

种子类药材在贮藏中极易回潮、发霉等。由于种子类药材含有脂肪、蛋白质、糖类等成分，这些成分是害虫生长和繁殖不可缺少的养料，也是它们喜于蛀食的物质，故常被其危害。种子类中药被蛀程度和部位，常因品种不同而异，应区别不同品种，采取相应措施进行贮藏与养护。

易生虫、发霉、泛油的种子类药材有柏子仁、郁李仁、胡桃仁、苦杏仁、甜杏仁、桃仁、冬瓜子、肉豆蔻、黑芝麻、酸枣仁、蕤仁、榧子、橘核、白果、莱菔子、娑罗子、瓜蒌子、使君子仁等。易生虫、发霉的种子类药材有白扁豆、刀豆、淡豆豉、红米、芡实、赤小豆、荔枝核、槟榔、莲子、莲子心、菟丝子、黑大豆、葶苈子、大豆卷、车前子、薏苡仁、胖大海等。

种子类药材的贮藏应选干燥通风的库房，以防潮为主。一般库房的温度不宜超过30℃，相对湿度共应控制在70%～75%。对易泛油的品种应严格温、湿度管理，温度不宜超过25℃。对于贮存易泛油商品的货垛，不宜靠近门、窗，应避免日光直射，且货垛不宜过于高大，应留适当空隙，以便透气。

种子类中药的养护除肉豆蔻、胡桃仁外，其余品种均可晾晒，但应注意晾晒时间、方法、操作等事项。柏子仁、胡桃仁、肉豆蔻、使君子仁等均宜密封贮存。少量柏子仁若受潮、泛油，可采用麸皮炒炙法进行养护。柏子仁、胡桃仁、肉豆蔻等高温季节易泛油的品种，经包装加固后，宜置冷库贮藏保质。新货榧子、白果、橘核等的种仁一时不易干燥，可采用烘烤法。使用磷化铝等熏蒸可防治种子类药材的虫蛀。

三、果实类和种子类中药各论

五味子

【释名】苏恭谓："五味，皮肉甘、酸，核中辛、苦，都有咸味。此则五味具也。"

【来源】木兰科植物五味子[*Schisandra chinensis*(Turcz.)Baill.]的成熟果实——北五味子；华中五味子的成熟果实——南五味子。

【产地】北五味子主产于吉林、辽宁、黑龙江；南五味子主产于湖北、河南、陕西、山西、甘肃等地。五味子在明代即分南北。李时珍在《本草纲目》中谓："五味今有南北之分，南产者色红，北产者色黑，入滋补药必用北产者乃良。"其实对于五味子的质量，早在陶弘景时，他就认为北方产的质量佳，到李时珍时才明确分成南北两类。南五味子在1985年版药典就已收载，作五味子入药。

【采收加工】一般果实成熟后采下晒干即可；河南、湖北、陕西等地采收后略蒸，再取出晒干。

【性状鉴别】

1. 北五味子　①不规则圆球形，直径5～8 mm；②表面紫红色或黑褐色，皱缩，显油性，有的表面有"白霜"；③种子1～2粒，肾形，棕黄色，种皮硬脆有光泽，种仁钩状富油性；④果肉味酸，种仁有香气，味辛、微苦。

2. 南五味子　①较小(直径4～6 mm)，且干瘪；②表面暗红色或棕褐色；③种子1～2粒，半球形，种仁干枯；④肉薄，味淡。

【显微鉴别】北五味子。

1. 果皮横切片　①外果皮为1列类方形或长方形细胞，壁稍厚，外被角质层，散有油细胞；②中果皮为十余列薄壁细胞，细胞内含淀粉粒，散有十余个小型外韧型维管束；③内果皮为1列小型的薄壁细胞。

2. 种子横切片　①种皮外层为石细胞层。最外侧为1列栅栏状石细胞，径向延长，壁极厚，孔沟密集；内侧石细胞2～4列，胞腔较大。②石细胞下方为3～5列较小的薄壁细胞，且在种脊部位有维管束，并有纤维束。③油细胞层为1列较大型的径向延长的细胞，内含棕黄色挥发油。④种皮内层细胞为1列小细胞，壁略厚。⑤胚乳细胞多角形，内含脂肪和糊粉粒。

3. 粉末　为暗紫色(打粉前干燥宜60℃)。①外果皮碎片，细胞多角形，其中嵌有油细胞。油细胞周围的表皮细胞平周壁常有放射状的角质层纹，一般有6～7个表皮细胞围绕。②种皮石细胞，外侧石细胞表面观成群，多角形，大小颇均匀，壁厚，胞腔小，内含棕色物质；内侧石细胞形状多样，单个或成群，胞腔较大，孔沟较密。③胚乳碎片，细胞多角形，内含脂肪油及糊粉粒。④种皮油细胞，类圆形，内含黄色挥发油。⑤导管多螺纹，偶有网纹。⑥淀粉粒类圆形或多角形，可见脐点，偶有复粒。

【成分】北五味子主要含两类有效成分：挥发油0.89%，木脂素约5%。此外还含有机酸9.11%，脂肪33%。南五味子含五味子甲素、多种五味子酯(二者均为木脂素类成分)。木脂素：能降低血清中的谷丙转氨酶（降 SGPT 作用）（其中五味子、华中五味子、红花五味子、披针叶五味子的作用最强）。

【附注】本品地方习用品繁多，据调查，同属多种植物在少数地区作五味子用，如：红花五味子、滇藏五味子、披针叶五味子、翼梗五味子、球蕊五味子等（其成分类似五味子）。此外还有中华五味子、毛叶五味子、绿五味子、灰五味子、二色内风消、小花五味子。

【储存方法】多以麻袋包装或席包。贮于干燥、通风、凉爽处。少量五味子宜置瓮内密封存放。

【养护技术】五味子不易生虫，含较多糖分和树脂状物质，冬季不易干透，因此在春季又易返潮、发热，如不及时通风晾晒，极易发霉变质。所以养护是关键。在养护时，夏季应特别注意保管，经常进行检查，若内部发热，必须立即倒出晾晒。为了检查方便，可用竹板或木棍插入袋内，每隔 1～2 d 抽出以手试之，如发现竹板或木棍发热，即须倒出晾晒，以防生霉腐烂。在贮存养护时应把它的含水量控制在 14%以下，且应长期保持干燥、通风、不使受潮，一般来说可以经久不致变质，只是颜色逐渐变黑而已。如果是新入库的五味子，由于呼吸的作用，吸收水分过多，更能引起回潮发热，若不及时晾晒，即会发生霉变。故在梅雨季节来临之前，须用药物熏蒸 1～2 次，条件允许可采用气调密闭贮存。

木　瓜

【来源】蔷薇科植物贴梗海棠[*Chaenomeles speciosa*（Sweet）Nakai]的近成熟果实。

【产地】主产于安徽、湖北、四川、浙江等地。自古以来以安徽宣城木瓜为上品，现多为栽培。

【采收加工】秋季果熟时采摘，纵向对开或剖成四瓣，晒干；也有入沸水中烫约 5 min，外皮全部转色时，捞出摊晒，日晒夜露，色泽变红，外皮有皱纹；有的地方直接晒干即可。

【性状鉴别】

1. 为纵剖的长圆形，长 4～9 cm，宽 2～5 cm。

2. 外表紫红色或棕红色，有多数不规则的深皱纹；果肉红棕色，中心部分可见凹陷的棕黄色子房室，种子常脱落，脱落处表面平滑而光亮。

3. 种子形似橘核稍大而扁，表面红棕色，有皱纹。

4. 质坚实。

5. 果肉微有清香气，味酸微涩。

【成分】果实含皂苷、黄酮类、维生素 C、大量有机酸。

【附注】不少地区使用同属植物木瓜（榠楂）的成熟果实，习称“光皮木瓜”。

山　楂

【来源】蔷薇科植物山里红（*Cralaegus pimiatificia* Bge. var. *major* N. E. Br.）或山楂（*Crataeguspinnatifida* Bge.）的果实。

【产地】主产于山东、河北、河南、辽宁等省。

【性状鉴别】

1. 药材为圆形横切片，直径 1～2.5 cm，皱缩不平。

2. 外皮红色，有细皱纹和灰白色小点。果肉深黄至浅棕色。

3. 横切面具 3～5 粒浅黄色果核，有的已脱落，呈中空的环状，有的切片可见果柄或凹陷的花萼残迹。

4. 气微清香，味酸、微甜。

【成分】均含山楂酸、酒石酸、柠檬酸、黄酮类、糖类等。

【附注】野山楂的成熟果实，习称"南山楂"。主产于江苏、浙江、广东、广西、云南等地，均为野生。果实较小，类球形，直径 0.8～1.4 cm。表面棕色至棕红色，有细纹和灰白色小点。质坚硬，核大，果肉薄，棕红色。气微，味酸、微涩。

苦杏仁

【来源】本品为蔷薇科植物杏(*Armeniaca vulgaris* Lam.)、野杏[*Armeniaca vulgaris* Lam. var. *ansu*(Maxim.)Yu et Lu.]、山杏[*Armema casibirica*(L.)Lam.]或东北杏[*Armeniaca mands-hurica*(Maxim.)Sky.]的干燥成熟种子。

【产地】杏多栽培于低山地区或丘陵地区，产于全国各地，尤以华北、西北和华东地区种植较多，少数地区逸为野生，在新疆伊犁一带野生成纯林或与新疆野苹果林混生。野杏产于我国北部地区，栽培或野生，尤其在河北、山西等省普遍野生，山东、江苏等省也产。山杏生于干燥向阳山坡上、丘陵草原或与落叶乔灌木混生，产于辽宁、吉林、黑龙江、河北、内蒙古、山西、甘肃等地。东北杏生于开阔的向阳山坡灌木林或杂木林下，分布于辽宁、吉林。

【采收加工】夏季采收成熟果实，除去果肉及核壳，取出种子，晒干。

【性状鉴别】呈扁心形，长 10～19 mm，宽 8～15 mm，厚 5～8 mm。表面黄棕色至深棕色，一端尖，另端钝圆，肥厚，左右不对称。尖端一侧有短线形种脐，圆端合点处向上具多数深棕色的脉纹。种皮薄，子叶 2，乳白色，富油性。气微，味苦。

【显微鉴别】种子中部横切面性状如下。

1. 杏仁外种皮细胞 1 列，散有长圆形、卵圆形，偶见贝壳形及顶端平截呈梯形的黄色石细胞，上半部凸出于表面，下半部埋在薄壁组织中，石细胞高 38～95 μm，宽 30～57 μm。埋在薄壁组织部分壁较薄，纹孔及孔沟较多；凸出部分壁较厚，纹孔较少或无。种皮下方为细胞皱缩的营养层，有细小维管束。内种皮细胞 1 列，含黄色物质。外胚乳为数列颓废的薄壁细胞。内胚乳为 1 列长方形细胞，内含糊粉粒及脂肪油。

2. 野杏仁种皮表面观石细胞单个或 2～5 个(或更多)散在于种皮薄壁细胞中，石细胞呈类圆形、多角形、类多角形或梭形，纹孔大而密；侧面观呈贝壳形、类圆形、卵圆形、类方形、类多角形或梭形，径向 27～76 μm，底部宽 18～60 μm，突出于表皮层的部分呈半月形、弓形或圆拱形，约占高度的一半，色较淡，壁厚 5～8(～10) μm，层纹及纹孔明显，底部壁厚 3～5 μm，层纹无或极少，纹孔密。

3. 山杏仁石细胞表面观较宽扁，呈类圆形、卵圆形、类多角形、类方形，纹孔大而密；侧面观多为宽贝壳形、类圆形或扁梭形，少见长圆形或卵圆形，高 46～84 μm，宽 34～68 μm。

4. 东北杏仁石细胞多为较高的长贝壳形，顶端较小，向基部渐宽大，高 46～95 μm，宽

41～91 μm,纹孔及孔沟均细密。

【理化鉴别】取本品数粒,捣碎,取约 0.1 g,置试管中,加水数滴使湿润,试管中悬挂一条三硝基苯酚试纸,用软木塞塞紧,置温水浴中,10 min 后,试纸显砖红色。

【储存方法】多用麻袋包装,亦有用席包或木箱装。杏仁含油丰富,夏季遇热容易走油,受潮易发霉、酸败或变色,并且温湿度适宜时,亦会生虫。因此必须储存于干燥、通风、凉爽的库房中保管。

【养护技术】本品含脂肪油,极易"泛油",使白色种仁逐渐变成黄白色或黄棕色,有的在表面呈现油样物质,并产生油哈气味。苦杏仁也较易产生霉变、虫蛀,尤其破碎的种子较为常见。若已发现霉蛀,可行日晒,但时间不宜过久,待水分散发后,即以药物熏或气调贮存养护。还应防鼠害。本品质实而坚,含油量多,在堆垛时不宜重压,应轻搬轻放,以免造成破坏和挤压走油。夏季注意检查及经常倒垛,以防止受潮变质。有条件者夏季可以冷藏保管。鉴于种皮完整不破者有保护作用,对贮存有利,因此,加工、堆垛、运输时应尽量减少摩擦和撞击。

决明子

【来源】本品为豆科植物决明(*Cassia obtusifolia* L.)的干燥成熟种子。因其种子呈马蹄形,入药有清肝明目的功效,故名决明子,又名马蹄决明。

【产地】生于山坡、旷野及河滩沙地上。我国长江以南各省区普遍分布。

【采收加工】秋季采收成熟果实,晒干,打下种子,除去杂质。

【性状鉴别】本品略呈菱方形或短圆柱形,两端平行倾斜,似马蹄形,故名马蹄决明。长 3～7 mm,宽 2～4 mm。表面绿棕色或暗棕色,平滑,有光泽。一端较平坦,另端斜尖,背腹面各有 1 条突起的棱线,棱线两侧各有 1 条斜向对称的浅棕色线形凹纹或宽广的浅黄棕色带。质坚硬,不易破碎。种皮薄,子叶 2,黄色,呈"S"形折曲并重叠。气微,味微苦。

【显微鉴别】种子横切面:最外为厚的角质层,表皮为 1 列栅状细胞,壁不均匀加厚,在细胞的 1/2 和下 1/3 处各有 1 条光辉带;以下为 1 列支柱细胞,略呈哑铃状,壁厚,相邻两细胞间有大的细胞间隙;内方为 5～6 列营养层薄壁细胞,内含草酸钙簇晶,直径 10～19 μm;最内 1 列种皮细胞排列整齐,长方形,含草酸钙簇晶。胚乳细胞壁不均匀加厚,含黏液质、糊粉粒、色素、草酸钙簇晶和油滴。子叶细胞内含草酸钙簇晶,直径 3～10 μm。

粉末特征:呈黄棕色。①角质层碎片较少,表面观可见多角形的网状花纹。②部分支柱细胞表面观不见两层同心圆圈,只见一层圆圈,内为一弯曲的细线。③草酸钙簇晶较多且大,直径 10～19 μm。

【理化鉴别】

1. 检查蒽醌类衍生物　取本品粉末 0.2 g,按常法进行微量升华,将升华物置显微镜下观察,可见针状或羽状黄色结晶,加氢氧化钾试液,结晶溶解,并呈红色。

2. 检查蒽醌类衍生物　取本品粉末 0.5 g,加稀硫酸 20 mL 与氯仿 10 mL,微沸回流 15 min,放冷后,移入分液漏斗中,分取氯仿层,加氢氧化钠试液 10 mL,振摇,放置,碱液层显红色。如显棕色,则分取碱液层加过氧化氢试液 1～2 滴,再置水浴中加热 4 min,即显红色。

【储存方法】置干燥处贮藏。

【附注】决明子的伪品主要有同属植物望江南（*Cassia occidentalis* L.）的干燥成熟种子。产于我国东南部、南部及西南部各省区。其原植物形态主要区别特征：羽状复叶有小叶4～5对，小叶长4～9 cm，宽2～3.5 cm，顶端渐尖，有小缘毛，揉之有腐败气味。荚果带状镰形，压扁，长10～13 cm。其药材性状区别特征：种子呈扁圆形，一端具突尖，长3～5 mm，宽2.3～41 mm，厚1～2 mm。表面灰绿色或灰棕色，四周有薄膜包被，两面平，中央有一椭圆形凹斑。质坚硬，不易破碎。气微，味淡。本品又称圆决明，功效与决明子不同，不可混用。

［拓展知识］

据《中药志》记载，两种决明区别见如下检索表：

1. 植株高50～150 cm，小花梗长8～20 mm；发育雄蕊中3枚较大的花药顶端急窄呈瓶颈状；荚果长8～24 cm，果梗长2～4 cm；种子两侧各有宽0.3～0.5 mm的浅色凹纹；分布于江苏、安徽、四川等地 …………………………………… 钝叶决明 *C. obtusifolia*

1. 植株高通常不超过130 cm；小花梗长5～10 mm；发育雄蕊中3枚较大的花药顶端呈圆形，全体呈圆柱形；荚果长6～14 mm；果梗长1～1.5 cm；种子两侧各有宽1.5～2 mm的浅色带；分布于台湾、广西、云南等地 ……………………………… 决明 *C. tora*

以上二种药材性状区别特征见如下检索表：

1. 呈四棱短圆柱形，长4～6 mm，宽2～3 mm；棱线两侧各有1条从脐点向合点斜向的浅棕色线形凹纹 ………………………………………… 钝叶决明 *C. obtusifolia*

1. 呈短圆柱形，长3～5 mm，宽2～2.5 mm；棱线两侧各有1条宽广的浅黄棕色带 ……………………………………………………………………………… 决明 *C. tora*

从以上所述的区别特征来看，二者区别确实不明显，且存在过渡类型。因此《中国植物志》将二者合并为一种也有一定的道理。

补骨脂

【来源】豆科植物补骨脂（*Psoralea corylifolia* L.）的果实。

【产地】除东北、西北地区外，全国各地均产。

【性状鉴别】

1. 呈肾形，略扁。长3.5 mm，宽1.5～3 mm，厚约1 mm。
2. 果皮黑色或黑褐色，具细微网状皱纹，凹侧有果柄痕。放大镜下观察，果实表面凹凸不平。
3. 质坚硬。种子1枚，子叶2，黄白色，富油性。
4. 微有香气，味辛、微苦。

【成分】含挥发油、香豆素、黄酮类等。

枳　壳

【来源】本品为芸香科植物酸橙（*Citrus aurantium* L.）及其栽培变种的干燥未成熟果实。

【产地】枳壳产于福建、江西、四川、浙江、江苏、广东、贵州等地。

【采收加工】7月中旬至8月中旬，分批采收果皮尚绿、剖面直径在55～65 mm的未成熟果实，自中部横切成两半，晒干或低温干燥。

【性状鉴别】本品呈半球形，直径3～5 cm。外果皮褐色或棕褐色，有颗粒状突起，突起的顶端有凹点状油室；有明显的花柱残迹或果梗痕。切面中果皮黄白色，光滑而稍隆起，厚4～13 mm，边缘散有1～2列油室。质坚硬，不易折断。瓤囊7～12瓣，少数至15瓣，汁囊干缩呈棕色至棕褐色，内藏种子。气清香，味苦、微酸。

【显微鉴别】本品粉末黄白色或棕黄色。中果皮细胞类圆形或形状不规则，壁大多不均匀增厚呈连珠状。果皮表皮细胞表面观多角形、类方形或长方形，气孔类圆形，直径16～34 μm，副卫细胞5～9个；侧面观外被角质层。汁囊组织淡黄色或无色，薄膜状，表面观表皮细胞狭长、皱缩，并与下层细胞交错排列。草酸钙方晶存在于果皮和汁囊细胞中，以邻近表皮的细胞中为多见，呈斜方形、多面体形或双锥形，直径3～30 μm。螺纹、网纹导管和管胞细小。

【理化鉴别】取本品粉末0.5 g，加甲醇10 mL，加热回流10 min，滤过。取滤液1 mL，加四氢硼钾约5 mg摇匀，加盐酸数滴，溶液显樱红色至紫红色。

【储存方法】置阴凉干燥处贮藏，防蛀。

吴茱萸

【来源】芸香科植物吴茱萸[*Euodia rutaecarpa* (Juss.) Benth.]、石虎[*Euodia rutaecarpa* (Juss.) Benth. var. *officinalis* (Dode) Huang]、疏毛吴茱萸[*Euodia rutaecarpa* (Juss.) Benth. var. *bodinieri* (Dode) Huang]的近成熟果实。

【产地】主产于长江以南地区，多系栽培。

【采收加工】8～10月果实呈茶绿色而未成熟时采摘，晒干或微火烘干，搓揉除去果枝。

【性状鉴别】略呈扁球形，直径2～5 mm。表面绿黑色或暗黄绿色，粗糙，有细皱纹及多数凹下的细小油点。顶平，中间有凹窝及5条小裂缝，有的裂成5瓣。基部有花萼及短果柄，果柄密生毛茸。质坚脆，剖开后内部黑色，用放大镜观察，边缘显黑色油质麻点（油室）。香气浓烈，味辛辣微苦。用水浸泡，有黏液渗出。

【储存方法】用木箱或竹篓内衬麻袋包装，置阴凉干燥处。

【养护技术】本品因含挥发油而具有特异的芳香，易泛油，易散失气味，须密封、防潮、防热保存。本品气芳香、味辛辣，不会虫蛀。若与其他易生虫的药材同放，可以防止其他药材被虫蛀。

小茴香

【释名】始载于《唐本草》，原名“怀香”。因其物香气扑鼻，可辟恶瘴气，人们念之，故名怀香。后人称为茴香，声相近也。

【来源】伞形科植物茴香（*Foeniculum vulgare* Mill.）的干燥成熟果实（双悬果）。

【产地】全国各地均有栽培。主产于内蒙古、山西、黑龙江，以山西的产量大，内蒙古的质量佳。

【性状鉴别】

1.梭形，似米粒大小，黄绿色或淡黄色。

2.顶端残留有黄棕色的花柱基，基部有果柄。

3.果实极易分离成2个小分果，每分果背面有五条纵棱。种仁富油性。

4.有特异的甜香气，味微甜。

【显微鉴别】

1.分果横切面

①外果皮，为一列切向延长的扁平细胞；②中果皮，每条棱下有由2个外韧型维管束合生成的1个维管束(中间有纤维相连，否则只能有1个)，韧皮部位于两侧。维管束的内外两侧，有大型而特异的网纹细胞分布，常木化。每两棱之间有油管1个，接合面有2个，共6个；③内果皮，为一列扁平的小细胞(镶嵌细胞)；④种子，种皮为一列含棕色物质的扁平细胞。内胚乳细胞多角形，壁较厚，内含多数糊粉粒，每一糊粉粒中含一小簇晶；⑤种脊维管束位于接合面的内果皮与种皮之间。

2.粉末　绿黄色或黄棕色。

①网纹细胞，棕色，壁厚，木化，具卵圆形网状壁孔；②内胚乳细胞，多角形，壁较厚，内含多数糊粉粒，每一糊粉粒中含一小簇晶；③油管碎片，黄棕色至深红棕色，分泌细胞扁平多角形，小；④内果皮碎片，为镶嵌细胞，由5～8个狭长细胞为1组，各组间不规则镶嵌。

【成分】含挥发油(茴香油)3%～8%。其中茴香脑50%～78%，α-茴香酮18%～20%，甲基胡椒酚约10%。

【附注】有的地区(吉林、甘肃、内蒙古等)将同科植物莳萝的果实误作小茴香使用，应注意鉴别。莳萝体小而圆，分果呈广椭圆形，背棱稍突起，侧棱延展成翅，状如蛇床子。

山茱萸

【来源】山茱萸科植物山茱萸(*Cornus officinalis* Sieb. et Zucc.)的干燥成熟果肉。

【产地】主产于浙江。安徽、陕西、河南、山东、四川等地亦产。

【采收加工】10～11月间果实颜色变红时采摘。文火焙烘或置沸水中略烫后，及时除去果核，干燥。

【性状鉴别】呈不规则的片状或扁筒状，果皮破裂，皱缩，形状不完整。新鲜时紫红色，贮久渐变紫黑色。表面皱缩有光泽，基部有时可见果柄痕。质柔润不易碎，内面色较浅，不光滑。无臭，味酸涩、微苦。

【成分】含莫诺苷、7-O-甲基莫诺苷等。尚含熊果酸($C_{30}H_{48}O_3$)等有机酸成分。本品含熊果酸不得少于0.2%。

【附注】山茱萸果核含有与果肉相同的矿物质元素、氨基酸、没食子酸、苹果酸等成分。现行版药典规定山茱萸中果核、果梗不得超过3%。

【储存方法】以木箱或麻袋包装，置干燥处，防蛀。

【养护技术】本品受潮易生霉、虫蛀，但过分干燥，则油润丧失。久藏易变暗红或显黑色。忌曝晒和久经风吹。入夏前可用硫黄、氯化钴或磷化铝熏以防蛀。未发生虫害前可用气调密闭贮藏，能防虫、防霉。木箱或麻袋内衬防潮纸或塑料薄膜，有利贮存；真空密封或无菌包装可保质久贮。若轻度发霉，可用醋喷擦，随喷随擦，至霉渍清除，盖闷1～2 h，晾干。

连翘

【来源】木樨科植物连翘[*Forsythia suspensa*（Thunb.）Vahl]的干燥果实。

【产地】主产于山西、陕西、河南等省。多为栽培。

【采收加工】秋季果实初熟、颜色尚带绿色时采收，除去杂质蒸熟，晒干，习称"青翘"；采收熟透的果实，晒干，除去杂质，习称"老翘"。

【性状鉴别】

1. 呈卵圆形，稍扁。

2. 顶端锐尖，表面有不规则的纵皱纹及多数凸起的小斑点，两面各有一条明显的纵沟。

3. 青翘多不开裂，绿褐色，表面突起的灰白色的小斑点较少，种子多数，细长，一侧有翅，黄绿色。

4. 老翘自尖端开裂或裂成两瓣，表面黄棕色或红棕色，内表面多为浅黄棕色，种子棕色，多已脱落。

5. 微有香气，味苦。

"青翘"以色较绿、不开裂者为佳；"老翘"以色较黄、瓣大、壳厚者为佳。

【成分】果皮中含连翘酚、齐墩果酸、连翘苷、多种挥发性成分。连翘酚为抗菌成分。

【附注】连翘心，系连翘的种子，能清心热，治热病心烦、不寐。连翘的新鲜枝叶含连翘苷，水解产生连翘苷元及葡萄糖，另含熊果酸。

【储存方法】麻袋装或席包装，置干燥处，防霉、防蛀。

【养护技术】本品若能保持干燥，一般不易变质。受潮、湿易发霉。少量的连翘宜用木箱贮存。木箱或麻袋内衬防潮纸或塑料薄膜，有利贮存。习惯认为本品存放愈久，色泽愈黄，且不易虫蛀，故以陈货质量为佳。

枸杞子

【来源】茄科植物宁夏枸杞（*Lycium barbarum* L.）的果实。

【产地】主产于宁夏、甘肃、青海、新疆、内蒙古、河北等省区。以宁夏的中宁和中卫的枸杞子量大质优。

【采收加工】夏秋果实呈橙红色时采收，晾至皮皱后，再暴晒至外皮干硬、果肉柔软，除去果梗。晾晒时，不要用手翻动，以免变黑。

【性状鉴别】

1. 多呈纺锤形，长6～20 mm，直径3～10 mm。

2. 表面鲜红色或暗红色，陈久者紫红色，具不规则皱纹，略有光泽。

3. 一端有白色的果柄痕，另一端有小凸块状花柱痕迹。

4. 质柔软而滋润。内藏种子多数，黄色，扁平似肾形。

5. 气微，味甜、微酸苦。嚼之唾液呈红黄色。

以粒大、肉厚、籽小、色红、质柔、味甜者为佳。

【成分】果实含甜菜碱、胡萝卜素、烟酸、维生素、多种游离氨基酸、脂肪油等。

【附注】

1.土枸杞子，同属植物枸杞的果实。较小，表面暗淡无光。多为野生，质量较次。

2.甘枸杞，同属植物土库曼枸杞、西北枸杞、毛蕊枸杞的果实。主产甘肃、新疆。粒小，长不足 1 cm，直径 2～4 mm，表面暗红色，无光泽。质略柔软。气微，味甘而酸。

栀　子

【来源】茜草科植物栀子(*Ganiema jasminoides* Ellis)的果实。

【产地】主产于湖南、江西、湖北、浙江、福建等省。

【采收加工】9～11 月间采摘呈红黄色的成熟果实，入沸水中烫，随即捞出，晒干；也可蒸熟后晒干。

【性状鉴别】

1.呈长卵形或椭圆形，长 2～4.5 cm，直径 0.8～2 cm。

2.表面深红色或红黄色，具有 5～8 条纵棱。

3.顶端残留萼片，另一端稍尖，有果柄痕。

4.果皮薄而脆，内表面呈鲜黄色，有光泽，具 2～3 条隆起的侧膜及假隔膜，内有多数种子，黏结成团。

5.种子扁长圆形，红棕色，密具细小疣状突起。

6.气微，味微酸而苦。

7.浸入水中可使水染成鲜黄色。

以皮薄、饱满、色红黄者为佳。

【成分】含栀子苷、羟异栀子苷、山栀苷、栀子新苷等多种环烯醚萜苷类，及绿原酸等有机酸类，以及栀子素、藏红花素、藏红花酸等色素。

【附注】水栀子，又称大栀子，系大花栀子的干燥果实。区别：果大，长圆形，长 3～7 cm，棱高。

不作内服，可外用作伤药。主要作为无毒染料，供工业用。

瓜　蒌

【来源】本品为葫芦科植物栝楼(*Trichosanthes kirilowii* Maxim.)或中华栝楼(双边栝楼)(*Trichosanthes rosthornii* Harms)的干燥成熟果实。

【产地】栝楼生于山坡林下、灌丛中、草地及村旁田边，分布于华北、华东、华中、华南及辽宁、陕西、甘肃、贵州、四川及云南等省区；我国大部分地区均有栽培。中华栝楼生于山谷密林中、山坡灌丛中及草丛中，分布于陕西、甘肃、湖南、江西、贵州、四川及云南等省区。

【采收加工】秋季果实成熟时，连果梗剪下，置通风处阴干。

【性状鉴别】本品呈类球形或宽椭圆形，长 7～15 cm，直径 6～10 cm。表面橙红色或橙黄色，皱缩或较光滑，顶端有圆形的花柱残基，基部略尖，具残存的果梗。轻重不一。质脆，易破开，内表面黄白色，有红黄色丝络，果瓤橙黄色，黏稠，与多数种子黏结成团。具焦糖气，味微酸、甜。

【显微鉴别】本品粉末黄棕色至棕褐色。石细胞较多，数个成群或单个散在，黄绿色或淡黄色，呈类方形、圆多角形，纹孔细密，孔沟细而明显。果皮表皮细胞，表面观类方形或类多角形，垂周壁厚度不一。种皮表皮细胞表面观类多角形或不规则形，平周壁具稍弯曲或平直的角质条纹。厚壁细胞较大，多单个散在，棕色，形状多样。螺纹导管、网纹导管多见。

【理化鉴别】取本品粉末 2 g，加甲醇 20 mL，超声处理 20 min，滤过，滤液挥干，残渣加水 5 mL 使溶解，用水饱和的正丁醇振摇提取 4 次，每次 5 mL，合并正丁醇液，蒸干，残渣加甲醇 2 mL 使溶解，作为供试品溶液。另取瓜蒌对照药材 2 g，同法制成对照药材溶液。照薄层色谱法试验，吸取上述两种溶液各 4 μL，分别点于同一硅胶 G 薄层板上，以乙酸乙酯-甲醇-甲酸-水(12∶1∶0.1∶0.1)为展开剂，展开，取出，晾干，喷以 10%硫酸乙醇溶液，在 105℃加热至斑点显色清晰。分别置日光和紫外光(365 nm)灯下检视。供试品色谱中，在与对照药材色谱相应的位置上，显相同颜色的斑点或荧光斑点。

【储存方法】瓜蒌因本身含糖质、水分多，极易虫蛀和发霉，所以很难保管，应储存于干燥、凉爽处。少量的可用纸包悬挂于通风、干燥处。大量一般用缸、坛或大酒篓装。在储存时可用酒精(医用)盛于瓶内，打开瓶口，置盛器内底部，再将瓜蒌放置其内(每 50 kg 瓜蒌用酒 500 mL)，或在盛器内放适量酒精，使其自然挥发，最后盖严盛器口。在贮存时也可用密闭木箱装，以酒喷之，封口。用此法贮存可经久不坏，因酒精气体有防虫、防腐的作用，同时也能保持药材色泽。对于新鲜的瓜蒌单个不好保管，很易霉烂、干枯和生虫。据报道可把收到的新鲜品倒挂(蒂向下)，阴干 10 余日至半干，此时底部的皮发生皱缩。可将蒂向下用绳吊起，阴干即成。这样不致溃烂、发霉，切开时，其瓤柔软，呈新鲜状态。

【养护技术】瓜蒌因系完整果实，中有空腔，质脆、易破，不可堆码太高，应避免重压，搬运倒垛时宜轻拿轻放，以免摔破损伤，否则不仅损耗大而且不利于保管。瓜蒌的含水量保持在 12%～14%，夏季贮存于相对湿度 75%以下是安全的。湿度稍高即有虫蛀及霉变的危险。特别在果皮破裂的情况下，往往内部首先变质。为预防虫蛀，在贮存中除定期抽样检查外，也应定期用熏蒸或气调养护技术防治。

槟榔　肉豆蔻

【来源】棕榈科植物槟榔(*Areca catechu* L.)的成熟种子。肉豆蔻科植物肉豆蔻(*Myristica fragrans* Houtt.)的干燥种仁。

【产地】槟榔主产于海南省，原为进口。又称“鸡心槟榔、花槟榔、花片”；肉豆蔻主产于马来西亚、印度尼西亚、斯里兰卡等地，我国广东、云南现亦有栽培。

【采收加工】槟榔春末至秋初果实成熟时采收，用水煮后低温烘干，剥去果皮。肉豆蔻栽培约 7 年后开始结果。每年 11～12 月、4～6 月采收成熟果实，将肉质果皮纵剖开，内有红色网状的假种皮包围着种子，将假种皮剥下(即是“肉豆蔻衣、肉豆蔻花”)，再击破壳状种皮，取出种仁，浸于石灰水中一天(以防虫蛀)，取出低温烘干，也有不浸石灰水而直接在 60℃以下干燥。

【性状鉴别】

1. 槟榔

①圆锥形。先端钝圆，基底微凹，有一凹窝（珠孔），侧位有一新月形或类三角形疤痕（种脐）；②表面黄棕色至红棕色，具有网格状纹理，常有少量灰白色内果皮残留；③质坚硬，断面呈棕白相间的大理石样花纹；④味涩微苦。

2. 肉豆蔻

①卵圆形或椭圆形；②表面灰黄色，常被一层白粉，有网状沟纹；③一侧有明显的纵沟（种脊），较宽一端有圆形隆起的种脐；④质坚实，断面类似槟榔（暗棕色的外胚乳伸入类白色的内胚乳中）；⑤有强烈芳香气，味辛辣而微苦。

【显微鉴别】

1. 种子横切面

①种皮：为数列石细胞，细胞长圆形，切向延长，内含棕色物质，间有薄壁细胞存在。②外胚乳：为厚壁性细胞，内含黑棕色物质（鞣质）。散有少数维管束。③错入组织：种皮与外胚乳的折合层向内错入内胚乳中。④内胚乳：细胞白色多角形，壁厚，壁孔大，略呈念珠状。内含油滴、糊粉粒。

2. 粉末　红棕色至淡棕色。

①内胚乳碎片，众多，细胞形状不规则，壁较厚，有大的类圆形壁孔（粉末主体）。②外胚乳碎片，细胞类长方形或多角形，壁稍厚，大多充满黑棕色物质。③种皮石细胞，形状不一，壁厚，棕色，纹孔少。④内果皮细胞，有较多而明显的单纹孔。

【成分】含 6 种与鞣质结合而存在的生物碱，总生物碱含量 0.3%～0.7%，而以槟榔碱含量最多，是槟榔的有效成分。

【理化鉴别】检查槟榔碱：取粉末 0.5 g，加水 3～4 mL，加 5%硫酸 1 滴，微热数分钟，滤过，取滤液 1 滴于玻片上，加碘化铋钾试液 1 滴，即显浑浊，放置后，置显微镜下观察，有石榴红色的球晶或方晶产生。

【附注】①榔硬，近成熟的嫩槟榔（果实）；②枣儿槟，榔硬的种子；③大腹皮，为槟榔的未成熟果皮；④大腹毛，为槟榔的成熟果皮（纤维性肉果）。

【储存方法】

1. 槟榔，用麻袋或木箱包装，置阴凉、干燥、通风处储存。

2. 肉豆蔻，装于密闭箱中，置干燥阴凉处。

【养护技术】

1. 槟榔，因本品极易生虫，受潮可发霉、变色。在养护时，可采用石灰处理，这样可防虫蛀，若有虫蛀可用药物熏治。

2. 肉豆蔻，本品需防潮、防霉及防虫蛀。受潮后不仅生虫，亦能发霉，因此加工时多用石灰处理过，以防虫防霉。夏季特别注意保存于凉爽库房内，避免受热，受潮后应晾干，不宜直接暴晒。夏季易被玉米象、赤拟谷盗、咖啡豆象危害，害虫常先蛀种脐或合点处，再逐渐危害红棕色的外胚乳或类白色内胚乳，有的在内蛀成众多小孔道，破坏红白相间的交错花纹。如有蛀蚀现象，应及时以药物熏。本品含挥发油及脂肪油类物质，一般不宜暴晒或高温烘烤，以免降低芳香气味和油脂外溢，形成“走油”。由于本品质地脆弱、油性大，堆垛时不要重压，倒垛时应轻搬轻放，以减少损失。

砂仁

【来源】姜科植物阳春砂（*Amomwm villosum* Lour.）、绿壳砂（缩砂）（*Amomum villosum* Lour. var. *xanthioides* T. L. Wu et Senjen）或海南砂（*Amomum longiligulare* T. L. Wu）的成熟果实（实用种子团）。

【产地】阳春砂主产于广东，以阳春、阳江出产最为有名；广西亦产；多为栽培。绿壳砂主产于云南南部临沧、文山、景洪等。海南砂主产于海南省。

【采收加工】阳春砂、海南砂在8～9月果实成熟时采收，连壳低温焙干。绿壳砂在果实成熟时采收，晒干，即为“壳砂”；剥除果皮，将种子团晒干，并上白粉，即为“砂仁”。

【性状鉴别】

1.阳春砂

①卵圆形，具不明显的三钝棱；②表面深棕色，有网状突起的纹理及密生短钝软刺；③顶端留有花被残基，基部有果柄或果柄痕；④果皮薄，易纵向撕裂，内表面淡棕色，纵棱（维管束）明显；⑤种子团分3瓣，每瓣有种子6～15粒，黏结成块；⑥种子呈不规则多面体，深棕色或黑褐色，外被膜质假种皮，种脐位于较小端；⑦有浓烈芳香气，味辛微苦。

2.绿壳砂（壳砂）不同点

①椭圆形或长卵形；②表面黄棕色至棕色，密具刺片状突起；③种子团形状较圆，表面灰棕色至棕色；④气味稍淡。

3.海南砂不同点

①长椭圆形或卵圆形，有明显的三棱；②表面被片状、分枝状的软刺，果皮厚而硬；③种子团较小，每瓣有种子3～24粒；④气味稍淡。

【成分】阳春砂种子含挥发油3%以上。油中主要成分为龙脑、右旋樟脑、乙酸龙脑酯、芳樟醇等。绿壳砂种子含挥发油1.7%～3%，成分类似。海南砂种子成分亦类似，但含量低。

【附注】进口砂仁原植物与绿壳砂一致，产于越南、缅甸、印度尼西亚，药材称“缩砂”。同属红壳砂仁等数种植物的果实在云南等地亦作砂仁入药。同科山姜属的山姜、华山姜等植物的种子团，习称“土砂仁”或“建砂仁”。主要在福建等地使用。成分与砂仁正品不一致，不宜代用，应注意鉴别。砂仁叶油：由阳春砂新鲜叶蒸馏得到的挥发油。为无色或淡黄色的澄清液体，有砂仁的香气，味辣。

【储存方法】用木箱或纸箱内衬防潮纸或塑料薄膜包装，密封，置阴凉干燥处，密闭贮存。

【养护技术】本品气味芳香，暴晒易散粒、泛油、走失香气，应注意防热、防潮、密闭贮藏。在木箱或麻袋内衬防潮纸或塑料薄膜，有利于储存；真空密封或无菌包装可保质久贮。

豆蔻

【来源】本品为姜科植物白豆蔻（*Amomum kravanh* Pierre ex Gagnep.）或爪哇白豆蔻（*Amomum compactum* Soland ex Maton）的干燥成熟果实。因其与草豆蔻相似，但果壳白

色，故名白豆蔻。按产地不同分为“原豆蔻”和“印尼白蔻”。

【产地】白豆蔻生于气候温暖、潮湿、富含腐殖质的林下。原产泰国、越南、柬埔寨。我国广东、云南有引种栽培。爪哇白豆蔻生于排水及保肥性能良好的热带林下。原产印度尼西亚（爪哇）。我国海南、云南有引种栽培。

【采收加工】当果实成熟时，剪下果穗，晒干或烤干。

【性状鉴别】

1. 原豆蔻呈类球形，直径 1.2～1.8 cm。表面黄白色至淡黄棕色，有 3 条较深的纵向槽纹，顶端有突起的柱基，基部有凹下的果柄痕，两端均具有浅棕色绒毛。果皮体轻，质脆，易纵向裂开，内分 3 室，每室含种子约 10 粒；种子呈不规则多面体，背面略隆起，直径 3～4 mm，表面暗棕色，有皱纹，并被有残留的假种皮。气芳香，味辛凉略似樟脑。

2. 印度尼西亚白蔻个略小，表面黄白色，有的微显紫棕色，果皮较薄，种了瘦瘪，气味较弱。

【显微鉴别】种子横切面：

1. 白豆蔻类梯形或不规则三角形，外周微波状。假种皮细胞多列，切向延长。种皮表皮细胞径向延长，长圆形或类长方形，长 40～90 μm，直径 10～40 μm，外被角质层。下皮细胞 1 列，切向延长，内含红棕色或黄棕色色素。油细胞 1 列，多切向延长，内含油滴。色素层细胞 4～7 列，切向延长，内含黄红色、黄棕色或红棕色色素。内种皮厚壁细胞 1 列，褐红色或棕红色，径向延长，圆柱形，长至 26 μm，直径至 21 μm，胞腔含硅质块。外胚乳细胞含由微小淀粉粒集结成的淀粉团，并有细小草酸钙方晶。内胚乳细胞含糊粉粒。胚细胞含糊粉粒及油滴。

2. 爪哇白豆蔻种皮表皮细胞较小，长 12～40 μm，直径 8～20 μm；油细胞多径向延长。

【理化鉴别】照薄层色谱法试验，吸取（含量测定）桉油精项下的供试品溶液和对照品溶液各 10 μL，分别点于同一硅胶 G 薄层板上，以环己烷-二氯甲烷-乙酸乙酯（15∶5∶0.5）为展开剂，展开，取出，晾干，喷以 5% 香草醛硫酸溶液，在 105℃ 加热至斑点显色清晰，立即检视。供试品色谱中，在与对照品色谱相应的位置上，显相同颜色的斑点。

【储存方法】置阴凉干燥处密闭贮藏，防蛀。

葶苈子

【来源】十字花科植物播娘蒿［*Descurainia sophia* （L.）Webb. ex Prantl.］或独行菜（*Lepidium apetalum* Willd.）的种子。前者习称“南葶苈子”，后者习称“北葶苈子”。

【产地】播娘蒿主产于华东、中南等地区；独形菜以华北、东北为主要产区。

【性状鉴别】

1. 南葶苈子

（1）呈长圆形略扁，长 0.8～1.2 mm，宽约 0.5 mm。

（2）外表棕色或红棕色，一端钝圆，一端近截形，两面常不对称。

（3）用放大镜观察，表面具细密网纹，可见 2 条纵纹。

（4）压碎后富油性，气微，味微辛并有黏性。

2. 北葶苈子

(1)呈扁卵形，长1～1.5 mm，宽0.5～1 mm。

(2)一端钝圆，另一端渐尖而微凹，凹处现白点(种脐)。

(3)表面具多数细微颗粒状突起，可见2条纵裂的浅槽。

(4)味微辛，遇水黏滑性较强。

【成分】南葶苈子含挥发油；北葶苈子含芥子苷、脂肪油等。二者均含强心成分。

【附注】本草记载，自古葶苈子即非一种植物。据调查，曾有十字花科的十余种植物的种子在我国不同地区作葶苈子使用。如菥蓂(云南)、芝麻菜(四川)、小花糖芥(山东)。

桃仁

【来源】本品为蔷薇科植物桃[*Prunus persica* (L.) Batsch]或山桃[*Prunus davidiana* (Carr.) Franch.]的干燥成熟种子。

【产地】桃原产我国，现在全国各地均有栽培。山桃生于山坡山谷沟底或荒野疏林及灌丛内，分布于河北、山西、陕西、甘肃、河南、山东、云南、四川等省。

【采收加工】8～9月摘下成熟果实，除去果肉，击破果核，取出种子，晒干。

【性状鉴别】

1. 桃仁，呈扁长卵形，长12～18 mm，宽8～12 mm，厚2～4 mm。表面黄棕色至红棕色，密布颗粒状突起。一端尖，中部膨大，另端钝圆稍偏斜，边缘较薄。尖端一侧有短线形种脐，圆端有颜色略深而不甚明显的合点，自合点处分散出多数纵向维管束。种皮薄，子叶2，类白色，富油性。气微，味微苦。

2. 山桃仁，呈类卵圆形，较小而肥厚，长约9 mm，宽约7 mm，厚约5 mm。

【显微鉴别】

1. 桃仁，种皮粉末(或解离)片，石细胞黄色或黄棕色，侧面观贝壳形、盔帽形、弓形或椭圆形，高54～153 μm，底部宽约至180 μm，壁一边较厚，层纹细密；表面观类圆形、圆多角形或类方形，底部壁上纹孔大而较密。

2. 山桃仁，种皮粉末(或解离)片，石细胞淡黄色、橙黄色或橙红色，侧面观贝壳形、矩圆形、椭圆形或长条形，高81～198(279) μm，宽约至128(198) μm；表面观类圆形、类六角形、长多角形或类方形，底部壁厚薄不匀，纹孔较小。

【理化鉴别】取本品粗粉2 g，加石油醚(60～90℃)50 mL，加热回流1 h，滤过，弃去石油醚液，药渣再用石油醚25 mL洗涤，弃去石油醚，药渣挥干，加甲醇30 mL，加热回流1 h，放冷，滤过，取滤液作为供试品溶液。另取苦杏仁苷对照品，加甲醇制成每毫升含2 mg的溶液，作为对照品溶液。照薄层色谱法(现行版药典一部附录Ⅵ B)试验，吸取上述两种溶液各5 μL，分别点于同一硅胶G薄层板上，以三氯甲烷-乙酸乙酯甲醇-水(15∶40∶22∶10)5～10℃放置12 h的下层溶液为展开剂，展开，取出，立即喷以磷钼酸硫酸溶液(磷钼酸2 g，加水20 mL使溶解，再缓缓加入硫酸30 mL，混匀)，在105℃加热至斑点显色清晰。供试品色谱中，在与对照品色谱相应的位置上，显相同颜色的斑点。

【储存方法】置阴凉干燥处贮藏，防蛀。

火麻仁

【来源】桑科植物大麻(*Cannabis sativa* L.)的干燥成熟种子。

【产地】分布于东北、华北、华东、中南等地。

【采收加工】秋季果实成熟时采收,除去杂质,晒干。

【性状鉴别】本品呈卵圆形,长 4～5.5 mm,直径 2.5～4 mm。表面灰绿色或灰黄色,有微细的白色或棕色网纹,两边有棱,顶端略尖,基部有一圆形果梗痕。果皮薄而脆,易破碎。种皮绿色,子叶 2,乳白色,富油性。气微,味淡。

【理化鉴别】取本品粉末 2 g,加乙醚 50 mL,加热回流 1 h,滤过,药渣再加乙醚 20 mL 洗涤,弃去乙醚液,药渣加甲醇 30 mL,加热回流 1 h,滤过,滤液蒸干,残渣加甲醇 2 mL 使溶解,作为供试品溶液。另取火麻仁对照药材 2 g,同法制成对照药材溶液。照薄层色谱法试验,吸取上述两种溶液各 2 μL,分别点于同一硅胶 G 薄层板上,以甲苯-乙酸乙酯-甲酸(15∶1∶0.3)为展开剂,展开,取出,晾干,喷以 1%香草醛乙醇溶液-硫酸(1∶1)混合溶液,在 105℃加热至斑点显色清晰。供试品色谱中,在与对照药材色谱相应的位置上,显相同颜色的斑点。

郁李仁

【来源】为蔷薇科植物欧李[*Cerasus humilis* (Bge.) Sok.]、郁李[*Cerasus japonica* (Thunb.) Lois.]或长柄扁桃(*Amygdalus pedunculata* Pall.)的干燥成熟种子。

【产地】欧李生于阳坡砂地、山地灌丛中,或庭园栽培;分布于辽宁、吉林、黑龙江、河北、内蒙古、山东、河南等地。郁李生于山坡林下、灌丛中或栽培;分布于辽宁、吉林、黑龙江、河北、山东、浙江等地。长柄扁桃生于丘陵地区向阳石砾质坡地或坡麓,也见于干旱草原或荒漠草原;分布于内蒙古、宁夏等地。

【采收加工】夏、秋二季采收成熟果实,堆放在阴湿处,待果肉全部烂透时,除去果肉及核壳,取出种子,干燥。

【性状鉴别】

1. 小李仁,呈卵形,长 5～8 mm,直径 3～5 mm。表面黄白色或浅棕色,一端尖,另端钝圆。尖端一侧有线形种脐,圆端中央有深色合点,自合点处向上具多条纵向维管束脉纹。种皮薄,子叶 2,乳白色,富油性。气微,味微苦。

2. 大李仁,长 6～10 mm,直径 5～7 mm,表面黄棕色。

【显微鉴别】种皮表面观:

1. 郁李仁,种子中部种皮表皮细胞圆形、长多角形、椭圆形,直径 54～137 μm,具细胞间隙;石细胞单个散在或 2～3 个相连,类圆形、长圆形,直径 32～98 μm,侧壁边缘略呈波浪状弯曲,均匀增厚,约 5.5 μm,侧壁孔沟较稀疏,形成大小不整齐的齿状壁,底壁纹孔不明显。近尖端处石细胞排列较紧密,椭圆形、类圆形、多角形、长多角形,直径 25～51 μm,侧壁厚 6～16 μm,孔沟较密,有的可见纹孔。合点处表皮细胞多角形,直径 18～31 μm;石细胞较小,单个散在或 2～6 个聚集,多角形、类圆形,直径 12～41 μm,侧壁厚约 5.5 μm,孔沟明显,胞腔类多角形、椭圆形。

2.欧李仁，种子中部种皮表皮细胞类长方形、椭圆形，直径 44～138 μm，细胞间隙细小；石细胞单个散在或 2～4 个相连，椭圆形、圆形、长卵圆形，长 28～100(～119) μm，宽 30～57 μm，焦距上调可见到石细胞上部形成的环状圈，层纹明显，焦距下调，可见侧壁，厚 4～8 μm，孔沟较稀疏，分布不均匀，形成大小不整齐的齿状壁，底壁近无纹孔。近尖端处石细胞排列较紧密，多角形、类多角形、类圆形、类长圆形、类三角形，有的一端狭尖，长 38～62 μm，宽 31～49 μm，侧壁厚 7～13 μm，孔沟较密，有的可见纹孔。合点处表皮细胞较小，多角形，直径 18～31 μm；石细胞较小，单个散在或 2～4 个聚集，分布均匀，多角形、类圆形、直径 20～35 μm，侧壁厚 5～7(～10) μm，孔沟多不明显，纹孔近无，有的胞腔较小，圆形、椭圆形。种子中部及尖端处种皮薄壁细胞中多含草酸钙簇晶。

3.长梗扁桃仁，种子中部种皮表皮细胞类圆形、长圆形，直径 50～125 μm，具细胞间隙；石细胞单个散在或 2～6 个相连，圆形、长圆形，直径 31～68 μm，侧壁厚约 7 μm，孔沟较细密，形成整齐的齿状壁，底壁纹孔较少。近尖端处石细胞排列较紧密，类长方形、椭圆形、类圆形、类三角形，长 32～75 μm，宽 25～50 μm，侧壁均匀增厚，约 10 μm，孔沟深而密，成整齐的齿状缺刻。合点处表皮细胞较大，类长方形、类圆形，长 31～65 μm，宽约 31 μm；石细胞 2～8 个相连，排列较疏松，类圆形，直径 18～38 μm，侧壁厚约 8 μm，孔沟明显，胞腔较小，多角形、圆形。种子中部及尖端处种皮薄壁细胞中多含草酸钙簇晶。

【理化鉴别】取本品粉末 0.5 g，置带塞试管中，加 5%硫酸溶液 3 mL，充分混合。试管中悬挂一条三硝基苯酚试纸(勿使滤纸条与溶液接触)，塞紧，将试管置 40～50℃水浴中，10 min 后试纸条由黄色变为红色。

[拓展知识]

我国部分地区将同科植物榆叶梅[*Amygdalus triloba*(Lindl.)Ricker]的干燥成熟种子作郁李仁使用。主产于东北、河北。其药材性状鉴定特征：种子呈圆锥形，长 7～8 mm，直径约 6 mm。种皮红棕色，具皱纹。合点深棕色直径约 2 mm。其药材显微鉴别特征：种子中部种皮表皮细胞长多角形、长圆形，直径 44～117 μm，具细胞间隙，较小；石细胞单个散在或 2～8 个相连，有的多至 25 个，圆形、椭圆形，长 57～94 μm，宽 31～63 μm，侧壁厚 3～7 μm，孔沟较密，较宽，形成大小不整齐的齿状壁，底壁纹孔较少。近尖端处石细胞多个相连，类长方形、多角形、长椭圆形、三角形，长至 57 μm，宽至 25 μm，侧壁厚 4～12 μm，孔沟较稀疏，种皮薄壁细胞中偶见草酸钙簇晶。合点处表皮细胞较大，类多角形，直径至 51 μm；石细胞，单个或 2～6 个相连，排列较疏松，类多角形、类圆形，直径 11～44 μm，侧壁厚约 6 μm，孔沟明显。

【储存方法】用麻袋或塑料编织袋包装，置阴凉干燥处，防蛀、防霉。

【养护技术】本品受潮易虫蛀、发霉；受热易泛油，应防潮、避热。入夏前可用硫黄、磷化铝熏以防虫蛀。夏季为防虫，可复晒，但时间不宜过久，以免种皮干燥破裂；晒后应凉透装包。未发生虫害前可用气调密闭贮藏，不仅能防虫、防霉，也能保持香气。塑料编织袋或麻袋内衬防潮纸或塑料薄膜，有利于贮存。真空密封或无菌包装可保质久贮。

乌 梅

【来源】本品为蔷薇科植物梅[*Prunus mume*（Sieb.）Sieb. et Zucc.]的干燥近成熟果实。

【产地】原产于我国南方，已有 3 000 多年的栽培历史，现在我国各地均有栽培，但在长江流域以南各地最多。

【采收加工】夏季果实近成熟时采收，将梅子分为大、小两级，分别用低温烘焙，焙干后闷 2～3 日，至其色变黑。

【性状鉴别】本品呈类球形或扁球形，直径 1.5～3 cm。表面乌黑色或棕黑色，皱缩不平，基部有圆形果梗痕。果核坚硬，椭圆形，棕黄色，表面有凹点；种子扁卵形，淡黄色。气微，味极酸。

【显微鉴别】粉末特征为果肉粉末棕黑色。①非腺毛大多为单细胞，少数 2～5 个细胞，平直或弯曲作镰刀状，浅黄棕色，长 32～400（～720）μm，直径 16～49 μm，壁厚，非木化或微木化，表面有时可见螺纹交错的纹理，基部稍圆或平直，胞腔常含棕色物；②中果皮薄壁细胞皱缩，有时含草酸钙簇晶，直径 26～35 μm；③纤维单个或数个成束散列于薄壁组织中，长梭形，直径 6～29 μm，壁厚 3～9 μm，非木化或微木化；④表皮细胞表面观类多角形，胞腔含黑棕色物，有时可见毛茸脱落后的疤痕；⑤石细胞少见，长方形、类圆形或类多角形，直径 20～36 μm，胞腔含红棕色物。

【理化鉴别】取干燥果肉 1.5 g，加乙醇 15 mL，研磨后滤过，取滤液 2 mL，于水浴上蒸干，加入新配制的吡啶-醋酐（3∶1）液约 3 mL，显紫檀色。

【储存方法】置阴凉干燥处贮藏，防潮。

[拓展知识]

乌梅的伪品主要有以下几种：

（1）蔷薇科植物杏（*Armeniaca vulgaris* Lam.）的干燥近成熟果实。其药材性状特征为果实近球形，有细柔毛，核扁球形，表面平滑，沿腹缝线有深沟；种子扁球形。理化鉴别，取干燥果肉 1.5 g，加乙醇 15 mL，研磨后滤过，取滤液 2 mL，于水浴上蒸干，加入新配制的吡啶-醋酐（3∶1）液约 3 mL，显橙红色。

（2）蔷薇科植物野杏[*Armeniaca vulgaris* Lam. var. *ansu*（Maxim.）Yü et Lu.]的干燥近成熟果实。其药材性状特征为果实类圆形或扁球形，灰棕色、黑棕色或棕褐色，果肉质硬而薄，与核易剥离或不易剥离。味酸、涩。果核扁圆形，表面较光滑或为细网状。腹缝线较宽，边缘锋利而有深沟。理化鉴别：取干燥果肉 1.5 g，加乙醇 15 mL，研磨后滤过，取滤液 2 mL，于水浴上蒸干，加入新配制的吡啶-醋酐（3∶1）液约 3 mL，显橙红色。

（3）蔷薇科植物李（*Prunus salicina* Lindl.）的干燥近成熟果实。其药材性状特征为果实类圆形或椭圆形，灰黑色至红黑色，果肉薄而皱缩，质硬，紧贴果核，味酸、涩。果核椭圆形，表面可见网状纹理及细圆点状窝孔。基部略偏斜，不对称。理化鉴别，取干燥果肉 1.5 g，加乙醇 15 mL，研磨后滤过，取滤液 2 mL，于水浴上蒸干，加入新配制的吡啶一醋酐（3∶1）液约 3 mL，显淡黄色。

（4）蔷薇科植物桃（*Amygdalus persica* L.）干燥近成熟果实或果肉。其药材性状特征为果肉呈不规则团块状，略呈长方块状，厚约 1 mm，灰黑色，表面皱缩，有毛茸。残存的果核椭圆形，较大，基部对称，表面具纵沟，窝孔较深。理化鉴别，取干燥果肉 1.5 g，加乙醇 15 mL，研磨后滤过，取滤液 2 mL，于水浴上蒸干，加入新配制的吡啶-醋酐（3∶1）液约 3 mL，显淡黄色。

金樱子

【来源】蔷薇科植物金樱子(*Rosa laevigata* Michx.)的果实。

【产地】主产于广东、江西、浙江、广西、江苏等地。

【采收加工】果实变红时采收,撞去毛刺,晒干,即为“金樱子”。将去刺后的金樱子纵向剖开,置水中挖去瓤子(小瘦果)及绒毛(干挖绒毛易飞散而使皮肤作痒),再晒干,即为“金樱子肉”。

【性状鉴别】

1.呈倒卵形,略似花瓶。长2~3.5 cm,直径1~2 cm。

2.外表暗棕红色,全身被有突起的刺状小点。

3.顶端(宿萼端)喇叭口形,花萼残基多不完整,盘状,中央略突出。

4.剥开外皮(花托),内壁呈淡红黄色,内有30~40粒淡黄色的小瘦果,外包裹有淡黄色的绒毛,内有种子1枚。

5.无臭,味甘酸、微涩。

【成分】含苹果酸、枸橼酸、鞣质、树脂、维生素C等。尚含皂苷17%。

【附注】同科植物山刺玫、西北蔷薇、大叶蔷薇的果实在有的地区作金樱子入药。

沙苑子

【来源】豆科植物扁茎黄芪(*Astragalus complanatus*)的种子。

【产地】主产于陕西(潼关),又名“潼蒺藜”。

【性状鉴别】

1.略呈肾形而稍扁,长2~2.5 mm,宽1.5~2 mm,厚约1 mm。

2.表面光滑,绿褐色至灰褐色,近缘一侧凹入处具明显的种脐。

3.质坚硬。除去种皮,可见淡黄色子叶2片,胚根弯曲,长约1 mm。

4.气微,味淡,嚼之有豆腥味。

【成分】含有黄酮类、脂肪油、糖类、多种氨基酸。

【附注】有的地区尚用下列几种豆科植物的种子作沙苑子使用:

1.华黄芪。

2.紫云英。

3.猪屎豆及凹叶野百合,有毒。

以下几种书中未收载:直立黄芪、蒙古黄芪或膜荚黄芪、光萼猪屎豆、崖州野百合、田皂角、磨盘草。

枳　实

【来源】本品为芸香科植物酸橙(*Citrus aurantium* L.)及其栽培变种或甜橙(*Citrus sinensis* Osbeck)的干燥幼果。

【产地】主产于四川、江西、福建、江苏等地。

【采收加工】5～6月间采摘或采集自落的果实，自中部横切为两半，晒干或低温干燥，较小者直接晒干或低温干燥。用时洗净、焖透，切薄片，干燥。

【性状鉴别】呈半球形，少数为球形，直径5～25 mm。外果皮黑绿色或暗棕绿色，具颗粒状突起和皱纹，有明显的花柱残迹或果梗痕。切面中果皮略隆起，黄白色或黄褐色，厚3～12 mm，边缘1～2列油室，瓤囊棕褐色。质坚硬。气清香，味苦、微酸。

【显微鉴别】粉末淡黄色或棕黄色。中果皮细胞类圆形或形状不规则，壁大多不均匀增厚呈连珠状。果皮表皮细胞表面观多角形、类方形或长方形，气孔类圆形，直径18～26 μm，副卫细胞5～9个；侧面观外被角质层。草酸钙方晶存在于果皮和汁囊细胞中，以邻近表皮的细胞中为多见，呈斜方形、多面形或双锥形，直径2～24 μm。橙皮苷结晶存在于薄壁细胞中，黄色或无色，呈圆形或无定形团块，有的现放射状纹理。油室碎片多见，分泌细胞狭长而弯曲。螺纹、网纹导管和管胞细小。

【理化鉴别】取本品粉末0.5 g，加甲醇10 mL，加热回流10 min，滤过。取滤液1 mL，加四氢硼钾约5 mg摇匀，加盐酸数滴，溶液显樱红色至紫红色。

陈　皮

【来源】芸香科植物橘（*Citrus reticulata* Blanco）及其栽培变种的成熟果皮。药材因产地和栽培品种的不同分为"陈皮""广陈皮"。

【产地】长江以南各地均产，均为栽培。

【性状鉴别】

1. 多剖成3～4瓣，基部相连，或为不规则的碎片。
2. 外表面橙黄色或红棕色，具圆形小凹点。
3. 内表面黄白色，粗糙，呈海绵状。
4. 质柔软，不易折断。
5. 气香，味辛而微苦。

【显微鉴别】横切面

1. 外果皮为一列细小的类方形细胞，外被角质层，有气孔。
2. 中果皮为多列薄壁细胞，油室大型散生，细小的维管束纵横散布。
3. 薄壁细胞中有草酸钙结晶散在。切片用高浓度乙醇处理，可见橙皮苷针簇状结晶。

【附注】

1. 橘的栽培品种很多，其外层果皮都作"陈皮"药用，其中以广东新会的茶枝柑质最优，称"广陈皮"。

2. 除茶枝柑、大红袍、温州蜜橘、福橘外，还有朱橘、樟头红等，在许多地区也作陈皮药用。

主产于四川、福建、江西、浙江、湖南等地。药材皮较薄，多呈不规则碎片，质较脆，捏之易折断，香气较弱，味苦。

3. 甜橙（广柑）的外层果皮，部分地区在货源不足时将其代用或混杂。但一般认为不宜作陈皮入药，本品果皮厚而少皱，味辛、苦，易于区别。

李时珍亦说："橘皮性温，柑、柚皮性冷，不可不知"，说明它们的性味不同，不能混用。

[拓展知识]

1.橙类

(1)植物种(包括变种)与药材的关系:

酸橙的未成熟果实 ………………………………………………………… 枳壳

　幼果 ………………………………………………………………………… 枳实

代代花的未成熟果实 ……………………………………………………… 苏枳壳

香圆的未成熟果实 ………………………………………………………… 香圆枳壳

　幼果 ……………………………………………………………………… 香圆枳实

枸(gou)橘的未成熟果实 …………………………………………………… 绿衣枳壳

　幼果 ……………………………………………………………………… 绿衣枳实

甜橙的幼果 …………………………………………………………………… 粤枳实

酸橙主产于四川、江西、湖南、湖北、江苏、浙江、福建、广东、广西、贵州等地。四川产者称“川枳壳、川枳实”,江西产者称“江枳壳、江西枳实”,湖南产者称“湘枳壳、湘枳实”。其中,似莲子大的个枳实称为“鹅眼枳实”。

代代花主产于江苏、浙江,多自产自销。

香圆主产于陕西汉中地区。

枸橘主产于福建及广东梅县,又称“建枳壳、建枳实”。

甜橙主产于广东,又称“土枳实”。

枳壳以个大,果皮青绿色,切面果肉厚而白、呈盆口状外翻,果皮肉质坚结,气香清者为质优;个小,皮黄,肉薄而松,气香淡者为质次。川枳壳皮细,青绿色,肉厚,质坚而细腻,品质最好;江枳壳皮略粗,墨绿色,质稍次;湘枳壳皮棕褐色而粗,质再次;建枳壳、苏枳壳品质均不及以上三种,多自产自销。

枳实以个大小均匀,果皮表面绿色、光滑,果皮肉厚而白色突起,质坚结,体重者为佳。川枳实品质最好,江枳实和湘枳实次之,粤枳实再次之。

(2)性状特征:

①枳实与个青皮:(根据果皮厚度进行区别)枳实(小者不剖开)果皮较囊瓣厚(囊心较小);个青皮果皮较薄(囊心较大)。

②几种枳壳的区别

共同点:半球形,盆状。

区别:

枳壳,基部有环状果柄痕;

香圆枳壳,果实顶部中心有“金钱环”;

苏枳壳,果实基部有残存宿萼;

绿衣枳壳,外表灰绿色,密生细茸毛。

2.柚类

化橘红;

香橼,为芸香科植物枸橼或香圆的成熟果实。

主要区别为前者果皮厚,后者果皮薄。

【储存方法】陈皮含有较多的挥发油，受热过高时极易挥散，吸湿后又易潮软、发霉、变色，乃至霉烂。因此，在夏季贮存时，应置干燥凉爽的密闭环境中。

【养护技术】为了保证质量，在养护时不宜干燥过度，否则会使挥发油损失过多。通常将其含水量保持在15%～16%，质柔软，以手握之有弹性。但由于水分稍高，夏季保管不当极易发霉，虽在相对湿度75%以下不致霉变，而湿度再稍高些，数日后即可出现霉斑，因此严格保持库内的干燥是必要的。陈皮在贮存养护时，若有受潮发霉现象，可进行摊晾，但不宜暴晒，以免辛香之气散发和破碎。

酸枣仁

【来源】鼠李科植物酸枣[*Ziziphus jujuba* Mill. var. *spinosa* (Bunge) Huex H. F. Chou]的种子。

【产地】主产于河北、陕西、辽宁、河南等地。

【采收加工】秋末冬初采收成熟果实，除去果肉及核壳，收集种子，晒干。

【性状鉴别】

1. 呈扁圆形或扁椭圆形(长5～9 mm，宽5～7 mm，厚约3 mm)。

2. 表面紫红色或紫褐色，平滑有光泽，有时显裂纹。一面较平坦，中央有一条隆起的线纹；另一面微隆起。

3. 质坚硬，剖开后内有种仁，色浅(黄白或淡黄色)，富油性。

4. 气微，味淡。

【显微鉴别】本品粉末棕红色。种皮栅状细胞棕红色，表面观多角形，直径约15 μm，壁厚，木化，胞腔小。内种皮细胞棕黄色，表面观长方形或类方形，壁连珠状增厚，木化。子叶表皮细胞含细小草酸钙簇晶及方晶。

【理化鉴别】薄层色谱取本品粉末1 g，加乙醚20 mL，加热回流1 h，滤过，滤渣用乙醚10 mL洗涤，弃去乙醚液，挥干，加正丁醇20 mL，加热回流1 h，滤过，滤液蒸干，残渣加甲醇0.5 mL溶解，作供试液。另取酸枣仁皂苷A、B为对照品，加甲醇制成每毫升各含1 mg的混合溶液，作对照品溶液。吸取上述溶液各10 μL，分别点样于同一硅胶G薄层板上，用以水饱和的正丁醇展开，取出，80℃烘干，喷以10%磷钼酸乙醇溶液，于100℃烘约5 min。供试品色谱在与对照品色谱相应位置上，显相同颜色的斑点。

【成分】含酸枣仁皂苷A和酸枣仁皂苷B、黄酮等。

【附注】理枣仁，同科植物滇刺枣的种子，云南习用。特征类似，明显区别为表面无隆起的线纹。

【储存方法】一般用双层麻袋包装，每件重50～90 kg，最好用木箱装。本品受潮容易发霉、虫蛀，若温度稍高亦可发热、变色，因此宜贮存干燥凉爽处。

【养护技术】在贮存养护时，夏季可以摊晾或日晒，以防生霉，如有细粉应筛去，以免害虫寄生。枣仁完整者，防虫性能稍好，如果破碎多，则易虫蛀。若有生虫可用药物熏，但不宜久熏，以防颜色变淡。在夏季若能贮于密封箱或坛中保管尤佳。

使君子

【来源】使君科植物藤本灌木使君子(*Quisqualis indica* L.)的干燥成熟果实(使君子)或种子(君子仁)。

【产地】主产于四川、福建、广东、广西、江西等地。

【采收加工】秋季果皮变紫黑时采收,除去杂质,干燥。

【性状鉴别】使君子呈纺锤形,长 2.5~4 cm,直径 2 cm,具 5 条纵棱,棱间凹陷。果皮茶褐色,坚硬而光滑,稍有光泽。体轻,不易破碎。断切面呈五角形,壳内含有种子一粒(君子仁)。种子纺锤形,显干瘦,多抽皱长 2 cm,直径 1 cm。种皮灰白色或黑棕色,质易脆,易剥落。种仁黄白色,肉质。气微香,味香甜美。以个大成熟饱满种子黄白色者为佳。

【理化鉴别】取本品粉末 1 g,加乙醚 20 mL,超声处理 10 min,滤过,滤液挥干,残渣加乙酸乙酯 2 mL 使溶解,作为供试品溶液。另取使君子仁对照药材 1 g,同法制成对照药材溶液。照薄层色谱法试验,吸取上述两种溶液各 1~2 μL,分别点于同一硅胶 G 薄层板上,以石油醚(30~60℃)-乙酸乙酯(4∶1)为展开剂,展开,取出,晾干,喷以 10%硫酸乙醇溶液,在 105℃加热至斑点显色清晰。供试品色谱中,在与对照药材色谱相应的位置上,显相同颜色的斑点。

【储存方法】多用麻袋或席包包装,每件 50 kg;亦有竹篓装,每件约 100 kg。使君子仁则用竹篓或木箱包装,每件重 35~40 kg。本品含油质较多,吸湿后容易发霉、虫蛀和走油,应储存于干燥、凉爽库房中。

【养护技术】因使君子带有果壳,不易干透,在加工时如种仁水分未能除至安全限度,极易发霉,故新货入库验收时,应进行检查。若发现潮湿,可以摊晒;若发现潮霉,可以日晒或火烘,但必须等内部凉透方可装箱,以避免走油。霉菌大多生长于果实中央的种子团或子叶上,如霉变过久,种子即回潮发软,由黄白色逐渐变成黑色或棕色,同时产生油哈味。此外,本品的种仁也易蛀蚀,严重时了叶蛀成许多小孔。为防止霉蛀,除保持干燥、果皮完整无损外,还可采用药物熏蒸或放置低氧环境内贮存。本品应防鼠害。

蛇床子

【来源】本品为伞形科植物蛇床[*Cnidium monnieri*(L.)Cuss.]的干燥成熟果实。

【产地】主产于河北、山东、广西、江苏、浙江、四川等地。

【采收加工】夏、秋二季果实成熟时采收,除去杂质,晒干。

【性状鉴别】本品为双悬果,呈椭圆形,长 2~4 mm,直径约 2 mm。表面灰黄色或灰褐色,顶端有 2 枚向外弯曲的柱基,基部偶有细梗。分果的背面有薄而突起的纵棱 5 条,接合面平坦,有 2 条棕色略突起的纵棱线。果皮松脆,揉搓易脱落,种子细小,灰棕色,显油性。气香,味辛凉,有麻舌感。

【显微鉴别】分果横切面:外果皮为一列扁平细胞,外被角质层。中果皮较厚,纵棱异常突出,中部有维管束,其周围有厚壁木化网纹细胞;背面纵棱间各有椭圆形油管 1 个,接合面有油管 2 个,共有 6 个。内果皮为一列扁平细胞。种皮为一列淡棕色细胞。胚乳细胞含多数糊粉粒，每个糊粉粒中含有细小草酸钙簇晶。

【理化鉴别】取本品粉末 2 g，加乙醇 20 mL，加热回流 30 min，滤过。取滤液数滴，点于白瓷板上，置紫外光(365 nm)灯下观察，显蓝紫色荧光；另取滤液 2 mL，加等量的 3%碳酸钠溶液，加热 5 min，放冷，再加新配制的重氮对硝基苯胺试液 1～2 滴，即显樱红色。

菟丝子

【来源】旋花科植物菟丝子(*Cuscuta chinensis* Lam.)的种子。

【产地】主产于江苏、辽宁、吉林、河北、山东、河南等地。

【采收加工】秋季果实成熟时采收植株，晒干，打下种子，除去杂质。

【性状鉴别】

1. 类圆形或卵圆形，直径 1～2 mm。
2. 表面灰棕色或黄棕色，微粗糙。放大镜观察表面有细密深色小点，一端有微凹的线形种脐。
3. 质坚硬。
4. 用开水浸泡，表面有黏性，加热煮至种皮破裂时露出白色螺旋状卷曲的胚，形如吐丝。
5. 无臭，味微苦、涩。

【显微鉴别】本品粉末黄褐色或深褐色。种皮的表皮细胞断面观呈类方形或类长方形，侧壁增厚；表面观呈圆多角形，角隅处壁明显增厚。种皮栅状细胞成片，断面观 2 列，具光辉带；表面观呈多角形皱缩。胚乳细胞呈多角形或类圆形，胞腔内含糊粉粒。子叶细胞含糊粉粒及脂肪油滴。

【理化鉴别】

1. 取菟丝子 1 g，加水 10 mL，冷浸 12 h，滤过。取滤液 2 mL，加 α-萘酚试液 2～3 滴，沿管壁加硫酸 1 mL，与硫酸的接触面产生紫红色环。(检查糖类)
2. 取菟丝子 1 g，加甲醇 10 mL，冷浸 12 h，滤过。取滤液 2 mL 加镁粉少许及盐酸数滴，溶液呈桃红色。(检查黄酮类)

【附注】

1. 大菟丝子，同属植物日本菟丝子(金灯藤)的种子。在湖北、四川、贵州等地代用。较大，直径 2～3 mm，表面黄棕色，放大镜下可见不整齐的短线斑纹。沸水煮之不易破裂，味淡。
2. 同属植物欧洲菟丝子的种子，不宜作菟丝子使用。

通常两粒种子黏结在一起，呈半球形，表面褐绿色。单粒种子三角状卵圆形，直径约 1 mm。水浸液为草绿色，沸水煮之不易破裂，味微苦。

3. 据调查全国共有同属 9 种植物的种子在不同地区作菟丝子使用。如南方菟丝子(产山东)、展瓣菟丝子(产云南)等，尤其是南方菟丝子是商品中小粒菟丝子的主流。

牵牛子

【来源】本品为旋花科植物裂叶牵牛[*Pharbitis nil* (L.) Choisy]或圆叶牵牛[*Pharbitis purpurea* (L.) Voigt]的干燥成熟种子。

【产地】全国各地均产。

【采收加工】秋末果实成熟、果壳未开裂时采割植株，晒干，打下种子，除去杂质。

【性状鉴别】本品似橘瓣状，长 4～8 mm，宽 3～5 mm。表面灰黑色(黑丑)或淡黄白色(白丑)。背面有 1 条浅纵沟，腹面棱线的下端有一点状种脐，微凹。质硬，横切面可见淡黄色或黄绿色皱缩折叠的子叶，微显油性。气微，味辛、苦，有麻感。

水试：取本品，加水浸泡后种皮呈龟裂状，手捻有明显的黏滑感。

【显微鉴别】种子横切面：表皮细胞 1 列，略呈切向延长，有的含棕色物，间有分化成单细胞的非腺毛表皮下方为 1 列扁小的下皮细胞。栅状细胞层由 2～3 列细胞组成，靠外缘有一光辉带。营养层由数列切向延长的细胞及颓废细胞组成，有细小维管束，薄壁细胞中含细小淀粉粒。内胚乳最外 1～2 列细胞类方形，壁稍厚，内侧细胞的壁黏液化。子叶落归根薄壁组织中散有多数圆形的分泌腔，直径约至 108 μm；薄壁细胞中充满糊粉粒及脂肪油滴，并含草酸钙簇晶；直径约 18 μm。

【理化鉴别】

1. 检查牵牛子苷　取本品粗粉 2 g，加石油醚 20 mL，浸泡 2～4 h，滤过。脱脂样品加甲醇 20 mL，冷浸 4 h，滤过。取滤液 3 mL，置蒸发皿内蒸干，加浓硫酸 1 滴，于水浴上加热，残渣呈红色至紫红色。

2. 检查牵牛子苷　用毛细管将上述甲醇提取液滴在滤纸上，再滴加 5%磷钼酸试液，于 120℃烘烤 2 min，则显蓝至蓝黑色斑点。

夏枯草

【来源】本品为唇形科植物夏枯草(*Prunella vulgaris* L.)的干燥果穗。

【产地】主产于河南、安徽、江苏、湖南等地。

【采收加工】夏季果穗呈棕红色时采收，除去杂质，晒干。

【性状鉴别】干燥果穗呈长圆柱形或宝塔形，长 1.5～8 cm，直径 0.8～1.5 cm，棕色或淡紫褐色。宿萼数轮至十数轮，作覆瓦状排列，每轮有 5～6 个具短柄的宿萼，下方对生苞片 2 枚。苞片肾形，淡黄褐色，纵脉明显，基部楔形，先端尖尾状，背面生白色粗毛。宿萼唇形，上唇宽广，先端微 3 裂，下唇 2 裂，裂片尖三角形，外面有粗毛。花冠及雄蕊都已脱落。宿萼内有小坚果 4 枚，棕色，有光泽。体轻质脆，微有清香气，味淡。以色紫褐、穗大者为佳。

【显微鉴别】粉末特征为夏枯草深棕色。

①宿存花萼异形细胞，表面观细胞延长，垂周壁深波状弯曲，直径 19～63 μm，长约至 121 μm，非木化，有稀疏细小纹也，胞腔含淡黄色或黄棕色物。②非腺毛多碎断，完整者 1～14 细胞，单细胞者多见，呈三角锥形，长 16～54 μm，多细胞者常者常有 1 个或几个细胞缢缩，长约至 2075 μm，表面具细小疣状突起，有的胞腔内含黄色物。③苞片或萼片腺毛头部 1～2 细胞，单细胞者一边延长成钩状，胞腔内充满黄色分泌物；柄部 1～2 细胞。④腺鳞头部类圆形，4 细胞，内含黄色分泌物。⑤中果皮石细胞表面观呈类长方形或类方形，垂壁波状弯曲，壁厚 5～13 μm，胞腔星状分枝，有的含黄色。⑥果皮薄壁细胞，表面观呈类多角形，内含草酸钙砂晶。⑦种皮细胞表面观类长多角形，壁具细密弧形条网状增厚。⑧苞片表皮表面观细胞呈类多角形，垂周壁稍弯曲，表面有细密角质条纹，有的细胞含黄色或黄棕色物，表

面质纹理不明显；气孔直轴式。此外，子叶细胞中含有脂肪油滴。

【理化鉴别】

1.取该品粉末1 g，加乙醇15 mL，加热回流1 h，滤过。取滤液1 mL，置蒸发皿中，蒸干，残渣加醋酐1滴使溶解，再加硫酸微量，即显紫色，后变暗绿色。

2.取该品粉末1 g，加乙醇20 mL，加热回流1 h，滤过，滤液蒸干，用石油醚（30～60℃）浸泡2次，每次15 mL（约2 min），倾去石油醚液，残渣加乙醇1 mL使溶解，作为供试品溶液。另取熊果酸对照品，加乙醇制成每毫升含1 mg的溶液，作为对照品溶液。照薄层色谱法试验，吸取上述两种溶液各2 μL，分别点于同一硅胶G薄层板上，以环己烷-氯仿-醋酸乙酯-冰醋酸（20：5：8：0.5）为展开剂，展升，取出，晾干，喷以10%硫酸乙醇溶液，100℃加热至斑点显色清晰，分别置日光及紫外光（365 nm）灯下检视。供试品色谱中，在与对照品色谱相应的位置上，分别显相同颜色的斑点或荧光斑点。

【附注】同属植物白花夏枯草（*Prunella vulgaris* L. var. *albiflora* Koidz.）（产于四川、江苏、浙江、安徽等地）在我国部分地区亦作为夏枯草入药。其原植物与夏枯草（*Prunella vulgaris* L.）主要区别特征：花冠白色。

鹤虱

【来源】本品为双子叶植物药菊科植物天名精（*Carpesium abrotanoides* L.）的果实。

【产地】主产河南、山西、贵州。陕西、甘肃，湖北等地。

【采收加工】9～10月果实成熟时割取地上部分，晒干，打下果实，扬净。

【性状鉴别】呈圆柱状，细小，长3～4 mm，直径不及1 mm。表面黄褐色或暗褐色，具多数纵棱。一端收缩呈细喙叶，先端扩展成灰白色圆环；另端稍尖，有着生痕迹。果皮薄，纤维性，种皮菲薄透明，子叶2，类白色，稍有油性。气特异，味微苦。

【显微鉴别】

1.果实横切面　外果皮细胞1列，均含草酸钙柱晶。中果皮薄壁细胞数列，棕色，细胞皱缩，界限不清楚，棱线处有纤维束，由数十个纤维组成，纤维壁厚，木化。内果皮细胞1列，深棕色。种皮细胞扁平。内胚乳有残存；胚七壁细胞充满糊粉粒及脂肪油滴，子叶最外层细胞尚含细小草酸钙结晶。

2.粉末特征　棕黄色。①孔纹导管与纤维共生，纤维壁厚，另有细小螺纹导管。②厚壁细胞类方形，孔沟稀疏。③子叶薄壁细胞内含糊粉粒。④柱晶较大。

【理化鉴别】薄层色谱：取该品粗粉5 g，置挥发油测定器中提取挥发油，加无水硫酸钠脱水后。挥发油用石油醚溶解供点样，另以细辛醚为对照品，在同一硅胶G-CMC-薄层板上，分别点样品液和对照品液，以己烷-乙酸乙酯-苯（7：2：1）为展开剂，展开，晾干，在紫外光（254 nm）灯下观察，用5%香兰醛-硫酸溶液显色，样品与对照品在相对应的位置处显紫红色斑点。

【附注】除上述品种外，某些地区作鹤虱使用者，尚有下列几种：

1.南鹤虱，为伞形科植物野胡萝卜的果实。呈椭圆形，多已分裂成两瓣，长3～4 mm，宽1.5～2.5 mm，表面棕黄色或黄褐色，顶端有残留花柱，基部圆形，偶有小果柄。果瓣背面隆起，有突起的纵棱线，其上密生一列黄白色钩刺。接合面稍平坦，有3条纵脉纹，脉上有短柔毛。横切面略呈半圆形，每一棱线内方有1个油管，接合面有2个油管。种仁类白色，有油性。具特殊香气，味辛微苦。产自江苏、浙江、安徽、湖北、四川、云南、贵州、山西等地。

2.华南鹤虱，为伞形科植物窃衣的果实。呈椭圆形，药材多为分果，长3～4 mm，宽1.5～2 mm，表面棕绿色，黄棕色，顶端残留花柱，基部有小果柄，背面隆起，主棱稍突起，次棱及槽内密生钩刺；接合面凹陷成槽状，中央有1条脉纹。横切面呈半圆形，接合面处有2个油管，周边有4个油管。种仁类白色，显油性。具特殊香气，味微辣而后苦。产自湖南、广东、四川、广西等地。

3.东北鹤虱，为紫草科植物东北鹤虱（又名：赖毛子）的果实。为4个直立的小坚果，全体呈卵状圆锥形，长2～3 mm，宽约3 mm，基部有小果柄。药材多为分开的小坚果，呈卵状三棱形，顶端尖锐，椭圆形，表面棕褐色，少数呈灰绿色，密布瘤状突起，腹面有线形突起的着生痕迹，背面边缘有2列钩刺，背面中央有小钩刺或无。果皮硬。种仁类白色，显油性。气微，味淡。产自辽宁、黑龙江、吉林、内蒙古、新疆、青海。

黑龙江地区尚以同属植物蒙古鹤虱的果实作东北鹅虱入药。性状与上种近似，唯背面边缘的钩刺为1列，背面中央通常无刺。

王不留行

【来源】本品为石竹科植物麦蓝菜[*Vaccaria segetalis*(Neck.)Garcke]的干燥成熟种子。

【产地】主产于河北、黑龙江、山东等地。

【采收加工】夏季果实成热、果皮尚未开裂时采割植株，晒干，打下种子，除去杂质，再晒干。

【性状鉴别】种子圆球形或近球形，直径约2 mm。表面黑色，少数红棕色，略有光泽，密布细小颗粒状突起。种脐圆点状，下陷，色较浅，种脐的一侧有一带形凹沟，沟内颗粒状突起呈纵行排列。质硬，难破碎。除去种皮后可见白色的胚乳，胚弯曲成环状。子叶2枚。气微，味微苦、涩。以粒饱满、色黑者为佳。

【显微鉴别】种子横切面：种皮由数列细胞组成，细胞壁呈连珠状增厚，有些细胞内含棕色物。胚乳占横切面的大部分，细胞中含细小糊粉粒与淀粉粒。子叶与胚根位于种子的两侧。

【理化鉴别】取本品粉末0.5 g，加乙醇5 mL，水浴温热约5 min，滤过。取滤液2 mL，加镁粉少许，混匀，滴加盐酸数滴，即有气泡产生，同时溶液渐变红色。（检查黄酮）

芥　子

【来源】本品为十字花科植物白芥（*Sinapis alba* L.）或芥[*Brassica juncea*(L.)Czern. et Coss.]的干燥成熟种子。前者习称“白芥子”，后者习称“黄芥子”。

【产地】全国各地均产，以河南、安徽产量最大。

【采收加工】夏末秋初果实成熟时采割植株，晒干，打下种子，除去杂质。

【性状鉴别】

1.白芥子　呈球形，直径1.5～2.5 mm。表面灰白色至淡黄色，具细微的网纹，有明显的点状种脐。种皮薄而脆，破开后内有白色折叠的子叶，有油性。气微，味辛辣。

2.黄芥子　较小，直径1～2 mm。表面黄色至棕黄色，少数呈暗红棕色。研碎后加水浸湿，则产生辛烈的特异臭气。

【显微鉴别】

1.白芥子种子横切面　种皮表皮为黏液细胞，有黏液质纹理；下皮为2列厚角细胞；栅状细胞层为1列石细胞，内壁及侧壁增厚，外壁菲薄。内胚乳为1列类方形细胞，含糊粉粒。子叶及胚根薄壁细胞含脂肪油滴和糊粉粒。

2.黄芥子种子横切面　种皮表皮细胞切向延长；下皮为1列菲薄的细胞。

【理化鉴别】

1.检查异硫氰苷类　取本品粉末约1 g，置硬质试管内，加固体氢氧化钠1小粒，酒精灯上灼热，融熔，放冷，加水2 mL使溶解，滤过。取滤液1 mL，加5%盐酸酸化，即有硫化氢产生，遇到新制的醋酸铅试纸，显有光泽的棕黑色。

2.检查异硫氰苷类　取亚硝基铁氰化钠1粒，置白瓷板上，加水1～2滴使溶解，加上述样品滤液1～2滴，显紫红色。

覆盆子

【来源】蔷薇科植物华东覆盆子(*Rubus chingii* Hu)的聚合果。

【产地】主产于江苏、浙江、安徽、福建、江西、广西。

【采收加工】夏初果实由绿变绿黄时采收，除去梗、叶，置沸水中略烫或略蒸，取出，干燥。

【性状鉴别】多数小核果聚合，全体呈半球形、扁圆锥形或类球形，上部钝圆，基部中心凹入。长6～13 mm，直径5～12 mm。表面灰绿色或淡棕色，密被灰白色或灰绿色短毛；宿萼棕褐色，5裂，裂片先端多已折断，上有许多棕色残存花丝，下有细长果柄或其痕迹。横切面类圆形，周围有小核果紧密排列成环，小核果囊状，长2～2.5 mm，宽0.8～1.2 mm，基部较小，背面隆起，密被灰白色或黄绿色茸毛，两侧有网状凹纹，腹部有突起棱线，质硬，内含棕色种子1粒。气清香，味微酸涩。

【显微鉴别】本品粉末棕黄色。非腺毛单细胞，长60～450 μm，直径12～20 μm，壁甚厚，木化，大多数具双螺纹，有的体部易脱落，足部残留而埋于表皮层，表面观圆多角形或长圆形，直径约至23 μm，胞腔分枝，似石细胞状。草酸钙簇晶较多见，直径18～50 μm。果皮纤维黄色，上下层纵横或斜向交错排列。

【附注】除以上正品覆盆子外，还有以下同属植物的干燥果实在其部分产区混作覆盆子药用：

1.覆盆子(悬钩子)(*Rubus idaeus* L.)，产于吉林、辽宁、河北、山西、新疆。其药材性状鉴别特征：果实呈不规则半圆球形，长5～12 mm，直径6～10 mm。表面灰棕色，幼果绒毛较密，显绢样光泽，成熟后绒毛渐脱落，可见颗粒状核果，其颗粒较大，淡棕色，表面具浅格状纹理，宿萼裂片状。

2.桉叶悬钩子(*Rubus eucalyptus* Focke)，产于陕西、甘肃、湖北、四川、贵州。其药材性状鉴别特征：果实为半圆锥形或扁圆锥形，长 8～14 mm，直径 8～14 mm。表面颗粒状，密被灰黄色或灰棕色绒毛，并有多数棕色花丝残迹，顶端钝圆，基部中心深凹陷。

3. 山莓（*Rubus corchirifolius* L. f.），除东北及甘肃、青海、新疆、西藏外，全国其他地区均有分布。其药材性状鉴别特征：果实呈长圆锥形，长 9～14 mm，直径 8～14 mm。核果颗粒明显，表面黄绿色至淡棕色，密被淡灰绿色绒毛。味微甘而酸涩。

4. 绵果悬钩子（*Rubus lasiostylus* Focke），产于陕西、湖北、四川、云南。其药材性状鉴别特征：果实圆锥形或近圆球形，长 9～14 mm，直径 8～13 mm。表面灰白色至灰棕色，密被较长的绒毛，并残留有棕色花丝，顶端钝圆，基部中央凹陷较深，有的具棕色宿萼及果梗。气微，味微甘涩。

5. 五叶绵果悬钩子（*Rubus lasiostylus* Focke var. *dizygos* Focke），产于湖北、四川。其药材性状鉴别特征：果实呈半圆球形或圆锥形，长 5～14 mm，直径 5～14 mm，核果颗粒明显，表面密被污黄色或浅棕色绒毛，并残留有多数紫棕色花丝，顶端圆钝，基部花萼宿存，裂片 5，多反卷，可见内面密被浅棕色绒毛，外面无毛；或裂片已折断，有的具光滑无毛的果梗。

6. 插田泡（*Rubus coreanus* Miq），产于陕西、甘肃、河南、江西、湖北、湖南、江苏、浙江、福建、安徽、四川、贵州、新疆。

槐 角

【来源】豆科植物槐（*Sophora japonica* L.）的干燥花及花蕾、成熟果实。

【产地】分布于河南、天津、河北、山东、陕西、山西、江苏、安徽、辽宁、甘肃。

【采收加工】多于 11—12 月果实成熟时采收。将打落或摘下的果实平铺席上，晒至干透成黄绿色时，除去果柄及杂质，或以沸水稍烫后再晒至足干。鲜果实在果期随采随用。

【性状鉴别】荚果圆柱形，有时弯曲，在种子间缢缩而呈念珠状，长 1～6 cm，直径 0.6～1 cm。表面黄绿色或黄褐色，皱缩而粗糙，稍有光泽。背缝线一侧有黄色带，顶端有突起的残留柱基，基部常有果柄残留。质柔润，易在缢缩处折断，断面果肉黄绿色，有黏性，呈半透明角质状。种子 1～6 颗，肾形或长圆形，长 8 mm，宽 5～8 mm，棕黑色，表面平滑，有光泽，一侧有下凹的灰白色圆形种脐，质坚硬，子叶 2 枚，黄绿色。气微，味微苦。嚼之有豆腥气。以饱满、色黄绿、质柔润者为佳。

【显微鉴别】果实横切面：外果皮细胞 1 列，长方形，外壁角质化，表面观可见环式气孔。中果皮为多列薄壁细胞，内含草酸钙短柱晶和棱晶，近种脐的一端有多数小型石细胞群散在，并有维管束。内果皮细胞 1 列，细胞小，切向延长。种皮外侧为 1 列栅状细胞，壁木化，排列整齐，其下方有列鞋底状的支持细胞，内侧为数列薄壁细胞。种脐凹入处内侧有一椭圆形管胞岛，由多数梯纹或网纹管胞组成，细胞类圆形。子叶外围为胚乳细胞。

【理化鉴别】

1. 检查黄酮　取本品粗粉 1 g，加乙醇 5 mL，水浴温热 5 min，滤过。取滤液 2 mL，加镁粉少许，混匀，滴加盐酸数滴，溶液渐变樱红色。

2. 薄层色谱　取上述乙醇提取液 2 mL，蒸干，加 0.5 mL 甲醇溶解，作供试液；另取芸香苷与槲皮素对照品，加甲醇制成每毫升各含 5 mg 的混合溶液作为对照品溶液。吸取上述两种溶液各 10 μL，分别点于同一纤维素薄层板上，以正丁醇-水-冰醋酸（4∶5∶1）展开

17.5 cm，取出，晾干，喷5％三氯化铝（$AlCl_3$）乙醇溶液，在紫外光（365 nm）灯下检视。供试品色谱中，在与对照品色谱相应的位置上，显相同颜色的荧光斑点。

马兜铃

【来源】本品为马兜铃科植物北马兜铃（*Aristolochia contorta* Bge.）或马兜铃（*Aristolochia debilis* Sieb. et Zucc.）的干燥成熟果实。

【产地】分布于辽宁、吉林、黑龙江、河北、山西、内蒙古、陕西、甘肃、河南、湖北、湖南、江苏、安徽、山东等地。

【采收加工】秋季果实由绿变黄时，连果柄摘下，晒干。

【性状鉴别】

1. 北马兜铃　蒴果长圆形或椭圆状倒卵形，长3～7 cm，直径2～4 cm。上端平截，中央微凹，有花柱残痕。果柄细，长2～6 cm。表面暗绿色或黄棕色，有平直纵棱6条为腹缝线，果实成熟时由此开裂成6果瓣，果柄亦分裂为6条，各与一果瓣相连，每果瓣中央有一条波状弯曲的背缝线，从此处分出多数横向平行的波状细脉。果实6室，中隔灰白色，有棕色横向脉纹。每室内有多数平叠排列的种子，呈倒三角形，长6～10 mm，宽8～12 mm，边缘有翅，淡棕色；果瓣上部种子长略大于宽，中部种子的种仁呈横向椭圆形。气特异，味微苦。

2. 南马兜铃　蒴果球形或长圆形，基部钝圆，长2～3.5 cm，宽2.3～3 cm，果柄长2.5～4.5 cm。背缝线的纵棱略平直。果瓣上、中部种子均宽略大于长，种仁心形。

【显微鉴别】

1. 北马兜铃果瓣横切面　外果皮为1列细胞，每隔1～4细胞有一较大含棕色物的细胞。中果皮为10余列薄壁细胞，中部有断续排列的维管束，背缝线处维管束较大，韧皮部外方有半月形纤维束，木化，束旁有石细胞，近腹缝线处孔纹细胞5～9列，至背缝线处渐减少至1～2列。内果皮为3～4列纤维。中隔由两层细胞组成，表面观一层细胞细长，壁孔小，另一层为类圆形孔纹细胞，两层细胞呈垂直排列。

种子横切面：种翅由4～8列孔纹细胞组成，微木化。种皮最外层为一列类方形棕色细胞，内壁略凹凸不平，其内为一列棕色小型木化细胞，向内为两列薄壁细胞。胚乳细胞壁薄，含脂肪油滴。

2. 南马兜铃果瓣横切面　与北马兜铃区别为中隔由两层孔纹细胞组成，表面观一层为细长形，壁孔较大，另一层为长方形或类圆形。

种子横切面：与北马兜铃区别为种皮最外层为一列棕色细胞，向内为一列木化细胞，含方晶。

【理化鉴别】本品乙醇浸出液，滴于滤纸上，置紫外灯下观察，显黄绿色荧光。

地肤子

【来源】本品为藜科植物地肤[*Kochia scoparia*（L.）Schrad.]的干燥成熟果实。

【产地】全国各地均产。

【采收加工】秋季果实成熟时采收植株，晒干，打下果实，除去杂质。

【性状鉴别】本品呈扁球状五角星形，直径1～3 mm。外被宿存花被，表面灰绿色或浅棕色，周围具膜质小翅 5 枚，背面中心有微突起的点状果梗痕及放射状脉纹 5～10 条；剥离花被，可见膜质果皮，半透明。种子扁卵形，长约 1 mm，黑色。气微，味微苦。

【显微鉴别】本品粉末棕褐色。花被表皮细胞多角形，气孔不定式，薄壁细胞中含草酸钙簇晶。果皮细胞呈类长方形或多边形，壁薄，波状弯曲，含众多草酸钙小方晶。种皮细胞棕褐色，呈多角形或类方形，多皱缩。

【理化鉴别】

1. 取本品粉末 0.5 g 置试管中，加蒸馏水 10 mL，温浸 10 min，滤过。滤液置试管中用力振摇，产生持久性泡沫，放置 10 min 泡沫消失不明显。（检查皂苷）

2. 取本品粉末 10 g，加 15％硫酸 30 mL，以 100 mL 氯仿提取。取氯仿提取液 5 mL，置蒸发皿中蒸干，滴加三氯化锑的氯仿饱和溶液后，则显棕紫色。（检查甾萜类）

3. 取本品的甲醇浸出液 2 mL，加浓盐酸 4～5 滴及镁粉少许，于水浴上加热 2 min 则显淡红色。（检查黄酮类）

4. 取本品粉末 10 g，加酸性水温浸 30 min，分别取滤液 2 mL 置 4 支试管中，分别滴加碘化铋钾试剂，碘、碘化钾试剂，硅钨酸试剂，碘化汞钾试剂，均产生沉淀。（检查生物碱）

5. 取本品粉末 10 g，置圆底烧瓶中，加 15％硫酸 30 mL，氯仿 100 mL，回流水解 2 h，滤过。滤液分出氯仿层，回收氯仿，定容至 10 mL，作为供试品溶液。另取齐墩果酸对照品少许，加乙醇溶解后作为对照品溶液。分别吸取供试品溶液和对照品溶液点样于同一硅胶 G（上海）薄层板。用氯仿-丙酮-环己烷（2∶1∶7）展开。取出晾干，喷 5％磷钼酸的乙醇试液，加热后，供试品溶液色谱在与对照品溶液色谱的相应位置上，显相同的蓝色斑点。

化橘红

【来源】本品为芸香科植物化州柚（*Citrus grandis* ‘Tomentosa’）或柚[*Citrus grandis* (L.) Osbeck]的未成熟或近成熟的干燥外层果皮。

【产地】主产广东、广西、四川、湖南、湖北、浙江等地。

【采收加工】秋末冬初果实成熟后采收，用刀削下外果皮，晒干或阴干。

【性状鉴别】本品呈长条形或不规则薄片状，边缘皱缩向内卷曲。外表面黄棕色或橙红色，存放后呈棕褐色，密布黄白色突起或凹下的油室。内表面黄白色，密布凹下透光小圆点。质脆易碎。气芳香，味微苦、麻。

【显微鉴别】

1. 果皮横切面

(1) 化州柚（毛橘红）表皮细胞 1 列，外被冷质层，有时可见 1～5 细胞的非腺毛，长至 110 μm。中果皮细胞排列疏松，外侧有长圆形油室，径向长 90～365 μm，切向长 490～980 μm；薄壁细胞中含草酸钙方晶。

(2) 柚（光橘红）表皮无非腺毛；油室径向长 380～1 220 μm，切向长 285～810 μm。

2. 粉末特征　暗绿色至棕色。

①表皮细胞多角形或类方形，气孔类圆形或长圆形，直径 18～31 μm，副卫细胞 5～7 个，排成放射式；②中果皮的细胞壁不均匀增厚，厚 6.5～22 μm（不加热测量）；③草酸钙方晶易见，长 9～18 μm；④螺纹或网纹导管，直径 6～17 μm；⑤油室碎片中可见油滴，分泌细

胞扁任形。偶见石细胞及纤维。

【理化鉴别】

1. 取本品粉末 1 g，加甲醇 10 mL，加热回流 20 min，放冷，滤过。取滤液 1 mL，加四氢硼钾约 5 mg，摇匀，加盐酸数滴，即显樱红色或紫红色。(检查二氢黄酮类成分)

2. 薄层色谱取上项下滤液作供试液；另取柚皮苷加甲醇制成每毫升含 0.4 mg 的溶液，作对照品溶液。吸取上述两种溶液各 10 μL，分别点于同一硅胶 G 薄层板上，以醋酸乙酯-甲酸-水(10∶2∶3)的上层溶液展开，取出，晾干，喷以三氯化铝试液，置紫外光灯下检视。供试品色谱在与对照品色谱相应的位置上，显相同颜色的荧光斑点。

鸦胆子

【来源】为苦木科植物多年生灌木鸦胆子树[*Brucea javanica* (L.) Merr.]的成熟果实。多野生。

【产地】主产于广东、广西，此外福建、台湾等地区也有分布。

【采收加工】秋、冬果实成熟，待果皮变黑色时，分批采收，扬净，晒干。

【性状鉴别】核果卵形或椭圆形，略扁，长 0.6～1 cm，直径 4～7 mm，表面黑色，有隆起网状皱纹，顶端有鸟嘴状短尖的花柱残基，腹背两侧有较明显的棱线，基部钝圆，有凹点状果柄痕，果肉易剥落；果核坚硬，破开后内面灰棕色平滑，内含种子 1 颗。种子卵形，长 5～6 mm，直径 3～5 mm，表面乳白色或黄白色，有稍隆起的网纹，顶端短尖呈鸟嘴状，其下有长圆形种脐，近基部有棕色圆形合点，种脐与合点间有稍隆起的种脊；种皮薄，胚乳和胚富油性。气微特异，味极苦。以粒大、饱满、种仁白色、油性足者为佳。

【显微鉴别】果实横切面，外果皮最外 1 列表皮细胞较小，有气孔；其内为 2～3 列类方形薄壁细胞，内含红棕色物。中果皮为 6～20 余列类圆形薄壁细胞，中部有维管束环列，薄壁细胞含草酸钙簇晶，直径 12～50 μm。内果皮由 2 条石细胞环带及 1 条厚壁细胞环带构成，向外形成多个角状突起；外侧环带为 5 列大形石细胞，类圆形或方圆形，直径 25～75 μm，壁较厚，木化，壁孔和孔沟明显；中部环带为 1～6 列厚壁细胞，壁稍木化，通常壁孔及孔沟不明显，胞腔内含棕黄色物，近内侧的胞腔内有草酸钙方晶，直径 8～20(～30) μm；内侧环带最宽，为多列纵横交织的石细胞团，细胞界限多不明显，壁甚厚，有孔沟，木化较强。种皮表皮细胞 1 列，其内为 1 至数列营养层薄壁细胞，再内为狭窄的黏液层；胚乳及子叶薄壁细胞充满糊粉粒和脂肪油。

【理化鉴别】

1. 取样品粉末 0.5 g，用乙醇 20 mL 回流提取 10 min，滤过。滤液数滴置瓷蒸发皿中，于水浴上蒸干，残渣滴加浓硫酸 3～5 滴，溶液由黄色变为紫红色。(检查苦味素)

2. 薄层色谱：脱脂样品粉末 4 g，于水浴上用水提取 2 次，合并水提取液并浓缩至 10 mL，用氯仿萃取 2 次(10 mL，5 mL)，合并氯仿液，浓缩至 1 mL 供点样用。以鸦胆子苦醇为对照品，点样于同一硅胶 G 板上，用氯仿-甲醇(9∶1)展开，干后喷 5%三氯化铁乙醇液显色，供试品色谱在与对照品色谱的相应位置上，显相同的蓝紫色斑点。

胡芦巴

【来源】本品为豆科植物胡芦巴(*Trigonella foenum-graecum* L.)的干燥成熟种子。

【产地】分布于中国、地中海东岸、中东、伊朗高原以至喜马拉雅地区。

【采收加工】夏季果实成熟时采割植株，晒干，打下种子，除去杂质。

【性状鉴别】本品略呈斜方形或矩形，长3～4 mm，宽2～3 mm，厚约2 mm。表面黄绿色或黄棕色，平滑，两侧各具一深斜沟，相交处有点状种脐。质坚硬，不易破碎。种皮薄，胚乳呈半透明状，具黏性；子叶2，淡黄色，胚根弯曲，肥大而长。气香，味微苦。

【显微鉴别】横切面：表皮栅状细胞1列，外壁及侧壁上部较厚，有细密纵沟纹，下部胞腔较大，光辉带位于细胞外侧1/3处，外被角质层。支持细胞1列，略呈哑铃状，上端稍窄，下端较宽，垂周壁显条状纹理。内胚乳细胞主为黏液细胞，壁甚厚。子叶细胞含糊粉粒及脂肪油滴。

【理化鉴别】取本品粉末5 g，加石油醚(60～90℃)30 mL，加热回流1 h，滤过，滤液弃去，药渣挥干，再加乙醇30 mL，加热回流1 h，滤过，滤液蒸干，残渣加甲醇2 mL使溶解，作为供试品溶液。另取胡芦巴碱对照品，加甲醇制成每毫升含1 mg的溶液，作为对照品溶液。照薄层色谱法试验，吸取上述两种溶液各6 μL，分别点于同一硅胶G薄层板上，以无水乙醇-丙酮-盐酸(10∶6∶1)为展开剂，展开，取出，晾干，喷以稀碘化铋钾试液-三氯化铁试液(2∶1)混合溶液。供试品色谱中，在与对照品色谱相应的位置上，显相同颜色的斑点。

白　果

【来源】本品为银杏科植物银杏 *Ginkgo biloba* L.的干燥成熟种子。

【产地】主产于山东、江苏、广西、四川、河南、湖北等地。

【采收加工】秋季种子成熟时采收，除去肉质外种皮，洗净后稍蒸或略煮后，烘干。

【性状鉴别】本品略呈椭圆形，一端稍尖，另端钝，长1.5～2.5 cm，宽1～2 cm，厚约1 cm。表面黄白色或淡棕黄色，平滑，具2～3条棱线。中种皮(壳)骨质，坚硬。内种皮膜质，种仁宽卵球形或椭圆形，一端淡棕色，另一端金黄色，横断面外层黄色，胶质样，内层淡黄色或淡绿色，粉性，中间有空隙。气微，味甘、微苦。

【显微鉴别】粉末特征为淡黄棕色。①淀粉粒单粒长圆形、圆形或卵圆形，长5～18 μm，脐点点状、裂缝状、飞鸟状或三叉状，大粒可见层纹；②石细胞类圆形、长圆形或贝壳形，长61～322 μm，直径27～125 μm，壁厚，纹孔及孔沟明显，可见层纹，有的胞腔含黄棕色或红棕色物；③内种皮薄壁细胞类方形、长方形或多角形；④胚乳细胞类圆形或长圆形，含淀粉粒；⑤具缘纹孔管胞多破碎，直径33～72 μm，末端渐尖或钝圆。

【理化鉴别】取本品粉末10 g，加甲醇40 mL，加热回流1 h，滤过，滤液蒸干，残渣加水15 mL使溶解，通过少量棉花滤过，滤液通过聚酰胺柱(80～100目，3 g，内径为10～15 mm)，用水70 mL洗脱，收集洗脱液，用乙酸乙酯振摇提取2次，每次40 mL，合并乙酸乙酯液，蒸干，残渣加甲醇1 mL使溶解，作为供试品溶液。另取银杏内酯A对照品、银杏内酯C对照品，加甲醇制成每毫升各含0.5 mg的混合溶液，作为对照品溶液。照薄层色谱法试验，吸取上述两种溶液各 10 μL，分别点于同一以含 4%醋酸钠的羧甲基纤维素钠溶液为黏合剂制备的硅胶 G 薄层板上，以甲苯-乙酸乙酯-丙酮-甲醇(10∶5∶5∶0.6)为展开剂，展开，取出，晾干，喷以醋酐，在 140～160℃加热 30 min，置紫外光(365 nm)灯下检视。供试品色谱中，在与对照品色谱相应的位置上，显相同颜色的荧光斑点。

柏子仁

【来源】本品为柏科植物侧柏[*Platycladus Orientalis* (L.) Frailco]的干燥成熟种仁。

【产地】主产山东、河南、河北。

【采收加工】秋、冬二季采收成熟种子，晒干，除去种皮，筛取种仁，阴干。

【性状鉴别】本品呈长卵形或长椭圆形，长 4～7 mm，直径 1.5～3 mm。表面黄白色或淡黄棕色，外包膜质内种皮，顶端略尖，有深褐色的小点，基部钝圆。质软，富油性。气微香，味淡。

【显微鉴别】种仁横切面，内种皮细胞 1 列，扁长形，外壁稍厚。胚乳较发达，胚乳和子叶薄壁细胞充满脂肪油和糊粉粒。

【理化鉴别】

1. 取柏子仁粗粉 2 g，加水 10 mL，煮沸 10 min，趁热滤过。取滤液 2 mL 置试管中，用力摇 1 min，产生持久性泡沫，放置 10 min 泡沫仍不消失。

2. 取本品粗粉 2 g，加甲醇 10 mL，回流提取 10 min，滤过。取滤液 2 mL 置水浴上蒸干，残渣加冰醋酸 1 mL 溶解，再加醋酐-浓硫酸试剂(19∶1)1 mL，则显黄色—紫色—污绿色。(检查甾醇类)

【储存方法】多以木箱，内衬防潮纸或塑料薄膜包装。置阴凉干燥处，防热、防蛀、防鼠。

【养护技术】本品若发现生虫，可置烈日下暴晒 2～3 h(时间过久，种皮易干裂或泛油)，忌翻动，筛去蛀屑和虫体，待冷却后装箱，密闭。未发生虫害前可用气调密闭贮藏。木箱内衬防潮纸或塑料薄膜，有利贮存；用聚氯乙烯塑料袋和牛皮纸袋结合密封(内应置吸湿剂)包装或真空密封、无菌包装可保质久贮。传统经验认为将本品与滑石粉或明矾粉混合存放，可防其泛油。少量的柏子仁可用油纸包好，置石灰缸内存放。壳柏仁只要晒干，不致走油变质，可较长时间的存放。

女贞子

【来源】本品为木樨科植物女贞子(*Ligustrum lucidum* Ait.)的干燥成熟果实。

【产地】分布于河北、山西、陕西、甘肃、河南、湖北、湖南、广东、广西、江苏、浙江、安徽、福建、江西、山东、云南、贵州、四川等地。

【采收加工】冬季果实成熟时采收，除去枝叶，稍蒸或置沸水中略烫后，干燥或直接干燥。

【性状鉴别】本品呈卵形、椭圆形或肾形，长 6～8.5 mm，直径 3.5～5.5 mm。表面黑紫色或灰黑色，皱缩不平，基部有果梗痕或具宿萼及短梗。体轻。外果皮薄，中果皮较松软，易剥离，内果皮木质，黄棕色，具纵棱，破开后种子通常为 1 粒，肾形，紫黑色，油性。气微，味甘、微苦涩。

【显微鉴别】果实横切面：外果皮为 1 列细胞，外壁及侧壁加厚，其内常含油滴。中果皮为12～25列薄壁细胞，近内果皮处有7～12个维管束散在。内果皮为4～8列纤维组成环。种皮最外为1列切向延长的表皮细胞，长68～108 μm，径向60～80 μm，常含油滴。向内为薄壁细胞，棕色。胚乳较厚，内有子叶。

【理化鉴别】取本品粉末1 g，加乙醇3 mL，振摇5 min，滤过，滤液置蒸发皿中，蒸干，残渣加醋酐1 mL使溶解，加硫酸1滴，先显桃红色，继变紫红色，最后显污绿色；置紫外光(365 nm)灯下观察，显黄绿色荧光。

蔓荆子

【来源】本品为马鞭草科植物单叶蔓荆(*Vitex trifolia* L. var. *simplicifolia* Cham.)或蔓荆(*Vitex trifolia* L.)的干燥成熟果实。

【产地】单叶蔓荆生于沙滩、海边及湖畔，分布于辽宁、河北、广东、江苏、浙江、安徽、福建、江西、山东等省区。蔓荆生于平原、河滩、疏林及村寨附近，分布于福建、台湾、广东、广西、云南等省区。

【采收加工】秋季果实成熟时采收，除去杂质，晒干。

【性状鉴别】本品呈球形，直径4～6 mm。表面灰黑色或黑褐色，被灰白色粉霜状茸毛，有纵向浅沟4条，顶端微凹，基部有灰白色宿萼及短果梗。萼长为果实的1/3～2/3，5齿裂，其中2裂较深，密被茸毛。体轻，质坚韧，不易破碎。横切面可见4室，每室有种子1枚。气特异而芳香，味淡、微辛。

【显微鉴别】果实横切面：

1. 单叶蔓荆外果皮为1列含棕色颗粒物的扁平细胞，外被角质层；密布腺毛，头部单细胞或多细胞，柄1～2列细胞；偶有非腺毛，1～3列细胞，具壁疣。其下为2～5列薄壁细胞，亦含棕色颗粒物。中果皮细胞大，类圆形，壁稍厚，木化；散有维管束，排列规则，呈环状。内果皮为3～6列类圆形或分枝状石细胞，延伸至内侧将种子包围。果实中轴部分有2～4个周韧维管束。种皮外表皮为1列扁小薄壁细胞，其内为2～5列网纹细胞。

2. 蔓荆维管束排列不甚规则，略呈环状。本品粉末灰褐色。花萼表皮细胞类圆形，壁多弯曲；非腺毛2～3细胞，顶端细胞基部稍粗，有疣状突起。外果皮细胞多角形，有角质纹理和毛茸脱落后的痕迹，并有腺毛与非腺毛：腺毛分头部单细胞、柄1～2细胞及头部2～6细胞、柄单细胞两种；非腺毛2～4细胞，长14～68 μm，多弯曲，有壁疣。中果皮细胞长圆形或类圆形，壁微木化，纹孔明显。油管多破碎，含分泌物，周围细胞有淡黄色油滴。内果皮石细胞椭圆形或近方形，直径10～35 μm。种皮细胞圆形或类圆形，直径42～73 μm，壁有网状纹理，木化。

【理化鉴别】检查黄酮　取本品粉末(40目)1 g，加10 mL丙酮冷浸4～6 h，滤过。滤液挥干，加1 mL丙酮溶解。取3支试管，各加丙酮浸出液3～5滴，分别加入镁粉-盐酸、锌粉-盐酸和1%三氯化铁-乙醇试剂，依次分别呈现深红色、樱红色和污绿色。

韭菜子

【来源】为百合科植物韭菜(*Allium tuberosum* Rottl. ex Spreng.)的种子，其叶、根亦供药用。多为栽培。

【产地】全国各地均有栽培。

【采收加工】秋季果实成熟时，采下果实，晒干，搓出种子，除去杂质即可。

【性状鉴别】干燥的种子呈扁平卵圆形或类三角形，稍弯曲而皱缩，周边很薄，中部较厚。粒大小约 3 mm，表面黑色，一面稍凸起，一面微凹陷，凸起面粗糙而有致密的皱纹。质稍硬，手捻之有湿感。内仁白色。味苦辛，有韭菜味。

以身干、饱满、色黑、无杂质者为佳。

【附注】韭菜又名韭、山韭、丰本、扁菜、草钟乳、起阳草、长生韭、懒人菜、现代人还称之为蔬菜中的“伟哥”，它以嫩叶和柔嫩的花茎，花，嫩籽等供人们食用。

[拓展知识]

韭菜原产于我国。据史书上面记载(约是战国至西汉初年的作品)《山海经》，“丹熏之山”“北单之山”(今内蒙古)，“崃山”(今四川)，“鸡山”(今湖南或云南)，“边春之山”“视山”(未知)，“其山多韭”。至今华北、西北、东北等地方仍有野韭菜分布。经有关部门考察，野生韭菜几乎遍及全国，在青藏高原还有大面积的野韭菜地。韭菜在我国的栽培历史很悠久，在《诗经》中有“献羔祭韭”的诗句，由此可以证明韭菜在我国已有 3 000 年以上的栽培历史。

早在 2 000 年前的汉代，就已提出利用温室生产韭菜的技术。到了北宋时期已有韭黄生产。300 余年前，我国农民已掌握利用风障畦进行韭菜覆盖栽培技术，至今，我国韭菜的品种资源，栽培技术均居世界前列。

韭菜于 9 世纪传入日本，后逐渐传入东亚各国，北至库页岛、朝鲜，南至越南、泰国、柬埔寨，东至美国的夏威夷等均有栽培。欧洲等国栽培较少。韭菜在我国的栽培区域极广，东至沿海，西至西北高原，东南至台湾，北至黑龙江，几乎所有的省份都有栽培。所以韭菜是中国栽培地域最广的蔬菜之一，常年栽培面积占菜田总面积的 5%～6%。随着我国国际交流的日渐频繁和蔬菜出口的发展，韭菜也正在走向国际市场。

牛蒡子

【来源】菊科植物牛蒡(*Arctium lappa* L.)的成熟果实。

【产地】分布于东北、西北、中南、西南和台湾的台南以及河北、山西、山东、江苏、安徽、浙江、江西、广西等地。

【采收加工】秋季果实成熟时，割除地上部分或剪除果穗，晒干后打下果实，筛去泥土等杂质，再晒干。炒制：取净牛蒡子，文火炒至微黄色、微鼓起而微有香气即得。

【性状鉴别】瘦果呈长倒卵形，两端平截，略扁，微弯，长 5～7 mm，直径 2～3 mm。表面灰褐色或浅灰褐色，具多数细小黑斑，并有明显的纵棱线。顶端较宽，有一圆环，中心有点状突起的花柱残迹；基部狭窄，有圆形果柄痕。果皮较硬，果实折断后可见子叶 2 片，淡黄白色，富油性。果实气无；种子气特异，味苦微辛，久嚼稍麻舌。以粒大、饱满、色灰褐者为佳。

【显微鉴别】瘦果横切面，外果皮为 1 列大小不等的类方形薄壁细胞，壁弯曲，多破裂；外被角质层。中果皮厚薄不匀，细胞壁稍厚，棕黄色或暗棕色，微木化；于棱脊处常有小型维管束。内果皮狭窄，为棕黄色的颓废细胞层，细胞界限不清，为 1 列草酸钙方晶所充填。种皮最外为1列细胞，多扭曲，排列紧密，长75～120 μm，直径10～30 μm，壁甚厚，层纹明显；营养层为数列薄壁细胞，常颓废不清。胚乳细胞数列，内含脂肪油。子叶细胞充满糊粉粒及脂肪油，并含有细小的草酸钙簇晶，偶见小方晶。

【理化鉴别】

1.取脱脂本品粉末2 g，加乙醇20 mL温浸1 h，滤过。滤液做以下试验：

(1)检查木脂素类　取滤液2 mL，加入1%三氯化铝的乙醇溶液，则呈蓝绿色。

(2)检查木脂素类　取滤液2 mL，加入等体积的3%碳酸钠水溶液，于水浴上煮沸3～5 min，放冷，加入重氮化试剂，则溶液呈红色。

2.检查生物碱　取本品粗粉5 g，加稀盐酸水溶液(pH 1.0～2.0)10 mL。浸泡过夜，滤过。取滤液3份各2 mL，置3只试管中，分别加碘化汞钾试剂、碘化铋钾试剂、硅钨酸试剂各1滴，则分别产生白色、棕红色及白色沉淀。

3.取本品粉末少量，置紫外光(365 nm)灯下观察，显绿色荧光。

大腹皮

【来源】为棕榈科植物槟榔(*Areca catechu* L.)的干燥果皮。

【产地】主产于广东、海南、云南、台湾、广西、福建。亚洲热带地区广泛栽培。

【采收加工】冬、春二季采收成熟果实，剥下果皮，打松，在水中浸泡，晒干，再打松除去外果皮。

【性状鉴别】

1.大腹皮　略呈椭圆形或长卵形瓢状，长4～7 cm，宽2～3.5 cm，厚0.2～0.5 cm。外果皮深棕色至近黑色，具不规则的纵皱纹及隆起的横纹，顶端有花柱残痕，基部有果梗及残存萼片。内果皮凹陷，褐色或深棕色、光滑呈硬壳状。体轻，质硬，纵向撕裂后可见中果皮纤维。气微，味微涩。

2.大腹毛　略呈椭圆形或瓢状。外果皮多已脱落或残存。中果皮棕毛状，黄白色或淡棕色，疏松质柔。内果皮硬壳状，黄棕色至棕色，内表面光滑，有时纵向破裂。无臭，味淡。

【显微鉴别】粉末为灰黄色。外果皮细胞表面观多角形或长多角形，直径9～15 μm，长至52.8 μm，壁略呈连珠状增厚。中果皮纤维多成束，细长条形，平直或稍弯曲，有的一边呈小波状凸起，末端稍钝圆，直径约10 μm，壁厚，木化，孔沟明显；纤维束周围细胞含硅质块，硅质块直径6～9 μm，含硅质块细胞壁厚，木化。中果皮石细胞类圆形、类长方形、长椭圆形，直径22～50 μm，壁稍厚，木化或微木化，纹孔、孔沟明显，有的层纹较清楚。内果皮细胞类多角形、类圆形、长多角形，直径9～24 μm，壁厚，木化，孔沟较明显。该品以色黄白、质柔韧、无杂质者为佳。

草果

【来源】本品为姜科植物草果(*Amomum tsao-ko* Crevost et Lemaire)的干燥成熟果实。

【产地】主产于云南、广西和贵州等省(自治区)。

【采收加工】秋季果实成熟时采收，除去杂质，晒干或低温干燥。

【性状鉴别】本品呈长椭圆形，具三钝棱，长 2～4 cm，直径 1～2.5 cm。表面灰棕色至红棕色，具纵沟及棱线，顶端有圆形突起的柱基，基部有果梗或果梗痕。果皮质坚韧，易纵向撕裂。剥去外皮，中间有黄棕色隔膜，将种子团分成 3 瓣，每瓣有种子 8～11 粒。种子呈圆锥状多面体，直径约 5 mm；表面红棕色，外被灰白色膜质的假种皮，种脊为 1 条纵沟，尖端有凹状的种脐；质硬，胚乳灰白色。有特异香气，味辛、微苦。

【显微鉴别】种子横切面：类肾形，外周微波状。假种皮细胞多列，壁稍弯曲；种皮表皮细胞 1 列，径向延长，排列较整齐，壁厚稍弯曲，外被角质层；下皮细胞 1 列，不含色素；油细胞 1 列，较大，切向延长约至 139 μm；色素层细胞 5～9 列，内含棕黄色或淡黄色物；内种皮厚壁细胞褐红色、棕红色或黄红色，径向延长约至 132 μm，内壁厚约至 85 μm，端胸腔内硅质块直径 20～38 μm。外胚乳细胞充满由微小淀粉粒集结而成的淀粉团，有的尚含细小草酸钙方晶或簇晶；内胚乳含糊粉粒。胚细胞含糊粉粒，并含脂肪油滴。

【理化鉴别】薄层色谱：取本品挥发油，加乙醇制成每毫升含 50 μL 的溶液，作为供试品溶液。加取桉油精对照品，加乙醇制成每毫升含 20 μL 的溶液，作为对照品溶液。吸取上述两种溶液各 1 μL，分别点于同一硅胶 G 薄层板上，以正己烷-醋酸乙酯(17：3)为展开剂，展开，取出，晾干，喷以 5%香草醛硫酸溶液，于 105℃烘数分钟，供试品色谱中在与对照品色谱相应的位置上，显相同的蓝色斑点。

草豆蔻

【来源】姜科植物草豆蔻(*Alpinia katsumadai* Hayata)的干燥近成熟种子。

【产地】主产于云南、广西。

【采收加工】夏、秋二季采收，晒至九成干，或用水略烫，晒至半干，除去果皮，取出种子团，晒干。

【性状鉴别】蒴果长圆形，两端稍尖，长 1.5～2 cm，直径 1～1.5 cm；表面棕红色，有纵向深沟纹，果皮易裂开。果实 3 室，中轴胎座，每室种子 25～90 粒，密集成团。种子团呈长圆形或圆球形，顶端稍尖，全体呈三棱状，长 1～1.8 cm，直径 1～1.4 cm；表面黄棕色或红棕色。种子呈卵状多角形；长 3～5 mm，直径约 3 mm；表面灰棕色，被灰白色假种皮；背面隆起，合点约在中央，种脐为一凹点，在背侧面，种脊为一纵沟，经腹面而至合点。

本品为类球形的种子团，直径 1.5～2.7 cm。表面灰褐色，中间有黄白色的隔膜，将种子团分成 3 瓣，每瓣有种子多数，粘连紧密，种子团略光滑。种子为卵圆状多面体，长 3～5 mm，直径约 3 mm，外被淡棕色膜质假种皮，种脊为一条纵沟，一端有种脐；质硬，将种子沿种脊纵剖两瓣，纵断面观呈斜心形，种皮沿种脊向内伸入部分约占整个表面积的 1/2 ；胚乳灰白色。气香，味辛，微苦。

【显微鉴别】

1. 种子横切面　类梯形或类方形，外周微波状。假种皮细胞多列。种皮表皮细胞 1 列，多径向延长，排列整齐，外被角质层。下皮细胞 2 列，不含色素。色素层细胞 3～5 列，内含红棕色或淡黄色色素。油细胞间断排列于色素层，多径向延长，内含油滴。内种皮厚壁细胞 1 列，径向延长，圆柱形，长至 39 μm，直径至 29 μm，外壁薄，内壁厚，非木化，胞腔内含硅质块。外胚乳细胞充满由微小淀粉集结成的淀粉团，有的细胞内含细小草酸钙方晶。内胚乳细胞充满糊粉粒。胚细胞含糊粉粒及油滴。

2. 粉末特征　黄棕色。

①种皮表皮细胞末端渐尖，长至 400 μm，直径 30 μm，非木化；②下皮细胞长角形或类方形，长至 150 μm，直径 14～31 μm，1～3 列重叠，常与种皮表皮细胞上下层垂直排列，胞腔内不含深色物；③色素层细胞红棕色，细胞皱缩，含红棕色色素物，易碎成色素块；④油细胞散列于色素层细胞间，内含黄绿色油状物；⑤内种皮厚壁细胞成片，黄棕色或红棕色，表面观多角形，直径 14～25 μm，壁厚，非木化，胞腔内含硅质块，直径 8～15 μm；切面观细胞排成栅状，胞腔位于一端，内含硅质块。此外有假种皮细胞、外胚乳细胞、内胚乳细胞及草酸钙方晶、簇晶等。

【理化鉴别】取本品粉末 1 g，加甲醇 5 mL，置水流水浴中加热振摇 5 min，滤过，滤液作为供试品溶液。另取山姜素和小豆蔻查耳酮作对照品，加甲醇制成每毫升各含 2 mg 的混合溶液，作为对照品溶液。吸取上述两种溶液各 5 μL，分别点于同-硅胶 G 薄层板上，以苯-醋酸乙酯-甲醇（15∶4∶1）为展开剂，展开，取出晾干，在 100℃烘约 5 min，置紫外光（365 nm）灯下检视。供试品色谱中在与山姜对照品色谱相应的位置上，显相同的浅蓝色荧光斑点；在与小豆蔻查耳酮对照品色谱相应的位置上，显相同的棕褐色斑点。

益　智

【来源】姜科植物益智（*Alpinia oxyphylla* Miq.）的干燥成熟果实。

【产地】主产于海南岛，雷州半岛有少量分布。广西、云南、福建等地有栽培。

【采收加工】5～6 月间果实呈褐色、果皮茸毛减少时采摘，除去果柄，晒干。

【性状鉴别】干燥果实呈纺锤形或椭圆形，长 1.2～2 cm，直径 1～1.3 cm。外皮红棕色至灰棕色，有纵向断续状的隆起线 13～20 条。皮薄而稍韧，与种子紧贴。种子集结成团，分 3 瓣，中有薄膜相隔，每瓣有种子 6～11 粒。种子呈不规则扁圆形，略有钝棱，直径约 3 mm，厚约 1.5 mm，表面灰褐色或灰黄色；种脐位于腹面的中央，微凹陷，自种脐至背面的合点处，有一条沟状种脊；破开后里面为白色，粉性。臭特殊，味辛微苦。

【显微鉴别】

1. 本品种子横切面　假种皮薄壁细胞有时残存。种皮表皮细胞类圆形、类方形或长方形，略径向延长，壁较厚；下皮为 1 列薄壁细胞，含黄棕色物；油细胞 1 列，类方形或长方形，含黄色油滴；色素层为数列黄棕色细胞，其间散有较大的类圆形油细胞 1～3 列，含黄色油滴；内种皮为 1 列栅状厚壁细胞，黄棕色或红棕色，内壁与侧壁极厚，胞腔小，内含硅质块。外胚乳细胞充满细小淀粉粒集结成的淀粉团。内胚乳细胞含糊粉粒及脂肪油滴。

2. 粉末　黄棕色。种皮表皮细胞表面观呈长条形，直径约至 29 μm，壁稍厚，常与下皮细胞上下层垂直排列。色素层细胞皱缩，界限不清楚，含红棕色或深棕色物，常碎裂成不规则色素块。油细胞类方形、长方形，或散列于色素层细胞间。内种皮厚壁细胞黄棕色或棕色，表面观多角形，壁厚，非木化，胞腔内含硅质块；断面观细胞 1 列，栅状，内壁及侧壁极厚，胞腔偏外侧，内含硅质块。外胚乳细胞充满细小淀粉粒集结成的淀粉团。内胚乳细胞含糊粉粒及脂肪油滴。

【理化鉴别】取该品适量，粉碎后加水蒸馏，提取的挥发油加无水硫酸钠脱水后点样于硅胶G薄层板上，以樟脑、1,8-桉油精为对照品，石油醚-醋酸乙酯（85：15）展开，10%磷钼酸乙醇液显色，样品液色谱在与对照品色谱的相应位置上有相同色斑点。本品以个大、饱满、气味浓者为佳。

胡 椒

【来源】本品为胡椒科植物胡椒（*Piper nigrum* L.）的干燥近成熟或成熟果实。

【产地】我国台湾、福建、广东、广西及云南等地均有栽培。原产东南亚，现广植于热带地区。

【采收加工】秋末至翌春果实呈暗绿色时采收，晒干，为黑胡椒；果实变红时采收，用水浸渍数日，擦去果肉，晒干，为白胡椒。

【性状鉴别】

1. 黑胡椒　呈球形，直径3.5～5 mm。表面黑褐色，具隆起网状皱纹，顶端有细小花柱残迹，基部有自果轴脱落的疤痕。质硬，外果皮可剥离，内果皮灰白色或淡黄色。断面黄白色，粉性，中有小空隙。气芳香，味辛辣。

2. 白胡椒　表面灰白色或淡黄白色，平滑，顶端与基部间有多数浅色线状条纹。

【显微鉴别】外果皮由1列表皮及2～3列下皮层细胞组成，下皮层中夹有较多黄色石细胞群。中果皮薄壁组织中有大型油细胞分布，并有细小维管束散在。内果皮为1列黄色石细胞，内壁特厚。种皮为2～3列压缩状长形细胞，棕色至暗棕色，内为1列透明细胞。外胚乳最外2～3列细胞含细小糊粉粒，内层细胞中含淀粉粒，并有黄棕色或黄绿色油细胞散在。

【理化鉴别】

1. 取本品粉末少量，加硫酸1滴，显红色，渐变红棕色，后转棕褐色。

2. 取本品粉末0.5 g，加无水乙醇5 mL，超声处理30 min，滤过，滤液作为供试品溶液。另取胡椒碱对照品，置棕色量瓶中，加无水乙醇制成每1 mL含4 mg的溶液，作为对照品溶液。照薄层色谱法试验，吸取上述两种溶液各2 μL，分别点于同一硅胶G薄层板上，以苯-醋酸乙酯-丙酮（7：2：1）为展开剂，展开，取出，晾干，喷以10%硫酸乙醇溶液，加热至斑点显色清晰。供试品色谱中，在与对照品色谱相应的位置上，显相同颜色的斑点。

蒺 藜

【来源】本品为蒺藜科植物蒺藜（*Tribulus terrestris* L.）的干燥成熟果实。

【产地】主产河南、河北、山东、山西及北方各省区。

【采收加工】秋季果实成熟时采割植株。晒干，打下果实，除去杂质。

【性状鉴别】完整的果实由5个分果瓣组成，放射状排列呈五棱状球形，直径0.7～1.2 cm。小分果斧状或橘瓣状，长0.2～0.6 cm，黄白色或淡黄绿色，背面弓形隆起，中间有纵棱及多数疙瘩状小短刺；上部两侧各有一粗硬刺，长0.4～0.6 cm，呈八字形分开，基部的两个粗硬刺稍短，亦呈八字形分开，两侧面较薄，有网状花纹或数条斜向棱线。果皮木质，极坚硬。分果1室，靠腹面生有3～4粒种子，种子长卵圆形稍扁，有油性。味微苦，辛。以饱满坚实、背面色淡黄绿者为佳。

【显微鉴别】本品粉末黄绿色。纤维木化，上下层纵横交错排列，少数单个散在，有时纤维束与石细胞群相联结。石细胞长椭圆形或类圆形，成群。种皮细胞多角形或类方形，直径约 30 μm，壁网状增厚，木化。草酸钙方晶直径 8～20 μm。

【理化鉴别】取本品粉末 5 g，加 70%乙醇 20 mL 浸泡 3 h，滤过，取滤液 5 mL，蒸去乙醇，放冷，残渣溶于少量醋酐中，加入浓硫酸数滴，呈红紫色。

【附注】另有一种软蒺藜，原植物为藜科的西伯利亚滨藜的果实（胞果）。性状为扁平扇形，上棕色，粗糙，有主脉 3 条，放射状隆起，细脉网状。老熟时果实基部有刺状突起，质软不刺手，果皮种皮均薄，剥去后内有油质的胚与胚乳。气微，味微酸咸。天津两种蒺藜均用。

佛　手

【来源】芸香科植物佛手（*Citrus medica* L. var. *sarcodactylis* Swingle）的干燥果实。

【产地】产于广东、浙江、江西、福建、云南、四川等省区。

【采收加工】秋季果实尚未变黄或刚变黄时采收，纵切成薄片，晒干或低温干燥。生用。

【性状鉴别】本品为类椭圆形或卵圆形的薄片，常皱缩或卷曲。长 6～10 cm，宽 3～7 cm，厚 2～4 mm。顶端稍宽，常有 3～5 个手指状的裂瓣，基部略窄，有的可见果梗痕。外皮黄绿色或橙黄色，有皱纹及油点。果肉浅黄白色，散有凹凸不平的线状或点状维管束。质硬而脆，受潮后柔韧。气香，味微甜后苦。

【显微鉴别】

1. 果皮横切面　外果皮为 1 列方形或长方形的表皮细胞，外被角质层。有时可见气孔，中果皮薄壁细胞圆形或类圆形，近外果皮的 2～3 列细胞较小，壁略厚，内含草酸钙棱晶，长 10～26 μm，宽 6～16 μm；外侧有大型油室 1～2 列，椭圆形或圆形，径向 270～600 μm，切向 180～450 μm；中果皮内侧散有较多的细小维管束及橙皮苷结晶。果皮最内层为 1 列排列整齐的细小薄壁细胞，其内的组织多颓废。果实顶端指尖分枝的横切面，可见导管内或少数薄壁细胞中含有黄色簇针状橙皮苷结晶。

2. 粉末　淡棕黄色。中果皮薄壁组织众多，细胞呈不规则形或类圆形，壁不均匀增厚。果皮表皮细胞表面观为不规则多角形，偶见类圆形气孔。草酸钙方晶成片存在于多角形的薄壁细胞中，呈多面形、菱形或双锥形。

【理化鉴别】

1. 检查香豆精类化合物　取本品粉末少许进行微量升华，可得黄色针状或羽毛状结晶。结晶加 95%乙醇溶解后滴于滤纸上，于紫外光（254 nm）灯下检视有紫色荧光。

2. 检查黄酮类　取本品 0.5 g，加乙醇适量浸提，滤过，滤液加镁粉少量，混匀，滴加浓盐酸数滴，溶液呈橙色。

3. 检查内酯类　取本品 0.5 g，加 5%冰醋酸适量浸提，滤过，滤液加溴水数滴，可见溴水褪色。

淡豆豉

【来源】淡豆豉为豆科大豆属植物大豆［*Glycine max*（L.）Merr.］的成熟种子经过一定的炮制方法（发酵）加工而成的制品。

【产地】全国各地均产。

【采收加工】10月果实成熟时采收，去壳取种仁。炮制取桑叶、青蒿各70～100 g，加水煎煮，滤过，煎液拌入净大豆1 000 g中，待吸尽后，蒸透，取出，稍凉，再置容器内，用煎过的桑叶、青蒿渣覆盖，闷使发酵至黄衣上遍时，取出，除去药渣，洗净，置容器内再闷15～20 d，至充分发酵、香气溢出时，取出，略蒸，干燥，即得。

【性状鉴别】本品呈椭圆形，略扁，长0.6～1 cm，直径0.5～0.7 cm。表面黑色，皱缩不平。质柔软，断面棕黑色。气香，味微甘。

【显微鉴别】粉末黄白色或黄褐色。①栅状细胞顶面观呈长多角形，壁甚厚，孔沟明显；底面观胞腔内含棕黄色或棕黑色物；断面观呈长柱形，长48～102 μm，直径9～10 μm，壁自内向外渐增厚；②支柱细胞哑铃状或骨状，长26～170 μm，宽20～73 μm，缢缩部宽12～26 μm，其顶面观呈类圆形，胞腔明显；③糊粉层细胞形小，呈类方形，壁较厚；④种脐部位栅状细胞的内侧有星状组织，碎片少见，细胞类圆形、圆多角形或不规则形，壁较厚，有大的细胞间隙。

【理化鉴别】薄层层析样品制备：取样品粗粉0.5 g，加70%乙醇7 mL，沸水浴上加热20 min，放冷滤过，滤液浓缩至0.2 mL，吸取20 mL点样。吸附剂：硅胶G-1%CMC，湿法制板，120℃烘1 h。以脯氨酸、亮氨酸和天冬酰胺作对照，喷雾后，105℃烤5 min。

胖大海

【来源】本品为梧桐科植物胖大海(*Sterculia lychnophora* Hance)的干燥成熟种子。

【产地】主产于越南、印度、马来西亚、泰国及印度尼西亚等国。我国海南及广西等地有少量引种栽培。

【采收加工】4～6月果实开裂时，采下成熟的种子，晒干。

【性状鉴别】本品呈纺锤形或椭圆形，长2～3 cm，宽1～1.5 cm。先端钝圆，基部略尖而歪，具浅色的圆形种脐，表面棕色或暗棕色，微有光泽，具不规则而较粗的干缩皱纹。外层种皮极薄，质脆，易脱落。中层种皮较厚，黑褐色，质松易碎，遇水则膨胀成海绵状。断面可见散在的树脂状小点。内层种皮可与中层种皮剥离，稍革质，内有2片肥厚胚乳，广卵形；子叶2片，菲薄，紧贴于胚乳内侧，与胚乳等大。气微，味淡，嚼之有黏性。

【显微鉴别】①种皮表皮细胞表面观方形或五角形，淡棕色，垂周壁增厚，有壁孔；气孔多。②腺毛头部扇形或钝椭圆形，直径45～92 μm，8～20个细胞，含棕色物；柄单细胞。③非腺毛较少，常被磨碎；完整者呈星状，直径220～260 μm，4～13分叉，含棕色物。④种皮薄壁细胞遇水膨胀为不规则形，具单纹孔，含淡棕色物，胞间隙较大。此外有少数螺纹及环纹导管。

【理化鉴别】取本品粉末0.2 g，加水10 mL，置水浴中加热30 min，滤过。取滤液4 mL，加氢氧化钠试液3 mL及碱性酒石酸铜试液5 mL，置水浴中加热，即生成红色沉淀。

【附注】梧桐科植物圆粒苹婆(*Sterculia scaphigera* Wall.)的干燥成熟种子在进口胖大海药材商品中曾有混入。其药材性状特征为种子呈球形或近球形，长18～25 mm，宽16～22 mm，黑褐色，表面具细密的皱纹；种脐位于腹面的下方，色淡；种皮3层，表皮极薄，中层(种衣)较厚，黑褐色，胶质状，浸入沸水中膨胀很慢，约能增大到原体积的2倍，内层革质，韧性强，包着种仁，外表黑褐色，粗糙，具极细密的皱纹，无胚乳；子叶肥厚，圆形，腔小，不明显，以手摇之滚动；胚根小，呈钻形，位于子叶的弯缺口内，而其顶尖露出缺口的外边并与种脐相接。本品与胖大海植物来源不同，应视为胖大海的伪品。

薏苡仁

【来源】本品为禾本科植物薏苡[*Coix lacryma-jobi* L. var. *ma-yuen*（Roman.）Stapf]的干燥成熟种仁。

【产地】主产于贵州、福建、河北、辽宁等地。

【采收加工】11～12月间采挖。晒干，打下果实，再晒干，除去外壳、黄褐色种皮及杂质。

【性状鉴别】本品呈宽卵形或长椭圆形，长4～8 mm，宽3～6 mm。表面乳白色，光滑，偶有残存的黄褐色种皮。一端钝圆，另端较宽而微凹，有一淡棕色点状种脐。背面圆凸，腹面有1条较宽而深的纵沟。质坚实，断面白色，粉性。气微，味微甜。

【显微鉴别】粉末特征为类白色。主体为淀粉粒，单粒类圆形或多面形，直径2～20 μm，脐点星状、三叉状、人字形或裂缝状，复粒少见，由2～3分粒组成。

【理化鉴别】本品加碘试液淀粉粒显棕红色。

【储存方法】用双层麻袋包装，每件重50 kg。本品含丰富淀粉、蛋白质等，夏季受潮后极易生虫和发霉。应贮存于干燥、通风处。本品如带壳（果实）贮存，随用随碾，可久贮不蛀。少量可保存于密封坛或缸内。

【养护技术】本品体糯粉质，极易生虫，贮存期间应经常翻晒。夏季生虫时常数粒或数十粒粘成一团，蔓延十分迅速，蛀蚀的情况很严重。因其虫蛀先从基部凹入处或腹面纵沟中发生，故应注意检查，为了防止生虫，除经常翻晒外，还可使用药物熏蒸，这样既可防虫，又能使色泽洁白美观。薏苡仁在贮存时常遇老鼠为害，损失极大，除堵塞鼠洞外，可在存放的四周撒些石灰粉，或在老鼠出入处放杀鼠药剂。

青葙子

【来源】苋科植物一年生草本青葙（*Celosia argentea* L.）和鸡冠花的干燥种子。

【产地】全国各地均有生产。

【采收加工】秋季果实成熟时采割植物或摘取果穗，晒干，收集种子。全草晒干备用。

【性状鉴别】青葙种子和鸡冠花种子两者极相似。均呈扁圆形或双凸镜形，边缘较薄，中心较厚。直径1～1.5 mm，厚约0.5 mm。色黑，平滑光亮。在放大镜下观察可见表面有网状纹，网纹呈矩形或多角形，排列成整齐的同心环。基部稍下凹处为种脐，中央有稍突起的脊，种皮薄，剥去种皮，子仁黄白色，饱含油质。气微，味淡。以色黑亮者为佳。

【显微鉴别】粉末特征为黑灰色。

①种皮表皮细胞暗棕红色。断面观类方形，径向27～56 μm，切向约至35 μm，外壁色深，极厚，具垂直或稍斜向的条状增厚，径向壁稍厚，弯曲；表面观细胞多角形或长多角形，直径15～37 μm，具致密网状增厚纹理；②种皮内表皮细胞多角形，具细密平行的角质纹理。另有色素层细胞、胚乳细胞及草酸钙方晶。

车前子

【来源】本品为车前科植物车前（*Plantago asiatica* L.）或平车前（*Plantago depressa* Willd.）的干燥成熟种子。

【产地】主产于黑龙江、辽宁、河北等地。

【采收加工】夏、秋二季种子成熟时采收果穗，晒干，搓出种子，除去杂质。

【性状鉴别】本品呈椭圆形、不规则长圆形或三角状长圆形，略扁，长约 2 mm，宽约 1 mm。表面黄棕色至黑褐色，有细皱纹，一面有灰白色凹点状种脐。质硬。气微，味淡。

【显微鉴别】

1. 车前粉末深黄棕色。种皮外表皮细胞断面观类方形或略切向延长，细胞壁黏液质化。种皮内表皮细胞表面观类长方形，直径 5～19 μm，长约至 83 μm，壁薄，微波状，常作镶嵌状排列。内胚乳细胞壁甚厚，充满细小糊粉粒。

2. 平车前种皮内表皮细胞较小，直径 5～15 μm，长 11～45 μm。

【理化鉴别】取本品 0.1 g，加水 3 mL，振摇，放置 30 min，滤过，滤液中加稀盐酸 3 mL，煮沸 1 min，放冷，加氢氧化钠试液调至中性，加碱性酒石酸铜试液 1 mL，置水浴中加热，生成红色沉淀。

莱菔子

【来源】为十字花科植物萝卜 *Raphanus sativus* L. 的干燥成熟种子。

【产地】主产于河北、河南、浙江、黑龙江等地。

【采收加工】夏季果实成熟时采割植株，晒干，搓出种子，除去杂质，再晒干。

【性状鉴别】本品呈类卵圆形或椭圆形，稍扁，长 2.5～4 mm，宽 2～3 mm。表面黄棕色、红棕色或灰棕色。一端有深棕色圆形种脐，一侧有数条纵沟。种皮薄而脆，子叶 2，黄白色，有油性。气微，味淡、微苦辛。

【显微鉴别】种子横切面：最外为 1 列类方形的表皮黏液细胞；下皮细胞 1 列切向延长巨大，薄壁性；栅状细胞 1 列，棕红色，高 10～20 μm，宽约 11 μm，其侧壁和内壁增厚，木化，色素层细胞颓废，内含红棕色物质。内胚乳细胞 1 列，扁平，内含糊粉粒。子叶发达，含糊粉粒及脂肪油。

【理化鉴别】

1. 取本品粉末少量，置试管内，加氢氧化钠 1 小粒，置酒精灯上灼热，放冷，加水 2 mL 使溶解，滤过。取滤液 1 mL，加 5%盐酸溶液酸化，即有硫化氢产生，遇新制的醋酸铅试纸，则显有光泽的棕黑色。

2. 取亚硝基铁氰化钠 1 小粒，置白瓷板上，加水 1～2 滴使溶解，加上项剩余的滤液 1～2 滴，即显紫红色。

紫苏子

【来源】本品为唇形科植物紫苏[*Perilla frutescens*（L.）Britt]的干燥成熟果实。

【产地】主产于江苏、浙江、河北等地。

【采收加工】秋季果实成熟时采收，除去杂质，晒干。切片，晒干。

【性状鉴别】本品呈卵圆形或类球形，直径约 1.5 mm。表面灰棕色或灰褐色，有微隆起的暗紫色网纹，基部稍尖，有灰白色点状果梗痕。果皮薄而脆，易压碎。种子黄白色，种皮膜质，子叶 2，类白色，有油性。压碎有香气，味微辛。

【显微鉴别】果实横切面：外果皮被角质层。中果皮为 2～3 列薄壁细胞，有维管束散在，其内为 1 列色素细胞，表面观呈多角形，棕色，其下为 1 列内果皮异形石细胞，长 120～140 μm，直径 30～40 μm，石细胞顶端有 8～10 个柱状突起，外壁有圆钩状突起，孔沟细窄，木化。果皮的内表皮细胞壁微木化，有密集的小单纹孔。种皮外层为 1 列壁呈条纹或网纹增厚的细胞，表面观圆形或椭圆形，前者直径 40～52 μm，后者长径 48～80 μm，短径 36～48 μm，其下为 2～3 列薄壁细胞。子叶含油滴。

【理化鉴别】取本品粉末 2 g，加乙醚 20 mL，温浸 0.5 h 后滤过。取乙醚提取液 2 mL，置玻璃皿上，室温挥去乙醚，将残渣与无水硫酸钠 1～2 粒直接加热，产生气泡并有刺激性特臭的白色气体（丙烯醛）。

青 皮

【来源】芸香科植物橘（*Citrus reticulata* Blanco）及其栽培变种的干燥幼果或未成熟果实的果皮。

【产地】青皮主产福建、浙江、四川等地。

【采收加工】5～6 月收集自落的幼果，晒干，习称“个青皮”；7～8 月采收未成熟的果实，在果皮上纵剖成四瓣至基部，除尽瓤瓣，晒干，习称“四花青皮”。

【性状鉴别】个青皮呈类球形，直径 0.5～2 cm。表面灰绿色或黑绿色，微粗糙，有细密凹下的油室，顶端有稍突起的柱基，基部有圆形果梗痕。质硬，断面果皮黄白色或淡黄棕色，厚 0.1～0.2 cm，外缘有油室 1～2 列。瓤囊 8～10 瓣，淡棕色。气清香，味酸、苦、辛。

【显微鉴别】

1. 四花青皮　本品粉末灰绿色或淡灰棕色。中果皮薄壁组织众多，细胞形状不规则，壁稍增厚，有的呈连珠状。果皮表皮细胞表面观多角形或类方形，垂周壁增厚，气孔长圆形，直径 20～28 μm，副卫细胞 5～7 个；侧面观外被角质层，靠外方的径向壁稍增厚。草酸钙方晶存在于近表皮的薄壁细胞中，呈多面体形、菱形或方形。直径 3～28 μm，长至 32 μm。橙皮苷结晶棕黄色，呈半圆形、类圆形或无定形团块。螺纹导管、网纹导管细小。

2. 个青皮　瓤囊表皮细胞狭长，壁薄，有的呈微波状，细胞中含有草酸钙方晶，并含橙皮苷结晶。

【理化鉴别】取本品粉末 0.3 g，加甲醇 10 mL，加热回流 20 min，滤过，取滤液 5 mL，浓缩至 1 mL，作为供试品溶液。另取橙皮苷对照品，加甲醇制成饱和溶液，作为对照品溶液。照薄层色谱法试验，吸取上述两种溶液各 2 μL，分别点于同一用 0.5%氢氧化钠溶液制备的硅胶 G 薄层板上，以乙酸乙酯-甲醇-水(100∶17∶13)为展开剂，展至约 3 cm，取出，晾干，再以甲苯-乙酸乙酯-甲酸-水(20∶10∶1∶1)的上层溶液为展开剂，展至约 8 cm，取出，晾干，喷以三氯化铝试液，置紫外光(365 nm)灯下检视。供试品色谱中，在与对照品色谱相应的位置上，显相同颜色的荧光斑点。

川楝子

【来源】本品为楝科植物川楝(*Melia toosendan* Sieb. et Zucc.)的干燥成熟果实。

【产地】分布于甘肃、河南、湖北、湖南、云南、贵州、四川等省区，主产于四川。

【采收加工】冬季果实成熟时采收，除去杂质，干燥。

【性状鉴别】本品呈类球形，直径 2～3.2 cm。表面金黄色至棕黄色，微有光泽，少数凹陷或皱缩，具深棕色小点。顶端有花柱残痕，基部凹陷，有果梗痕。外果皮革质，与果肉间常成空隙，果肉松软，淡黄色，遇水润湿显黏性。果核球形或卵圆形，质坚硬，两端平截，有 6～8 条纵棱，内分 6～8 室，每室含黑棕色长圆形的种子 1 粒。气特异，味酸、苦。

【显微鉴别】

1. 果皮横切面　外果皮细胞类方形，外被厚角质层。中果皮主为薄壁细胞，内含淀粉粒，有的含草酸钙簇晶，直径约 16 μm；分泌细胞圆形或椭圆形，长 85～197 μm，宽 40～127 μm；内侧散布有细小维管束。内果皮主要为纤维，亦分布有石细胞，靠近中果皮的纤维多纵向排列，内侧的纤维多横向排列；晶纤维含晶细胞，壁呈不均匀增厚，常数个相连，胞腔内含草酸钙棱晶，少数含簇晶。

2. 粉末　特征为黄棕色。①内果皮纤维及晶纤维成束，常上下层交错排列或排列不整齐。纤维长短不一，稍弯曲，末端钝圆，直径 9～36 μm。壁极厚，有的不规则纵裂呈须束状，孔沟不明显，有的胞腔含黄棕色颗粒状物；含晶细胞壁厚薄不一，木化，含方晶，少数含簇晶。②果皮石细胞不规则长条形或长多角形，有瘤状突起或钝圆短分枝，弯曲呈 S 形，有的石细胞类圆形、类长圆形，直径 14～54 μm，长约至 150 μm，壁厚 9～13 μm，孔沟较稀而短，胞腔细窄，每一短分枝细胞呈星状；也有石细胞壁稍厚，胞腔充满棕色物。③果皮孔纹细胞类长多角形或长条形，壁稍厚，弯曲，具圆纹孔或斜纹孔，常可见数个纹孔集成纹孔域。④种皮细胞鲜黄色或橙黄色。断面观细胞扁平，壁厚，有纵纹孔；表面观多角形，有较密颗粒状纹理。⑤种皮含晶细胞壁厚薄不一，胞腔内充满淡黄色、黄棕色或红棕色物，并含细小草酸钙方晶。此外，有果皮表皮细胞、种皮色素细胞、种皮内表皮细胞、草酸钙方晶及簇晶。

【理化鉴别】检查三萜类：取本品粉末 1 g，加乙醚 5 mL，浸泡过夜，滤过。取滤液 1 mL，置蒸发皿中，挥散后，残渣加 0.125%对二甲氨基苯甲醛硫酸(50% *V/V*)溶液 6 滴，呈紫红色。

【附注】苦楝子，为楝科植物楝(*Melia azedarach* L.)的干燥成熟果实。其产地、植物形态详见苦楝皮的药条下。其药材性状鉴别特征：果实呈长椭圆形，长 1.5～2 cm，直径 1～1.5 cm。表面淡黄棕色至棕黄色，微有光泽，多皱缩，具深棕色小点。顶端钝圆，微下陷，有花柱残痕，基部凹陷，有果梗痕。外果皮革质，果肉松软，淡黄色，带黏性。果核呈圆形，质坚硬，一端平截，一端尖，有 5～6 条纵棱，内分 5～6 室，每室含黑褐色扁椭圆形种子 1 粒。气特异。味酸、苦。本品有小毒，具舒肝、行气、止痛、驱虫的功效。可用于治疗胸胁、腹脘胀痛，疝痛，虫积腹痛。内服常用量 4.5～9 g。

千金子

【来源】为大戟科植物续随子(*Euphorbia lathyris* L.)的干燥成熟种子。

【产地】主产于河北、浙江、四川等地。

【采收加工】夏、秋二季果实成熟时采收,除去杂质,干燥。

【性状鉴别】种子椭圆形或倒卵形,长约 5 mm,直径约 4 mm。表面灰棕色或灰褐色,具不规则网状皱纹,网孔凹陷处灰黑色,形成细斑点。一侧有纵沟状种脊,顶端为突起的合点,下端为线形种脐,基部有类白色突起的种阜或脱落后的痕迹。种皮薄脆,种仁白色或黄白色,富油质。气微,味辛。以粒饱满、种仁白色、油性足者为佳。

【显微鉴别】

1. 横切面　种皮表皮细胞波齿状,外壁较厚,细胞内含棕色物质;下方为 1～3 列下皮薄壁细胞;内表皮为 1 列类方形栅状细胞,其侧壁内方及内壁明显增厚。内种皮栅状细胞 1 列,棕色,细长柱状,壁厚,木化,有时可见壁孔。外胚乳为数列类方形薄壁细胞;内胚乳细胞类圆形;子叶细胞方形或长方形;均含淀粉粒。

2. 粉末　特征为深棕色。①种皮厚壁栅状细胞 1 列,棕色或深棕色。细胞细长柱状,排列紧密,稍弧状偏弯,下段渐细,末端平整或钝圆,长(径向)72～288 μm,宽(切向)9～22 μm,壁厚 3～9 μm,孔沟纤细而稀疏,胞腔较宽,充满红棕色或深棕色物。②种皮薄壁栅状细胞(外种皮内表皮)1 列,淡棕色。呈长方形或类方形,宽(切向)9～20 μm,排列成短栅状,外侧径向薄壁而稍弯曲,内壁增厚,约 1.5 μm。表面观呈多角形,排列紧密,壁稍厚,无细胞间隙。③种皮表皮细胞(外种皮外表皮)椭圆形或半圆形,略呈乳头状或绒毛状突起,外壁稍厚,胞腔常充满黄棕色或红棕色物。④种皮下皮细胞类多角形,稍皱缩,壁稍厚,有大的椭圆形或类圆形的纹孔。⑤内胚乳细胞类圆形,直径 36～63 μm,壁薄,胞腔内充满圆形或细粒状糊粉粒,并含脂肪油滴。⑥子叶细胞淡黄绿色,含颗粒状糊粉粒脂肪油滴。⑦外胚乳细胞类多角形,壁稍厚。

【理化鉴别】取该品 5 g,研碎,加石油醚(60～90℃)适量,加热回流 30 min,滤过。药渣加乙醇 50 mL,加热回流 2 h,回收乙醇至 20 mL,备用。

1. 检查甾萜类　取石油醚溶液 2 mL 置试管中,置水浴上蒸干,残渣加冰醋酸 1 mL 使溶解,再沿管壁加醋酐-硫酸 19∶1)的混合液 1 mL,两液接界面由淡棕色变为暗褐色或棕色。

2. 检查香豆精类　取乙醇溶液 1 mL,加 3%碳酸钠溶液 1 mL,置水浴上加热 10 min,加 20% 4-氨基安替比林 80%乙醇溶液和铁氰化钾试液各 2 滴,溶液显黄棕色或红棕色。

诃　子

【来源】使君子科植物诃子(*Terminalia chebula* Retz.)或绒毛诃子(*Terminalia chebula* Retz. var. *tomentella* Kurt.)的干燥成熟果实。

【产地】分布于广东、云南、广西,主产于云南。

【采收加工】秋、冬二季果实成熟时采收,除去杂质,晒干。用时打碎。

【性状鉴别】本品为长圆形或卵圆形，长 2～4 cm，直径 2～2.5 cm。表面黄棕色或暗棕色，略具光泽，有 5～6 条纵棱线和不规则的皱纹，基部有圆形果梗痕。质坚实。果肉厚 0.2～0.4 cm，黄棕色或黄褐色。果核长 1.5～2.5 cm，直径 1～1.5 cm，浅黄色，粗糙，坚硬。种子狭长纺锤形，长约 1 cm，直径 0.2～0.4 cm，种皮黄棕色，子叶 2，白色，相互重叠卷旋。气微，味酸涩后甜。

【显微鉴别】果皮横切面：外果皮为 5～8 列厚壁细胞，细胞内含棕色物。中果皮由薄壁组织、厚壁细胞环及维管束等组成。薄壁细胞圆形，在外果皮内侧与索状组织之间有 2～5 层薄壁细胞，细胞直径 30～50(～110)μm，色浅黄，壁较厚，细胞内有棕色树脂团块及较大油滴。厚壁细胞环由多数纤维状厚壁细胞纵横交错构成，多切向延长，细胞长 70～130(～365)μm，直径 5～20 μm。维管束多为不规则走向，有时分枝，近外果皮的导管直径 7～20 μm，以孔纹较常见；近果核的导管直径可达 60 μm。散布于近导管的薄壁细胞含草酸钙簇晶，直径 30～80 μm。

【理化鉴别】取本品(去核)粉末 0.5 g，加无水乙醇 30 mL，加热回流 30 min，滤过，滤液蒸干，残渣用甲醇 5 mL 溶解，通过中性氧化铝柱(100～200 目，5 g，内径为 2 cm)，用稀乙醇 50 mL 洗脱，收集洗脱液，蒸干，残渣用水 5 mL 溶解后通过 C18(300 mg)固相萃取小柱，用 30%甲醇 10 mL 洗脱，弃去 30%甲醇液，再用甲醇 10 mL 洗脱，收集洗脱液，蒸干，残渣加甲醇 1 mL 使溶解，作为供试品溶液。另取诃子对照药材(去核)0.5 g，同法制成对照药材溶液。照薄层色谱法(现行版药典一部附录ⅥB)试验，吸取上述两种溶液各 4 μL，分别点于同一硅胶 G 薄层板上，以甲苯-冰醋酸-水(12：10：0.4)为展开剂，展开，取出，晾干，喷以 10%硫酸乙醇溶液，在 105℃加热至斑点显色清晰，置紫外光(365 nm)灯下检视。供试品色谱中，在与对照药材色谱相应的位置上，显相同颜色的荧光斑点。

瓜蒌皮

【来源】本品为葫芦科植物栝楼(*Trichosanthes kirilowii* Maxim.)或中华栝楼(双边栝楼)(*Trichosanthes rosthornii* Harms)的干燥成熟果皮。

【产地】主产于河北、河南、安徽、浙江、山东、江苏以及辽宁、陕西、甘肃、四川、贵州、云南等地。

【采收加工】秋季采摘成熟果实，剖开，除去果瓤及种子，阴干。

【性状鉴别】本品常切成 2 至数瓣，边缘向内卷曲，长 6～12 cm。外表面橙红色或橙黄色，皱缩，有的有残存果梗，内表面黄白色。质较脆，易折断。具焦糖气，味淡、微酸。

【显微鉴别】

1. 果皮横切面

(1)栝楼　外果皮细胞 1 列，为近方形角质化厚壁细胞，外壁及侧壁均增厚，内为数层色素细胞，其下为石细胞环带，环的内侧为宽广的薄壁组织，其中有多数双韧型维管束，木质部多向外弯曲。本品薄壁细胞含少量草酸钙结晶。

(2)中华栝楼　石细胞环内侧有散生石细胞群。木质部半圆形，不外弯。

2. 粉末特征

(1)栝楼为浅橙黄色。①外果皮细胞多角形，长径 19～57 μm；气孔不定式。②石细胞多角形或类方形,直径 20～62 μm,棕黄色,壁厚 4～11 μm,纹孔较细密,胞腔甚大。③木纤维狭长纺锤形,直径 15～47 μm,末端有时分叉,壁有裂隙状纹孔。④中果皮内层薄壁细胞不规则多角形,内果皮细胞条状,壁极薄,两层细胞长径常互相垂直。⑤草酸钙结晶不规则块状,直径 9～38 μm。

(2)中华栝楼的石细胞有圆形者,直径 18～78 μm,壁厚 6～20 μm,纹孔较疏而稍大,胞腔常甚小。

【理化鉴别】

1. 取本品,置 60℃烘干,粉碎,取粗粉约 2 g,加乙醇 20 mL,超声处理 15 min,滤过,滤液蒸干,残渣加甲醇 2 mL 使溶解,作为供试品溶液。另取瓜蒌皮对照药材 2 g,同法制成对照药材溶液。

2. 照薄层色谱法试验,吸取上述两种溶液各 5 μL,分别点于同一硅胶 G 薄层板上,以石油醚(60～90℃)-醋酸乙酯(4∶1)为展开剂,展开,取出,晾干,喷以 5%香草醛硫酸溶液,加热至斑点显色清晰。供试品色谱中,在与对照药材色谱相应的位置上,显相同颜色的斑点。

【附注】同属植物绵阳栝楼(*Trichosanthes mianyangensis* Yueh et R. G. Liao)分布于四川、湖北;南方栝楼(*Trichosanthes damiaoshanensis* C. Y. Cheng et Yueh)分布于广西、贵州;央果栝楼(*Trichosanthes stylopodifera* C. Y. Cheng et Yueh)分布于安徽、湖北、湖南、广西、贵州、四川。其果皮在部分地区亦作栝楼皮使用。

瓜蒌子

【来源】本品为葫芦科植物栝楼(*Trichosanthes kirilowii* Maxim.)或中华栝楼(双边栝楼)(*Trichosanthes rosthornii* Harms)的干燥成熟种子。

【产地】主产于河北、河南、安徽、浙江、山东、江苏等地。

【采收加工】秋季采摘成熟果实,剖开,取出种子,洗净,晒干。

【性状鉴别】

1. 栝楼　呈扁平椭圆形,长 12～15 mm,宽 6～10 mm,厚约 3.5 mm。表面浅棕色至棕褐色,平滑,沿边缘有 1 圈沟纹。顶端较尖,有种脐,基部钝圆或较狭。种皮坚硬;内种皮膜质,灰绿色,子叶 2,黄白色,富油性。气微,味淡。

2. 中华栝楼(双边栝楼)　较大而扁,长 15～19 mm,宽 8～10 mm,厚约 2.5 mm。表面棕褐色,沟纹明显而环边较宽。顶端平截。

【显微鉴别】种子横切面:

1. 栝楼　种皮表皮细胞 1 列,长方形,长 36～55 μm,直径 10～22 μm,壁具条状增厚纹理,在棱线处表皮细胞延长呈栅状;外被角质层。厚壁细胞 6～15 列,壁木化;外侧细胞较小,向内细胞大小不一,排列不规则;最内 1～2 列为石细胞,石细胞类方形或多角形,壁厚 10～15 μm,排列紧密。腔隙薄壁组织为 4～6 列星状细胞,壁微木化。色素层细胞挤压皱缩,界线不清楚。种脊维管束位于腔隙薄壁组织的两端。外胚乳外层细胞的外侧壁角质化,其余细胞皱缩,内胚乳细胞 1 列,类长方形,内含脂肪油滴及糊粉粒。子叶细胞充满糊粉粒及脂肪油滴。

2. 中华栝楼　种皮表皮细胞长 34～72 μm,直径 12～48 μm,外缘具齿状突起。厚壁细胞 9～19 列，最内 3～4 列为石细胞，石细胞类方形或不规则多角形，壁厚 10～12 μm，镶嵌排列。

【理化鉴别】取本品粉末 1 g，加石油醚(60～90℃)10 mL，超声处理 10 min，滤过，滤液作为供试品溶液。另取 3,29-二苯甲酰基栝楼仁三醇对照品，加三氯甲烷制成每 1 mL 含 0.12 mg 的溶液，作为对照品溶液。照《薄层色谱法检验标准操作程序》(现行版药典一部附录ⅥB)试验，吸取上述两种溶液各 10 μL，分别点于同一硅胶 G 薄层板上，以环己烷-乙酸乙酯(5∶1)为展开剂，展开，取出，晾干，喷以 10%硫酸乙醇溶液，在 105℃加热至斑点显色清晰。供试品色谱中，在与对照品色谱相应的位置上，显相同颜色的斑点。

[拓展知识]

我国华东地区及湖南、湖北、四川等地所用的栝楼子，为同科植物王瓜[*Trichosanthes cucumeroides* (Ser.) Maxim.]的干燥种子。名称上虽与瓜蒌子有混淆，但并无药物错用，处方写瓜蒌子即提供正品瓜蒌子，写栝楼子则提供王瓜子。王瓜产于华东、华中、华南和西南地区。其原植物主要区别特征：多年生攀缘藤本。块根膨大呈纺锤形。茎多分枝，有卷须。叶互生；叶片掌状分裂，常有 3 裂，轮廓略呈三角形；花雌雄异株，雄花花序总状，雄花苞片及花萼裂片均为线形，长不及 6 mm，全缘，反折；花冠白色。果实呈卵圆形、卵状椭圆形或球形，长 6～7 cm；种子横长圆形，3 室，中央室呈凸起的环带，两侧室大，近圆形。王瓜子的药材性状鉴别特征：略似螳螂头状或十字形，中部隆起一宽带，俗称"玉带缠腰"，两侧各具一扁圆形空室。长 9～12 mm，宽 10～14 mm，厚 6～8 mm。表面粗糙，灰棕色至黑棕色，有小颗粒状突起。种皮破开后可见 3 室，两端室内中空，各有 1 孔，中间一室较大，内有 2 片长方形子叶。气微，味淡。

苍耳子

【来源】本品为菊科植物苍耳(*Xanthium sibiricum* Patr.)的干燥带总苞的果实。

【产地】全国各地均产。

【采收加工】秋季果实成熟时采收，干燥，除去梗、叶等杂质。

【性状鉴别】本品呈纺锤形或卵圆形，长 1～1.5 cm，直径 0.4～0.7 cm。表面黄棕色或黄绿色，全体有钩刺。顶端有 2 枚较粗的刺，分离或相连，基部有果梗痕。质硬而韧，横切面中央有纵隔膜，2 室，各有 1 枚瘦果。瘦果略呈纺锤形，一面较平坦，顶端具一突起的花柱基，果皮薄，灰黑色，具纵纹。种皮膜质，浅灰色，子叶 2，有油性。气微，味微苦。

【显微鉴别】粉末特征为灰黄色。①纤维众多，成束或单个散在，多数呈细长梭形，长约 425 μm，直径 17 μm，壁较薄；少数较短，长约 255 μm，直径 15 μm，壁稍厚，有明显的纹孔。②木薄壁细胞(存在于导管附近)长方形，长 96～120 μm，宽 19～24 μm，具单孔。③导管少见，网纹导管直径约 34 μm，螺纹导管直径约 12 μm。④子叶薄壁细胞含糊粉粒及油滴。⑤种皮薄壁细胞类圆形或长方形，淡黄色。

【理化鉴别】

1. 取样品粗粉 10 g，用 0.5%盐酸乙醇溶液 70 mL，回流 10 min，滤过。取滤液 2 mL 加三氯化铁液 1 滴，显绿色。(检查酚性成分)

2. 将上述滤液用氨试液调至中性，蒸干，残渣用少量5%硫酸溶解，分成两份，一份加硅钨酸试剂1滴，显浅黄色沉淀；另一份加碘化铋钾试剂1滴，显橘红色沉淀。（检查生物碱）

3. 薄层层析样品制备：取样品粗粉10 g，用甲醇振摇提取3次，合并提取液，减压浓缩到少量，供点样用。用芦丁对照。吸附剂：硅胶G，湿法铺板。展开剂：正丁醇-醋酸-水（4∶1∶5上层）。展距：10.5 cm。显色剂：氨蒸气，斑点呈黄色。

路路通

【来源】为金缕梅科植物枫香树（*Liquidambar formosana* Hance）的干燥成熟果序。

【产地】主产江苏、浙江、安徽、福建、湖北、湖南、陕西等地。

【采收加工】冬季果实成熟后采收，除去杂质，干燥。

【性状鉴别】本品为聚花果，由多数小蒴果聚合而成，星球形，直径2～3 cm。基部有总果梗。表面灰棕色或棕褐色，有多数钝刺状宿存花柱及针刺状萼齿，长0.5～1 cm，常折断，小蒴果顶部开裂，呈蜂窝状小孔。体轻，质硬，不易破开。气微，味淡。

【显微鉴别】粉末棕褐色。①纤维（果序轴）多断碎，长短不一，直径13～45 μm，末端稍钝或钝圆，壁多波状弯曲，木化，孔沟有时明显，胞腔内常含棕黄色物。②果皮石细胞类方形、梭形、不规则形或分枝状，直径53～398 μm，壁极厚，孔沟分枝状。③宿萼表皮细胞表面观多角形，壁厚，具孔沟，腔小，内含棕黄色物。④单细胞非腺毛（宿萼）常弯曲，长42～126 μm，宽11～19 μm，亦含棕黄色物。

【理化鉴别】

1. 检查糖类　取本品粉末1 g，加水5 mL，水浴加热20 min，滤过，取滤液2 mL，加碱性酒石酸铜试液2 mL，在沸水浴中加热10 min，产生红色氧化铜沉淀。

2. 检查黄酮类　取本品1 g，加95%乙醇10 mL，水浴加热15 min，放冷，滤过。滤液供下述试验：①取滤液2 mL，蒸干，加浓硫酸-醋酐试剂2滴，显红紫色，渐变为紫棕色，最后显污绿色（检查甾类）。②取滤液2 mL，加锌粉少许，滴加浓盐酸3～4滴，水浴加热15～20 min，显橙色。

石榴皮

【来源】石榴科植物石榴（*Punica granatum* L.）的果皮。

【产地】主产于安徽、河南、山东等地，全国大部分地区均有生产。

【采收加工】秋季果实成熟后收集果皮，晒干。

【性状鉴别】果皮半圆形或不规则块片，大小不一，厚1.5～3 mm。外表面黄棕色、暗红色或棕红色，稍具光泽，粗糙，有棕色小点，有的有突起的筒状宿萼或粗短果柄。内表面黄色或红棕色，有种子脱落后的凹窝，呈网状隆起。质硬而脆，断面黄色，略显颗粒状。气微，味苦涩。

以皮厚、棕红色者为佳。

【显微鉴别】

1. 果皮横切面　外果皮为一列表皮细胞，排列较紧密，外被角质层。中果皮较厚，薄壁细胞内含淀粉粒及草酸钙簇晶或方晶；石细胞单个散在，类圆形，长方形或不规则形，少数分枝状，壁较厚，胞腔大具纹孔；维管束散在。内果皮薄壁细胞较小，亦含淀粉粒及草酸钙簇晶或方晶；石细胞较小。

2.粉末　红棕色。①石细胞无色、淡黄色或黄棕色。类圆形、长方形或不规则形，有的短分枝，枝端圆钝或膨大，有的边缘呈波状，直径 27～102 μm，长至 238 μm，壁厚 5～46 μm，层纹明显，孔沟有分叉，有的含棕色物。②草酸钙簇晶直径 10～25 μm，棱角较宽；方晶直径 3～15 μm。③果皮表皮细胞断面观呈类圆形，外壁稍厚，角质层厚 10～17 μm；表面观呈圆多角形，角质层表面呈颗粒性。④导管主要为螺纹导管，直径 12～18 μm；另有网纹导管，直径至 18 μm。⑤淀粉粒单粒类圆形，直径 2～10 μm；复粒由 2～3 分粒组成。⑥棕色块形状不规则。

【理化鉴别】鞣质反应：取本品粉末 1 g，加水 10 mL，置 60℃水浴中加热 10 min，趁热滤过。取滤液 1 mL，加 1%三氯化铁试液 1 滴，立即显墨绿色。

芡　实

【来源】本品为睡莲科植物芡（*Euryale ferox* Salisb.）的干燥成熟种仁。

【产地】主产广东、江苏、湖南、湖北、山东、福建、河北、河南、江西、浙江、四川等地。

【采收加工】秋末冬初采收成熟果实，除去果皮，取出种子，洗净，再除去硬壳（外种皮），晒干。

【性状鉴别】本品呈类球形，多为破粒，完整者直径 5～8 mm。表面有棕红色内种皮，一端黄白色，约占全体的 1/3，有凹点状的种脐痕，除去内种皮显白色。质较硬，断面白色，粉性。气微，味淡。

【显微鉴别】本品粉末类白色。主为淀粉粒，单粒类圆形，直径 1～4 μm，大粒脐点隐约可见；复粒多数由百余分粒组成，类球形，直径 13～35 μm，少数由 2～3 粒组成。

【理化鉴别】薄层色谱，取本品粉末 2 g，加乙醇 10 mL，加热回流 40 min，滤过。滤液浓缩至 10 mL，作为供试品溶液。另取齐墩果酸对照品，加乙醇溶解，制成 1 mg/mL 的对照液。吸取供试液、对照液适量，点于同一硅胶 G 板上.用石油酸-乙醚-乙醇（10：10：1）为展开剂。以 25%的磷钼酸乙醇溶液显色，115℃加热 5 min，供试品色谱中，在与对照品色谱相应的位置上，显同一颜色斑点。

锦灯笼

【来源】本品为茄科植物酸浆［*Physalis alkekengi* L. var. *franchetii*（Mast.）Makino］的干燥宿萼或带果实的宿萼。秋季果实成熟、宿萼呈红色或橙红色时采收，干燥。

【产地】主产吉林、河北、新疆、山东等地。

【采收加工】秋季果实成熟、宿萼呈红色或橙红色时采收，干燥。

【性状鉴别】本品略呈灯笼状，多压扁，长 3～4.5 cm，宽 2.5～4 cm。表面橙红色或橙黄色，有 5 条明显的纵棱，棱间有网状的细脉纹。顶端渐尖，微 5 裂，基部略平截，中心凹陷有果梗。体轻，质柔韧，中空，或内有棕红色或橙红色果实。果实球形，多压扁，直径 1～1.5 cm，果皮皱缩，内含种子多数。气微，宿萼味苦，果实味甘、微酸。

【理化鉴别】取本品粉末 0.5 g,加甲醇 5 mL,超声处理 10 min,放冷,滤过,滤液作为供试品溶液。另取锦灯笼对照药材 0.5 g,同法制成对照药材溶液。再取酸浆苦味素 L 对照品,加二氯甲烷制成每 1 mL 含 1 mg 的溶液,作为对照品溶液。照薄层色谱法试验,吸取供试品溶液及对照药材溶液各 15 μL,对照品溶液 2 μL,分别点于同一高效硅胶 G 薄层板上,以三氯甲烷-丙酮-甲醇(25∶1∶1)为展开剂,展开,取出,晾干,喷以 5%硫酸乙醇溶液,在 105℃加热至斑点显色清晰,置紫外光(365 nm)灯下检视。供试品色谱中,在与对照药材及对照品色谱相应的位置上,显相同颜色的斑点。

罗汉果

【来源】本品为葫芦科植物罗汉果[*Siraitia grosvenorii* (Swingle) C. Jeffrey ex Lu et Z. Y. Zhang]的干燥果实。

【产地】主产于湖南、广东、广西、江西、贵州等地。

【采收加工】秋季果实由嫩绿变深绿色时采收,晾数天后,低温干燥。

【性状鉴别】本品呈卵形、椭圆形或球形,长 4.5~8.5 cm,直径 3.5~6 cm。表面褐色、黄褐色或绿褐色,有深色斑块及黄色柔毛,有的有 6~11 条纵纹。顶端有花柱残痕,基部有果梗痕。体轻,质脆,果皮薄,易破。果瓤(中、内果皮)海绵状,浅棕色。种子扁圆形,多数,长约 1.5 cm,宽约 1.2 cm;浅红色至棕红色,两面中间微凹陷,四周有放射状沟纹,边缘有槽。气微,味甜。

【显微鉴别】粉末棕褐色。果皮石细胞大多成群,黄色,方形或卵圆形,直径 7~38 μm,壁厚,孔沟明显。种皮石细胞类长方形或不规则形,壁薄,具纹孔。纤维长梭形,直径 16~42 μm,胞腔较大,壁孔明显。梯纹和螺旋导管。薄壁细胞不规则形,具纹孔。

【理化鉴别】本品粉末 2 g,加 50%乙醇 20 mL,加热回流 30 min,滤过,滤液蒸至约 5 mL,加正丁醇提取 2 次(10 mL、5 mL),合并正丁醇液,蒸干,残渣加甲醇 0.5 mL 使溶解,作为供试品溶液。另取罗汉果对照药材,同法制成对照药材溶液。照薄层色谱法试验,吸取上述两种溶液各 10 μL,分别点于同一以羧甲基纤维钠为黏合剂的硅胶 G 薄层板上,以氯仿-甲醇-水(60∶10∶1)为展开剂,展开,取出,晾干,喷以 10%硫酸溶液,热风吹至斑点显色清晰。供试品色谱中,在与对照药材色谱相应的位置上,显相同颜色的斑点。

莲　子

【来源】睡莲科植物莲(*Nelumbo nucifera* Gaertn.)的干燥成熟种子。

【产地】产于我国南北各省区。

【采收加工】秋季果实成熟时采割莲房,取出果实,除去果皮,干燥。

【性状鉴别】本品略呈椭圆形或类球形,长 12~18 mm,直径 8~14 mm。表面浅黄棕色至红棕色,有细纵纹和较宽的脉纹。一端中心呈乳头状突起,深棕色,多有裂口,其周边略下陷。质硬。种皮薄,不易剥离。子叶 2,黄白色,肥厚,中有空隙,具绿色莲子心。气微,味甘、微涩。

【显微鉴别】本品粉末类白色。主为淀粉粒,单粒长圆形、类圆形、卵圆形或类三角形,有的具小尖突，直径 4～25 μm，脐点少数可见，裂缝状或点状，复粒稀少，由 2～3 分粒组成。色素层细胞黄棕色或红棕色，表面观呈类长方形、类长多角形、类圆形，有的可见草酸钙簇晶。子叶细胞呈长圆形，壁稍厚，有的作连珠状，隐约可见纹孔域、螺纹和环纹导管。

【理化鉴别】

1. 取本品粉末少许，加水适量混匀，加碘试液数滴，呈蓝紫色。加热后逐渐褪色，放冷，蓝紫色复现。

2. 取本品粉末 0.5 g，加水 5 mL，浸泡，滤过，滤液置试管中，加数滴 α-萘酚试液，摇匀，沿管壁缓缓滴加硫酸 1 mL，在两液面交界处出现紫色环。

[拓展知识]

1. 石莲子　为莲（*Nelumbo nucifera* Gaertn.）的干燥成熟果实。其药材性状特征：果实呈椭圆形，两端略尖。长 15～18 mm，直径 8～13 mm。表面灰棕色至灰黑色，平滑，有白色霜粉，顶端有圆孔状柱迹或残留柱基，基部有果柄痕。质坚硬，不易破开，破开后内有一粒卵形种子，种皮黄棕或红棕色，不易剥离，子叶两瓣，淡黄白色，显粉性，中心有一暗绿色大胚芽，即莲心。气弱，子叶味微甜，胚芽味苦，果皮味涩。本品有补益脾胃、祛热毒、清心除烦的功能，用于治疗噤口痢，冷热呕吐，食物不下，淋浊。

2. 苦石莲　为豆科植物喙荚云实（南蛇勒）（*Caesalpinia minax* Hance）的干燥成熟种子。产于福建、广东、海南、广西、四川、云南、贵州。其药材性状特征：种子呈圆柱形或长圆形，两端钝圆。长 12～22 mm，直径 7～12 mm。表面乌黑色，少数棕色或黑棕色，有光泽，基部有珠柄残基，其旁有小圆形的合点。质极坚硬，不易破开。种皮厚约 1 mm，外层黑色，平滑而有光泽。子叶黄白色，内有一个黄白色胚芽。气微弱，味极苦，并刺舌麻喉，令人作呕。本品有散瘀止痛、清热、祛湿的功能，可用于治疗痢疾，淋浊，尿血，跌打损伤。本品与石莲子（甜石莲）来源、化学成分及功效不同，二者不可混用。

3. 莲子心　为莲（*Nelumbo nucifera* Gaertn.）的成熟种子中的干燥幼叶及胚根。其药材性状特征：本品略呈细棒状，长 10～14 mm，直径约 2 mm。幼叶绿色，一长一短，卷成箭形，先端向下反折，两幼叶间可见细小胚芽，胚根圆柱形，长约 3 mm，黄白色。质脆，易折断，断面有数个小孔。气微，味苦。本品能清心安神，交通心肾，涩精，止血。用于热入心包，神昏谵语，心肾不交，失眠，遗精，血热吐血。内服常用量为 2～5 g。

白扁豆

【来源】本品为豆科植物扁豆（*Dolichos lablab* L.）的干燥成熟种子。

【产地】全国各地均产。

【采收加工】秋、冬二季采收成熟果实，晒干，取出种子，再晒干。

【性状鉴别】种子扁椭圆形或扁卵圆形，长 0.8～1.3 cm，宽 6～9 mm，厚约 7 mm。表面淡黄白色或淡黄色，平滑，稍有光泽，有的可见棕褐色斑点，一侧边缘有隆起的白色半月形种阜。长 7～10 mm，剥去后可见凹陷的种脐，紧接种阜的一端有珠孔，另端有种脊。质坚硬，种皮薄而脆，子叶 2 片，肥厚，黄白色。气微，味淡，嚼之有豆腥气。

以粒大、饱满、色白者为佳。

【显微鉴别】种子横切面：种皮为1列栅状细胞，种脐部位为2列，长26～213 μm，宽526 μm，壁自内向外渐增厚，近外方有光辉带；支柱细胞1列，种脐部位3～5列，哑铃状，长12～109 μm，宽34～54 μm，缢缩部宽10～25 μm，其下为十数列薄壁细胞，多切向延长。最内1列种皮细胞小，类方形。子叶细胞内含淀粉粒。种脐部位栅状细胞的外侧有种阜，细胞类圆形或不规则长圆形，内含淀粉粒，内侧有管胞岛，椭圆形细胞壁网状增厚，其二侧有星状组织，细胞星芒状，有大型的细胞间隙，有的胞腔含棕色物。

木蝴蝶

【来源】本品为紫葳科植物木蝴蝶[*Oroxylum indicum*（L.）Kurz]的干燥成熟种子。

【产地】主产于广东、广西、福建、台湾、云南、贵州、四川等省区。

【采收加工】秋、冬二季采收成熟果实，曝晒至果实开裂，取出种子，晒干。

【性状鉴别】本品为蝶形薄片，除基部外三面延长成宽大菲薄的翅。长5～8 cm，宽3.5～4.5 cm。表面浅黄白色，翅半透明，有绢丝样光泽，上有放射状纹理，边缘多破裂。体轻，剥去种皮，可见一层薄膜状的胚乳紧裹于子叶之外。子叶2，蝶形，黄绿色或黄色，长径1～1.5 cm。气微，味微苦。

【显微鉴别】本品粉末呈黄色或黄绿色，种翅细胞长纤维状，壁波状增厚，直径20～40 μm；胚乳细胞多角形，壁呈念珠状增厚。

【理化鉴别】取本品粉末2 g，加乙醇30 mL，回流提取15 min，滤过，滤液加硼酸0.5 g使溶解，滤过，滤液作为供试品溶液。另取黄芩苷对照品，加乙醇制成每毫升含1 mg的溶液，作为对照品溶液。照薄层色谱法试验，吸取上述两种溶液各10 μL，分别点于同一硅胶G薄层板上，以正丁醇-醋酸-水（6∶1.5∶2.5）为展开剂，展开，取出，晾干。供试品色谱中，在与对照品色谱相应的位置上，显相同颜色的斑点。

橘核

【来源】本品为芸香科植物橘（*Citrus reticulata* Blanco）及其栽培变种的干燥成熟种子。

【产地】主产于福建、浙江、广东、广西、江西、湖南、贵州、云南、四川等地。

【采收加工】秋、冬季食用果肉时，收集种子，一般从食品加工厂收集，洗净，晒干或烘干。

【性状鉴别】本品略呈卵形，长8～12 mm，直径4～6 mm。表面淡黄白色或淡灰白色，光滑，一侧有种脊棱线，一端钝圆，另端渐尖成小柄状。外种皮薄而韧，内种皮菲薄，淡棕色，子叶2，黄绿色，有油性。气微，味苦。

【显微鉴别】横切面：种皮表皮细胞为黏液细胞层；其下为1列厚壁细胞，排列成栅状，外壁完整或上端呈尾状突起，壁厚薄不匀，木化，具十字形或斜纹纹孔；色素层细胞含橙黄色或黄棕色物，并含草酸钙方晶，直径7～16 μm。胚乳细胞3～4列，有的壁连珠状增厚，含脂肪油滴。子叶细胞含细小草酸钙簇晶或方晶，并含脂肪油滴及针簇状橙皮苷结晶。

木鳖子

【来源】葫芦科植物木鳖子[*Momordica cochinchinensis*(Lour.)Spreng.]的成熟种子。

【产地】主产于广西、四川、湖北、河南、安徽、浙江、福建、广东、贵州、云南等地。

【采收加工】9—11月果实成熟时采摘，剖开果实，晒至半干，剥取种子；或装入盆钵内，待果皮近于腐败时将果皮弄烂，用清水淘洗，除去瓤肉及外膜，取出种子，晒干或烘干。

【性状鉴别】

1. 种子略呈扁平圆板状，中间稍隆起，直径2～3 cm，厚约5 mm。表面灰褐色或灰黑色，粗糙，有凹陷的网状花纹，周边两侧均有十数个相对的锯齿状突起。外种皮质坚而脆，内种皮薄膜状，表面灰绿色，绒毛样，其内为二片大形肥厚子叶，黄白色，富油质，有特殊的油腻气，味苦。以籽粒饱满、不破裂、体重、内仁黄白色、不泛油者为佳。

2. 粉末为灰棕色。①外种皮表皮细胞断面观略呈栅状，外被角质层，细胞长短不一，侧壁微弯曲或波状弯曲；表面观多角形或类方形，垂周壁较平直或稍弯曲。②种皮下皮细胞较小，壁厚，胞腔内含灰棕色物。③星状厚壁细胞不规则分枝状，相互联结成团，界限不甚分明，分枝端较平截，壁稍厚，木化，胞腔不规则，有孔沟。④外种皮内表皮石细胞形大，形状不规则，多延长，界限不甚分明，壁波状弯曲，层纹清晰，孔沟不明显。⑤内种皮星状薄壁细胞不规则分枝，壁薄或稍厚，微木化，孔沟不明显，有的具类方形纹孔。此外，子叶细胞含糊粉粒及脂肪油滴。本品以饱满、外壳无破裂、种仁色黄白者为佳。

【显微鉴别】

1. 种皮的表皮细胞1层，近长方形，常径向延长，壁薄；表皮下为3～4层薄壁细胞，近方形或短圆形，较小，排列整齐，内侧为十数层近圆形或形状不规则的厚壁细胞，大而壁极厚，边缘波状，层纹较明显；其内为3～4层长方形或长圆形薄壁细胞，壁常呈波状，种子两侧的细胞壁渐增厚，至两端处细胞壁增厚成纵向延长的石细胞，横切面呈圆形。胚乳薄壁细胞2至多层，其中有的部分已颓废，子叶薄壁组织中充满糊粉粒。

2. 粉末特征为灰黄色或浅棕黄色。

①厚壁细胞有两种，一种棕黄色，不规则椭圆形或矩圆形，边缘多深波状，长50～338 μm，宽45～143 μm，壁厚9～50 μm，木化，有层纹，胞腔狭窄或几无胞腔。另一种呈条状或棒状，长100～270 μm，直径约25 μm壁厚约10 μm，边缘深波状。②子叶薄壁细胞五角形或六角形，充满糊粉料和脂肪油块，脂肪油块类圆形，表面可见网状纹理。

【理化鉴别】吸取(含量测定)项下的供试品溶液及对照品溶液各5 μL，分别点于同一硅胶G薄层板上，以三氯甲烷-甲醇-水(8∶2∶1)为展开剂，展开，取出，晾干，喷以10%硫酸乙醇溶液，在105℃加热至斑点显色清晰。供试品色谱中，在与对照品色谱相应的位置上，显相同颜色的斑点。

丝瓜络

【来源】本品为葫芦科植物丝瓜[*Luffa cylindrica*（L.）Roem.]的干燥成熟果实的维管束。

【产地】主产于江苏、浙江等地，全国大部分地区均有产。

【采收加工】夏、秋二季果实成熟、果皮变黄、内部干枯时采摘，除去外皮及果肉，洗净，晒干，除去种子。

【性状鉴别】本品由丝状维管束交织而成，多呈长棱形或长圆筒形，略弯曲，长 30～70 cm，直径 7～10 cm。表面淡黄白色。体轻，质韧，有弹性，不能折断。横切面可见子房 3 室，呈空洞状。气微，味淡。

【显微鉴别】经组织离析后观察：①纤维成束或单个散在，壁木化，胞腔较小，两端斜尖，常断裂，直径 17～40 μm；②木薄壁细胞少，两端平直，壁较厚，有壁孔；③导管众多，均为螺纹，直径约 34 μm。

> [拓展知识]
>
> 丝瓜子
>
> 来源，为丝瓜的干燥种子。
>
> 产地，同丝瓜。
>
> 性状鉴别，呈扁平椭圆形，长约 1.2 cm，宽约 7 mm，厚约 2 mm。种皮灰黑色或黑色，边缘有极狭的翅。种皮稍硬，剥开后内有种仁一枚，外被灰绿色的内种皮；子叶两片，黄白色。气无，味苦。
>
> 棱角丝瓜的种子较厚，卵形，黑色，有网状纹，边缘无翅。余同丝瓜子。
>
> 效用，清热化痰，润燥，有驱虫作用。

大茴香

【来源】木兰科植物八角茴香（*Illicium verum* Hook. f.）的成熟果实。又称“八角、八角茴香、大茴”。

【产地】主产于两广。

【采收加工】春、秋果实成熟时采摘，以秋季采者果多质佳。

【性状鉴别】

1. 聚合蓇葖果，常由 8 个蓇葖果轮状排列而成。

2. 果实中央有一钩状弯曲的果柄。

3. 单一蓇葖果小艇形，长 1～2 cm，宽 0.4～1 cm。表面红棕色或暗棕色，内含一扁卵圆形种子，种仁白色富油性。

4. 具浓郁的特异香气，味甜而辛。

【显微鉴别】

1. 果实横切面　①外果皮为 1 列表皮细胞，外被不规则小突起的角质层；②中果皮为多层厚用细胞，其内为薄壁细胞，有散在的油细胞、维管束；在腹缝线处有数列厚壁细胞；③内果皮为 1 列排列整齐的柱状细胞，在腹缝线部分为石细胞；石细胞层从腹缝线向内逐渐加长，与柱状细胞层衔接；④种皮表皮细胞为 1 列排列紧密的长方形石细胞，其外壁与侧壁呈 U 形增厚；其内为数层营养层薄壁细胞；胚乳细胞含脂肪油及糊粉粒。

2. 粉末　红褐色。①果皮表皮细胞类多角形，壁厚，角质纹理致密。气孔不定式，长圆形或圆形，直径 40～45 μm，副卫细胞 4～8 个。②腹缝线石细胞类长方形或多角形，长至 260 μm，有孔沟及纹孔。③油细胞多已破碎，完整者类圆形，直径 150～180 μm。④内果皮柱状细胞直径 50～80 μm，长达 500 μm，壁较薄，木化，多具单斜纹孔或十字纹孔对。⑤种皮表皮石细胞淡黄色，矩形，宽 50～80 μm，长达 180 μm。⑥纤维较粗长，宽 40～90 μm，长达 1 000 μm，纹孔明显，木化。

【理化鉴别】

1. 检查茴香醚　取果皮粗粉 0.5 g，加乙醇 5 mL，温浸 2 min，放冷，滤过。滤液加蒸馏水 25 mL，即产生显著浑浊，移至分液漏斗中，加石油醚 10 mL，充分振摇，静置，分取石油醚液，蒸干，残渣加醋酸溶解，加三氯化铁试液 2 滴，振摇，沿管壁缓缓加硫酸，两液层交界处显持久的棕绿色环。

2. 薄层色谱　取本品粗粉 10 g，常法提取挥发油，将油溶于 1 mL 氯仿中，供点样用。另取茴香醚氯仿溶液为对照液。分别点于同一硅胶 G 薄层板上，以石油醚-乙酸乙酯（99∶1）展开，用 5%香荚兰醛硫酸试剂显色，供试品色谱中与茴香醚色谱相应位置上显一樱红色斑点。

【附注】

1. 本品除药用外，大量用于工业上提炼挥发油，亦多用作副食调味品。市售“五香粉”，就是用大茴香、小茴香、沙姜、花椒、桂皮这五种辛香性药物共研细粉制成，具有健胃行气的作用。

2. 同科数种植物的有毒果实，外形与大茴香相似，曾发生误食中毒事故，应注意鉴别：

（1）莽草　“山大茴、狭叶茴香”，由 10～13 个蓇葖果聚合而成，具有类似樟脑的特异芳香气，味稍淡，久尝麻舌。

（2）多蕊红茴香　由 7～8 个瘦小蓇葖果聚合而成，具有类似樟脑的特异芳香气，味先微酸后甜。

（3）野八角　由 10～14 个蓇葖果聚合而成，久尝有麻辣感。

（4）短柱八角　由 10～13 个蓇葖果聚合而成，芳香气微，味微苦而辣，有麻舌感。

马钱子

【释名】原名番木鳖，始载于《本草纲目》，别名马钱子。李时珍谓：“状如马之连钱，故名”，非木鳖子，木鳖子为葫芦科植物木鳖的成熟种子，亦有毒，功能散血热、消痈肿。

【来源】马钱科植物马钱（*Strychnos nux-vomica* L.）或云南马钱的成熟种子。

【产地】马钱主产于印度、越南、泰国等；云南马钱产于我国云南。

【采收加工】冬季果熟时取种子，洗净附着的果肉，晒干。因是剧毒药，故入药均须炮制，可使其中的部分生物碱（番木鳖碱、马钱子碱）失去活性而减轻毒性。一般是将砂炒热，加入马钱子同炒，至微膨胀时，取出击碎，去毛，压成细粉备用。专人保管。

【性状鉴别】

1. 进口马钱　①扁圆形，纽扣状，一面稍隆起，一面稍凹。②表面灰绿色或灰黄色，密生匍匐的丝状毛，自中心向四周呈放射状排列。③底面中心有一点状种脐，边缘有一微凸种孔（珠孔）。④侧面剖开，内有子叶 2 枚，子叶脉纹 5～7 条。⑤味极苦，有剧毒。

2. 云南马钱　长扁圆形（“长籽马钱”），边缘较中央微薄并向上翘起，毛茸粗糙而疏松，胚乳角质状，子叶脉纹 3 条，味苦。

【显微鉴别】

1. 毛茸特征　表皮细胞均特化成单细胞非腺毛（加间苯三酚及浓盐酸封藏，观察毛茸），均木化，壁较厚，有毛肋（外壁的纵条纹），基部略呈石细胞状。

2. 进口马钱特征　表皮毛平直，不扭曲，毛肋不分散。

3. 云南马钱特征　表皮毛多弯曲，毛肋常分散。

【成分】马钱子含生物碱 2%～5%，主要为番木鳖碱（士的宁）约 1.23%，马钱子碱约 1.55%。

番木鳖碱为马钱子的最主要成分，有剧毒，小鼠灌胃，其 LD_{50} 为 3.27 mg/kg；而马钱子碱的 LD_{50} 为 233 mg/kg，毒性较小。药效亦是番木鳖碱远大于马钱子碱，后者的药效只约为前者的 1/40。

云南马钱含生物碱 2.18%，番木鳖碱占 1.33%，亦含马钱子碱。

【理化鉴别】检查马钱子碱：取胚乳部分（以胚乳外层含量较多）作切片，加发烟硝酸 1 滴，胚乳为橙红色。

【附注】

1. 据报道，植物马钱除种子外，其茎、叶、果皮中亦含微量番木鳖碱及马钱子碱。

2. 除上述二种马钱外，我国产的海南马钱的种子、密花马钱的根均含类似的生物碱，只是含量较低。

3. 山马钱，同科植物山马钱的种子。据报道不含番木鳖碱及马钱子碱，故不能代马钱子入药，应注意区别。分布于我国云南南部及缅甸、泰国等地，常混杂在进口的马钱子中。

4. 吕宋果，同科植物云海马钱的种子。国内主要分布于云南、广东、广西，但国内不习销。多作为提取士的宁的原料。

5. 牛眼马钱，同科植物牛眼马钱的种子。福建使用，此外云南、广东、广西亦有分布。

白豆蔻

【来源】姜科植物白豆蔻（*Amomurn kravanh* Pierre ex Gagnep.）或爪哇白豆蔻（*Amomum compactum* Soland ex Maton）的成熟果实。

【产地】白豆蔻多从柬埔寨、泰国、越南、缅甸等国进口。我国海南和云南南部有少量栽培；爪哇白豆蔻多从印度尼西亚进口，我国海南和云南南部有栽培。

【采收加工】7～8 月间果实即将黄熟但未开裂时采收，去掉顶端宿存的花萼和基部的果柄后晒干；或再用硫黄熏制漂白。

【性状鉴别】

1. 白豆蔻　①类球形，直径约 1.5 cm；②表面白色或淡黄棕色，具钝三棱，有多条纵棱，顶端和基部有黄色毛茸；③果皮薄，木质，易开裂；④种子团 3 瓣，每瓣有种子 7～10 粒，种子呈不规则多面体，暗棕色；⑤气芳香，味辛凉略似樟脑。

2. 爪哇白豆蔻　个略小，表面黄白色，有的微显紫棕色，果皮较薄，每瓣种子 2～4 粒，种子瘦瘪，气味较弱。

【显微鉴别】白豆蔻

1. 果皮横切面

①外果皮为1列长方形薄壁细胞;②中果皮为数列薄壁细胞,靠内侧有断续的石细胞环带,间有外韧型维管束,束外有半月形的纤维束;③内果皮为1列长方形薄壁细胞,排列整齐。

2. 种子横切面

①假种皮为长方形薄壁细胞,部分已脱落。②种皮表皮细胞,为1列径向延长的类方形细胞,壁较厚。下皮色素层,为1~2列扁平的细胞,内含红棕色物质。油细胞层,为1列大型的类方形细胞,内含挥发油。色素层,油细胞层下有2~4列较扁的细胞,内含红棕色物质。内种皮,为1列较小的石细胞,内侧壁厚,胞腔偏向外侧。③外胚乳,细胞径向延长,内含淀粉粒及少数草酸钙结晶。胚乳细胞排列不规则,内含糊粉粒;④胚位于内胚乳中央,细胞壁不明显。

3. 粉末　淡棕色。

①表皮细胞甚长,壁较厚;②下皮色素细胞长方形,与表皮细胞垂直排列,内含红棕色色素;③油细胞较大,常与表皮及下皮色素细胞重叠。(色素层下的透亮细胞);④内种皮细胞小,红棕色,多角形(表面观),壁厚;⑤外胚乳细胞充满细小淀粉粒或有草酸钙结晶;⑥假种皮细胞狭长,壁薄,内含草酸钙结晶。

【成分】含挥发油约2.4%,油中主要成分为桉油素伞花烃。

【附注】

1. 小豆蔻,产于印度及斯里兰卡。呈长卵圆形,两端尖。种子小而干瘪,气香而浊,质量较差。有时经西藏进口,但药用不多。

2. 蔻壳亦入药,功用与豆蔻种子相同,但温性略低,药效亦较弱。

任务七　全草类中药的鉴定与养护

一、概述

(一)概念

可供药用的草本植物的全体或地上部分。

全草类中药特点:①木化程度低;②生长年限短。

(二)入药情况

1. 来源　全草类中药来源主要是蕨类、裸子、被子(双子叶、单子叶)植物。

2. 入药部位

(1)入药部位为草本的植物:带根全草如车前草、细辛(根)、蒲公英;地上部分入药为多数,地上茎叶入药如广藿香、益母草等,带花和果全草入药的如荆芥,草质茎入药的如石斛。

(2)入药部位为木本的常为小灌木草质茎的枝梢入药,如麻黄。

二、鉴定

1.来源鉴定　即原植物分类的鉴定——最重要，抓住原植物特征，由新鲜植物直接干燥而成，不需进一步加工。

2.性状鉴定　六种器官的主要特征，尤其茎叶。按药材所包含的器官逐一鉴定。

3.显微鉴定　主要选取茎、叶进行。

(1)双子叶植物草质茎：

①表皮(无周皮)；②有多数无限外韧型维管束环列，射线宽(木本植物几乎看不出)；③髓部较大，甚至成为空洞。

(2)单子叶植物：

①表皮，仅1～2层，保护组织(毛茸、蜡被)较少；②散生多数有限外韧型维管束；③无髓部。

(3)叶：从略。

4.理化鉴定　按各药材的理化性质进行。

三、全草类中药的养护

全草类中药又称草类中药，大多为干燥的草本植物的地上部分，亦有少数带有根或带根及根茎，或为小灌木的草质茎，或为常绿寄生小灌木。

全草类中药材常显绿色，贮存期间在温度、湿度、日光、氧化作用下，叶绿素与类胡萝卜素相互转化，而导致茎叶的颜色变化。具有芳香性的全草类药材如广藿香、薄荷、荆芥等含有挥发油，在常温下挥发油被氧化、分解或自然挥发，一般贮存两年后常出现气味淡薄。由于多数全草类中药的结构菲薄，贮存时间愈长，药材本身自消耗较大，从而出现组织松弛，韧性减弱，质地轻脆，易折断破碎等现象。本类药材在气候干燥时易失水枯朽；气候潮湿时吸水霉腐。有的还会遭仓虫的危害，如蒲公英多在根部生虫；龙葵常在果实处被蛀蚀；扁蓄、鹅不食草蛀蚀遍及全草；荆芥、藿香、紫苏、薄荷等生虫多从茎枝处蛀入，外表亦有蛀孔可见。因此，全草类药材不宜久储。

易变色、散气、生虫的全草类中药有荆芥、薄荷、藿香、佩兰、紫苏、香薷、青蒿等。易霉变、生虫的全草类中药有蒲公英、扁蓄、车前草、马齿苋、龙葵、鹅不食草等。

全草类中药材的养护，应按药材的不同性质特点和商品实际需要结合实施。应选阴凉、干燥、通风的库房。防潮、防热，避免日晒和久经风吹。库房的温度应不超过30℃，相对湿度应控制在70.0%～75.0%。货垛不宜过于高大，应留空隙适当透气。底层库房的底距不应少于40 cm。垛垫应保持清洁，不留残枝落叶和杂质。货垛应定期翻垛，上下交换，垛底部位包件如有结块、生霉，应整理除去。倒垛时，宜掀开衬垫物清扫，地面应通风散潮。含水分大或贮存期间受潮均应晾晒。对不同品种应分别掌握干湿程度，若过干易使有些药材碎残损失，如藿香、佩兰；对茎枝细弱、叶片菲薄的药材晾晒时间亦不宜过长，如荆芥等。药材经日晒干燥后，应待其冷却、叶片柔软时理顺装件。以保持完整，减少损失。易虫蛀的品种，可用磷化铝等熏蒸防治。药材未发生虫害前，用低温法气调密闭贮藏，不仅能防虫、防霉，也能保持药材香气。易走失香味受潮发霉的药材，应在木箱或麻袋内衬防潮纸或塑料薄膜，有利贮存。真空密封或无菌包装可保质久贮。

四、全草类中药各论

麻　黄

【来源】麻黄科植物草麻黄（*Ephedra sinica* Stapf）、木贼麻黄（*Ephedra equisetina* Bge.）及中麻黄（*Ephedra intermedia* Schrenk et C. A. Mey.）的草质茎。

【产地】野生于砂质干旱地带。主产于吉林、辽宁、内蒙古、河北、山西等地。

【采收加工】秋季采割绿色的草质茎，晒干。

【性状鉴别】

1. 草麻黄

(1)圆柱形，表面具纵棱，黄绿色。

(2)节明显，叶为膜质鳞片状。

(3)质轻脆易折断，折断时有粉尘飞出。断面外侧，黄绿色，纤维性强。髓部，暗红棕色，粉性。

(4)气微香，味微苦涩。

2. 几种麻黄的区别

草麻黄、木贼麻黄、中麻黄和丽江麻黄的性状鉴别如表 3-18 所示。

表 3-18　草麻黄、木贼麻黄、中麻黄和丽江麻黄的性状鉴别描述

项目	草麻黄	木贼麻黄	中麻黄	丽江麻黄
分枝	少	较多	多	多
直径	1～2 mm	1～1.5 mm	1.5～3 mm	1.5～4 mm
节间距	2～6 cm	1.5～3 cm	2～6 cm	2～6 cm
表面纵棱	细而浅	细而浅	细而浅	粗深
鳞叶	2 裂，先端反曲，锐△形	2 裂短△形	3 裂钝△形	2 裂锐△形，先端锐尖
种子	2 粒	1 粒	3 粒	1～2 粒

其中草麻黄与中麻黄较相似，主要依据鳞叶的裂片区分。药材均以色淡绿或黄绿，内心色红棕，手拉不脱节，味苦涩者为佳。

色变枯黄脱节者不可供药用。

【显微鉴别】

1. 草麻黄茎横切面　类圆形，边缘呈波状凹凸。

(1)表皮细胞类方形，外壁厚。两棱线间有下陷气孔（裸子植物气孔特征），保卫细胞壁木化（染成红色）。

(2)棱线处有下皮纤维束，非木化。

(3)皮层宽,有纤维束散在(皮层似叶肉组织,含叶绿体)。

(4)幼枝外韧型维管束8～10个(不成环),老枝产生束间形成层,形成层环类圆形。

(5)韧皮部狭小,其外有新月形纤维束。

(6)木质部呈三角形,有时连成环,细胞全部木化。

(7)髓部薄壁细胞常含棕红色物质,可见少数环髓纤维。

(8)表皮、皮层细胞及纤维壁均有细小草酸钙方晶或砂晶。

2.木贼麻黄茎横切面(不同点)　维管束8～10个,形成层环类圆形,无环髓纤维。

3.中麻黄茎横切面(不同点)　维管束12～15个,形成层环类三角形,环髓纤维多。

4.丽江麻黄茎横切面(不同点)　环髓纤维多,排列不规则。(环髓纤维:存在于髓部,位于外侧的纤维)

5.草麻黄粉末　棕色或绿色。

(1)表皮细胞长方形,含颗粒状晶体。

(2)气孔特异:壁部分木质化,两端特厚,保卫细胞侧面观哑铃形或电话听筒形。

(3)嵌晶纤维:纤维的壁上附有众多细小的草酸钙砂晶和方晶。纤维多而壁厚,狭长,胞腔狭小。

(4)导管:麻黄式穿孔板(圆孔穿孔板)。导管的端壁并未完全消失——有许多大的孔隙。

(5)髓部薄壁细胞常含红棕色物质,多散出。

【成分】主含生物碱:麻黄碱(左旋)、伪麻黄碱(右旋)。含量:木贼麻黄＞草麻黄＞中麻黄。

【理化鉴别】

1.药材纵剖面置紫外光灯下观察,边缘显亮白色荧光,中心显亮棕色荧光。

2.取粉末约0.2 g,加水5 mL与稀盐酸1～2滴,煮沸2～3 min,滤过。滤液置分液漏斗中,加氨试液数滴使成碱性,再加氯仿5 mL,振摇提取。分取氯仿液,置2支试管中,一管加氨制氯化铜试液与二硫化碳各5滴,振摇,静置,氯仿层显深黄色;另一管为空白,以氯仿5滴代替二硫化碳5滴,振摇后氯仿层无色或显微黄色。

【附注】

1.丽江麻黄　同属植物丽江麻黄的草质茎。在云、贵、川作麻黄入药。

2.麻黄根　为草麻黄和中麻黄的根。功效与麻黄相反,止汗,降血压(麻黄升压)。

【补充】

1.传统加工时要求去节,取其宣通之义。成分研究,生物碱主要存在髓部,但节部亦有,尤以伪麻黄碱含量高,故目前不主张去节,也可节省人力。

2.经验鉴别:粉末＋水合氯醛10 mL,加热→红棕色。

【储存方法】将药材理顺,内用麻绳捆紧,外用篾席包装,或用芦席、麻袋打捆。一般可用打包机压紧,每捆约75 kg。为避免有效成分的损失,最好贮藏于密闭的木箱中。少量麻黄切制后最好装入木箱内,密封保存。

【养护技术】本品受潮后会变色、发霉、含量降低。受阳光长期直接照射,会引起褪色和有效成分的减少。在储存中应贮放在干燥、通风和避光处,不易生虫。若发现吸潮、生霉,只能摊晾,不宜暴晒。久贮或干燥不当,则变为黄色,影响药材质量。

金钱草

【来源】报春花科植物过路黄(*Lysimachia christinae* Hanc)的新鲜或干燥全草。又称“四川大金钱”。

【产地】主产于四川。

【采收加工】夏、秋二季采收,除去杂质、泥土,晒干。

【植物形态】

1. 多年生草本。

2. 茎细长,绿色或带紫红色,匍匐生长。

3. 单叶对生,卵圆形,两面有黑色腺体——神仙对座草。

4. 花单生于叶腋,黄色,各部有黑色腺条。

5. 蒴果球形(鲜者同花叶一样有黑腺条)。

【性状鉴别】

1. 茎扭曲,表面棕色,有纵纹。

2. 叶对生,卵形或心形,全缘,主脉明显突起于背面。叶片浸水后,对光可见黑色或棕色腺条。

3. 有时可见花或果单生于叶腋。

4. 气微,味淡。

【显微鉴别】

1. 茎横切面　表皮细胞外被角质层,有时可见腺毛,头部单细胞,柄 1～2 细胞。皮层宽广,细胞中有时含红棕色分泌物;分泌道散在,周围分泌细胞 5～10 个,内含红棕色块状分泌物。内皮层明显。中柱鞘纤维断续排列成环,壁微木化。韧皮部狭窄。形成层不明显。木质部连接成环。髓常成空腔。薄壁细胞含淀粉粒。

2. 叶表面观　腺毛红棕色,头部单细胞,类圆形,直径约 25 μm;柄单细胞。分泌道散在于叶肉组织内,直径约 45 μm,含红棕色分泌物。被疏毛者茎、叶表面可见非腺毛,1～17 细胞,平直或弯曲,有的细胞呈缢缩状,长 59～1 070 μm,基部直径 13～53 μm,表面可见细条纹,胞腔内含黄棕色物。

[拓展知识]

全国各地同名异物者繁多,主要有:

1. 广金钱草　豆科植物广金钱草的茎叶。两广及福建、湖南等地使用。

①茎圆柱形,密被黄色柔毛;②叶互生。小叶 1～3 片,圆形,直径 2～4 cm,形如铜钱。全缘,上面无毛,下面具灰白色紧贴的丝毛。

2. 连钱草(小金钱草)　唇形科植物活血丹的全草。江浙等地使用,又称“江苏金钱草”。

①茎四方形,节上有不定根;②叶对生,肾形或近心形,边缘具圆齿;③轮伞花序腋生;④搓之气芳香。

3. 江西金钱草　伞形科植物天胡荽和白毛天胡荽的全草。又称“破铜钱”。

4. 伪品　风寒草为报春花科植物聚花过路黄的全草。常混杂在商品金钱草中。区别要点为花多朵(2～4)聚生于茎顶端。茎叶均被白毛,主侧脉都明显突起。

广藿香

【来源】唇形科植物广藿香[*Pogostemon cablin* (Blanco) Benth.]的地上部分。

【产地】原广州石牌产者为地道药材。现主产于广东高要、肇庆等地。栽培品。此外,海南、台湾、广西、云南等地亦产。

【采收加工】枝叶茂盛时采割,日晒夜闷,反复至干。

【植物形态】多年生芳香草本或半灌木。茎直立,高 0.3～1 m,四棱形,有分枝。叶对生,有柄,揉之有清淡的特异香气;叶片圆形或宽卵圆形,长 2～10 cm,宽 1～8 cm,边缘有不规则的齿裂,上面深绿色,被绒毛,老时渐稀疏,下面淡绿色,被绒毛;叶脉于叶背面凸起,腹面稍凹下,叶面不平坦。轮伞花序有 10 至多花,下部的稍疏离,向上密集,排列成穗状花序,顶生及腋生,密被长绒毛,苞片及小苞片线状披针形,密被茸毛;花萼筒状,长 7～9 mm,外被长绒毛,萼齿钻状披针形;花冠紫色,长约 1 cm,冠檐近二唇形,上唇 3 裂,下唇全缘;雄蕊外伸,具髯毛。花期 4 月。我国产者绝少开花。

【性状鉴别】

1. 多分枝,常一侧发育(唇形科少见)。嫩茎方柱形,枝条稍曲折,表面被柔毛,质脆易折断,断面有髓。老茎圆柱形,木化不易折断。

2. 叶对生,下部脱落。叶片呈卵形,边缘具钝齿,两面均被茸毛。

3. 香气特异,味微苦。

以茎叶粗壮,不带须根,香气浓厚者为佳。

【显微鉴别】

1. 茎纵切面

①表皮细胞 1 列,排列不齐,具非腺毛,下面有木栓细胞 3～5 列。②皮层的外层为 4～10 列厚角细胞,内层为薄壁细胞,有大型细胞间隙,内有间隙腺毛。薄壁细胞中含有 CaC_2O_4 针晶。③中柱鞘纤维成束,断续环列。④韧皮部狭窄。⑤木质部四角处较发达,由导管、木薄壁细胞及木纤维组成,均木化。⑥髓部细胞微木化,含 CaC_2O_4 针晶束及片状结晶(老茎髓部很小,皮层中也有纤维束)。

2. 叶粉末　黄褐色。

①表皮细胞不规则,壁薄弯曲,可见腺毛、非腺毛及直轴式气孔。②非腺毛 1～6 个细胞组成,壁具疣状突起。③腺鳞头部扁球形,由 8 个细胞组成,单细胞柄极短。④间隙腺毛存在于叶肉组织的间隙中,单细胞头,单细胞柄极短(为本品的显著特征,皮层内层亦有)。⑤叶肉细胞中含 CaC_2O_4 针晶。

【理化鉴别】取本品粗粉适量,照挥发油测定法提取挥发油,进行以下试验:

1. 取挥发油 1 滴,加氯仿 0.5 mL,滴加 5%溴的氯仿溶液数滴。石牌广藿香先褪色,继显绿色;海南广藿香先褪色,继显紫色。

2. 另取挥发油 1 滴，加苯 0.5 mL，再加 5%醋酸铜溶液少量，充分混合，放置分层，吸取上层苯液，点于载玻片上，待苯挥发后，于残留物上加乙醇 1～2 滴，放置后，置显微镜下观察。石牌广藿香可见众多灰蓝色针状结晶；海南广藿香可见少量灰蓝色结晶及绿色无定形物。

【成分】挥发油，油中主要成分为广藿香醇，主要抗真菌成分为广藿香酮。

【附注】

藿香为唇形科植物藿香的地上部分，又称"土藿香"。

①茎方形，对生分枝，四角有棱脊。老茎坚硬、质脆，易折断，断面白色，髓部中空。②叶对生，卵形或长卵形，边缘有钝齿，毛茸少。③气香特异，味淡微凉。

【对比】广藿香与藿香的对比，茎枝嫩茎近方柱形，老茎圆均为四方形柱形，常一侧发育对生分枝毛茸嫩茎、叶密被白色茸毛少髓部白色空心气味气香特异，味微苦气香特异，味淡、微凉。

【储存方法】用席或麻袋包装，置阴凉干燥处，防潮。

【养护技术】本品易散失气味，受潮易霉变，因此不宜久贮，应避免日晒和风吹。本品未发霉前，可用气调密闭贮藏，不仅能防霉，也能保持香气。麻袋内衬塑料薄膜，有利贮存。

荆　芥

【来源】本品为唇形科植物荆芥（*Schizonepeta tenuifolia* Briq.）的干燥地上部分。

【产地】主产于安徽、江苏、浙江、江西、湖北、河北等地。

【采收加工】夏、秋二季花开到顶、穗绿时采割，除去杂质，晒干。

【性状鉴别】本品茎呈方柱形，上部有分枝，长 50～80 cm，直径 0.2～0.4 cm；表面淡黄绿色或淡紫红色，被短柔毛；体轻，质脆，断面类白色。叶对生，多已脱落，叶片 3～5 羽状分裂，裂片细长。穗状轮伞花序顶生，长 2～9 cm，直径约 7 mm。花冠多脱落，宿萼钟状，先端 5 齿裂，淡棕色或黄绿色，被短柔毛；小坚果棕黑色。芳香，味微涩而辛凉。

【显微鉴别】本品粉末黄棕色。宿萼表皮细胞垂周壁深波状弯曲。腺鳞头部 8 细胞，直径 96～112 μm；柄单细胞，棕黄色。小腺毛头部 1～2 细胞；柄单细胞。非腺毛 1～6 细胞，大多具壁疣。外果皮细胞表面观多角形，壁黏液化，胞腔含棕色物。内果皮石细胞淡棕色，垂周壁深波状弯曲，密具纹孔。纤维直径 14～43 μm，壁平直或微波状。

【理化鉴别】取本品粗粉 0.8 g，加石油醚（60～90℃）20 mL，密塞，时时振摇，放置过夜，滤过，滤液挥散至 1 mL，作为供试品液。另取荆芥对照药材 0.8 g，同法制成对照药材溶液。照薄层色谱法试验，吸取上述两种溶液各 10 μL，分别点于同一硅胶 H 薄层板上，以正己烷-醋酸乙酯（17∶3）为展开剂，展开，展距 10 cm，取出，晾干，喷以 5%香草醛的 5%硫酸乙醇溶液，于 105℃加热约 10 min。供试品色谱中，在与对照药材色谱相应的位置上，显相同颜色的斑点。

车前草

【来源】本品为车前科植物车前（*Plantago asiatica* L.），或平车前（*Plantago depressa*

Willd.)的干燥全草。

【产地】全国各地均产。

【采收加工】在6～10月陆续剪下黄色成熟果穗，晒干，搓出种子，去掉杂质。置通风干燥处，防潮。

【性状鉴别】

1.车前　根丛生，须状。叶基生，具长柄；叶片皱缩，展平后呈卵状椭圆形或宽卵形；长6～13 cm，宽2.5～8 cm；表面灰绿色或污绿色，具明显弧形脉5～7条；先端钝或短尖，基部宽楔形，全缘或有不规则波状浅齿。穗状花序数条，花茎长。蒴果盖裂，萼宿存。气微香，味微苦。

2.平车前　主根直而长。叶刀较狭，长椭圆形或椭圆状披针形，长5～14 cm，宽2～3 cm。

【显微鉴别】叶表面观：

1.车前　上、下表皮细胞类长方形，上表皮细胞具角质线纹。气孔不定式，副卫细胞3～4个。腺毛头部2细胞，椭圆形，柄单细胞。非腺毛少见，2～5细胞，长100～320 μm，壁稍厚，微具疣状突起。

2.平车前　非腺毛3～7细胞，长350～900 μm。

薄　荷

【来源】唇形科植物薄荷(*Mentha haplocalyx* Briq.)的地上部分。

【产地】主产于江苏的太仓、浙江、湖南等。

【采收加工】夏秋季茎叶茂盛或花开至三轮时，选晴天收割，晒干或晾干。

【性状鉴别】

1.茎方形，表面黄棕色或紫色。有节和棱，质脆易折断，断面白色、中空。

2.叶对生，多卷缩或破碎，矩圆状披针形。

3.有时可见腋生轮伞花序上残留花萼。

4.气芳香，味辛、凉。

以叶多，色深绿，香气浓者为佳。

【显微鉴别】

1.茎横切面　四方形。

①表皮为1列长方形细胞，外被角质层，有腺鳞、腺毛、非腺毛。②皮层疏松，为数列薄壁细胞，四棱处有厚角组织，内皮层明显。③维管束，四角处较发达。韧皮部，狭窄，细胞较小。形成层：成环。木质部，四角处发达，导管圆形，木纤维多角形，射线宽窄不一。④髓部由大型薄壁细胞组成，中心常有空隙。薄壁细胞中含橙皮苷结晶。

2.叶粉末

①直轴式气孔——唇形科式气孔。②表皮细胞垂周壁波状弯曲。③腺鳞具8细胞头，单细胞柄——唇形科式腺鳞。④腺毛具单细胞头、单细胞柄。⑤非腺毛由2～8个细胞组成，壁厚，具壁疣。⑥薄壁细胞或表皮细胞中有橙皮苷针簇状结晶。

【理化鉴别】取本品叶的粉末少量，经微量升华得油状物，加硫酸2滴及香草醛结晶少量，初显黄色至橙黄色，再加水1滴，即变紫红色。

【成分】含挥发油(薄荷油)1.3%～2%。油中主要成分为薄荷脑(占77%～87%)，其次为薄荷酮及薄荷酯。

【附注】我国薄荷脑产量居世界首位，在国际市场颇有声誉。薄荷油又称薄荷素油，我国现行药典规定其含总醇量按薄荷脑计，不得少于50.0%(质量分数)。常作为芳香药、调味品和驱风药使用。

据报道，薄荷和辣梓薄荷为国内薄荷的主流药材。近来国内还引种了水薄荷和伏地薄荷，四种薄荷以薄荷的含油量最高。

【储存方法】通常压紧捆扎，用席包装，外面再捆以草绳，或装入竹篓。在捆扎时，如薄荷过分干燥，可喷水略湿润后再打包，否则茎叶易压碎。每件以30～35 kg为宜，最重不得超过75 kg，以免增加运输途中的耗损。本品因含挥发油，应储存于干燥、阴凉处。

【养护技术】本品应严防受潮，以免霉烂和走失香味，且不应暴晒，久晒后色黄绿，气味也变得淡薄，均影响质量。夏季不易生虫，但遇热及潮湿，容易走油和发霉。在储存养护时，如若发霉，不仅变色，而且挥发油也被破坏，香味不纯，故应防潮，切忌雨淋。受潮后可自行摊开晾晒，不宜置强烈阳光下暴晒，久晒则绿叶变黄，香气大量挥发。在堆垛时，不宜太高，以防挤压，搬运时轻拿轻放以避免破损。

穿心莲

【来源】爵床科植物穿心莲[*Andrographis paniculata* (Burm. f.) Nees]的地上部分。

【产地】主要栽培于两广及福建。我国20世纪50年代在广东、福建有引种栽培。

【采收加工】当年开花初期采收，质量较好(穿心莲总内酯含量最高)。

【性状鉴别】

1. 茎绿色，方形，多分枝，节稍膨大，质脆易折断。

2. 叶对生，皱缩，易碎，披针形，全缘或波状，上面绿色，下面灰绿色。(新鲜叶片两面光亮)

3. 气微，味极苦。

以色绿，叶多者为佳。

【显微鉴别】

1. 茎横切面　四方形，四角外突。

①表皮细胞1列，长方形或类圆形，外壁加厚，角质化，有的细胞含钟乳体。腺鳞及气孔可见。②皮层甚薄，细胞切线延长，含叶绿体——故茎为绿色。外侧有厚角组织，于角隅处较多。内皮层明显。③韧皮部外侧有纤维，多单个散在。④木质部发达，导管散生，木纤维多。木射线细胞1列，内含淀粉粒。⑤髓部薄壁细胞排列疏松，环髓部位有的细胞含钟乳体。

2. 叶中部横切面

①表皮，上表皮细胞类方形，多切线延长。下表皮细胞较小，形状不规则。上下表皮较大的细胞中含钟乳体，均被腺鳞。②叶肉，栅栏细胞1列，通过中脉，海绵细胞4～5列，形状不规则，细胞间隙大。③主脉，上面突起呈三角形，上下表皮内侧有厚角组织。木质部导管

3～5列，每列2～3个，上方薄壁细胞内含钟乳体。

3.叶粉末　鲜绿色。

①含钟乳体细胞甚多，常单个散在，卵形、椭圆或长圆形。②气孔直轴式，副卫细胞大小悬殊。少数气孔为不定式。③腺鳞头部扁球形，4、6或8细胞。④非腺毛圆锥形，1～3细胞组成。

【成分】含大量苦味素。主要为穿心莲内酯，其次为新穿心莲内酯。穿心莲内酯等苦味素是抗菌和抗钩端螺旋体的有效成分。

【理化鉴别】取粉末约1 g，加乙醇20 mL，置水浴中加热至沸，滤过，滤液加活性炭0.3 g，搅拌，滤过。取滤液1 mL，加2% 3,5-二硝基苯甲酸的乙醇溶液与乙醇制氢氧化钾试液的等容混合液1～2滴，即显紫红色；另取滤液1 mL，加碱性三硝基苯酚试液1滴，逐渐显棕色；再取1 mL，加乙醇制氢氧化钾试液数滴，逐渐显红色，放置后变为黄色。

青蒿

【来源】本品为菊科植物青蒿(*Artemisia annua* L.)的干燥地上部分。

【产地】主产重庆酉阳、吉林、辽宁、河北(南部)、陕西(南部)、山东、江苏、安徽、浙江、江西、福建、河南、湖北、湖南、广东、广西、四川(东部)、贵州、云南等省区。

【采收加工】秋季花盛开时采割，除去老茎，阴干。

【性状鉴别】本品茎呈圆柱形，上部多分枝，长30～80 cm，直径0.2～0.6 cm；表面黄绿色或棕黄色，具纵棱线；质略硬，易折断，断面中部有髓。叶互生，暗绿色或棕绿色，卷缩易碎，完整者展平后为三回羽状深裂，裂片及小裂片矩圆形或长椭圆形，两面被短毛。气香特异，味微苦。

【显微鉴别】叶片表面观　上下表皮细胞形状不规则，垂周壁波状弯曲，长径18～41(～80) μm，脉脊上的表皮细胞呈窄长方形。气孔椭圆形，不定式。表面布满非腺毛和腺毛。非腺毛于中脉附近多见，为T字形毛，臂细胞横向延伸或在柄处折成V形，长200～480(～816) μm，柄由3～8细胞组成，单列，基部柄细胞较大，臂细胞常脱落。腺毛椭圆形，无柄，两个半圆形分泌细胞相对排列，常充满淡黄色挥发油。

【理化鉴别】取本品粉末3 g，加石油醚(60～90℃)50 mL，加热回流1 h，滤过，滤液蒸干，残渣加正己烷30 mL使溶解，用20%乙腈溶液提取3次，每次10 mL，合并乙腈液，蒸干，残渣加乙醇0.5 mL使溶解，作为供试品溶液。另取青蒿素对照品，加乙醇制成每毫升含1 mg的溶液，作为对照品溶液。照薄层色谱法试验，吸取上述两种溶液各5 μL，分别点于同一硅胶G薄层板上，以石油醚(60～90℃)-乙醚(6∶4)为展开剂，展开，取出，晾干，喷以10%硫酸乙醇溶液，105℃加热至斑点显色清晰，置紫外光(365 nm)灯下检视。供试品色谱中，在与对照品色谱相应的位置上，显相同颜色的荧光斑点。

【附注】本种同属植物邪蒿[*Artemisia carvifolia* Buch.-Ham. ex Roxb.(*Artemisia apiacea* Hance)]及其变种大头邪蒿[*Artemisia carvifolia* Buch. Ham. ex Roxb. var. *schochii* (Mattf.)Pamp.]的地上部分曾在我国部分地区误作青蒿药用。据研究，此二植物均无抗疟作用，不可作为青蒿药用。邪蒿产于辽宁、吉林、河北、陕西、河南、湖北、湖南、广东、广西、江苏、浙江、安徽、福建、江西、山东、云南、贵州、四川等省区。大头邪蒿产于湖北、湖南、广东、广西、江苏、江西、云南、贵州等省区。

石　斛

【来源】兰科植物金钗石斛（*Dendrobium nobile* Lindl.）的新鲜或干燥茎为金钗石斛。另有马鞭石斛——大石斛；环草石斛——小石斛；黄草石斛——小石斛；铁皮石斛——枫斗（耳环石斛）。

【产地】主产于两广、云贵川及长江流域。

传统认为安徽霍山产的霍山石斛（铁皮石斛）为地道药材。加工成“枫斗”。

【采收加工】全年均可采收，以春末夏初和秋季采收为好。

1. 鲜石斛　采收后用湿沙贮存。多用金钗石斛，药房配用，现已少见。

2. 干石斛　去尽根叶，洗净、晒干即成。

3. 耳环石斛　微加温，用手弯成螺旋形或弹簧状，干燥。

【性状鉴别】

1. 共性

①茎圆柱形或扁圆柱形；②表面黄色至金黄色，有光泽，具纵棱；③节明显，着生膜质叶鞘；④气微，嚼之有黏性。

2. 不同点

（1）金钗石斛　茎扁圆柱形，金黄色或黄中带绿色。长 30～40 cm，直径 4～6 mm，节间长 2.5～3 cm。

（2）马鞭石斛（大石斛）　长圆锥形，长 40～120 cm，直径 5～8 mm，节间长 3～4.5 cm；表面黄色至暗黄色，有深纵槽；质疏松。

（3）环草石斛（小石斛）　细长圆柱形，常弯曲或盘绕成团。长 15～35 cm，直径 1～3 mm，节间长 1～2 cm。表面金黄色，具细纵纹。质柔韧。

（4）黄草石斛（小石斛）　圆柱形，长 15～30 cm，直径 3～5 mm，节间长 2～3.5 cm。表面金黄色或淡褐色。

（5）耳环石斛（枫斗）　呈螺旋形或弹簧状，一般 2～4 个旋纹。拉直后长 3.5～8 cm，直径 2～3 mm。表面金黄色，具细而密的纵纹。质坚易折断。

干品以色金黄、有光泽、质柔韧者为佳。

【显微鉴别】金钗石斛茎横切面：

1. 表皮为 1 列细小扁平细胞，外被厚的角质层。角质层黄色，易与表皮分离。

2. 皮层细胞 6～8 列，外方 1～2 列细胞壁木化。

3. 中柱宽广，散有多数有限外韧型维管束：①韧皮部由数个细胞组成，外侧有纤维束，呈半环状，壁甚厚，纤维群外缘嵌有细小薄壁细胞。②木质部导管 1～3 个，壁较薄，有木纤维。③维管束周围的薄壁细胞有时木化，并具壁孔。薄壁组织中有含草酸钙针晶束的黏液细胞。

其他几种石斛的组织构造大体相似，但马鞭石斛无针晶。

【理化鉴别】薄层色谱，取本品粗粉置于三角瓶中，加少量浓氨水润湿，加氯仿提取，提取液浓缩后供点样，以石斛碱对照品，分别于硅胶 G 薄板上，氯仿-甲醇（10：0.8）展开（氨蒸气饱和），改良碘化铋钾显色，样品色谱在与对照品色谱相对应位置处，显相同的橘红色斑点。

【成分】含多种生物碱，含量0.3%～0.8%。

【附注】

1. 据报道，全国商品石斛的原植物有21种，其中产量较大，使用较广的除上述几种外，还有同属植物重唇石斛、钩状石斛和罗河石斛。

2. 伪品有兰科植物石仙桃的根状茎及假鳞茎。

黄棕色，根状茎圆柱形，直径3 mm，节间长2～5 mm。上生假鳞茎（称“瓜”）略呈长圆柱形，有纵皱纹，长2～4 cm，粗约5 mm，肉质，易折断，断面平坦。

3. 有瓜石斛为兰科植物流苏金石斛、二裂金石斛及戟叶金石斛的根茎、茎和假鳞茎。

广东等地习用，主产于贵州及两广。

根茎匍匐状，下侧有多数须根。茎圆柱形，光滑或具纵沟，表面金黄色，节明显，分枝多，每一分枝顶端有一膨大呈纺锤形的假鳞茎（习称“瓜”）。

伸筋草

【来源】本品为石松科植物石松（*Lycopodium japonicum* Thunb.）的干燥全草。

【产地】主产于浙江、福建、湖北、江苏等地。

【采收加工】夏、秋二季茎叶茂盛时采收，除去杂质，晒干。

【性状鉴别】本品匍匐茎呈细圆柱形，略弯曲，长可达2 m，直径1～3 mm，其下有黄白色细根。直立茎作二叉状分枝。叶密生茎上，螺旋状排列，皱缩弯曲，线形或针形，长3～5 mm，黄绿色至淡黄棕色，无毛，先端芒状，全缘，易碎断。质柔软，断面皮部浅黄色，木部类白色。气微，味淡。

【显微鉴别】本品茎的横切面：表皮细胞1列。皮层宽广，有叶迹维管束散在，表皮下方和中柱外侧各有10～20余列厚壁细胞，两者之间有3～5列细胞壁略增厚的薄壁细胞层；内皮层不明显。中柱鞘为数列薄壁细胞编织中柱，木质部束呈不规则的带状或分枝状；韧皮部束交错其间，有的细胞含黄棕色物质，

【理化鉴别】取本品粉末3 g，加乙醇30 mL，加热回流20 min，滤过，滤液蒸干，残渣加1%盐酸溶液10 mL，搅拌，滤过，滤液用氨试液调节pH至8，用氯仿10 mL提取，氯仿液蒸干，残渣加1%盐酸溶液5 mL使溶解，取溶液各1 mL。分置二支试管中，一管加碘化铋钾试液2滴，即生成橙红色沉淀；另一管加硅钨酸试液2滴，即生成白色沉淀。

【附注】除以上正品伸筋草外，常见作为伸筋草药用的还有石松科植物灯笼草[*Palhinhaea cernua*(L.)A. Francoet Vasc.]的干燥全草。又名垂穗石松、铺地蜈蚣。其原植物主要区别特征：主茎直立，单一，长30～50 cm，上部分枝密，呈树状，顶端往往着地生根，长出新株，上部多分枝，小枝较短，多回二叉分枝，直立或下垂，有时近攀缘状。叶线状钻形，有棱角，长3～4 mm，先端锐尖，通常向上弯弓。孢子囊穗卵形至卵状圆柱形，长4～6 mm，单生于小枝顶端，无柄，常下垂或外倾。孢子囊圆肾形。本品与石松功效相同。

木 贼

【来源】本品为木贼科植物木贼(*Equisetum hyemale* L.)的干燥地上部分。

【产地】主产于华北、华中、西北、西南及东北。

【采收加工】夏、秋二季采割地上部分,除去杂质,晒干或阴干。

【性状鉴别】本品呈长管状,不分枝,长 40～60 cm,直径 2～7 mm。表面灰绿色或黄绿色,有 18～30 条纵棱,棱上有多数细小光亮的疣状突起;节明显,节间长 2.5～9 cm,节上着生筒状鳞叶,叶鞘基部和鞘齿黑棕色,中部淡棕黄色。体轻,质脆,易折断,断面中空,周边有多数圆形的小空腔。气微,味甘淡、微涩,嚼之有沙粒感。

【显微鉴别】茎横切面　类圆形或略扁。表皮细胞 1 列,外表面角质化,有疣状突起,沟内有 2 列凹陷的气孔,保卫细胞表面观长半圆形,有放射纹理。表皮内方为皮层厚壁组织,呈楔形伸入皮层薄壁组织中,每棱间有一空腔,内皮层内外两列,外列呈波状环形,内列呈圆环形,均可见明显凯氏点。维管束外韧型,排列在两列内皮层之间,位于外列内皮层的波状凸起内侧,与棱角相对束内有一空腔。髓薄壁细胞,扁缩,中央为髓腔。

【理化鉴别】

1.取本品粉末 4 g,加甲醇 10 mL,温浸 10 min,滤过。取滤液 1 mL,加 2%三氯化铁试剂 1 滴,溶液显蓝色至蓝黑色。(检查鞣质)

2.取本品粗粉 2 g,加甲醇 10 mL,温浸 1 h,滤过。取滤液 1 mL,加 10% α-萘酚乙醇溶液 1～2 滴,摇匀,沿管壁加浓硫酸 0.5 mL,接触面显紫红色。(检查糖)

3.取本品粉末 2 g,加甲醇 20 mL,温浸 1 h,滤过。取滤液 1 mL,加镁粉少量与浓盐酸 3 滴,显紫红色。(检查黄酮)

4.薄层色谱。取本品粉末 10 g,置索氏提取器中,加甲醇 70 mL,回流提取 4 h,回收甲醇至少量,作为供试品溶液。另取阿魏酸为对照品。取供试品溶液 10 μL 及对照品溶液适量,点样于同一硅胶 G 薄层板上(105℃活化 1 h),以正丁醇-乙酸-水(4∶1∶5)的上层液展开,喷以 2%三氯化铝乙醇,晾干后置紫外光(254 nm)灯下观察。供试品色谱中,在与对照品色谱的相应位置上,显相同颜色的荧光斑点。

紫花地丁

【来源】堇菜科植物紫花地丁(光瓣堇菜)(*Viok yedoensis* Makino)的干燥全草。

【产地】江浙及东北。

【采收加工】春、秋二季采收,除去杂质,晒干。

【性状鉴别】

1.主根圆锥形。

2.叶丛生,披针形。先端钝,基部截形或呈心形,边缘具钝锯齿。叶柄细长,上部具明显狭翅。

3.蒴果常三角状裂开,如"丁"字形,故名。

4.气微,味微苦而带黏性。

【显微鉴别】叶的横切面：上表皮细胞较大，切向延长，外壁较厚，内壁黏液化，常膨胀呈半圆形；下表皮细胞较小，偶有黏液细胞；上、下表皮有单细胞非腺毛，长 32～240 μm，直径 24～32 μm，具角质短线纹。栅栏细胞 2～3 列；海绵细胞类圆形，含草酸钙簇晶，直径 11～40 μm。主脉维管束外韧型，上、下表皮内方有厚角细胞 1～2 列。

【理化鉴别】

1. 取本品粉末 2 g，加甲醇 20 mL，在水浴上回流 0.5 h，滤过。浓缩滤液。取滤液 1 mL，加 2 mol/L。醋酸钠-2 mol/L 乙酸(1∶3)混合液 1 mL，再加 0.1 mol/L 三氯化铝溶液 1 mL，显黄色。(检查黄酮类)

2. 取本品粉末 1 g，加酸性乙醇 20 mL，回流 1 h，滤过，回收乙醇，残渣加 2%盐酸 5 mL 溶解，再加氨碱化，氯仿提取 3 次，合并提取液，取氯仿液各 2 滴分别滴于白瓷板上，各加 5%硫酸 1～2 滴后，分别加生物碱沉淀剂各 1～2 滴，均有沉淀发生。(检查生物碱)

【附注】地丁的种类很多，主要有：

1. 同属多种植物的全草：①东北堇菜和戟叶堇菜；②犁头草和长萼堇菜，海地丁。

2. 不同科植物：差异大，应不同名入药，为地方习用品。

①广地丁，龙胆科植物华南龙胆的全草，两广用；②甜地丁，豆科植物米口袋的全草，全国用；③苦地丁，罂粟科植物布氏紫堇的全草，多省用。

3. 黄花地丁：蒲公英。

半枝莲

【来源】唇形科植物半枝莲(*Scutellaria barbata* D. Don)的干燥全草。

【产地】主产于华东、华南、西南有河北、陕西南部、湖南、湖北、湖南。

【采收加工】种子繁殖的，从第 2 年起，每年的 5 月、7 月、9 月都可收获一次。分株繁殖的，在当年 9 月收获第 1 次，以后每年可收获 3 次。用刀齐地割取全株，拣除杂草，捆成小把，晒干或阴干。

【性状鉴别】全草长 15～30 cm。根纤细。茎四棱形，直径 2～5 mm，表面黄绿色至暗紫色。叶对生，皱缩或卷曲，展平后呈卵状披针形，长 1.5～3 cm，宽 0.5～1 cm，被疏柔毛，上面深绿色，下面灰绿色；叶柄短或近无柄。枝顶有偏于一侧的总状花序，具残存的宿萼，有时内藏 4 个小坚果。茎质软，易折断。气微，味苦涩。以色绿、味苦者为佳。

【显微鉴别】叶表面观：表皮细胞长角形，垂周壁波状弯曲，上表皮细胞较大，有的细胞含橙皮苷结晶，以气孔周围为多见；气孔直轴式。非腺毛 1～4 细胞，壁具疣状突起，基部细胞有入射状纹理。腺鳞较多，头部类圆形，4～10 余细胞，直径 25～47 μm，形大者类圆形或椭圆形，有的边缘凹凸，由数十个细胞组成，直径 140～266 μm。另有小腺毛，头部类圆形，1～2 细胞，直径约 28 μm，柄短，单细胞。

【理化鉴别】

(1)检查黄酮类　取本品粉末 10 g，加 80%乙醇 50 mL，置水浴上回流 0.5 h，趁热滤过。取滤液 1 mL，加镁粉少许及浓盐酸数滴，渐显绯红色。

(2)检查酚类　取(1)项滤液 1 mL，加 1%三氯化铁试液 1～2 滴，溶液显墨绿色。

(3)检查生物碱　取(1)项滤液 4 mL，置水浴上蒸干，残渣加 5%盐酸 5 mL，搅拌溶解，滤过。滤液分置3支试管内分别加碘化铋钾试液、碘化汞钾试液、硅钨酸试液各1～2滴，各试管均产生沉淀。

益母草

【来源】本品为唇形科植物益母草(*Leonurus japonicus* Houtt.)的干燥地上部分。此草入药有活血调经之功，为妇科经产之良药，故名益母草。

【产地】全国各地均产。

【采收加工】夏季茎叶茂盛、花未开或初开时采割，晒干，或切段晒干。

【性状鉴别】本品茎呈方柱形，上部多分枝，四面凹下成纵沟，长30～60 cm，直径约0.5 cm；表面灰绿色或黄绿色；体轻，质韧，断面中部有髓。叶交互对生，有柄；叶片灰绿色，多皱缩、破碎，易脱落；完整者下部叶掌状3裂，上部叶羽状深裂或浅裂成3片，裂片全缘或具少数锯齿。轮伞花序腋生，小花淡紫色，花萼筒状，花冠二唇形。切段者长约2 cm。气微，味微苦。

【显微鉴别】茎横切面：表皮细胞外被角质层，有毛茸；腺鳞头部4、6或8细胞，柄单细胞；非腺毛1～4细胞。下皮厚角细胞在棱角处较多。皮层为数列薄壁细胞；内皮层明显。中柱鞘纤维束微木化。韧皮部较窄。形成层不明显。木质部在棱角处较发达。髓部薄壁细胞较大。薄壁细胞含细小草酸钙针晶及小方晶。

【理化鉴别】

1. 检查生物碱　取本品粗粉1 g，加乙醇10 mL，冷浸过夜，滤过。蒸干滤液，残渣加稀盐酸4 mL溶解，滤过。取滤液1 mL，加改良碘化铋钾试液2滴，产生橙色沉淀。

2. 薄层色谱　本品粉末5 g，加盐酸-甲醇(1∶100)液50 mL，冷浸过夜，滤过，取滤液45 mL，减压浓缩，再加入蒸馏水5 mL，滤过，蒸干，加正丁醇1 mL溶解，作供试液；另以水苏碱、益母草碱对照。分别点样于同一硅胶G-CMC板上，以正丁醇-乙酸乙酯-盐酸(4∶0.5∶1.5)展开，喷以改良碘化铋钾试剂，生物碱斑点显橙红色。

【附注】

1. 置通风干燥处贮藏。

2.《本草经集注》曰："叶如荏，方茎，子形细长，具三棱。"而《中华本草》误载此文来源于《名医别录》。

3. 在我国部分地区作为益母草药用的还有唇形科益母草属植物白花益母草(*Leonurus japonicus* Houtt. f. niveus Baranov et Skvortz)(产于江苏、安徽、福建、江西、广东、广西、云南、贵州、四川等地)及錾菜(*Leonurus pseudomacranthus* Kitagawa)(产于辽宁、甘肃、陕西、山西、河北、山东、河南、江苏、安徽等地)。

【储存方法】用席包装，干品置干燥处；鲜品置阴凉潮湿处。

【养护技术】本品贮藏过程中应避免日晒和风吹。席内衬塑料薄膜，有利贮存。鲜品应防腐。

泽 兰

【来源】唇形科植物地瓜儿苗(*Lycopus lucidus* Tilrcz. var. *hirtus* Regel)及毛叶地瓜儿苗的地上部分。

【产地】全国大部分地区均产。

【采收加工】夏、秋茎叶茂盛时割取地上部分,去尽泥土,晒干。

【性状鉴别】

1. 茎方形,表面黄褐色,节处紫色。茎多单一,少分枝,质脆易折断,断面黄白色,髓多呈空洞状,占直径的1/2或更多。

2. 叶对生,披针形,基部狭窄,具短柄。

3. 花簇生于叶腋,大多脱落或仅有苞片与萼片。

4. 无臭,味淡。

以质嫩、叶多、色绿者为佳。

【附注】

1. 泽兰与佩兰自古混用,现亦存在混用情况,如湖南、广东、贵州等。二者功能主治不同,应注意区别。

2. 泽兰混淆品种有,菊科植物佩兰、异叶泽兰。唇形科植物小花地笋、小叶地笋、欧地笋。

【显微鉴别】

1. 叶表面观 上表皮细胞垂周壁平直,非腺毛较多,1～5个细胞,长45～495 μm,基部直径32～50 μm,表面有明显的疣状突起,并有腺毛。下表皮细胞壁波状弯曲,腺毛较多,主脉及侧脉上均有众多非腺毛,3～6个细胞,长62～600 μm;腺鳞头部直径64～72 μm。气孔直轴式。

2. 茎表面观 表皮细胞多角形或长方形,角质层隐现纹理。有腺毛及腺鳞。单细胞非腺毛长20～28 μm,茎的棱处有少数多细胞非腺毛。长可达750 μm,表面亦有疣状突起。

【理化鉴别】取本品粗粉100 g,置挥发油测定器中进行蒸馏,所得粗挥发油用乙醚提取,无水硫酸钠脱水,回收乙醚得挥发油。取挥发油0.1 mL溶于石油醚1 mL中作供试品液。另以蒎烯作对照品。分别点样于硅胶G-CMC薄板上,用己烷展开,置紫外光(365 nm)灯观察,供试品液色谱中,在与对照品色谱相应位置,显相同的色斑。

香 薷

【来源】本品为唇形科植物石香薷(*Mosla chinensis* Maxim.)或江西香薷(*Mosla chinensis* Maxim. var. *kiangsiensis* G. P. Zhu et J. L. Shi)的干燥地上部分。

【产地】香薷主产华东、中南、台湾、贵州等地。

【采收加工】夏、秋二季茎叶茂盛、果实成熟时采割,除去杂质,晒干。

【性状鉴别】本品长30～50 cm,基部紫红色,上部黄绿色或淡黄色,全体密被白色茸毛。茎方柱形,基部类圆形,直径1～2 mm,节明显,节间长4～7 cm;质脆,易折断。叶对生,多皱缩或脱落，叶片展平后呈长卵形或披针形，暗绿色或黄绿色，边缘有3～5疏浅锯齿。穗状花序顶生及腋生；苞片圆卵形或圆倒卵形，脱落或残存；花萼宿存，钟状，淡紫红色或灰绿色，先端5裂，密被茸毛。小坚果4，直径0.7～1.1 mm，近圆球形，具网纹，网间隙下凹呈浅凹状。气清香而浓，味凉而微辛。

【显微鉴别】叶表面观：上、下表皮均有毛茸；气孔直轴式；叶肉细胞黄绿色，有的含黄色油滴，并可见细小草酸钙方晶。非腺毛有两种：一种为2～8细胞，常有一个细胞缢缩，或下部细胞较大，顶端细胞骤细似针刺状，壁有疣状突起或细条状纹理；另一种为单细胞，较短。腺鳞头部6、8或10细胞，柄单细胞，极短；偶有头部1～2细胞、柄1～2细胞的小腺毛。

【理化鉴别】薄层色谱，取本品粉末100 g，置挥发油测定器中蒸馏，取挥发油一定时，用乙醚制成10%溶液，作供试液。①取供试液与对照品香荆芥酚和麝香酚溶液，分别点样于同一硅胶G-0.5%CMC薄层板上，以二氯甲烷展形，喷以5%香草醛浓硫酸溶液，于100℃烘5 min，供试液色谱在与对照品色谱的相应位置上显相同的色斑。②取供试液与对照品石竹烯和松油烯，分别点样于同一硅胶G-0.5%CMC薄层板上，以已烷展开，按①项方法显色，供试液色谱在与对照品色谱相应的益上显相同的色斑。③取供试液与对聚伞花素对照品溶液，分别点样于同一硅胶GF254-0.5%CMC薄层板上，以已烷展开，置紫色光(254 nm)灯下观察，供试液色谱在与对照品色谱相应的位置上显相同的荧光色斑。

肉苁蓉

【来源】本品为列当科植物肉苁蓉(*Cistanche deserticola* Y. C. Ma)或管花肉苁蓉[*Cistanche tubulosa* (Schenk) Wight]的干燥的带鳞叶的肉质茎。苁蓉，由从容二字演化而来。该药材肉质柔润，药性补而不峻，从容和缓，故名肉苁蓉。

【产地】产于内蒙古、宁夏(阿佐旗)、甘肃(昌马)及新疆和田等地。

【采收加工】多于春季苗未出土或刚出土时采挖，除去花序，切段，晒干。

【性状鉴别】肉苁蓉味甘、性温，具有补肾壮阳、填精补髓、养血润燥、悦色延年等功效。肉苁蓉药食两用，长期食用可增加体力、增强耐力以及抵抗疲劳，同时又可以增强人类及动物的性能力及生育力。

肉苁蓉呈扁圆柱形，稍弯曲，长3～15 cm，直径2～8 cm。表面棕褐色或灰棕色，密被覆瓦状排列的肉质鳞叶，通常鳞叶先端已断。体重，质硬，微有柔性，不易折断，断面棕褐色，有淡棕色点状维管束，排列成波状环纹。气微，味甜、微苦。

管花肉苁蓉呈类纺锤形、扁纺锤形或扁柱形，稍弯曲，长5～25 cm，直径2.5～9 cm。表面棕褐色至黑褐色。断面颗粒状，灰棕色至灰褐色，散生点状维管束。

【显微鉴别】

1.茎横切面　表皮为1列扁平细胞，外被角质层。皮层由数十列薄壁细胞组成，排列紧密，近维管束处的细胞具纹孔，散有叶迹维管束。维管束处韧型，常16～22个排列成深波状或锯齿状圆环；韧皮部薄壁细胞排列紧密，有时产分成颓废状；形成层不甚明显；木质部可见非木化纤维。射线明显。髓部多分形。皮层及髓部薄壁细胞含淀粉粒。

2.鳞叶横切面　上下表皮细胞各1列，扁长方形，外被薄角质层。下皮细胞1列，稍大。叶肉组织均为海绵组织，细胞类圆形，壁薄，含叶绿体，细胞间隙小。维管束5～7，外韧型，切向排列。

【理化鉴别】

1. 取该品粉末 1 g，加含 0.5%盐酸的乙醇溶液 8 mL，加热回流 10 min，趁热滤过，滤液加氨试液调节至中性，蒸干，残渣加 1%盐酸溶液 3 mL 使溶解，滤过。取滤液 1 mL，加碘化铋钾试液 1～2 滴，生成橘红色或红棕色沉淀。

2. 取该品粉末 1 g，加甲醇 10 mL，超声处理 10 min，滤过，滤液作为供试品溶液。另取菱角甾烯对照品；加甲醇制成每毫升含 2.5 mg 的溶液，作为对照品溶液。吸取上述两种溶液各 5 μL，分别点于同一硅胶 G 薄层板上，以醋酸乙酯-甲醇-醋酸（20∶3∶2）溶液为展开剂，展开，取出，晾干，喷以 5%三氯化铁乙醇溶液。供试品色谱中，在与对照品色谱相应的位置上，显相同颜色的斑点。

3. 取该品粉末 1 g，加 80%乙醇 10 mL，加热回流 10 min，滤过，滤液作为供试品溶液。另取肉苁蓉对照药材 1 g，同法制成对照药材溶液。再取甜菜碱对照品，加 80%乙醇制成每毫升含 5 mg 的溶液，作为对照品溶液。吸取上述三种溶液各 5 μL，分别点于同一以羧甲基纤维素钠为黏合剂的硅胶 G 薄层板上，以甲醇-水-醋酸（9∶2∶0.5）为展开剂，展开，取出，晾干，喷以改良碘化铋钾试液。供试品色谱中，在与对照药材色谱相应的位置上，显相同颜色的斑点；在与对照品色谱相应的位置上，显相同的橙红色斑点。

茵　陈

【来源】本品为菊科植物茵陈蒿（*Artemisia capillaris* Thunb.）或猪毛蒿（滨蒿）（*Artemisia scoparia* Waldst. et Kit.）的干燥地上部分。春季采收者，药材名习称"绵茵陈"；秋季采割者，药材名习称"茵陈蒿"。茵，由因字演化而来。

【产地】主产于山东、陕西、山西等省。

【采收加工】春季幼苗高 6～10 cm 时采收或秋季花蕾长成时采割，除去杂质及老茎，晒干。春季采收的习称"绵茵陈"，秋季采割的称"茵陈蒿"。

【性状鉴别】

1. 绵茵陈　多卷曲成团状，灰白色或灰绿色，全体密被白色茸毛，绵软如绒。茎细小，长 1.5～2.5 cm，直径 0.1～0.2 cm，除去表面白色茸毛后可见明显纵纹；质脆，易折断。叶具柄，展平后叶片呈一至三回羽状分裂，叶片长 1～3 cm，宽约 1 cm；小裂片卵形或稍呈倒披针形、条形，先端尖锐。气清香，味微苦。

2. 茵陈蒿　茎呈圆柱形，多分枝，长 30～100 cm，直径 2～8 mm；表面淡紫色或紫色，有纵条纹，被短柔毛；体轻，质脆，断面类白色。叶密集，或多脱落。下部叶二至三回羽状深裂，裂片条形或细条形，两面密被白色柔毛；茎生叶一至二回羽状全裂，基部抱茎，裂片细丝状；头状花序卵形，多数集成圆锥状，长 1.2～1.5 mm，直径 1～1.2 mm，有短梗；总苞片 3～4 层，卵形，苞片 3 裂；外层雌花 6～10 个，可多达 15 个，内层两性花 2～10 个；瘦果长圆形，黄棕色。气芳香，味微苦。

【显微鉴别】叶片表面观：

1. 猪毛蒿　表皮细胞垂周壁波状弯曲，长径 37～82（～138）μm，气孔不定式。表面密布 T 形毛，顶端细胞较平直，长 614～1 362（～1 638）μm，中部略折成 V 形，两臂不等长，细胞壁极厚，胞腔常呈细缝状；柄细胞1～2个，壁厚1.3～3.4(～5) μm。偶见腺毛，呈椭圆形或鞋底状，有2个半圆形分泌细胞，常充满淡黄色油状物。

2.茵陈蒿　表皮细胞长径25～58(～112) μm；丁字形毛柄细胞壁厚2.5～4.7(～7.5) μm。

【理化鉴别】

1.取本品粗粉1 g，加乙醇20 mL，置水浴中回流30 min，滤过。滤液显淡黄绿色，置紫外光(365 nm)灯下观察，显紫红色荧光。

2.检查对羟基苯乙酮。取猪毛蒿、茵陈蒿粗粉各2 g，分别加水30 mL于沸水浴中温浸4h，冷后滤过。分别取滤液20 mL，以等量氯仿萃取3次(首次萃取加入乙酸乙酯5 mL)，合并萃取液，用无水硫酸钠脱水后，蒸去溶剂，分别得到黄色油状物备用。将上述黄色油状物的1/2用乙醇0.5 mL溶解(在水浴上稍热)，加入0.5% 2,4-二硝基苯肼2 mol/L盐酸溶液4滴，振摇，猪毛蒿溶液即呈橘红色且析出颗粒状沉淀；而茵陈蒿溶液呈淡橘红色且沉淀极少，或几无沉淀。

【储存方法】用麻袋、苇席或草席包装，压紧，用绳捆好。或先扎成小扎，再将若干小扎捆成大扎，用席包好，外用草绳捆紧。绵茵陈的包装方法是将干燥的药材，用压榨机压紧打包，每包0.5 kg，状如茶砖，用纸包好，再装入木箱中，每箱重25～50 kg。在储存时，需置阴凉干燥处贮存。贮存时间不宜过久，一般贮存不超过3年，否则色泽变黄，香气减退，药效无存。

【养护技术】在贮存养护时注意防尘及其他异物混杂。因本品叶细卷曲，密被灰白色茸毛，绵软似绒，若混入泥土及杂物难以挑选。由于茵陈幼苗多卷缩成团，害虫常常居于内发育繁殖，表面观察难以发现虫迹，检查时须撕开团块用力抖动观察。有被害情况可行烈日暴晒，但不宜过久，以免散失香气。此外，也可用药物熏蒸防治。

淡竹叶

【来源】禾本科植物淡竹叶(*Lophatherum gracile* Brongn.)的茎叶(不带根及花穗)。

【产地】产于江南大部分省区。

【采收加工】抽花穗前割取地上部分。

【性状鉴别】

1.茎长25～75 cm，圆柱形，有节，淡黄绿色，断面中空。

2.叶片披针形，有时卷曲，叶鞘开裂。叶脉平行，具横行小脉，形成长方形小网络脉，叶背尤为明显。

3.质轻而柔软。

4.气微味淡。

【显微鉴别】叶表面观：上表皮细胞长方形或类方形，垂周壁薄，波状弯曲，其下可见圆栅栏细胞。下表皮长细胞与短细胞交替排列或数个相连，长细胞长方形，垂周壁波状弯曲；短细胞为哑铃形的硅质细胞和类方形的栓质细胞，于叶脉处短细胞成串；气孔较多，保卫细胞哑铃形，副卫细胞近圆三角形。非腺毛有三种：一种单细胞长非腺毛；另一种单细胞短非腺毛，呈短圆形；第三种为双细胞短小毛茸，偶见。

【理化鉴别】取本品粉末1 g,加乙醇20 mL回流1 h,滤过,取滤液5 mL置小蒸发皿中,于水浴上蒸干,残渣加醋酸1 mL溶解,再加浓硫酸1～2滴,即显红色,渐变成紫红色。蓝紫色最后呈污绿色,取本品碎片1 g,加水30 mL,煮沸10 min,滤过。滤液浓缩成1 mL,加新制碱性酒石酸铜试液2 mL,置水浴上加热数分钟,产生棕红色沉淀。

【附注】

1. 竹叶,不同属植物淡竹的叶。竹叶卷心,上品卷而未开放的幼叶。竹茹,淡竹的竿去绿层后刮下的丝。竹沥,淡竹的新鲜茎火烤而沥出的液汁。竹黄(天竺黄),淡竹因病分泌液汁于茎竿内或淡竹老死后液汁凝结于节上的干燥块状物。

2. 淡竹叶须根中部膨大成纺锤形的块根,有的地方混作"麦冬"用。区别:麦冬中央有细小木心(中柱)。淡竹叶块根,无木心,肉瘦而硬。

3. 江苏曾用鸭跖草科植物鸭跖草的全草作"淡竹叶",不应混用。功效清热解毒,利水消肿,较少用。

佩 兰

【别名】原名兰草,兰香。苏恭谓:"兰即兰泽香草也"。

【来源】菊科植物佩兰(*Fupatorium fortunei* Turcz.)的地上部分。

【植物形态】多年生草本,高40～100 cm。根茎横走。茎直立,绿色或红紫色,下部光滑无毛。叶对生,在下部的叶常枯萎;中部的叶有短柄,叶片较大,通常3全裂或3深裂,中裂片较大,长椭圆形或长椭圆状披针形,长5～10 cm,宽1.5～2.5 cm;上部的叶较小,常不分裂,或全部茎叶不分裂,先端渐尖,边缘有粗齿或不规则细齿,两面光涌或沿脉疏被柔毛,无腺点。头状花序多数,在茎顶及枝端排成复伞房花序,花序径3～6 cm;总苞钟状,长6～7 mm;总苞片2～3层,覆瓦状排列,外层短,卵状披针形,中、内层苞片渐长,全部苞片紫红色,外面无毛无腺点,先端钝;每个花序具花4～6朵,花白色或带微红色,全部为管状花,两性,花冠外面无腺点,先端5齿裂;雄蕊5,聚药;雌蕊1,子房下位,柱头2裂,伸出花冠外。瘦果圆柱形,熟时黑褐色,5棱,长3～4 mm,无毛无腺点;冠毛白色,长约5 mm。花、果期7～11月。

【采收】花前采收,割取地上部分,故一般无花。

【性状鉴别】

1. 茎圆柱形,少分枝。节间长约7 cm。质脆易折断,断面纤维性,类白色,髓占直径1/2,有时中空。

2. 叶对生,通常3深裂,边缘有锯齿。少有完整者。

3. 气芳香,味微苦。

以质嫩、叶多、色绿、香气浓者为佳。

【显微鉴别】

1. 佩兰

(1)叶表面观。上表皮细胞垂周壁略弯曲,偶见多细胞非腺毛,叶脉上非腺毛较长,由7～8个细胞组成,长120～160 μm,基部直径16～20 μm,气孔不定式。下表皮细胞垂周壁波状弯曲,非腺毛比上表面多,常由3～6个细胞组成,长60～105 μm,基部直径14～16 μm,

部分细胞内常含淡棕色物质；气孔多，不定式。

（2）茎表面观。表皮细胞长方形或多角形，多细胞非腺毛与叶脉上非腺毛相同。

2. 单叶佩兰　叶表面观。上表皮细胞垂周壁稍平直，下表皮细胞垂周壁波状弯曲。均有较多腺毛和非腺毛散在，腺毛头部由 4 个细胞组成，直径 36～80 μm，非腺毛由 3～6（～10）个细胞组成，长 220～400（～520）μm，基部直径 20～75 μm，表面隐现疣状突起，有时中部细胞缢缩，下表面叶脉上非腺毛尤多。

【理化鉴别】取该品粗粉 100 g，置挥发油测定器中进行蒸馏，得粗挥发油，再用乙醚提取，无水硫酸钠脱水后，回收乙醚，取所得挥发油 0.1 mL 溶于石油醚 1 mL 中，作供试品。另取对-聚伞花素为对照品。分别点样于硅胶 G-CMC 板上，以己烷展开，晾干。在紫外光（365 nm）灯下，斑点均显玫瑰色。用 10％磷钼酸乙醇溶液喷雾，斑点均显蓝色。

【附注】

1. 全国多个省市用同属植物泽兰的地上部分作佩兰用。形态、成分、功效均与佩兰相似。不同点为叶不分裂，卵圆形，两面有毛，下面被腺点。香气淡、味苦。

2. 佩兰的混淆品种有（不能代用）菊科植物华泽兰、林泽兰、西藏泽兰、图叶泽兰、罗勒。唇形科植物硬毛地笋。

豨莶草

【来源】菊科草本植物豨莶（*Siegesbeckia orientalis* L.）、线梗豨莶（*Siegesbeckia pubescens* Makino）或毛梗豨莶（*Siegesbeckia glabrescens* Makino）的地上部分。

【产地】

1. 腺梗豨莶分布东北、华北、华东、华南、西南等地。

2. 豨莶分布秦岭及长江以南等地。

3. 毛梗豨莶分布长江以南及西南等地。药材主产于我国中部及北部。

【采收加工】夏、秋季开花前及花期采割，除去杂质，晒干。

【性状鉴别】茎直，略呈方形、扁方形或六棱柱状。直径 30～110 cm，表面紫棕色或黄绿色，有纵沟及细顺纹；被有灰白色柔毛或少毛，节明显，略膨大。质脆易断，断面黄白色或带绿色，叶片多破碎不全，灰绿色。茎顶或叶腋间可见黄色头状花序，外有匙形的总苞，总苞上有点状的腺毛。气微，味微苦。以枝嫩，叶多，色青绿，无根者为佳。

【显微鉴别】粉末鉴别：叶上表皮细胞垂周壁略平直，下表皮细胞垂周壁呈波状弯曲；气孔不定式。花梗表皮可见单细胞头及双细胞柄或多细胞头而柄部细胞排成 2 行的腺毛。非腺毛有 2 种，一种较长，先端锐尖，由 2～4（～8）个细胞组成，长 110～368（～758）μm；另一种较短，多弯曲，壁极薄，由 4～6（～12）个细胞组成，长 30～130（～272）μm。花粉粒圆形，直径约 30 μm，表面具有较密的刺状突起，具萌发孔 3 个。

【理化鉴别】

1. 取本品粗粉 2 g，加水适量，置温水浴中加热温浸 30 min，滤过。取滤液 2 mL 置试管中，加斐林试剂 2～3 滴，置水浴上加热 5～10 min，有红棕色沉淀发生。

2. 取本品粗粉 2 g，加 75％乙醇 10 mL，温浸 20 min，滤过。取滤液 2～3 滴，滴在滤纸上，置紫外光灯下检视，显亮蓝色荧光。

【附注】

1.广东、广西有一同名草药豨莶草，为唇形科植物防风草（秽草，落马衣），与该品及全国习用的豨莶草疗效不同，不得混用。

2.云南（昆明）以唇形科植物糙苏作豨莶草。

瞿 麦

【来源】本品为石竹科植物瞿麦（*Dianthus superbus* L.）或石竹（*Dianthus chinensis* L.）的干燥地上部分。《本草经集注》释其名曰："子颇似麦，故名瞿麦。"

【产地】主产于河北、辽宁。东北、华北、西北、华东及四川等地有栽培。

【采收加工】夏、秋二季花果期采割，除去杂质，干燥。

【性状鉴别】瞿麦茎圆柱形，上部有分枝，长 30～60 cm；表面淡绿色或黄绿色，光滑无毛，节明显，略膨大，断面中空。叶对生，多皱缩，展平叶片呈条形至条状披针形。枝端具花及果实，花萼筒状；长 27～37 mm；苞片 4～6，宽卵形，长约为萼筒的 1/4；花瓣棕紫色或棕黄色，卷曲，先端深裂呈丝状。蒴果长筒形，与宿萼等长。种子细小，多数。气微，味淡。石竹萼筒长 1.4～1.8 cm，苞片长约为萼筒的 1/2；花瓣先端浅齿裂。

【显微鉴别】

1.瞿麦粉末　黄绿色或黄棕色。①纤维多成束，直径 10～25（～38）μm，孔沟不明显，胞腔狭窄。有的纤维外侧的细胞含草酸钙簇晶，形成晶纤维。②草酸钙簇晶较多，直径 7～85 μm。③非腺毛有两种。一种 1～3 个细胞，壁薄，直径 5～12 μm；另一种棍棒状，1～2 个细胞，先端钝圆，直径 10～13 μm，表面有角质短条状纹理。④叶上表面细胞表面观类多角形，垂周壁连珠状增厚，表面有稀疏的角质条纹。气孔直轴式，也有不定式。⑤花粉粒圆球形，直径 31～75 μm，具散孔，孔数 10～17，表面有网状雕纹。⑥茎髓部厚壁细胞类长方形，直径 37～93 μm，壁厚 3～8 μm，微木化，孔沟稀疏。

2.石竹粉末　黄绿色。①纤维多成束，直径 8～22 μm，孔沟不明显，胞腔线形。有的外侧细胞中含草酸钙簇晶，形成晶纤维。②草酸钙簇晶较多，直径（5～）8～75 μm。③非腺毛 1～11 个细胞，长可达 300 μm，直径 7～33 μm，有的胞腔内含黄棕色物质。④花粉粒圆球形，直径 27～53 μm，具散孔，孔数 9～12（～14），表面有网状雕纹。

【理化鉴别】取本品粉末 0.5 g，加水 10 mL，加热 10 min，趁热滤过，放冷。取滤液 2 mL，置具塞试管中，用力振摇 1 min，产生持久性泡沫，10 min 内不消失。

半边莲

【来源】本品为桔梗科植物半边莲（*Lobelia chinensis* Lour.）的干燥全草。本植物花的形态、颜色与莲花相似，但其花甚小，5 枚花瓣偏向一侧，呈半边状，故名半边莲。

【产地】产于长江中、下游及以南各省区，主产于湖南、浙江、江西、四川等省。

【采收加工】夏季采收，除去泥沙，洗净，晒干。

【性状鉴别】本品常缠结成团。根茎直径1～2 mm，表面淡棕黄色，平滑或有细纵纹。根细小，黄色，侧生纤细须根。茎细长，有分枝，灰绿色，节明显，有的可见附生的细根。叶互生，无柄，叶片多皱缩，绿褐色，展平后叶片呈狭披针形，长1～2.5 cm，宽0.2～0.5 cm，边缘具疏而浅的齿。花梗细长，花小，单生于叶腋，花冠基部筒状，上部5裂，偏向一边，浅紫红色，花冠筒内有白色茸毛。气微特异，味微甘而辛。

【显微鉴别】

1.叶表面观　上下表皮细胞垂周壁微波状，气孔稍突出，不定式，副卫细胞3～7个。

2.根茎横切　面表皮为1列细胞；外被角质层呈细波状弯曲。皮层宽广，细胞内含菊糖及少数草酸钙簇晶；内皮层明显。中柱小，韧皮部散有乳汁细胞；木质部导管束略呈径向排列。有髓。

锁　阳

【来源】本品为锁阳科植物锁阳(*Cynomorium songaricum* Rupr.)的干燥肉质茎。因其有锁精壮阳之功，可用于治疗阳痿滑精，故名锁阳。

【产地】主产于内蒙古、甘肃、青海、宁夏、新疆等地。

【采收加工】春季采挖，除去花序，切段，晒干。

【性状鉴别】本品呈扁圆柱形，微弯曲，长5～15 cm，直径1.5～5 cm。表面棕色或棕褐色，粗糙，具明显纵沟及不规则凹陷，有的残存三角形的黑棕色鳞片。体重，质硬，难折断，断面浅棕色或棕褐色，有黄色三角状维管束。气微，味甘而涩。

【显微鉴别】茎横切面：木栓层细胞约10列，棕黄色，栓内层细胞数列，内含棕色物质，表面有条状纹理。皮层与中柱界限不明显。维管束众多，散列或略呈径向排列，有时2个并列或数个排列呈半圆形或略呈扇形，最外维管束较小。薄壁细胞含淀粉粒。

【理化鉴别】检查氨基酸：取本品粉末0.5 g，加水5 mL，浸渍，滤过，滤液供下列试验：①取滤液2 mL，加1%三氯化铁溶液1滴，产生棕绿色沉淀(检查鞣质)；②取滤液1 mL，加0.2%茚三酮乙醇溶液2～3滴，水浴加热片刻，溶液呈蓝紫色。

蒲公英

【来源】本品为菊科植物蒲公英(*Taraxacum mongolicum* Hand. Mazz.)或(华蒲公英*Taraxacum sinicum* Kitag.)的干燥全草。

【产地】广布于东北、华北、西北、华中、华东及西南各省区，西南和西北地区最多。

【采收加工】春至秋季花初开时采挖，除去杂质，洗净，晒干。

【性状鉴别】本品呈皱缩卷曲的团块。根呈圆锥形，多弯曲，长3～7 cm；表面棕褐色，抽皱；根头部有棕褐色或黄白色的茸毛，有的已脱落。叶基生，多皱缩破碎，完整叶片呈倒披针形，绿褐色或暗灰色，先端尖或钝，边缘浅裂或羽状分裂，基部渐狭，下延呈柄状，下表面主脉明显。花茎一至数条，每条顶生头状花序，总苞片多层，内面一层较长，花冠黄褐色或淡黄白色。有的可见多数具白色冠毛的长椭圆形瘦果。气微，味微苦。

【显微鉴别】

1. 叶表面观　上下表皮细胞垂周壁波状弯曲，表面角质纹理明显或稀疏可见。上下表皮均有非腺毛，3～9 个细胞，直径 17～34 μm，顶端细胞甚长，皱缩呈鞭状或脱落。下表皮气孔较多，不定式或不等式，副卫细胞 3～6 个，叶肉细胞含细小草酸钙结晶。叶脉旁可见乳汁管。

2. 根横切面　木栓细胞数列，棕色。韧皮部宽广，乳管群断续排列成数轮。形成层成环。木质部较小，射线不明显；导管较大，散列。薄壁细胞含菊糖。

【理化鉴别】取该品粉末 1 g，加 5% 甲酸的甲醇溶液 20 mL，超声处理 20 min，滤过，滤液蒸干，残渣加水 10 mL 使溶解，滤过，滤液用乙酸乙酯振摇提取 2 次，每次 10 mL，合并乙酸乙酯液，蒸干，残渣加甲醇 1 mL 使溶解，作为供试品溶液。另取咖啡酸对照品，加甲醇制成每毫升含 0.5 mg 的溶液，作为对照品溶液。照薄层色谱法试验，吸取上述两种溶液各 6 μL，分别点于同一硅胶 G 薄层板上，以乙酸丁酯-甲酸-水（7：2.5：2.5）的上层溶液为展开剂，展开，取出，晾干，置紫外光（365 nm）灯下检视。供试品色谱中，在与对照品色谱相应的位置上，显相同颜色的荧光斑点。

马齿苋

【来源】本品为马齿苋科植物马齿苋（*Portulaca oleracea* L.）的干燥地上部分。李时珍释其名曰："其叶比并如马齿，而性滑利似苋，故名。"

【产地】全国各地均产。

【采收加工】夏、秋二季采收，除去残根及杂质，洗净，略蒸或烫后晒干。

【性状鉴别】本品多皱缩卷曲，常结成团。茎圆柱形，长可达 30 cm，直径 1～2 mm，表面黄褐色，有明显纵沟纹。叶对生或互生，易破碎，完整叶片倒卵形，长 10～25 mm，宽 5～15 mm，绿褐色，先端钝平或微缺，全缘。花小，3～5 朵生于枝端，花瓣 5 枚，黄色。蒴果圆锥形，长约 5 mm，内含多数细小种子。气微，味微酸。

【显微鉴别】

1. 茎（直径 2 mm）横切面　表皮细胞 1 列；皮层宽阔，外侧为 1～3 列厚角组织，皮层薄壁细胞中含草酸钙簇晶，直径 15～60 μm，有时可见淀粉粒及细小的棱状结晶；维管束外韧型，排列成环，束间形成层明显；髓部细胞中亦含草酸钙簇晶。

2. 粉末特征　绿色，味酸。①叶上表皮细胞表面观，细胞壁较平直，下表皮细胞垂周壁常波状弯曲；角质层纹理明显，气孔平轴式。叶肉细胞中含草酸钙簇晶，直径 8～69 μm。②淀粉粒较少，单粒类圆形，直径 5～20 μm，脐点点状或裂缝状，层纹不明显；复粒少见，由 2～3 分粒组成。③种皮细胞碎片深棕红色，表面观细胞呈多角星状，有多数小突起。④果皮石细胞大多成群，长棱形或长方形，壁较薄；亦有类圆形，壁较厚者。尚可见有果皮薄壁性大型网孔细胞。另有茎表皮细胞、导管、果皮表皮细胞等。

【理化鉴别】取本品的粉末 2 g，加盐酸乙醇溶液（1：20）15 mL，加热回流 10 min，趁热滤过。取滤液 2 mL，加 3% 碳酸钠溶液 1 mL，置水浴中加热 3 min 后，在冰水中冷却，加活性炭少量，搅拌，滤过，滤液加新制的重氮对硝基苯胺试液 2 滴，显红色。

【储存方法】置通风干燥处贮藏，防潮。

小　蓟

【来源】本品为菊科植物刺儿菜[*Cirsium setosum*（Willd.）MB.]的干燥地上部分。

【产地】主产于除广东、广西、云南、西藏外的全国各地。

【采收加工】夏、秋二季花开时采割，除去杂质，晒干。

【性状鉴别】本品茎呈圆柱形，有的上部分枝，长 5～30 cm，直径 0.2～0.5 cm；表面灰绿色或带紫色，具纵棱及白色柔毛；质脆，易折断，断面中空。叶互生，无柄或有短柄；叶片皱缩或破碎，完整者展平后呈长椭圆形或长圆状披针形，长 3～12 cm，宽 0.5～3 cm；全缘或微齿裂至羽状深裂，齿尖具针刺；上表面绿褐色，下表面灰绿色，两面均具白色柔毛。头状花序单个或数个顶生；总苞钟状，苞片 5～8 层，黄绿色；花紫红色。气微，味微苦。

【显微鉴别】

1.茎横切面　表皮外被角质层，有时可见多细胞非腺毛，在棱脊处的表皮下方有厚角组织，有的微木化。皮层为 10 余列切向延长的薄壁细胞，散在分泌细胞和石细胞。维管束环列，韧皮部较窄，外侧有微木化的韧皮纤维；木质部导管多位于中下方，内侧有少数纤维束，木化。髓部中央常成空洞。

2.叶表面观　上表皮细胞多角形，可见角质层纹理，下表皮细胞不规则形，垂周壁波状变曲。气孔不定式或不等式。多细胞非腺毛多碎断，完整者由 3～18 个细胞组成，基部细胞直径 10～18 μm，顶端细胞极细长，并皱缩而扭曲。叶内细胞含有团块状物质及针簇状、方形、柱形等大小不一的草酸钙结晶。

【理化鉴别】薄层色谱：取该品粗粉 1 g，加乙醇于水浴上温浸 2 h，滤过。滤液蒸干，加乙醇 0.5 mL 溶解供点样用。另取绿原酸及芦丁乙醇液体，作对照品。分别点样于硅胶 G0.5% CMC 薄层板上，以正丁醇-冰乙酸-水（3∶1∶1）为展开剂，展开，于紫外光（365 nm）灯下绿原酸显蓝色荧光，喷 5%三氯化铝乙醇试液后芦丁显黄色。

紫苏梗

【来源】本品为唇形科植物紫苏（*Perilla frutescens*（L.）Britt）的干燥茎。

【产地】主产于江苏、浙江、河北等省。

【采收加工】秋季果实成熟后采割，除去杂质，晒干，或趁鲜切片，晒干。

【性状鉴别】本品呈方柱形，四棱钝圆，长短不一，直径 0.5～1.5 cm。表面紫棕色或暗紫色，四面有纵沟及细纵纹，节部稍膨大，有对生的枝痕和叶痕。体轻，质硬，断面裂片状。切片厚 2～5 mm，常呈斜长方形，木质部黄白色，射线细密，呈放射状，髓部白色，疏松或脱落。气微香，味淡。

【显微鉴别】

1.紫苏茎横切面　茎呈圆角状四方形。表皮细胞切向延长，外壁被角质层，幼茎有较多的非腺毛、腺毛和腺鳞。非腺毛 4～8 细胞；腺毛头部 1～2 细胞；腺鳞直径约 56 μm。皮层较薄，外侧有厚角细胞，角隅处较多。中柱鞘纤维束断续排列成环。韧皮部窄。形成层环明显。木质部导管径向排列。髓部较大。

2. 本品粉末　黄白色至灰绿色。木纤维众多，多成束，直径 8～45 μm。中柱鞘纤维淡黄色或黄棕色，长梭形，直径 10～46 μm，有的孔沟明显。表皮细胞棕黄色，表面观呈多角形或类方形，垂周壁连珠状增厚。草酸钙针晶细小，充塞于薄壁细胞中。

［拓展知识］

白苏的学名是紫苏，本书暂据《中国植物志》第 66 卷意见，认为本植物变异极大，我国古书上称叶全绿的为白苏，称叶两面紫色或面青背紫的为紫苏，但其变异不过因栽培而起。又白苏的花通常白色，植物体毛通常稍密，果萼稍大；紫苏的花通常为粉红至紫红色，但差别微细，故将二者合并。在江苏、四川等地将白苏梗与紫苏梗同等使用，通称为苏梗。白苏茎叶的显微特征：与紫苏的区别是茎横切面可见四角处厚角细胞多至12列，中柱鞘纤维较多，几乎连成环。叶上下表皮细胞波状弯曲程度比紫苏小，上表皮细胞壁稍有念珠状增厚，角质层纹很明显，下表皮细胞层纹不明显。非腺毛较短，多数由 1～3 个细胞组成，长 60～240 μm，基部直径 45～65 μm，脉上腺毛较长，多数由 5 个细胞组成，长达 750 μm。下表面腺鳞较多。

垂盆草

【来源】景天科植物垂盆草(*Sedum sarmentosum* Bunge)的全草。

【产地】主产于吉林、辽宁、河北、山西、陕西、甘肃、山东、江苏、安徽、浙江、江西、福建、河南、湖北、湖南、四川、贵州等地。

【采收加工】7 月采收，洗净，鲜用，或开水焯过，晒干。除去泥沙杂质，干品切段。

【性状鉴别】茎的横切面：表皮细胞长方形，外壁增厚，内层约为 10 列薄壁细胞。中柱小，维管束外韧型，导管类圆形。髓部呈三角状，细胞多角形，壁甚厚，非木化。紧靠韧皮部细胞及髓部细胞中含红棕色分泌物。干燥全草稍卷缩。根细短，茎纤细，棕绿色，长 4～8 cm，直径 1～2 mm，茎上有 10 余个稍向外凸的褐色环状节，节上有的残留不定根，先端有时带花；质地较韧或脆，断面中心淡黄色。叶片级缩，易破碎并脱落，完整叶片呈倒披针形至矩圆形，棕绿色，长 1.5 cm，宽 0.4 cm。花序聚伞状；小花黄白色。气微，味微苦。

【显微鉴别】茎横切面：表皮为 1 列类长方形细胞，外壁增厚。皮层约为茎的 2/3，内外侧 1～2 列细胞的壁呈连珠状增厚，非木化。维管束外韧型。髓部三角形，细胞壁厚，非木化，有明显的孔沟，胞腔狭小。

【理化鉴别】取本品粉末 10 g，置于索氏提取器中，用丙酮回流提取 6 h，滤过。滤液减压浓缩至约 2 mL，加等体积的水溶解，再减压抽尽丙酮，得叶绿素状物。加适量水溶解(少量多次，总共约 10 mL)，滤过。水液减压抽干，加甲醇 2 mL 溶解，再加硅胶 1～2 g 拌和，干燥后装入盛有硅胶 10 g 的层析柱上端(内径约 1.5 cm)，以氯仿-甲醇(5∶1)冲洗，弃去最初洗脱液约 35 mL，收集以后的洗脱液约 80 mL，蒸干，残渣作以下试验。

1. 取残渣少许，加固体二氧化锰约 10 mg，于小试管中混匀，管口覆盖 1 张滤纸小片，用橡皮筋扎紧密闭，并于纸上加 10%硫酸亚铁溶液 1 滴，再加 20%氢氧化钠溶液 1 滴，将试管置火上小心加热，待管内冒烟后移去火源，加浓盐酸 1 滴于纸片上，即显蓝绿色。(检查脂肪

族氰基)

2.薄层色谱:上述洗脱液浓缩后为样品液。用垂盆草苷对照品制成对照品溶液,取样品液及对照品液点样于同一硅胶G薄层板上,以氯仿-甲醇(8∶3)展开,展距6 cm,喷以30%～50%硫酸液,于110℃下加热5～10 min显色,样品液色谱在与对照品色谱相应位置处,现相同的黑色斑点。

扁　蓄

【来源】本品为蓼科植物扁蓄(*Polygonum aviculare* L.)的干燥地上部分。

【产地】全国大部分地区均产,主产于河南、四川、浙江、山东、吉林、河北等地。

【采收加工】夏季叶茂盛时采收,除去根及杂质,晒干。

【性状鉴别】茎圆柱形而略扁,有分枝,长15～40 cm,直径0.2～0.3 cm。表面灰绿色或棕红色,有细密微突起的纵纹;节部稍膨大,有浅棕色膜质的托叶鞘,节间长短不一;质硬,易折断,断面髓部白色。叶互生,叶片多脱落或皱缩破碎,完整者展平后呈长椭圆形或披针形,长1～4 cm,宽约5 mm,全线,灰绿色或棕绿色。有时可见具宿存花被的小瘦果,黑褐色,卵状三棱形。气微.味微苦。以质嫩、叶多、色灰绿者为佳。

【显微鉴别】

1.叶表面观　表皮细胞多角形,细胞壁微呈念珠状加厚,垂周壁平直或微弯曲;靠叶脉上的表皮细胞呈长圆形,平周壁可见条状纹理;上下表皮均有不等式气孔。

2.叶肉横切面　为两面栅栏式,薄壁细胞含有草酸钙簇晶。

【理化鉴别】薄层色谱,取本品粗粉2 g,加甲醇30 mL,回流提取0.5 h,滤过。取滤液10 mL,浓缩至2 mL,作为供试品溶液。另取扁蓄苷少量,制成对照品溶液。将上述两种溶液点在聚酰胺薄膜上,以丙酮-乙醇-甲酸-水(3∶2∶1∶3)展开,展距6.3 cm,取出晾干。喷1%三氯化铝乙醇溶液后在紫外光(254 nm)灯下观察,供试品色谱在与对照品色谱的相应位置,有相同颜色的荧光斑点。

【储存方法】置于干燥处储存。

鱼腥草

【释名】李时珍:“其叶腥气,故俗呼为鱼腥草”。主要是因为有效成分中的癸酰乙醛及月桂醛均具有鱼腥味的特异臭气。

【来源】三白草科植物蕺菜(*Houttuynia cordata* Thunb.)的全草,(原名“蕺”)。三白草科、胡椒科、金粟兰科——胡椒目是柔荑花序最原始的目。本种非常原始,无花被,花序基部有白色花瓣状总苞片4。

【植物形态】

1.多年生草本,具鱼腥气。

2.茎上部直立,下部伏地。

3.单叶互生,心形;上表面密生腺点,下面常紫色。

4.托叶膜质条形,下部与叶柄合生成鞘状。

5.穗状花序生于茎上端，与叶对生。花小而密集，无花被，花序梗基部有白色花瓣状总苞片4枚。

6.蒴果。

【产地】主产于长江以南各地。

【采收加工】夏、秋两季茎叶茂盛花穗多时采割。

【性状鉴别】

1.茎扁柱形，暗棕色、棕黄色，节环状，具纵直皱纹(纵棱)。

2.叶片具明显小凹点(腺点)，叶柄基部与托叶合生成鞘状。

3.果穗顶生，蒴果上端有3个向内弯曲的柱头。

4.搓揉有鱼腥臭气，味微涩。

以叶多、色灰绿、有花穗、鱼腥气浓者为佳。

【显微鉴别】叶片表面观：上、下表皮细胞多角形，有较密的波状纹理，气孔不定式，副卫细胞4～5个；油细胞散在，类圆形，周围7～8个表皮细胞呈放射状排列。腺毛无柄，头部3～4个细胞内含淡棕色物，顶部细胞常已无分泌物或皱缩。非腺毛(叶脉处)2～4(～10)个细胞，长180～200 μm，基部直径约40 μm，表面有条状纹理。下表皮气孔、非腺毛较多。叶肉组织中有小簇晶散在，直径6～10 μm。

【理化鉴别】

1.取本品粉末适量。置小试管中，用玻棒压紧，滴加品红亚硫酸试液少量至上层粉末湿润，放置片刻，自侧壁观察，湿粉末显粉红色或红紫色。

2.取本品粉末1 g，加乙醇10 mL，加热回流10 min，滤过。取滤液2 mL，加镁粉少量与盐酸3滴，置水浴中加热，显红色。

3.薄层色谱　①取粉末1 g，加甲醇10 mL，浸泡过夜，滤过。滤液浓缩至1 mL，作供试液。另取金丝桃苷少许，甲醇溶解后作对照液。分取供试品及对照品适量点于同一硅胶G板上，以乙醚-甲醇-水(4.5∶1∶1.5)为展开剂，展开，用1%的三氯化铝乙醇溶液显色，供试品色谱在与对照品色谱的相应位置上显淡黄色斑点，紫外光灯下呈暗棕色斑点。②取本品粉末2 g，加水10 mL及8%氢氧化钠8滴，冷浸2 h，不断搅拌，滤过。滤液置于分流漏斗中，加醋酸乙酯10 mL，7%盐酸溶液6滴，振摇5 min，静置，分取醋酸乙酯提取液，作供试品溶液。另取癸酸乙醛对照品，加醋酸乙酯溶解制成每1 mL含2 mg溶液，作对照液。吸取供试品和对照品溶液各10 μL，分别点于同一硅胶G板上，以苯-无水乙醇(7∶2)为展开剂，展开，喷以5%三氯化铁试液显色。供试品色谱中，在与对照品色谱相应的位置上，显相同颜色斑点。

【成分】含挥发油0.05%。其主要成分为癸酰乙醛和月桂醛。目前已制成鱼腥草素注射液，且人工合成癸酰乙醛的亚硫酸氢钠加成物。

【附注】相似品(混淆品)均无腥臭气：白苞裸蒴，四川称“侧耳根”，可食用；裸蒴，湖南作鱼腥草入药。

仙鹤草

【别名】龙牙草。

【来源】蔷薇科植物龙牙草(*Agrimonia pilosu* Ledeb.)的干燥地上部分。

【产地】主产于江苏、浙江、湖北。全国各地均产。

【植物形态】

1. 多年生草本，全株具白色长毛。

2. 根茎横走，秋末自先端生出一圆锥形向上弯曲的白色冬芽（干后色深），称“鹤草芽”。

3. 茎直立。

4. 单数羽状复叶，小叶大小不等，相间排列（小叶中夹小型叶）。

5. 总状花序长穗状。果实倒圆锥形，先端呈钩状。

【采收加工】夏秋茎叶茂盛时割取全草，去杂质，切段，晒干。

【性状鉴别】

1. 茎基部圆柱形，木质化，淡棕褐色。上部茎方形，四边略凹陷，绿褐色，节明显。体轻，质硬，易折断，断面中空。

2. 单数羽状复叶，小叶中夹有小型叶。叶灰绿色，质脆易碎。

3. 总状花序细长，偶可见花及果。

4. 气微，味微苦。

以梗紫红、枝嫩、叶多者为佳。

【显微鉴别】粉末特征为暗绿色。

①上表皮细胞多角形；下表皮细胞壁波状弯曲，气孔不定式或不等式。②非腺毛单细胞，长短不一，壁厚，木化，具疣状突起，少数有螺旋纹理。③小腺毛头部 1～4 细胞，卵圆形，柄一般 1～2 细胞，较短；另有少数腺鳞，头部单细胞，直径约至 68 μm，含挥发油滴，柄单细胞。④草酸钙簇晶甚多，直径 9～50 μm。

【理化鉴别】

1. 取本品粉末 20 g，用 70%乙醇 100 mL 回流提取 1 h，回收乙醇至少量，供下列试验用：

(1)取供试液 2 mL，加 5%香草醛浓硫酸溶液 2 mL，界面呈红褐色环。（检查酚类）

(2)取供试液 2 mL，加 3%三氯化铁试液 1 mL，则呈污绿色。（检查鞣质）

(3)取供试液 2 mL，加 5%明胶溶液 2 mL，产生白色沉淀。（检查鞣质）

(4)取供试液 2 mL，加镁粉少许与浓盐酸 3～5 滴，显樱红色。（检查黄酮）

2. 薄层色谱：取本品粉末 10 g，用 50 mL 石油醚（沸程 60～90℃）回流提取 90 min，滤过。滤液挥尽石油醚，用氯仿 5 mL 溶解，作供试品溶液。另取鹤草酚少许，用氯仿溶解后作为对照品溶液。取供试品和对照品溶液，分别点样于同一硅胶 G（青岛）薄层板上，用正己烷-乙酸乙酯-冰醋酸（20：25：0.7）上行展开，展距约 15 cm。取出晾干。喷以浓硫酸后加热。供试品色谱中在与对照品色谱相应位置上，显相同颜色的斑点。

[拓展知识]

鹤草芽

1. 采收加工　秋末地上部分枯萎后至翌年春植株萌发前均可采集。挖出根茎，掰下带短小根茎的芽，洗净，晒干或 50℃以下烘干。

2. 性状鉴别　为带短小根茎的芽。圆锥形，中上部常弯曲，尖圆似龙牙。芽由数枚披针形淡黄棕色的膜质芽鳞包被。根茎表面棕褐色，有紧密环节，着生棕色细小的鳞片及须根。芽质硬，断面平坦，黄白色。略有豆腥气，味微甜而后苦涩。

广金钱草

【来源】豆科植物广金钱草[*Desmodium styracifolium*.(Osb.)Merr.]的干燥地上部分。

【产地】分布于福建、湖南、广西和广东等省区。

【采收加工】夏、秋二季采割,除去杂质,晒干。

【性状鉴别】全草多皱缩成团,下部茎节上有时着生纤细须根。茎扭曲,直径约 1 mm;表面红棕色,具纵直纹理;断面实心,灰白色。叶互生,多皱缩破碎,完整叶宽卵形或心形,全缘,上面暗绿色至棕绿色,下面色较浅,用水浸后,透光可见黑色短条纹;叶柄细长,叶腋有时可见花或果实。气微、味淡。以叶大、色绿者为佳。

【显微鉴别】茎横切面表皮外被角质层,有时可见腺毛。皮层宽广,薄壁细胞偶含红棕色分泌物;有分泌道散在,周围 5～10 个分泌细胞,含红棕色分泌物;内皮层明显。中柱鞘纤维微木化,断续成环。韧皮部狭窄,老茎的木质部偶有纤维。髓常成为空腔。本品薄壁细胞含淀粉粒。

【理化鉴别】

1.取本品粗粉 2 g,加水 30 mL,煮沸 10 min,滤过,滤液蒸干,加乙醇 2 mL 使溶解,再加镁粉少量与盐酸 0.5 mL,即显红棕色。

2.取本品粗粉 2 g,加 1%盐酸的 70%乙醇溶液 20 mL,加热回流 10 min,滤过,滤液蒸去乙醇,加水 5 mL 使溶解,滤过,取滤液各 1 mL,分置两支试管中,一管中加碘化铋钾试液 2 滴,生成橘红色沉淀;另一管中加三硝基苯酚试液 2 滴,生成黄色沉淀。

墨旱莲

【来源】本品为菊科植物鳢肠(*Eclipta prostrata* L.)的干燥地上部分。该植物为陆生(旱生)草本,其茎折断后有渐变为墨色的汁液流出,似鳢鱼的墨囊管(鳢肠)放出墨色汁液,其果序形似莲房,故名墨旱莲,又名鳢肠。习称旱莲草。

【产地】主产于江苏、江西、浙江、广东。

【采收加工】夏、秋季割取全草,洗净泥上,去除杂质,阴干或晒干。也可随采随用。

【性状鉴别】带根或不带根全草,全体被白色粗毛。根须状,长 5～10 cm。茎圆柱形,多分枝,直径 2～5 mm,表面灰绿色或稍带紫,有纵棱,质脆,易折断,断面黄白色,中央为白色疏松的髓部,有时中空。叶对生,多卷缩或破碎,墨绿色,完整叶片展平后呈披针形,长 3～10 cm,宽 0.5～2.5 cm。全缘或稍有细锯齿,近无柄。头状花序单生于枝端,直径 2～6 mm,总花梗细长,总苞片 5～6,黄绿色或棕褐色,花冠多脱落。瘦果扁椭圆形,棕色,表面有小瘤状突起。气微香,味淡、微咸涩。

以色黑绿、叶多者为佳。

【显微鉴别】

1.茎横切面　表皮细胞 1 列,下有厚角细胞 2～4 列,皮层薄壁细胞排列疏松,细胞间隙大。维管束外韧型,环列,形成层断续成环。

2. 叶片表面观　上下表皮细胞壁波状弯曲；气孔不定式，副卫细胞 3～4 个；非腺毛 3 细胞，长 260～700 μm，基部细胞稍膨大，中部细胞较长，顶端细胞短而尖，壁稍厚，具疣状突起；腺毛棒状，4～6 细胞，长 75～113 μm，壁薄，内含黄棕色分泌物。

【理化鉴别】

1. 检查氨基酸　取本品粉末约 0.1 g，加 50%乙醇 3 mL，水浴温浸 10 min，滤过。取滤液 1 mL，加 0.2%茚三酮试剂，水浴加热片刻，溶液显红紫色。

2. 检查皂苷　取本品粉末约 0.5 g，加乙醇 10 mL，水浴温浸 15 min，滤过。滤液蒸干，加醋酐硫酸 1 滴，显蓝色，放置后显绿色。

荆芥穗

【来源】唇形科植物荆芥(*Schizonepeta tenusfolia* Briq.)的干燥花穗。

【产地】全国大部分地区均产，主产于江苏、浙江、江西等地。

【采收加工】夏、秋二季花开到顶、穗绿时采摘，除去杂质，晒干。

【性状鉴别】本品茎呈方柱形，上部有分枝，长 50～80 cm，直径 0.2～0.4 cm；表面淡黄绿色或淡紫红色，被短柔毛；体轻，质脆，断面类白色。叶对生，多已脱落，叶片 3～5 羽状分裂，裂片细长。穗状轮伞花序顶生，长 3～15 cm，直径约 0.7 cm。花冠多脱落，宿萼钟状，先端 5 齿裂，淡棕色或黄绿色，被短柔毛；小坚果棕黑色。气芳香，味微涩而辛凉。

【显微鉴别】本品粉末黄棕色。宿萼表皮细胞垂周壁深波状弯曲。腺鳞头部 8 细胞，直径 95～110 μm；柄单细胞，棕黄色。小腺毛头部 1～2 细胞，柄单细胞。非腺毛 1～6 细胞，大多具壁疣。外果皮细胞表面观多角形，壁黏液化，胞腔含棕色物。内果皮石细胞淡棕色，垂周壁深波状弯曲，密具纹孔。纤维直径 14～43 μm，壁平直或微波状。

【理化鉴别】取本品粗粉 0.8 g，加石油醚(60～90℃)20 mL，密塞，时时振摇，放置过夜，滤过，滤液挥散至 1 mL，作为供试品溶液。另取荆芥对照药材 0.8 g，同法制成对照药材溶液。照薄层色谱法(通则 0502)试验，吸取上述两种溶液各 10 μL，分别点于同一硅胶 H 薄层板上，以正己烷-醋酸乙酯(17∶3)为展开剂，展开，取出，晾干，喷以 5%香草醛的 5%硫酸乙醇溶液，在 105℃加热至斑点显色清晰。供试品色谱中，在与对照药材色谱相应的位置上，显相同颜色的斑点。

马鞭草

【来源】马鞭草科植物马鞭草(*Verbena officinalis* L.)的地上部分。

【产地】主产于四川、贵州、云南、西藏等地。

【采收加工】野生品夏季采收。栽培品每年可采全草 2～3 次，洗净切段，晒干。

【性状鉴别】本品茎呈方柱形，多分枝，四面有纵沟，长 0.5～1 m；表面绿褐色，粗糙；质硬而脆，断面有髓或中空。叶对生，皱缩，多破碎，绿褐色，完整者展平后叶片 3 深裂，边缘有锯齿。穗状花序细长，有小花多数。气微，味苦。

【显微鉴别】本品粉末绿褐色。茎表皮细胞呈长多角形或为类长方形，垂周壁多平直，具气孔。叶下表皮细胞垂周壁波状弯曲，气孔不定式或不等式，副卫细胞 3～5 个。腺鳞头部 4 细胞，直径 23～58 μm；柄单细胞。非腺毛单细胞。花粉粒类圆形或类圆三角，直径 24～35 μm，表面光滑，有 3 个萌发孔。

【理化鉴别】取本品粉末 2 g，加 80%甲醇 60 mL，加热回流 1 h，滤过，滤液蒸干，残渣加甲醇 2 mL 使溶解，作为供试品溶液。另取马鞭草对照药材 2 g，同法制成对照药材溶液。再取熊果酸对照品，加甲醇制成每毫升含 1 mg 的溶液，作为对照品溶液。照薄层色谱法试验，吸取上述三种溶液各 2～4 μL，分别点于同一以羧甲基纤维钠为黏合剂的硅胶 G 薄层板上，以氯仿-甲醇-异丙酮(16∶0.5∶0.25)为展开剂，展开，取出，晾干，喷以香草醛乙醇溶液(1∶100)和高氯酸溶液(3∶100)的混合溶液(临用时等量混合)，105℃加热至斑点显色清晰。供试品色谱中，在与对照药材和对照品色谱相应的位置上，显相同颜色的斑点。

地锦草

【来源】本品为大戟科植物地锦(*Euphorbia humifusa* Willd.)或斑地锦(*Euphorbia maculata* L.)的干燥全草。此草布地而生，紫茎绿叶，状如锦绣地毡，故名地锦草。

【产地】除广东、广西外，全国各地均产。

【采收加工】夏、秋二季采收，除去杂质，晒干。

【性状鉴别】

1. 地锦草　皱缩卷曲，根细小。茎细，呈叉状分枝，表面带紫红色，光滑无毛或疏生白色细柔毛；质脆，易折断，断面黄白色，中空。单叶对生，具淡红色短柄或几无柄；叶片多皱缩或已脱落，展平后呈长椭圆形，长 5～10 mm，宽 4～6 mm；绿色或带紫红色，通常无毛或疏生细柔毛；先端钝圆，基部偏斜，边缘具小锯齿或呈微波状。杯状聚伞花序腋生，细小。蒴果三棱状球形，表面光滑。种子细小，卵形，褐色。气微，味微涩。

2. 斑地锦　叶上表面具红斑，蒴果被稀疏白色短柔毛。

【显微鉴别】本品粉末绿褐色。叶表皮细胞外壁呈乳头状突起。叶肉组织中细脉末端周围的细胞，放射状排列成圆形。非腺毛 3～8 细胞，直径约 14 μm，多碎断。无节乳管中可见细小片状淀粉粒。

【理化鉴别】取上述药材粗粉各 2 g，加甲醇 20 mL，冷浸过夜，滤过。滤液用石油醚抽取 3 次，将甲醇提取液浓缩至 4 mL，供以下实验。

1. 将提取液滴在滤纸上，滴加 1%三氯化铝乙醇溶液，置紫外光灯下观察，斑点加深为深黄色。取提取液 2 mL 加入数滴浓盐酸及少量镁粉，溶液呈红色。(检查黄酮类)

2. 将提取液滴在滤纸上，再滴加 0.1%溴酚蓝溶液，立即在蓝色的背景上显黄色斑点。(检查有机酸)

淫羊藿

【别名】阴阳合，仙灵脾。

【来源】小檗科植物淫羊藿、箭叶淫羊藿、柔毛淫羊藿、巫山淫羊藿(*Epimedium wushanense* T. S. Yin)或朝鲜淫羊藿的地上部分(茎叶)。

【产地】主产于陕西、山西、湖北、四川、辽宁等地。前两种为全国主流品种，后三种在上海、东北、四川、贵州等地使用。

【采收加工】夏、秋季茎叶茂盛时采割，除去粗梗及杂质，晒干或阴干。

【植物形态】

1.淫羊藿

①多年生草本，高30～40 cm。②叶二回三出，具长柄。小叶卵圆形，基部深心形，中间小叶片对称，两边小叶片不对称。小叶片表面无毛，有光泽，边缘有锯齿。③聚伞花序排成圆锥形，花通常白色(花瓣距长)。

2.箭叶淫羊藿

①叶一回三出，小叶卵状披针形，两侧小叶的基部不对称，靠外一半较长。叶缘有细刺。②花黄色。

3.柔毛淫羊藿

①叶一回三出，小叶卵形，下表面密被白色网状茸毛。②花瓣距较内轮萼片短。

4.巫山淫羊藿

①叶一回三出，小叶披针形，长为宽的3～5倍(长9～23 cm)。②花瓣距较内轮萼片长。

5.朝鲜淫羊藿

①二回三出复叶，小叶卵形，边缘锯齿先端成刺毛状，叶柄有关节。先端长尖。②花黄白色或乳白色。

以色青绿、枝梗少、叶不破碎者为佳。

【性状鉴别】

1.淫羊藿　茎呈细圆柱形，长约20 cm，表面黄绿色或淡黄色，具光泽。茎生叶对生，二回三出复叶；小叶片卵圆形，长3～8 cm，宽2～6 cm；先端微尖，顶生小叶基部心形，两侧小叶较小，偏心形，外侧较大，呈耳状，边缘具黄色刺毛状细锯齿；上表面黄绿色，下表面灰绿色，主脉7～9条，基部有稀疏的细长毛，细脉两面突起，网脉明显；小叶柄长1～5 cm。叶片近革质。气微，味微苦。

2.箭叶淫羊藿　一回三出复叶，小叶片长卵形至卵状披针形，长4～12 cm，宽2.5～5 cm；先端渐尖，两侧小叶基部明显偏斜，外侧呈箭形。叶背面疏被粗短伏毛或近无毛。叶片革质。

3.巫山淫羊藿　小叶片披针形至狭披针形，长9～23 cm，宽1.8～4.5 cm；先端渐尖或长渐尖，边缘具刺齿。侧生小叶基部的裂片偏斜，内边裂片小，圆形，外边裂片大，三角形，渐尖。叶背面被毛或秃净。

4.柔毛淫羊藿　叶背面及叶柄密被绒毛状柔毛。

5.朝鲜淫羊藿　小叶较大，长4～10 cm，宽3.5～7 cm，先端长尖。叶片较薄。

【显微鉴别】叶横切面

(1)淫羊藿　上、下表皮细胞各1列，细胞近方形，主脉处外壁钝圆形，下表皮有气孔，有时可见残留非腺毛；外被角质层。主脉维管束3，外韧型，木质部具导管与纤维，其余的细胞壁厚，木化，上、下表皮内方有数列细胞壁显著增厚。叶肉栅栏组织细胞2～3列，除叶绿体外尚含深色物；海绵组织细胞排列疏松；支脉维管束明显，木质部、韧皮部、厚壁组织均清晰可见，周围的异细胞中含草酸钙棱晶或柱晶。

(2)箭叶淫羊藿　主脉维管束5;栅栏组织细胞1～2列。

(3)巫山淫羊藿　主脉维管束7;栅栏组织细胞1～2列。

(4)朝鲜淫羊藿　主脉维管束3;栅栏组织细胞1～2列;异细胞多含草酸钙柱晶。

(5)柔毛淫羊藿　主脉维管束5;栅栏组织细胞1～2列,充满深色物质。有较多的残留非腺毛。

【理化鉴别】

1.取本品粉末0.1 g,加水10 mL,水浴加热10 min,滤过。滤液蒸干,加乙醇5 mL,热溶,滤过。滤液中加镁粉及浓盐酸,显红色。(检查黄酮类)

2.取本品粉末0.5 g,加甲醇10 mL,水浴温浸30 min,滤过。滤液浓缩至1 mL,作供试品溶液。另取淫羊藿苷对照品,以甲醇溶解成每毫升含1～2 mg的对照溶液。取上述两种溶液各10 μL,点于同一硅胶H-CMC薄层板上,以醋酸乙酯-丁酮-85%甲酸-水(10∶1∶1∶1)为展开剂,展开,展距15 cm。取出晾干,于365 nm紫外分析灯下观察,供试品色谱在与对照品色谱相应位置上显相同的暗红色斑点。喷雾1%三氯化铝试液后在365 nm紫外分析灯下观察,斑点显橙色。

【成分】含多种苷。主要是淫羊藿苷、淫羊藿次苷等。

白花蛇舌草

【来源】茜草科植物白花蛇舌草(*Hedyotis diffusa* Willd.)的新鲜或干燥全草。

【产地】长江以南各省区均产。

【采收加工】白花蛇舌草根据播种时间一年可收割2次,春播收获期在8月中下旬,秋播收获期在11月上中旬。在果实成熟时,齐地面割取地上部分,除去杂质和泥土,晒干即为商品,一般一亩地可收干品300～350 kg。

【性状鉴别】

1.全草扭缠成团状,灰绿色或灰棕色。

2.茎细而卷曲,质脆易折断,断面中央有白色髓部(结果后多中空)。

3.叶多破碎易脱落,单叶对生,线形,无柄,托叶对生(似四叶轮生),长1～2 mm。

4.花(果)单生或成对生于叶腋。

5.气微,味淡。

【显微鉴别】灰黄色。叶表皮细胞多角形,垂周壁平直;气孔长圆形。茎表皮细胞长条形,有气孔。导管主为环纹或螺纹,直径15～30 μm。草酸钙簇晶存在于叶肉组织中,直径约15 μm。草酸钙针晶多见,成束或散在,长75～135 μm。淀粉粒众多,单粒类圆形,复粒由2～3分粒组成。

【理化鉴别】薄层色谱:取本品粉末1 g,加乙醇10 mL,加热回流30 min,趁热滤过,滤液蒸干,残渣加乙醇1 mL溶解作为供试品溶液。另取齐墩果酸对照品,加乙醇制成每毫升含1 mg的溶液,作为对照溶液。吸取上述两种溶液各5 mL,点于同一硅胶G薄层板上,以石油醚-苯-醋酸乙酯-冰醋酸(20∶41∶14∶1)为展开剂,展开,取出,晾干,置碘缸中显色。供试品色谱在与对照品色谱相应的位置上,显相同颜色的斑点。

【附注】

1. 同属植物水线草(伞房花耳草):形态近似。区别为花2～5朵集成腋生伞房花序。托叶合生成鞘状,顶端近截形,有刚毛。全国多数省区也作白花蛇舌草入药。

2. 同属植物纤花耳草:区别为叶革质,花无柄,1～3朵生于叶腋。植株干后黑色。个别省区亦作白花蛇舌草入药或混入其中入药。

子项目 3-2　动物类中药的鉴定与养护

鉴定动物类中药时，药材是完整的动物体，如蜈蚣、土元、金钱白花蛇等，可根据其形态特征，进行动物分类学鉴定，确定其品种。

药材是动物体的某一部分，如羚羊角、龟甲、骨类、贝壳类，鉴定时主要靠性状鉴定以辨别真伪优劣，必要时，可进行显微玻片观察；对有些采自动物体的分泌物或生理、病理产物的药材如麝香、牛黄、蟾酥等，除一般性状鉴定外，主要靠显微和理化分析，以防伪充或掺假。

一、环节动物门

环节动物为两侧对称、分节的裂生体腔动物。常见种有蚯蚓、蚂蟥、沙蚕等。身体分为头部、躯干部和肛部。除大部分蛭类外，多具几丁质刚毛、疣足。环节动物具真体腔。环节动物可提高土壤肥力，有利于改良土壤；可促进固体废物还原；可供做饵料、饲料。

地　龙

【来源】钜蚓科动物参环毛蚓[*Pheretima aspergillum* (E. Perrier)]（广地龙）、通俗环毛蚓(*Pheretima vulgaris* Chen)、威廉环毛蚓[*Pheretima guillelmi* (Michaelsen)]、节盲环毛蚓(*Pheretima pectinifera* Mkhaeken)（沪地龙）的干燥体。

【产地】广地龙主产于两广及福建。沪地龙主产于上海、河南、山东、安徽。现在商品主要来自人工培养。

【采收加工】夏秋捕捉。广地龙用草木灰呛死，温水稍泡，去掉体外黏液，从腹面剖开，去内脏，洗净，干燥。土地龙用草木灰呛死，洗净干燥即可。

【性状鉴别】

1. 广地龙

①长片状，腹面剖开，扭曲不直(长 15～20 cm，宽 1～2 cm)。②全体具环节，背部棕褐色至紫灰色，腹部浅黄棕色。③前端生殖环带明显(在第 14～16 环节，3 个环带)，色浅，习称“白颈”(闭合，戒指状)。④体轻，略呈革质，不易折断。⑤气腥，味微咸。

2. 沪地龙

①长 8～15 cm，宽 0.5～1.5 cm。②背部棕褐色至黄褐色，腹部浅黄棕色。③第 14～16 节为生殖带，较光亮。

【成分】广地龙含次黄嘌呤——降压、平喘，蚯蚓解热碱——解热，琥珀酸和 L(＋)谷氨酸——平喘、镇静，蚯蚓素——溶血，蚯蚓毒素——有毒成分。沪地龙含琥珀酸和谷氨酸等多种氨基酸。

【附注】天龙为壁虎。

水　蛭

【来源】水蛭科动物蚂蟥（宽体金线蛭）(*Whitmania pigra* Whitman)、柳叶蚂蟥（尖细金线蛭、茶色蛭）(*Whitmania acranulata* Whitman)、水蛭（日本医蛭）(*Hirudo nipponica* Whitman)的干燥体。

【产地】蚂蟥及水蛭全国产，柳叶蚂蟥主产于河北、华东。

【采收加工】夏秋二季捕捉，洗净，开水烫死或用石灰、草木灰闷死，干燥。

【性状鉴别】

1. 蚂蟥　①扁平纺锤形，体较宽。前端稍尖，后端钝圆，环节多。②前吸盘不显著，后吸盘较大。③背部黑棕色，有5条由黑色斑点排成的纵线。体两侧及腹面均呈棕黄色。④质脆，断面胶质样，有光泽。⑤气微腥。

2. 柳叶蚂蟥　①长条形(加工时拉长)。②前吸盘不显著，后吸盘圆大。③背腹面均呈黑棕色。④折断面不平坦，无光泽。

3. 水蛭　扁长圆柱形，体型小，多弯曲扭转，黑棕色，断面无光泽。

以体小、整齐、黑褐色、无杂质者为佳(故水蛭较佳)。

【成分】活水蛭唾液中含有一种抗凝血的酸性物质水蛭素。是多种氨基酸组成的多肽，在干燥时已被破坏。另含肝素、抗血栓素等。

注意：蚂蟥，颚齿不发达，不吸血。水蛭，吸血，因此含水蛭素、肝素、抗血栓素。

［拓展知识］

1. 现已知 *Hirudo* 属与 *Whitmania* 属动物的食性完全不同，前者以吮吸动物血液为生，动物体内含抗凝血物质如水蛭素、肝素及抗血栓素；后者以食螺、蚌等软体动物为生，不吮吸动物血液，未见体内含抗凝血物质的报道。而将蚂蟥、柳叶蚂蟥作水蛭的动物来源，不符合本草要求，值得进一步研究。

2. 据报道，水蛭有水解氨基酸14种。不同炮制方法对氨基酸含量均有影响，清炒品与砂炒品氨基酸总量、人体必需氨基酸总量均较生品大为降低，而滑石粉炒后其氨基酸总量增至66.7%，人体必需氨基酸总量增至59.9%。

3. 国外对水蛭素的研究非常深入，认为它是迄今为止世界上最强的凝血酶特效抑制剂。它与凝血酶结合，形成一种非共价复合物，这种复合物极其稳定，且反应速度极快。1 μg水蛭素可以中和5 μg凝血酶。水蛭素不但可以抗凝血，而且对各种血栓病都有效，尤其是对静脉血栓和弥漫性血管内凝血。水蛭治疗脑血管疾病、高脂血症等均有显效。

二、软体动物门

1. 腹足纲　身体不对称，螺旋形贝壳。头部发达，有触角及明显的眼，腹足宽平。如鲍(石决明)、田螺、蜗牛。

2. 瓣鳃纲　左右对称，两贝壳。鳃发达，瓣状。如牡蛎、瓦楞子、泥蚶、贻贝(淡菜)。

3.头足纲　不具外壳，头部发达，足特化为腕(须)，有吸盘——十腕目、八腕目。如乌贼、章鱼。

石决明

【来源】腹足纲鲍科动物杂色鲍(九孔鲍)(*Haliotis diversicolor* Reeve)、皱纹盘鲍(*Haliotis discus hannai* Ino)、羊鲍(*Haliotis ovina* Gmelin)、澳洲鲍[*Haliotis ruber* (Leach)]、耳鲍(*Haliotis asinine* Linnaeus)、白鲍[*Haliotis laevigata* (Donovan)]的贝壳。前者称为"光底石决明"，第二、三者称为"毛底石决明"。

【产地】杂色鲍主要分布于我国东海南部及南海。皱纹盘鲍主要分布于辽宁、山东沿海。羊鲍主要分布于东沙群岛和西沙群岛。澳洲鲍主产于澳洲、新西兰。耳鲍产地同羊鲍。白鲍多混杂在澳洲鲍中，具体产地不详。

【性状特征】

1.共同点　①椭圆形或卵圆形。②螺旋部小，体螺部较大。③壳内面具彩色光泽。④质坚硬，不易碎。⑤气微，味微咸。

2.杂色鲍　长卵圆形，壳较小(长 7～9 cm，宽 5～6 cm)。外表面暗红色，肋状纹理明显。从螺旋部顶处开始向右有 20 余个疣状突起(由小渐大)，末端 6～9 个开孔，孔口与壳面平。

3.皱纹盘鲍　呈长椭圆形(长 8～12 cm，宽 6～8 cm)。外表面灰棕色，常附有苔藓等杂质，粗糙。末端具 4～5 个开孔，孔口呈管状，突出壳面，壳较薄。

4.羊鲍　近圆形(长 4～8 cm，宽 3～6 cm)。壳顶位于近中部且稍高于壳面，螺旋部与体螺部各占 1/2，从螺旋部边缘向右有 2 行整齐的突起，尤以上部较为明显，末端 4～5 个开孔，孔口呈管状，突出壳面。

5.澳洲鲍　呈卵圆形(长 13～17 cm，宽 11～14 cm)。表面砖红色，螺旋部约为壳面的 1/2，螺肋呈波状隆起，具开孔 7～9 个，孔口突出壳面。

6.耳鲍　狭长，呈耳状(长 5～8 cm，宽 2.5～3.5 cm)。外表面光滑，具翠绿色、紫色及褐色等多种颜色形成的斑纹，疣状突起末端 5～7 个开孔，孔口与壳面平，多为椭圆形。壳薄，质较脆。

7.白鲍　呈卵圆形(长 11～18 cm，宽 8.5～11 cm)。表面灰白色或砖红色，略光滑，螺旋部约为壳面的 1/3，有开孔 9 个，孔口与壳面平。

均以壳厚，内面光彩鲜艳者为佳。

【成分】均含碳酸钙、多种氨基酸。杂色鲍还含有壳角质及胆壳素等。

【理化鉴别】粉末置紫外光下，杂色鲍壳显苔绿色荧光；皱纹盘鲍壳显橙黄色荧光。

【附注】

1.近年来石决明用量倍增，大量进口，年进口量 50～80 t，以澳洲鲍、耳鲍和白鲍居多。

(1)澳洲鲍　大石决明。主产于澳洲、新西兰。长 13 cm 以上，外表砖红色，粗糙，末端 7～9 个开口，孔口突出壳面。

(2)耳鲍　小石决明。主产于澳洲、印度尼西亚、菲律宾(国产则出自西沙)。较小而薄，长约 6 cm，宽约 3 cm，呈耳状。光滑美丽，具翠绿色、紫色及褐色等多种颜色形成的斑纹。

末端4～7个开口，孔口与壳面平。

(3)白鲍　多混在澳洲鲍中，具体产地不详。卵圆形，长11～14 cm，宽8～11 cm。外表砖红色，光滑，末端9个开口，孔口与壳面平。

2. 上述6种鲍的贝壳现行版药典均已收载。

其肉为名贵的海产品：鲍鱼。四种名贵海鲜：鲍(鱼)、(鱼)翅、(海)参、(鲨鱼)肚。鲍，另有一种解释为"咸鱼"(臭)。古人云："如入兰花之室，久而不闻其香""如入鲍鱼之肆，久而不闻其臭"。

3. 我国海南陵水产有一种半纹鲍，往往与杂色鲍同用。

牡　蛎

【来源】瓣鳃纲牡蛎科动物长牡蛎(*Ostrea gigas* Thimberg)、大连湾牡蛎(*Ostrea talienwhanensis* Crosse)、近江牡蛎(*Ostrea rivularis* Gould)的贝壳。

【动物形态】贝壳有左右两片(双贝壳)，极不规则，厚而坚硬。左壳又称下壳，较大而凹，固着在岩石上；右壳又称上壳，较小而平坦，呈盖状。贝壳表面有多层鳞片，表面及边缘极粗糙。

【产地】长牡蛎主产于山东、东北沿海；大连湾牡蛎主产于大连附近海域；近江牡蛎产于东北至海南沿海。主为野生品。

【采收加工】全年可采，去肉(供食用)，洗净，晒干。

【性状鉴别】

1. 共同点　①贝壳为左右两片，左为下壳，较大而凹；右为上壳，较小平坦。②外表面有多层鳞片，灰色，极粗糙；内表面类白色。③质坚硬，断面层状。

2. 长牡蛎　①长片状，背腹缘几平行(草鞋状)，壳长约为宽的3倍。②环生同心鳞片，层纹状。

3. 大连湾牡蛎　①类三角形，背腹缘呈"八"字形。②同心鳞片疏松，波浪状(起伏)。

4. 近江牡蛎　①大小厚薄不等，长圆形、卵圆形或三角形。②幼小者鳞片薄而脆，多年生长后鳞片层层相叠，内面白色，边缘有的淡紫色。

【成分】含碳酸钙80%～95%。另含磷酸钙、硫酸钙、氧化铁、铝、镁、硅等。近据报道，牡蛎的水提取物有增强免疫作用。

【附注】密鳞牡蛎，产于辽宁、山东等地的沿海。贝壳大型，类圆形或三角形。鳞片密薄而脆，呈舌状。

瓦楞子

【来源】本品为蚶科动物毛蚶(*Arca subcrenata* Lischke)、魁蚶(*Arca inflata* Reeve)或泥蚶(*Arca granosa* Linnaeus)的干燥贝壳。楞，由垄字演化而来。此贝壳外面有30多条瓦垄样隆起的肋纹，垄与楞字，均有条状突起之义，字音相近，故名瓦楞子，又名瓦垄子。

【产地】分布于辽宁、河北、山东、江苏、浙江、福建、广东等省的沿海各地。

【采收加工】秋、冬至翌春捕捞，洗净，置沸水中略煮，去肉，干燥。

【性状鉴别】

1. 毛蚶　略呈三角形或扇形，长 4～5 cm，高 3～4 cm。壳外面隆起，有棕褐色茸毛或已脱落；壳顶突出，向内卷曲；自壳顶至腹面有延伸的放射肋 30～34 条。壳内面平滑，白色，壳缘有与壳外面直楞相对应的凹陷，铰合部具小齿 1 列。质坚。气微，味淡。

2. 泥蚶　长 2.5～4 cm，高 2～3 cm。壳外面无棕褐色茸毛，放射肋 18～21 条，肋上有颗粒状突起。

3. 魁蚶　长 7～9 cm，高 6～8 cm。壳外面放射肋 42～48 条。

【显微鉴别】磨片可见层纹宽 5～10 μm，两纹相隔 10～30 μm，交错纹粗 5～50 μm，交互排列。

【储存方法】置于干燥处。

蛤　壳

【来源】蛤壳为帘蛤科动物文蛤(*Meretrix meretrix* Linnaeus)或青蛤(*Cyclina sinensis* Gmelin)的贝壳。

【产地】分布于我国沿海地区，北自辽宁，南至海南岛等地区均有。

【采收加工】春、秋季捕捞，去肉，洗净，晒干。

【性状鉴别】

1. 文蛤　扇形或类圆形，背缘略呈三角形，腹缘呈圆弧形，长 3～10 cm，高 2～8 cm。壳顶突出，位于背面，稍靠前方。壳外面光滑，黄褐色，同心生长纹清晰，通常在背部有锯齿状或波纹状褐色花纹。壳内面白色，边缘无齿纹，前后壳缘有时略带紫色，铰合部较宽，右壳有主齿 3 个及前侧齿 2 个；左壳有主齿 3 个及前侧齿 1 个。质坚硬，断面有层纹。无臭，味淡。

2. 青蛤　类圆形，长 3.6～5.6 cm，高与长几相等，宽 2.5～3.5 cm。壳顶突出，位于背侧近中部，歪向一方。壳外面淡黄色或棕红色，同心生长纹突出壳面略呈环肋状，沿此纹或有数条灰蓝色轮纹，腹缘细齿状。壳内面乳白色或青白色，光滑无纹，边缘常带紫色并有整齐的小齿纹，铰合部左右两侧均具齿 3 枚，无侧齿。质地细腻，薄而脆，锯时铁从纵斜纹处及生长纹处断裂，断面厚 0.5～1.5 mm。层纹不明显。无臭，味淡。

【显微鉴别】

1. 文蛤　显微镜下可见层纹微弯，纹宽 5～10 μm，两纹相隔 20～90 μm；交错纹细小。粉末瓷白色，细小微粒夹极少棕黄、紫黑色微粒。

2. 青蛤　显微镜下可见层纹微弯，纹宽 15～30 μm，两纹相隔 15～100 μm，高倍镜下可见层纹边缘由两条层纹紧密排列组成。交错纹细小。粉末为白色微粒，透明，夹棕黄紫黑色微粒。

[拓展知识]

(1)蚌壳(*Concha anodontae*)原名蚌蛤，始载于"名医别录"，列为下品，今中药无蚌壳。但河北天津，山东济南，山西，内蒙古，陕西，甘肃等地区用以代替蛤壳。现有二种。

①背瘤丽蚌(*Lamprotula leai* "Gray"Griffith et Pidgeon)——软体动物门瓣鳃纲真

瓣鳃目(Eulamellibranchia)珠蚌科(Unionidae)。贝壳厚且坚硬,椭圆形,长约为高之1.5倍,背缘近直线,腹缘与背缘近于平行,壳顶位于背缘,几乎位于前端,左右两壳紧接在一起。前缘短而圆,向后延伸,壳渐变薄。壳表面呈暗灰色,除前缘、腹缘和后缘外,布满瘤状结节,有的与壳上之粗大的肋脉相交成人字形。两壳以铰合部相连,左壳有2枚拟主齿和2枚侧齿,前拟主齿极不发达,右壳有一枚拟主齿和一枚侧齿。珍珠层乳白色。前闭壳肌痕较小,深而粗糙,近于圆形;后闭壳肌痕大且光滑,近于三角形;外套肌痕明显。生活于淡水泥底中。分布于河北省大清河、白洋淀,安徽省淮河,江苏省平望、南京等地。

②顶瘤丽蚌(*Lamproula fibrosa* Heude)——珠蚌科(Unionidae),贝壳较大,厚且坚硬,呈卵圆形,或背缘近直线,腹缘呈弧形;壳顶向前方突出,几乎位于前端。壳表面呈黄褐色,壳面较光滑,只在壳顶附近及部分腹缘粗糙,有似蛤壳瘤状突起。两壳以铰合部相连,左壳两枚拟主齿及两枚侧齿,前拟主齿较小,侧齿上有梳状小齿,有的直延伸至侧齿前端,有的只及其一半,右壳有拟主齿1枚,侧齿1枚,梳状小齿直至前方或仅达其一半。真珠层乳白色,前闭壳肌痕极深,呈卵圆形,后闭壳肌痕几与前闭壳肌痕等大,浅且光滑,近于三角形;外套肌痕明显。生活于淡水泥沙中。分布于太湖(平望镇)、湘江、沅江、长江以及淮河等地。

(2)历代本草均载有海蛤,但对其形状均无详细记载,观"证类本草"附图,海蛤应包括青蛤与文蛤两种。李时珍曰:"海蛤者,海中诸蛤烂壳之总称,不专指一蛤也。""文蛤自是一种"。可见古代诸蛤皆入药。

(3)以上4种药材检索表:

1. 壳面光滑
   2. 贝壳坚厚,略呈三角形,无明显生长线,左右后主齿之背缘纵沟之近背一条较大,密生很多横列细齿 …………………………………… 文蛤 Meretrix meretrix. .
   2. 贝壳较薄,略呈圆形,壳顶生长线极明显 …………………………… 青蛤 Cyclina sinensis
1. 壳面粗糙
   3. 略呈椭圆形,背部具瘤状结节,常与壳面粗肋相接成人字形 ………………………………………………………………………………………… 背瘤丽蚌 Lamprotula leai. .
   3. 略呈卵圆形,壳顶及附近具瘤状结节,顶部特向外突起 ………………………………………………………………………………………… 顶瘤丽蚌 Lamprotula firosa

海螵蛸

【来源】乌贼科动物无针乌贼(*Sepiellamaindroni* de Rochebrune)或金乌贼(*Sepia esculenta* Hoyle)的内壳。

【产地】前者主产于浙江、福建沿海;后者主产于辽宁、山东及江苏沿海。

【采收加工】从乌贼体中剥取内壳,洗净,晒干。又称"鱼古",前者习称"小鱼古",后者习称"大鱼古"。

【性状鉴别】

1.共同点

①长椭圆形而扁平,中间厚边缘薄。②背面有骨质膜而硬,可见细小疣状突起;腹面白色,有细密波状横层纹。③体轻,质松,易折断,断面粉质,显疏松层纹。腹面用指甲可刮成细粉。

2.无针乌贼

①内壳较小,长 9～14 cm,宽 2.5～3.5 cm,厚 1.2～1.5 cm;②背面隐约见疣状突起,腹面层纹自中部达尾端;③尾部较宽平,无骨针。

3.金乌贼

①内壳比前者大,长 13～23 cm,宽约 6.5 cm,最厚处位于前半部,0.8～1.2 cm;②背面疣点明显,腹面层纹占大部分,中间有浅槽(纵向);③尾端有一骨针,多断落。

均以色白、洁净者为佳。

【成分】主含碳酸钙。

【附注】

1.同科白斑乌贼的内壳,亦供药用。产于两广。内壳大(长 20～27 cm,宽 8～13 cm),背面密被细小疣状突起,层纹占腹面 9/10。尾端有一粗骨针。此外,同科的虎斑乌贼、拟目乌贼、目乌贼的内壳,在药材中也有混淆。可从内壳腹面由生长纹构成的横纹前端的形状和后端骨针的有无加以区别。

2.乌贼墨为无针乌贼或金乌贼等墨囊中的黑墨。

系由很细小的黑色颗粒组成的混悬液。主要成分为乌贼黑色素。对子宫出血、消化道出血、肺结核咯血、支气管扩张咯血等有止血作用。

3.别名,鱼古、乌贼骨、墨鱼骨。

珍 珠

【来源】本品为珍珠贝科动物马氏珍珠贝[*Pteria martensii* (Dunker)]、蚌科动物三角帆蚌[*Hyriopsis cumingii* (Lea)]或褶纹冠蚌[*Cristaria plicata* (Leach)]等双壳类动物受刺激形成的珍珠。

【产地】三角帆蚌喜生活于水质清、水流急、底质略硬的湖泊及河流泥底或泥沙底的水域内,分布于河北、湖北、湖南、江苏、浙江、安徽、福建、江西、山东等省。褶纹冠蚌生境与三角帆蚌相似,分布于吉林、黑龙江、河北、河南、湖北、湖南、江苏、浙江、安徽、江西、山东等省。马氏珍珠贝生活于风浪较平静的海内湾,从底潮线附近到水深 10 m 左右的沙泥、岩礁或石砾较多的海底,分布于广东、海南、广西、台湾等地的沿海。

【采收加工】自动物体内取出,洗净,干燥。

【性状鉴别】本品呈类球形、长圆形、卵圆形或棒形,直径 1.5～8 mm。表面类白色、浅粉红色、浅黄绿色或浅蓝色,半透明,光滑或微有凹凸,具特有的彩色光泽。质坚硬,破碎面现层纹。气微,味淡。

【显微鉴别】本品磨片在显微镜下观察,可见粗、细两种类型的同心层环纹,粗层纹较明显,连续成环,层间距离在 60～500 μm;细层纹,有些部位明显,多不甚明显,间距不足

32 μm。海水珍珠的珍珠层厚 0.1～8 μm，淡水珍珠的珍珠层厚 0.015～3 μm。磨片置暗视野显微镜下以观察，可见珍珠特有的彩虹般光彩环，又称珍珠虹光环。断面应全部具同心层纹。

【理化鉴别】

1. 取本品粉末，加稀盐酸，即产生大量气泡，滤过，滤液显钙盐的鉴别反应。

2. 取本品置紫外光(365 nm)灯下观察，显浅蓝紫色或亮黄绿色荧光，通常环周部分较明亮。

珍珠母

【来源】蚌科动物三角帆蚌[*Hyriopsis cumingii* (Lea)]、褶纹冠蚌[*Cristaria plicata* (Leach)]或珍珠贝科动物马氏珍珠贝[*Pteria martensii* (Dunker)]的贝壳。

【产地】主产于海南岛、广东、广西沿海。

【采收加工】全年可采，去肉，洗净，干燥。生用或煅用。

【性状鉴别】

1. 三角帆蚌　略呈不等边四角形。壳面生长轮呈同心环状排列。后背缘向上突起，形成大的三角形帆状后翼。壳内面外套痕明显；前闭壳肌痕呈卵圆形、后闭壳肌痕略呈三角形。左右壳均具两枚拟主齿，左壳具两枚长条形侧齿，右壳具一枚长条形侧齿；具光泽。质坚硬，气微腥，味淡。

2. 褶纹冠蚌　呈不等边三角形。后背缘向上伸展成大型的冠。壳内面外套痕略明显；前闭壳肌痕大呈楔形，后闭壳肌痕呈不规则卵圆形，在后侧齿下方有与壳面相应的纵肋和凹沟。左、右壳均具一枚短而略粗后侧齿及一枚细弱的前侧齿，均无拟主齿。

3. 马氏珍珠贝　呈斜四方形，后耳大，前耳小，背缘平直，腹缘圆，生长线极细密，呈片状。闭壳肌痕大，长圆形，具一凸起的长形主齿。

【显微鉴别】粉末特征：灰白色。①珍珠层较大碎块灰白色、灰黄色或淡黄色，小碎块近无色。表面多不平整，呈明显的颗粒性，有的块片呈片层结构而较松散，易断裂，边缘具不规则锯齿状，小碎片几为单片。②棱柱层碎块少见，淡黄或灰黄色，断面呈棱柱状，断端大多平截，有的一端渐尖，有明显的横向条纹，少数条纹不明显；顶面观偶见，呈多角形或类方形。

【理化鉴别】

1. 检查钙盐　取粉末，加稀盐酸，即发生大量气泡，滤过，滤液用铂丝蘸取，在无色火焰中燃烧，火焰即显砖红色。

2. 检查钙盐　取本品水溶液，加草酸铵试液，即发生白色沉淀；分离所得沉淀，不溶于醋酸，但溶于盐酸。

【储存方法】置干燥处贮藏，防尘。

三、节肢动物门

甲壳纲，身体分头胸部及腹部。触角 2 对，鳃呼吸，一般每体节有 1 对足。如虾、蟹等。

蛛形纲，身体分为头胸部及腹部。无触角，头胸部有 4 对足。如全蝎、蜘蛛等。

多足纲，身体分为头部及躯干部。触角1对，每体节有1对足。如蜈蚣等。

昆虫纲，身体分为头、胸、腹三部。触角1对，3对足位于胸部。如土鳖虫、僵蚕、螳螂（桑螵蛸）等。

全　蝎

【来源】蛛形纲钳蝎科动物东亚钳蝎（*Buthus martensii* Karsch）的干燥体。

【产地】主产于河南（南全蝎）、山东（东全蝎）。野生或饲养。以山东产量大。

【采收加工】4～9月捕捉，放入清水或淡盐水中呛死，然后入沸水或沸盐水中煮3～4 h，煮至身能挺直竖立、背面抽沟时捞出，置通风处阴干。

【性状鉴别】

1. 头胸部和前腹部呈扁平长椭圆形，后腹部呈尾状。

2. 头胸部前面有1对短小螯肢和1对长大钳肢，背面覆有梯形背甲。

3. 前腹部7节组成，腹面有足4对。背面棕褐色，腹面棕黄色。

4. 后腹长于体，6节，节上有纵沟，末节有毒钩刺。

5. 气微腥，味咸。

以完整、色黄褐、盐霜少者为佳。

【成分】含蝎毒素。为一种毒性蛋白，与蛇的神经毒素类似。尚含三甲胺、甜菜碱、牛磺酸、卵磷脂及铵盐等。

【附注】

1. 历史规格分档。

(1)南全蝎　产于河南及湖北。质较优，或称“淡全蝎”。多用清水加工，盐分少，肚瘪，背色黑，腹部黄绿色。

(2)东全蝎　产于山东及江苏。该路货习惯盐分较重，也称“咸全蝎”。东全蝎多数盐分重，满肚，背色黑，腹色褐。用油篓装。但加工好者亦有清水瘪肚货。

2. 现行规格。统货。一般分淡全蝎和咸全蝎两种。

【储存方法】置于干燥处，防蛀。

蜈　蚣

【来源】多足纲蜈蚣科动物少棘巨蜈蚣（*Scolopendra subspinipesmutilans* L. Koch）的干燥体。

【产地】主产于湖北、江浙等地。原为野生，现多为饲养。

【采收加工】4～6月，上山翻动石块较易捕捉。先用沸水烫死，将两头削尖的长竹片插入头尾两端，绷直后晒干或烘干。有些地区在冬季将鸡毛、鸡骨等埋于土中，诱使蜈蚣繁殖，翌春捕捉。（鸡与蜈蚣是天敌）

【生活习性】喜阴湿，畏日光，昼伏夜出。在10～12 cm深的泥土处越冬。

【性状鉴别】

1. 扁平长条形，全体由22个环节组成。自第二节起每体节有足一对（共21对），最后一对向后延伸呈尾状。

2.头部两节暗红色，有触角、毒钩各1对(多脱落)。

3.背部黑绿色，有光泽，并有两条突起的棱线；腹部棕黄色。

4.质脆，断面有裂隙。

5.气微腥，有特殊臭气，味辛、微咸。

以身干、条大、完整、黑背、腹黄而瘪者为佳。

【成分】主含两种类似蜂毒的有毒成分为组织胺样物质及溶血蛋白质。

【附注】

1.多棘蜈蚣亦供药用。

2.关于“赤足”问题，有专家进行了多年产地调查，指出浙江(岱山)的少棘巨蜈蚣“赤足”者居多，而湖北产的“黄足”居多。认为这是产地不同的缘故，也是同一物种不同种群之间的差异问题。

土鳖虫

【别名】(蟅)虫、地鳖虫、土元。

【来源】昆虫纲鳖蠊科动物地鳖(*Eupolyphaga sinensis* Walker)及冀地鳖[*Steleophaga plancyi*(Boleny)]的雌虫干燥体。

【产地】地鳖主产于长江流域(苏、皖、鄂、湘、川)；冀地鳖主产于河北、北京、山东等。野生或饲养。

【性状鉴别】

1.地鳖　①扁平卵圆形，头端较狭，尾端较宽；②背部紫褐色，有光泽，腹面红棕色；③背部有胸背板3节，腹背板9节，复瓦状排列；④头部有触角1对，胸部有足3对，常脱落；⑤质松脆易碎，气腥臭，味微咸。

2.冀地鳖　①体型稍大，长椭圆形；②背部黑棕色(无光泽)，边缘常有黑色小点及淡黄褐色斑块。

【附注】

1.金边土鳖虫　姬蠊科昆虫赤边水(蟅)的雌虫体。主产于闽、鄂、粤。亦入药。区别，前胸背板前缘有一黄色镶边。

2.伪品　龙虱科昆虫东方潜龙虱的虫体。在辽宁、江苏等地曾作土鳖虫入药，现已纠正。为水中昆虫，性凶猛，称“水蜈蚣”，无毒。广东称“和味龙虱”，作滋补药。功效止遗尿，用于夜尿多。

3.饲养品　掺假问题是捕捉前大量喂精饲料。

僵蚕

【来源】昆虫纲蚕蛾科昆虫家蚕(*Bombyx mori* Linnaeus)的幼虫因感染(或人工接种)白僵菌[*Beauveria bassiana* (Bals.)Vuilknt]而致死的虫体。

【产地】主产于江、浙、川、粤等地。多为自然病死者，亦有在非蚕区进行人工培植。将长约 4 cm 的幼虫(4～5 龄)接种白僵菌,使其呆卧不食,吐胃液,排软粪,体肤呈淡红色,5～7 d后变为僵蚕,晒干或烘干。其间,白僵菌分生孢子,气生菌丝吸收其养分、水分,分泌 CaC_2O_4 结晶,堆积尸体内,故僵化。"死而不腐"为其特点。因菌丝与分生孢子覆盖体表,故蚕体表面有白色粉霜。

【性状鉴别】

1. 圆柱形,多弯曲,形体似蚕。

2. 表面黄白或灰白色,被白色粉霜。腹面有足 8 对,其中 4 对明显。

3. 质硬脆,易折断。断面平坦,外层白色,中间棕黑色有光泽——"胶口镜面",内有 4 个亮圈(丝腺环)。

4. 气微腥,味微咸。

以条粗、质硬、色白、断面光亮者为佳。注意,表面无白色粉霜、中空者不可入药。

【成分】含蛋白质 67.44%,脂肪 4.38%。此蛋白质有刺激肾上腺皮质的作用。

【附注】

1. 僵蛹,为蚕蛹经白僵菌发酵的制成品。呈不规则块状,黄白色。质轻脆,易折碎。有腥气及霉菌味。据药理及临床实验,认为僵蛹可以考虑作为僵蚕的代用品。东北有的地区已作僵蚕入药,名"白僵蛹"。蚕蛹水解后,能产生 16 种氨基酸,其中 7 种为人体必需氨基酸。

2. 蚕沙,家蚕粪便。表面灰黑色至青黑色,六棱柱形。含维生素 A、维生素 B 及原维生素 D,蚕沙酮,麦角甾醇,麦角醇等。水解后可产生多种氨基酸。功能,祛风除湿,活血定痛。

桑螵蛸

【来源】昆虫纲螳螂科昆虫大刀螂(*Tenodera sinensis* Saussure)——团螵蛸(软螵蛸);小刀螂[*Statilia maculata* (Thunberg)]的卵鞘——长螵蛸(硬螵蛸);巨斧螳螂[*Hierodula patellifera* (Serville)]——黑螵蛸(硬螵蛸)。

【产地】全国大部分地区均有产。团螵蛸主产于广西、云南等;长螵蛸主产于浙江、江苏等;黑螵蛸主产于河北、山东等。

【采收加工】9 月至翌年 2 月采收,除去树枝,置蒸笼内蒸死虫卵,晒干(质坚实)或烘干(质松泡)。(虫卵耐热力强,在 100℃内不会被烫死,故必须蒸透。)

【性状鉴别】

1. 团螵蛸　①略呈圆柱形或半圆柱形;②表面浅黄褐色,上面隆起带不明显;③体轻,质松而韧;④断面外层海绵状,内层为许多放射状排列的小室,每室 1 卵;⑤气微腥,味淡或微咸。

2. 长螵蛸　①长条形;②表面灰黄色,上面有一带状隆起,两侧有浅沟及斜向纹理;③质硬而脆。

3. 黑螵蛸　①较小,略呈平行四边形;②表面灰褐色,上面有一带状隆起,近尾端微向上翘;③质硬而韧。

以个完整、色黄、体轻而带韧性、卵未孵出者为佳。

【附注】同科昆虫薄翅螳螂的卵鞘亦供入药。

【储存方法】用木箱、麻袋或苇席包装，置干燥处贮存。

【养护技术】由于桑螵蛸是昆虫的卵鞘，含有较多的蛋白质、脂肪等成分，如贮存养护不善易被白腹皮蠹、黑皮蠹害虫危害，尤其内层的卵室是被蛀重点，有时将放射状排列的小室蛀空成粉，卵及其所含的蛋白质招致严重破坏，在贮存中应定期抽样检查，用药物熏蒸防虫。

斑　蝥

【来源】昆虫纲芫菁科昆虫南方大斑蝥(*Mylabris phalerata* Pallas)、黄黑小斑蝥(*Mylabris cichorii* Linnaeus)的虫体。

【产地】主产于河南、广西、安徽、江苏、湖南、贵州等。群集于大豆、花生、茄子、棉花及瓜类植物上，为害植物的叶、花、芽等。

【采收加工】7～9月，清晨露水未干、斑蝥翅湿不能飞时，戴手套捕捉(避免刺激皮肤)，或用蝇拍打落，用竹筷夹入容器内，沸水中烫死，晒干。用时去头、足、翅，与糯米同炒(注意戴口罩)。

【性状鉴别】

1. 南方　①长圆形，有复眼和触角各一对(触角多已脱落)；②背部具革质鞘翅，黑色，有3条黄色或棕黄色横纹。胸腹部乌黑色，胸足3对；③有特异臭气，刺激性强，不宜口尝。

2. 黄黑　外形相似，但体型较小，长1～1.5 cm。

【成分】主含斑蝥素。为剧毒成分，外用作发泡剂，内服可能导致血尿。

【理化鉴别】粉末微量升华，镜检可见柱形、棱形结晶。

【附注】

1. 据文献记载，属翘翅目芫菁科的昆虫我国有29种，仅四川就有3属11种，用气相色谱对这11种昆虫进行斑蝥素测定的结果，均含有斑蝥素，其中46%的种类其含量超过中国现行版药典规定的标准，说明寻找含斑蝥素的新资源有广阔的前景。

2. 青娘子(芫菁)为芫菁科昆虫绿芫菁的虫体。产江浙。形似斑蝥稍狭，具美丽光泽，全体呈亮绿色、蓝紫或红紫色。含斑蝥素等。

蝉　蜕

【来源】品为蝉科动物黑蚱(*Cryptotympana pustulata* Fabricius.)的若虫羽化时脱落的皮壳。蜕，有退之音、脱之义。该药材为蝉脱的皮壳，故名蝉蜕。

【产地】分布于中国辽宁，河北、内蒙古、山西、河南、广东、江苏、浙江、安徽、福建、江西、山东、台湾、云南、贵州、四川、西藏等地。

【采收加工】夏、秋二季收集，除去泥沙，晒干。

【性状鉴别】本品略呈椭圆形而弯曲，长约3.5 cm，宽约2 cm。表面黄棕色，半透明，有光泽。头部有丝状触角1对，多已断落，复眼突出。额部先端突出，口吻发达，上唇宽短，下唇伸长呈管状。胸部背面呈十字形裂开，裂口向内卷曲，脊背两旁具小翅2对；腹面有足3对，被黄棕色细毛。腹部钝圆，共9节。体轻，中空，易碎。气微，味淡。

【显微鉴别】

粉末特征为土褐色。①刚毛单细胞，具柄，多已碎断，黄色、黄棕色或红棕色，有三种类型：Ⅰ型多见，长 15～23 μm，黄棕色或红棕色；Ⅱ型较少见，长达 86 μm，鲜黄色，细长，前段近 2/3 胞腔不明显；Ⅲ型可长达 90 μm，黄色或黄棕色，胞腔明显。②体壁碎片黄色，密布乳头状突起，刚毛基痕可见；有的表面平滑无乳头状突起而仅有刚毛基痕；有的则仅具乳头状突起而无刚毛基痕。③气管多破碎成环状或片状，无色，环纹细密。复眼碎片黄色，平滑，断面层状。④微纤维极细，淡黄色，细胞细小，长约 31 μm，少见。

【理化鉴别】取蝉蜕粗粉(40 目)5 g，加水 50 mL，置 60℃水浴加热 1 h，过滤，取滤液做如下实验：

1. 取滤液 1 mL，加 0.2%茚三酮的丙酮溶液 3 滴，沸水浴上加热 5 min，冷后呈紫色(检查氨基酸和肽类)。

2. 取滤液 5 mL，加斐林试液 10 mL，沸水浴加热 5 min，放置，有红色沉淀生成。

3. 取滤液 1 mL，滴加 1%的三氯化铁试液，产生绿色沉淀(检查酚类)。

4. 取蝉蜕粉末 0.2 g，加 10%硫酸 5 mL，水浴加热 5 min，趁热过滤，放冷，滤液中加入乙醚 2 mL 振摇，静置后分取醚层，加入 5%氢氧化钠溶液 1 mL，碱水层变红色(检查蒽醌)。

【储存方法】置干燥处贮藏，防压。

蜂　房

【来源】本品为马蜂科昆虫果马蜂[*Polistes olivaceous*(De Geer)]、日本长脚胡蜂(*Polistes japonicus* Saussure)或异腹胡蜂科昆虫异腹胡蜂(*Parapolybia varia* Fabr.)的干燥巢。房，有巢之义。该药材为露天野蜂房，故名露蜂房，简称蜂房。

【产地】果马蜂、日本长脚胡蜂分布于广东、广西、云南、四川等省区。异腹胡蜂分布于湖北、广东、广西、江苏、安徽、福建、台湾、云南等省区。

【采收加工】秋、冬二季采收，晒干，或略蒸，除去死蜂死蛹，晒干。

【性状鉴别】本品呈圆盘状或不规则的扁块状，有的似莲房状，大小不一。表面灰白色或灰褐色。腹面有多数整齐的六角形房孔，孔径 3～4 mm 或 6～8 mm；背面有 1 个或数个黑色短柄。体轻，质韧，略有弹性。气微，味辛淡。

【附注】置于通风干燥处，防压，防蛀。

四、脊索动物门

鱼纲：水生，鳃呼吸，体表被鳞，有鳍。如海马、海龙。

两栖纲：水陆两栖，皮肤裸露无鳞，但富于腺体，能使皮肤湿润，具五趾形的四肢。幼体生活在水中，用鳃呼吸；成体用肺和皮肤呼吸。如蟾蜍(蟾酥)、蛤蟆油。

爬行纲：皮肤干燥，有角质鳞或骨板。四肢强大，趾端具爪。肺呼吸。如乌龟、银环蛇、蛤蚧。

鸟纲：体被羽毛，前肢特化为翼，适于飞翔生活。有肺与发达的气囊，行双重呼吸。体温恒定。如鸡。

哺乳纲：体外被毛，皮肤腺发达。恒温，胎生，哺乳。如梅花鹿、牛、熊、羊等。

海马

【来源】鱼纲海龙科动物线纹海马（克氏海马）（*Hippocampus kelloggi* Jordan et Snyder）、刺海马（*Hippocampus histrix* Kaup）、大海马（*Hippocampus kuda* Bleeker）、三斑海马（*Hippocampus trimaculatus* Leach）、小海马（海蛆）（*Hippocampus japonicas* Kaup）的干燥体。

【产地】广东至山东沿海。有养殖。

【生态】海马、海龙交配时，雌雄交缠在一起，雌性把卵产在雄性的育儿袋中（皮肤被褶），卵在袋中受精，由雄性的血液供给营养，孕育成小海马、小海龙。

【采收加工】全年皆产，8～9月为盛产期。捕捉后除去内脏晒干；或除去外部灰黑色皮膜和内脏后，将尾部盘卷，晒干。

【性状鉴别】

1. 线纹（克氏）海马　①体长约30 cm，黄白色，弯曲。②头略似马头，有一管状长吻；躯干部七棱形；尾部四棱形，渐细向内卷曲；体上有瓦楞形节纹和短棘；习称“马头蛇尾瓦楞身”。③体轻，骨质，坚硬。④气微腥，味微咸。

2. 刺海马　体长15～20 cm，头部和体上的棘细而尖，刺长2～4 mm。

3. 大海马　体长20～30 cm，黑褐色。

4. 三斑海马　体长10～18 cm，黄褐色或黑褐色，体侧背部第1、4、7节的短棘基部各有一黑斑。

5. 小海马（海蛆）　体形小，长7～10 cm，黑褐色。以个大、色白、体完整、坚实、洁净者为佳。

【附注】

1. 混淆品　海龙科冠海马的干燥体。体长约10 cm，体表淡褐色。头冠特别高大，约等于吻长。

2. 掺伪　育囊袋中掺鱼粉、石蜡、泥沙、铁丝等。

蟾酥

【来源】两栖纲蟾蜍科动物中华大蟾蜍（*Bufo gargarizans* Cantor）或黑眶蟾蜍（*Bufo melanostictus* Schneider）的干燥分泌物。

【产地】主产于河北、山东、四川、湖南、江浙等。

【采收加工】夏秋两季捕捉，洗净泥土，用铜镊子夹压耳后腺及皮肤腺，使分泌的白色浆液贮于瓷器中（忌用铁器，以免变黑），滤去杂质，取纯浆放入圆模型中晒干，即为团蟾酥；如涂于玻璃板上晒干，即为片蟾酥。

当年产者淡黄色，久置颜色变红再转紫、黑。

【性状鉴别】

1.团蟾酥　①扁圆形团块或饼状，茶棕色至紫黑色，表面平滑；②质地坚硬不易断，断面棕褐色，角质状，微有光泽；③气微腥，味初甜而后有持久的麻辣感，粉末嗅之作嚏；④遇水即泛出白色乳状液。

2.片蟾酥　不规则片状，一面光滑一面粗糙。质脆易折断。药材断面沾水，即呈乳白色隆起；粉末少许，于锡箔纸上，加热即熔成油状。

均以色红棕、断面角质状、半透明、有光泽者为佳。

【显微鉴别】粉末为淡棕色。

①甘油水装片，半透明或淡黄色不规则碎块，并附有砂粒状固体。②浓硫酸装片，显橙黄色或橙红色，碎块四周逐渐缩小而呈透明的类圆形小块，表面显龟裂状纹理，放置稍久渐溶解消失。③水装片加碘试液，不应含有淀粉粒（不应显蓝紫色）。④水合氯醛加热片，透明，渐渐溶解。

【成分】含多种强心甾体化合物（唯一含有该类成分的动物药）。主要有华蟾毒精、华蟾毒它灵、蟾毒它灵、蟾毒灵。尚含吲哚化合物。

【理化鉴别】

1.吲哚类化合物反应　粉末的甲醇浸液，加对二甲氨基苯甲醛固体，再加硫酸——显蓝紫色。

2.甾体反应　粉末的氯仿浸液蒸干，残渣加醋酐溶解，滴加硫酸——初显蓝紫色，渐变蓝绿色。

3.检查脂蟾毒配基　取1%蟾酥的氯仿提取液，蒸干后用甲醇溶解，测定其紫外吸收光谱，在波长300 nm附近有最大吸收。

【真伪鉴别】

1.水试

①颗粒放入水中，膨胀，有棉团状物浮出，摇之有泡沫。若掺有泥沙、铁屑等则沉于水底。②断面滴水，泛出白色乳状液。

2.火试　用锡纸包碎片，烧之即熔化为油状。

3.镜检　观察有无植物组织、淀粉类掺伪。

4.理化检查　粉末水浸液＋双缩脲试剂显浅红、棕红色。

蛤蟆油

【来源】两栖纲蛙科动物中国林蛙（*Rana chensinensis*）的雌蛙的干燥输卵管。

【产地】主产于黑龙江、吉林、辽宁等省。

【采收加工】9～10月，以霜降期捕捉最好，选肥大雌蛙，用绳从口部穿过，悬挂风干，阴天及夜晚收入室内，避免受潮，影响品质。剥油前用热水（70℃）浸烫1～2 min，立即捞出装入麻袋中闷润过夜，次日用刀剖开腹部，轻轻取出输卵管，去尽卵子及其他内脏，通风处阴干。

【性状鉴别】

1.呈不规则块状，弯曲而重叠，长1.5～2 cm，厚1.5～5 mm。

2. 表面黄白色，具脂肪样光泽，可见明显红色毛细血管，偶带灰白色薄膜状干皮，手摸有滑腻感。

3. 质硬易折断。

4. 用温水浸泡体积可膨胀 10～15 倍。

5. 气腥，味微甘，嚼之有黏滑感。

以色黄白、有光泽、片大肥厚、无皮膜者为佳。

【成分】主含雌酮、17-β 雌二醇、17-β-羟甾醇脱氢酶、胆固醇、维生素 A 及少量类胡萝卜素。此外，尚含氨基酸 43.56%，其中主要有赖氨酸、亮氨酸、异亮氨酸和丝氨酸等。并含钾、钙、钠、镁、铁、锰、硒、磷等金属元素。

【理化鉴别】膨胀度的检查：取样品破碎成直径约 3 mm 的碎块，于 80℃ 干燥 4 h，称取 0.2 g，按照中国现行版药典附录膨胀度测定法测定：开始 6 h 每 1 h 振摇一次，然后静置 18 h，倾去水液，读取样品膨胀后的体积，计算。现行版药典规定膨胀度不得低于 55。

【功效】性平，味甘。滋补强壮。

【附注】近年来在蛤蟆油商品药材中出现了多种伪品，如中华大蟾蜍、青蛙的干燥输卵管；鳕鱼科明太鱼的精巢干制品；还有琼脂蛋白胨加工品，马铃薯、甘薯块根经蒸制加工品等。最常见的伪品是中华大蟾蜍输卵管。其主要鉴别特征是形似鸡肠或盘卷成串，由白色纤维状结缔组织相连。表面淡黄色或褐色。质硬难折断，摸之无滑腻感。温水浸后体积只能膨胀 3～5 倍。其他伪品的主要区别为表面无脂肪样光泽，膨胀度较小。

龟　甲

【来源】本品为龟科动物乌龟[*Chinemys reevesii*(Gray)]的背甲及腹甲。

【产地】河北、河南、陕西、山东、江苏、安徽、浙江、江西、台湾、湖北、湖南、广东、广西、贵州、云南等地。

【采收加工】全年均可采收，将捕获后的活龟杀死，除去筋骨，将龟甲洗净晒干，称为“血板”，煮后取龟甲晒干，称为“烫板”。

【性状鉴别】本品背甲及腹甲由甲桥相连，背甲稍长于腹甲，与腹甲常分离。背甲呈长椭圆形拱状，长 7.5～22 cm，宽 6～18 cm；外表面棕褐色或黑褐色，脊棱 3 条；颈盾 1 块，前窄后宽；椎盾 5 块，第 1 椎盾长大于宽或近相等，第 2～4 椎盾宽大于长；肋盾两侧对称，各 4 块，缘盾每侧 11 块，臀盾 2 块。腹甲呈板片状，近长方椭圆形，长 6.4～21 cm，宽 5.5～17 cm；外表面淡黄棕色至棕黑色，盾片 12 块，每块常具紫褐色放射状纹理，腹盾、胸盾和股盾中缝均长，喉盾、肛盾次之，肱盾中缝最短；内表面黄白色至灰白色，有的略带血迹或残肉，除净后可见骨板 9 块，呈锯齿状嵌接；前端钝圆或平截，后端具三角形缺刻，两侧残存呈翼状向斜上方弯曲的甲桥。质坚硬。气微腥，味微咸。

【理化鉴别】取本品甲醇提取液点于硅胶 G 薄层板上，用正丁醇-95%乙醇-冰醋酸-水(4∶1∶1∶2)为展开剂，展开，0.3%茚三酮正丁醇液喷雾，105℃ 干燥 5 min，以赖氨酸、精氨酸、谷氨酸、缬氨酸成分分析为目的进行研究。

鳖　甲

【来源】爬行纲鳖科动物鳖(*Trionyx sinensis* Wiegmann)的背甲。

【产地】同龟板,有大量养殖。

【采收加工】3～9月捕捉,割下鳖头,将鳖体放入沸水中煮至背甲上硬皮能剥落时取出,去尽残肉,剥取背甲晒干。

【性状鉴别】

1.椭圆形,长10～20 cm,宽8～17 cm,厚约5 mm。

2.背面灰褐色或墨绿色,密布皱褶并有灰黄色或灰白色斑点;腹面灰白色,两侧各有8条肋骨伸出边缘,中部有突起的脊椎骨。背腹面均可见细锯齿样的骨板衔接缝。

3.质坚硬,易自骨板衔接缝断裂。

4.气微腥,味淡。

以块大、无残肉、无腥臭味者为佳。

【附注】

1.鳖头　为加工鳖甲时割下的头部。功能补气助阳,治脱肛、子宫下垂等。

2.鳖甲胶　鳖甲经煎熬、浓缩制成的固体胶。功能滋阴退热,补血。

3.混淆品　来自缅甸的缘板鳖的背甲;分布于两广、贵州、云南的山瑞鳖。区别,腹面肋骨均不伸出肋板之外。有的将餐馆食用鳖鱼剩下的骨头,伪充鳖甲使用。

蛤　蚧

【释名】李时珍谓:"蛤蚧因声而名"。

【来源】爬行纲壁虎科动物蛤蚧(*Gekko gecko* Linnaeus)除去内脏的干燥体。

【生态】形如大壁虎,全长约34 cm,体尾约等长。头及背鳞细小,尾鳞排成环状;胸腹鳞较大,复瓦状。指、趾间具蹼,指、趾膨大,第一指、趾无爪。体背为紫灰色,有砖红色及蓝灰色斑点。尾易断,有再生能力。

习居于山岩或树洞内。喜黑怕光,视力弱,听力强。每次鸣声3～12声。喜暖怕凉,8℃冬眠,18℃活动。天黑即出去寻食,6～7月产卵,2卵/每次,100 d孵化。

【产地】主产于广西,云南、广东亦产。有人工养殖。

【采收加工】通常5～9月捕捉,剖开腹部,取出内脏,用布抹净血液(不可水洗),再以竹片撑开使身体扁平,四肢顺直,以微火焙干,将两只合成1对,扎好。捕捉方法:①光照法,利用见强光不动习性;②引触法,利用见异物紧抓不放习性;③针刺法。

【性状鉴别】

1.头扁平三角形,吻鳞不切鼻孔,角质细齿密生于腭的边缘,无大牙。

2.背部灰黑色或银灰色,有黄白色或绿色斑点(进口蛤蚧多为砖红色斑点)散在。全身密被类圆形有光泽的细鳞。

3.四足均有五趾,趾底面有吸盘,除第一趾外均有爪。

4.尾细长,有不甚明显的银灰色环带数条(约7条)。(体尾约等长。)

5.质坚韧，气腥，味微咸。

以体大、尾粗而长(马志谓："药力在尾，尾不全者不效")、无虫蛀者为佳。

【成分】含肌肽、胆碱、肉毒碱、鸟嘌呤、蛋白质等。乙醇提取液有性激素作用。

[拓展知识]

伪品　趾底均无吸盘，注意鉴别。

1.小蛤蚧　壁虎科动物多疣壁虎的全体。全长20 cm以下，吻鳞切鼻孔，体背具疣鳞，生活时尾易断。靠细毛爬行(分泌黏液)。

2.壁虎科动物壁虎　形似蛤蚧但体小，吻鳞切鼻孔，背部褐色，粒鳞微小，散有细小疣鳞。

3.红点蛤蚧　鬣蜥科动物蜡皮蜥的全体。主产于两广。全长约40 cm，尾长约为体长的2倍。体背灰黑色，密布橘红色圆形斑点。指、趾细长，均具爪。生活时不易断尾。

4.西藏蛤蚧　鬣蜥科动物喜山鬣蜥的全体。主产于西藏、新疆，地方习用。

全长约35 cm，尾长超过体长，四肢及尾的背鳞具棱。指、趾狭长，均具爪。生活时尾不易断。

5.两栖纲蝾螈科动物中国瘰螈　头部椭圆形，指、趾均具爪，皮肤裸露，体上无鳞，有胸廓，背部黑色。

6.石龙子科动物石龙子　头部钝圆，背部深褐色，腹部黄白色，尾长于体，末端尖锐，四肢短小，均具爪。

7.土蛤蚧　蝾螈科动物红瘰疣螈去或未去内脏的干燥体。头近圆形，较大而扁。头及躯体均为黑褐色，并可见密生疣粒。尾常弯曲，黄棕色。四肢较短，前肢具4指，后肢具5趾，均无爪。

金钱白花蛇

【来源】爬行纲眼镜蛇科动物银环蛇(*Bungarus multicinctus* Blyth)的幼蛇去内脏的干燥体。又称"小白花蛇"。

【生态】生活于石头堆、房子下，26～30℃最适(8～35℃)。夜行性，6月产卵，50 d孵化。仔蛇体长25.3 cm，闷热天活动尤频。

【产地】主产于两广，亦有养殖。

【采收加工】夏、秋两季捕捉幼蛇，如人工饲养则取孵出1～3周的小蛇，剖腹去内脏，抹净血迹(勿水洗)，用乙醇浸泡处理后，以头为中心盘成圆盘状，用竹签横穿固定，晒干或烘干。

【性状鉴别】

1.圆盘形，铜钱状，头在中央，尾常纳口中。

2.盘径约3 cm，蛇体直径约4 mm；亦有蛇体较大，盘径达15 cm，蛇体直径达2 cm者。

3.背部黑棕色，有光泽，具多数白色环纹(体部27个以上)，并有一条显著突起的脊棱；腹部黄白色，鳞片稍大。

4. 气微腥，味微咸。

以头尾齐全、肉色黄白、盘径小者为佳。

【显微鉴别】

1. 背鳞水装片　外表面黄白色，具众多细密的纵直条纹，间距 1.1～1.7 μm。（此为本品粉末鉴定的重要依据）

2. 横切面　内外表皮较平直，真皮中色素较少。

【成分】蛇体含蛋白质、脂肪及鸟嘌呤核苷。头部蛇毒中含多种酶，如三磷酸腺苷酶、磷脂酶等。另含多种环毒素及神经生长因子。

【附注】

1. 由于地理环境因素的影响，色斑常有几种变化，主要有：白横纹至黄色；白横带渐消失成白点；黑色至浅棕色。

2. 白花蛇　现市售商品来源较复杂，有大小白花蛇之分。小白花蛇即金钱白花蛇。五步蛇、金环蛇、白花锦蛇及银环蛇的成体均有加工成白花蛇入药。五步蛇的加工品即药材蕲蛇，习称大白花蛇。

3. 伪品　近年来出现多种伪品，其充伪方式可分为：

(1)由其他多种幼蛇加工而成，主要有游蛇科动物中国水蛇、铅色水蛇、渔游蛇、赤链蛇、水赤链游蛇、黑背白环蛇和眼镜蛇科动物金环蛇。其中尤以黑背白环蛇外形极似，充伪品甚多。

金钱白花蛇，无颊鳞，背鳞扩大呈六角形，尾下鳞单行。白色横环纹 27～67 个，黑纹宽于白纹(1～2 个鳞)，横纹不环绕腹部；游蛇科，具颊鳞一个，背鳞不扩大，尾下鳞双行；金环蛇，黄色环纹 23～33 个，黑黄纹相间近等宽，横纹环绕腹部。

(2)用正品银环蛇的成蛇体剖割加工成若干小蛇身，再装上其他蛇的蛇头，盘成圆盘状，伪充。蛇身不完整，蛇头与蛇身有拼接痕，白环纹约 10 个，无蛇尾。

(3)以其他蛇的幼体用褪色药水、油漆等将蛇身涂成白色环纹。区别，白环纹的宽窄、间距不规则，背鳞不扩大呈六角形。

(4)一条金钱白花蛇切成两段进行伪充。环纹数 30 个以下为伪品。

蕲　蛇

【来源】爬行纲蝰科动物五步蛇[*Agkistrodon acutus* (Guenther)]除去内脏的干燥体。习称“大白花蛇”。

【动物形态】体长可达 1.5 m。头大扁平，三角形，口较宽大(龙头虎口)，吻端向上翘起(尖吻蛇)。上唇鳞片 7，不接眼眶，颊窝(热定位器)对温度敏感，可感 0.001℃温度变化。尾末端鳞片角质化程度较高，形成一坚硬物，习称“佛指甲”。

【生态】喜阴湿处。有扑火性，小蛇张口咬人，毒性猛烈，危害极大。白天多不动，常将身体盘着，俗称“棋盘蛇”“懒蛇”。

【产地】主产于江西、浙江、福建、湖北等。以湖北蕲州产者著称，故名蕲蛇。

【采收加工】多于夏季捕捉，除去内脏，盘成圆形，用竹片固定，烘干。

【性状鉴别】

1. 头呈三角形，吻端向上突起，习称“翘鼻头”。

2. 背部浅棕色，有 24 个灰白色菱方形斑纹，习称“方胜纹”。

3. 腹部灰白色，鳞片较大，有多数类圆形黑斑，习称“连珠斑”。

4. 尾骤细而短，末端有一枚三角形的角质鳞片，习称“佛指甲”。

5. 气腥，味微咸。

“龙头虎口翘鼻头，方胜珍珠佛甲尾”。以头尾齐全、条大、花纹明显、内壁洁净者为佳。

【显微鉴别】

1. 背鳞水装片　外表面深棕或黄棕色，密布乳头状突起，内含颗粒状色素。（此为本品粉末鉴定的重要依据）

2. 背鳞横切面　外表面呈波浪形（因部分真皮和表皮向外呈乳头状突起），内表面较平直。

【成分】蛇体主含蛋白质、脂肪、氨基酸等。头部毒腺中含多量的出血性毒、少量的神经性毒、微量的溶血成分及促进血液凝固成分。

【附注】

1. 近年来发现蕲蛇的混淆品及伪品不少，主要有：滑鼠蛇、烙铁头、山烙铁头、蝮蛇、颈棱蛇。尖缘蛇（吻尖突出，头不呈三角形，绿色，无菱方形斑纹），环纹游蛇（吻尖不上翘，尾下鳞双行，颜色及花斑极似五步蛇）。

鉴别时主要依据原动物形态（带皮者）、骨骼形态（去皮者）以及骨骼的组织特征，必要时配以蛋白电泳和紫外光谱等理化方法。同时还应注意鉴别劣质蕲蛇（死后变质的蕲蛇加工干燥品）、掺假蕲蛇、假冒蕲蛇。

2. 掺伪方法有鲜蕲蛇剖腹后在蛇身皮下掺入异物再盘圆固定；或利用餐厅食用蕲蛇去掉的头皮尾，贴在去头皮尾的杂蛇身上。

乌梢蛇

【来源】爬行纲游蛇科动物乌梢蛇[*Zaocw dhumnades* (Cantor)]除去内脏的干燥体。

【产地】主产于华东地区，江苏、浙江、安徽、江西、福建等地。

【采收加工】夏、秋二季捕捉，剖开腹部，或先剥去蛇皮留头尾，除去内脏，卷成圆盘状，晒干。

【性状鉴别】

1. 全体乌黑或黑褐色，被菱形细鳞，背鳞行数为偶数。

2. 脊部高耸成屋脊状，俗称“剑脊”。脊下鳞片向外突起，形成 2 条纵贯全体的黑线。

3. 尾渐细而长（习称“铁线尾”）。

4. 质坚硬，气腥，味淡。

以头尾齐全、皮黑肉黄、质坚实者为佳。

【显微鉴别】

1. 背鳞水装片　外表面黄棕色，具纵直条纹，条纹间距较宽 13.7～27.4 μm。（此为本品粉末鉴定的重要依据）

2. 背鳞横切面　内外表皮较平直，真皮中色素较多。

【附注】

1. 伪品

(1)据报道，当前伪充乌梢蛇的主要是同科动物十余种，其中主要有：锦蛇属王锦蛇、红点锦蛇、黑眉锦蛇、双斑锦蛇、鼠蛇属滑鼠蛇、灰鼠蛇。连蛇属赤链蛇。游蛇属草游蛇。

区别：背鳞行数均为奇数(乌梢蛇为偶数)。亦可进行显微鉴别。无背鳞时可用头骨、躯椎骨比较，或用蛋白电泳以及薄层分析、紫外光谱来鉴别。

(2)有的地区还将有毒的蝮蛇、眼镜蛇误作乌梢蛇用，应注意鉴别。

2. 蛇蜕　游蛇科多种蛇的皮膜。又名"龙衣、蛇退"，色白光亮，具鳞纹，轻软，易破碎。功能祛风明目。

[拓展知识]

蛇类简介

1. 蛇类鳞片的名称

头部背面：吻鳞、鼻尖鳞、前额鳞、额鳞、顶鳞。

头部侧面：鼻鳞、颊鳞、眼后鳞、眼前鳞、颞鳞、上唇鳞。

躯干部：背鳞。

尾部：尾下鳞。

2. 蛇类鳞片数量计算方法

(1)上唇鳞：①数量，如银环蛇7片。②上唇鳞鳞式，2-3-3。

(2)体鳞计数方法：①斜线计数法。②V字形计数法。③曲折计数法。

鹿　茸

【来源】哺乳纲鹿科动物梅花鹿(*Cervus nippon*)、马鹿(*Cervus elaphus* Linnaeus)的雄鹿未骨化密生茸毛的幼角。前者习称"花鹿茸(黄毛茸)"，后者习称"马鹿茸(青毛茸)"。

【动物形态】

1. 梅花鹿　体长约1.5 m，尾短。雄鹿第二年开始生角，不分叉，密被黄色或白色细茸毛，以后每年早春脱换新角，增生1叉，至多生4叉。雌鹿无角。体上四季均有白色斑点。

2. 马鹿　体型较高大，身长2 m余，无白斑。角叉多至6叉以上。

【产地】花鹿茸主产于吉林、辽宁、河北等地，品质优。马鹿茸主产于黑龙江、吉林、内蒙古、新疆、青海、云南、四川、甘肃等地，东北产者习称"东马鹿茸"，品质较优；西北产者习称"西马鹿茸"，品质较次。现均有人工饲养。

【采收加工】分锯茸和砍茸两种方法。

1. 锯茸　一般从第三年的鹿开始锯取，二杠茸每年采收两次，第一次多在清明后(头茬茸)，采后50～60 d锯第二次(二茬茸)；三岔茸只采一次，约在7月下旬。锯下的花鹿茸进行排血、洗茸、钉钉扎口、煮烫和干燥等加工。马鹿茸加工方法不同处是煮烫时不要求排血，煮烫和干燥时间比花鹿茸要长。

2. 砍茸　将鹿头砍下，再将茸连脑盖骨锯下，刮尽残肉，绷紧脑皮，进行煮烫、阴干等加工。现在有的鹿场，为了保持鹿茸的有效成分，不管鹿的品种，多加工带血茸。即将锯下的鹿茸，用二枚铁钉钉在锯口上约 1 cm 的地方，然后用烧红的烙铁烫封锯口，使茸血不流出，再放入烘箱，烘干。

【商品规格】

1. 花鹿茸　具 1 个侧枝者习称"二杠"；具 2 个侧枝者习称"三岔"；具 3 个侧枝者习称"四岔"(少见)。

2. 马鹿茸　具 1 个侧枝者习称"单门"；具 2 个侧枝者习称"莲花"；具 3 个侧枝者习称"三岔"；具 4 个侧枝者习称"四岔"。以莲花和三岔居多。

【性状鉴别】

1. 花鹿茸

(1)头茬茸　①二杠茸具圆柱形分枝 1 个(门庄)，枝顶钝圆，侧枝较主枝(大梃)略细。皮红棕色，密布棕黄色细茸毛，上部毛密，下部较疏。锯口面黄白色，有蜂窝状细孔，外围无骨质。体轻。气微腥，味微咸。②三岔茸主枝略呈弓形，分枝较长，下部有纵棱线。皮红黄色，茸毛较稀而粗。锯口外围多已骨化，体较重。

(2)二茬茸　主枝不圆或下粗上细，下部有纵棱筋，毛较粗糙，锯口外围多已骨化，体较重。无腥气。

(3)砍茸　为带头骨的茸，茸形与锯茸同。二茸相距约 7 cm，脑骨前端平齐，后端有一对弧形骨分列两旁，习称"虎牙"。外附脑皮，皮上密生茸毛。

均以粗壮、主枝圆、顶端丰满、质嫩、毛细、皮色红棕、有油润光泽为佳。

2. 马鹿茸　亦有锯茸和砍茸两种，以莲花、三岔为主。形状与花鹿茸近似，但较粗大，分枝较多。

(1)东马鹿茸　外皮灰黑色，毛青灰色或灰黄色，下部有纵棱。

(2)西马鹿茸　主枝长，表面有棱，多干瘪，分枝长而弯曲，茸毛粗长，灰色，锯口色较深，常骨质化。

以饱满、体轻、毛色灰褐、下部无棱线者为佳。

3. 饮片

(1)花鹿茸片　角尖部习称"血片、蜡片"，为圆形薄片。表面浅棕色或黄白色，半透明，微显光泽，外皮无骨质，红棕色或棕色，质坚韧。中上部习称"粉片"，下部习称"老角片"。为圆形或类圆形厚片，表面粉白色或浅棕色，中间有蜂窝状细孔，外皮无骨质或略具骨质，周边粗糙，红棕色或棕色，质坚脆。

(2)马鹿茸片　血片、蜡片为圆形薄片，表面灰黑色，中央米黄色，半透明，微显光泽，外皮较厚无骨质，周边灰黑色，质坚韧。粉片、老角片为圆形或类圆形厚片，表面灰黑色，中央米黄色，有细蜂窝状小孔，外皮较厚，无骨质或略具骨质。周边灰黑色，质坚脆。

【成分】含脑素约 1.25%，含少量雌酮，含 PGE2 等多种前列腺素，含 15 种氨基酸和多种微量元素。

【附注】

1. 地方习用品　草鹿茸、岩鹿茸、春鹿茸，分别为同科动物白鹿、白唇鹿和水鹿的雄鹿未骨化密生茸毛的幼角。分布于四川、青海、西藏、云南等地，近年还大量出口。

2.混淆品　驼鹿茸、驯鹿茸、狍茸。分别为同科动物驼鹿、驯鹿和狍的幼角。

3.伪品　近年来发现的假鹿茸有：用塑胶膜制成，形状类似鹿茸的头骨架，外面包裹老鼠皮；或用锯末为原料，加胶黏合捏成商品花鹿茸"二杠"模型，外面再包裹上动物毛皮伪造；亦有用鹿角外粘贴动物毛皮，再横切成薄片伪充鹿茸片出售。以上伪品只要仔细观察，加热水浸泡，胶粘部自然脱落，塑料变软，水溶液染色，必要时配合镜检和理化方法，不难鉴别。

4.鹿角　为马鹿、梅花鹿、驼鹿、驯鹿的骨化角。

5.鹿角胶　黄棕色，半透明，质脆，断面具玻璃样光泽。

6.鹿角霜　熬制鹿角胶后剩余的残渣。较常用。

7.鹿筋　鹿的四肢韧带，保留蹄壳及少许皮毛。

8.鹿鞭　鹿的阴茎及睾丸。黄棕色、半透明，表面有纵皱纹，顶端有一块棕色皮毛(以便鉴别真伪)，中段带睾丸二枚。

9.鹿尾巴　梅花鹿或马鹿的干燥尾巴。马鹿优于花鹿，雌鹿优于雄鹿。雌鹿尾肥大，猪舌状。呈紫褐色，滑净有光泽，质坚硬。雄鹿尾呈圆锥形，细瘦，质次。

羚羊角

【来源】哺乳纲牛科动物赛加羚羊(*Saiga tatarica* Linnaeus)的雄兽角。

【产地】主产于苏联，我国新疆西北部亦产。

【采收加工】全年可采，以8～10月捕捉锯下的角色泽最好。

【性状鉴别】

1.长圆锥形，长15～40 cm，基部直径2～4 cm。下部较粗，灰白色；上部渐细并稍弯曲，黄白玉色，光润。

2.顶端部分光滑，内有细孔道直通角尖，习称"通天眼"。嫩者角尖多为黑棕色，其内部常有红色斑纹。

3.全体有10～20个隆起的环脊，间距约为2 cm。

4.锯口面类圆形，内有骨塞，习称"羚羊塞"，槽合或锯齿状吻合，长约占全角的1/2～1/3。除去骨塞后，角的下半段成空筒。

5.质坚硬，气微，味淡。

以质嫩、色白、光润、内含红色斑纹、无裂纹者为佳。多折曲，白色半透明，纹丝直而微呈波状。质坚韧，不易拉断。

【成分】含角蛋白、磷酸钙及不溶性无机盐等。羚羊角经酸水解后测定，含异白氨酸、白氨酸、苯丙氨酸、酪氨酸、丙氨酸等多种氨基酸。此外，尚含磷脂类成分约0.12%。

【附注】

1.羚羊角国产不多，主要靠进口。因价格昂贵，市面上曾发现有用鹅喉羚羊、藏羚羊、黄羊等的角混充，应注意鉴别。

(1)鹅喉羚羊　分布于我国西北部。

角呈长圆锥形而稍侧扁，角尖显著向内弯转。表面黑色，粗糙，多纵裂纹，中下部有斜向环脊约 8 个，其间距约 1.5 cm。粉末镜检：碎片不透明，细胞内含有较多黑色或棕黑色色素颗粒。

(2)藏羚羊角　长而侧扁，较直，长 50～70 cm。表面黑色，较光滑，有环脊约 16 个，间距约 2 cm。粉末镜检：碎片不透明，细胞内含有多数浓密的棕色色素颗粒。

(3)黄羊角　呈长圆锥形而侧扁，略作“S”形弯曲，长约 20 cm。表面淡灰棕色或灰黑色，不透明，有多数纵纹理，微波状环脊 17～20 个，下部间距较小，约 5 mm。粉末镜检：碎片不透明，细胞内含有较少棕色色素颗粒。三种角的成分据报道与羚羊角相似。

2.进口羚羊角曾发现角内灌有铅粒，以增加重量。可检查骨塞是否活动，或用 X 光检查。

【储存方法】用木箱包装，置阴凉干燥处，密封贮藏。

鹿　角

【来源】为鹿科动物马鹿或梅花鹿已骨化的角或锯茸后翌年春季脱落的角基，分别习称“马鹿角”“梅花鹿角”“鹿角脱盘”。

【产地】分布于新疆、青海、东北等地。

【采收加工】一般于冬季或早春连脑骨一起砍下称“砍角”，或自基部锯下，洗净，风干；或在春末拾取自然脱落者，称“退角”。

【性状鉴别】

1.马鹿角　呈分枝状，通常分成 4～6 枝，全长 50～120 cm。主枝弯曲，直径 3～6 cm。基部盘状，上具不规则瘤状突起，习称“珍珠盘”，周边常有稀疏细小的孔洞。侧枝多向一面伸展，第一枝与珍珠盘相距较近，与主干几呈直角或钝角伸出，第二枝靠近第一枝伸出，习称“坐地分枝”；第二枝与第三枝相距较远。表面灰褐色或灰黄色，有光泽，角尖平滑，中、下部常具疣状突起，习称“骨钉”，并具长短不等的断续纵棱，习称“苦瓜棱”。质坚硬，断面外圈骨质，灰白色或微带淡褐色，中部多呈灰褐色或青灰色，具蜂窝状孔。气微，味微咸。

2.梅花鹿角　通常分成 3～4 枝，全长 30～60 cm，直径 2.5～5 cm。侧枝多向两旁伸展，第一枝与珍珠盘相距较近，第二枝与第一枝相距较远，主枝末端分成两小枝。表面黄棕色或灰棕色，枝端灰白色。枝端以下具明显骨钉，纵向排成“苦瓜棱”，顶部灰白色或灰黄色，有光泽。

3.鹿角脱盘　呈盔状或扁盔状，直径 3～6 cm(珍珠盘直径 4.5～6.5 cm)，高 1.5～4 cm。表面灰褐色或灰黄色，有光泽。底面平，蜂窝状，多呈黄白色或黄棕色。珍珠盘周边常有稀疏细小的孔洞。上面略平或呈不规则的半球形。质坚硬，断面外圈骨质，灰白色或类白色。

【显微鉴别】取梅花鹿角和马鹿角新鲜横断面，在紫外光(365 nm)灯下观察，梅花鹿角骨密质显亮白色，骨疏质显灰白色荧光。马鹿角骨密质显淡蓝色，骨疏质显蓝褐色荧光。

【储存方法】置干燥处贮藏。

水牛角

【来源】本品为牛科动物水牛(*Bubalus bubalis* Linnaeus)的角。水牛喜下水游泳,故名水牛。其角入药,名水牛角。

【产地】全国各地均有饲养,以南方水稻产区为多。

【采收加工】取角后,水煮,除去角塞,干燥。

【性状鉴别】本品呈稍扁平而弯曲的锥形,长短不一。表面棕黑色或灰黑色,一侧有数条横向的沟槽,另一侧有密集的横向凹陷条纹。上部渐尖,有纵纹,基部略呈三角形,中空。角质,坚硬。气微腥,味淡。

【显微鉴别】粉末特征为灰褐色。碎块不规则形,淡灰白色、淡灰黄色或灰褐色。纵断面观表面可见细长梭形皮层细胞,有纵长裂缝,布有微细灰棕色色素颗粒;横断面观皮层细胞平行排列,呈弧状弯曲似波峰样,有众多黄棕色色素颗粒。有的碎块表面平整,色素颗粒及裂隙均少。

鸡内金

【来源】本品为雉科动物家鸡(*Gallus gallus domesticus* Brisson)的干燥砂囊内壁。

【产地】家鸡因饲养杂交的关系,品种繁多,形体大小及毛色不一。食物主要为植物的种子、果实及昆虫等。雄鸡善啼。全国各地均有饲养。

【采收加工】杀鸡后,取出鸡肫,立即剥下内壁,洗净,干燥。

【性状鉴别】本品呈不规则囊片状,略卷曲。大小不一,完整者长约 3.5 cm,宽约 3 cm,厚约 0.2 cm。表面黄色、黄绿色或黄褐色,薄而半透明,有多数明显的条棱状波纹。质脆,易碎,断面色质样,有光泽。气微腥,味微苦。

【储存方法】置于干燥处,防蛀。

穿山甲

【来源】为鲮鲤科地栖性哺乳动物穿山甲(*Manis pentadactyla* Linnaeus)的干燥鳞甲。穿山甲生活在热带及亚热带地区,一般多栖息于山林、丘陵或灌木丛杂树林之较潮湿的地方,挖洞居住,多筑洞于泥土地带。

【产地】分布在中国大陆(湖南、江苏、浙江、安徽、江西、贵州、四川、云南、福建、广东、广西、海南)、泰国、印度尼西亚、菲律宾、越南、老挝、柬埔寨、马来西亚、印度,以及中国台湾中低海拔之山麓至海拔 1 000 m 左右的山区。

【采收加工】全年均可捕捉,捕后杀死,剥取甲皮,放入沸水中烫,等鳞片自行脱落,捞出,洗净,晒干,名"甲片"。

【性状鉴别】鳞甲因生长部位不同,形状大小也不一致,一般呈扇面形、盾形或三角形,长宽各为 0.7～5 cm,中央厚 1～3 mm,边缘较薄呈刃状,背面有多数纵向排列的线纹,腹面底部近缘有数条横皱纹;中部有一条弧形棱线。表面棕褐色,腹面色略浅,较光润。角质,半透明，坚韧有弹性，难折断，不带皮肉者（习称清水甲片）为佳。

【显微鉴别】粉末淡黄色，呈无定形碎块，近无色、淡黄色或黄色，大多有大小不一的类圆形、椭圆形或不规则形空洞，碎块缘凹凸不平或有凹陷，偶见细纹斑。

【理化鉴别】取本品粗粉约 1 g，加氯仿 60 mL，加热回流 4 h，放冷，滤过，滤液蒸干，残渣加氯仿 1 mL 使溶解，作为供试品溶液。另取穿山甲对照药材 1 g，同法制成对照药材溶液。照薄层色谱法（现行版药典一部附录ⅥB）试验，吸取上述两种溶液各 10 μL，分别点于同一硅胶 G 薄层板上，以苯-丙酮（20∶1）为展开剂，展开，取出，晾干，喷以醋酐-硫酸（9∶1）的混合液，在 80℃加热数分钟，分别置日光及紫外光（365 nm）灯下检视。供试品色谱中，在与对照药材色谱相应的位置上，分别显相同颜色的斑点或荧光斑点。

【储存方法】置于干燥处。

阿　胶

【释名】陶弘景谓："出东阿，故名阿胶"

【来源】哺乳纲马科动物驴（*Equus asinm* L.）的干燥皮或鲜皮经煎熬、浓缩而成的固体胶。

【产地】主产于山东、浙江等省。以山东东阿县产者最为著名，奉为地道药材。

【采收加工】将驴皮漂泡，去毛，切成小块，再漂泡干净，分次水煎，滤过，合并滤液，用文火浓缩（或加适量黄酒、冰糖、豆油）至稠膏状，冷凝，切块，阴干。

【性状鉴别】

1. 呈长方块，黑褐色，有光泽。

2. 质硬而脆，断面光亮，碎片对光透视显琥珀色半透明状。

3. 气微，味微甘。

以色匀、质脆、半透明、断面光亮、无腥气者为佳。

【成分】含明胶蛋白及多种氨基酸。此外，尚含有一定量的微量元素，如 Fe、Ni、Sn、Cu 等。

中国现行版药典规定，阿胶的水分不得超过 15.0%，总灰分不得超过 1.0%，含重金属不得超过百万分之三十，含砷量不得超过百万分之三。

【理化鉴别】

正品阿胶 10%的胶水溶液呈半透明或不透明状，淡棕色，有少量类白色物析出；炽灼残渣疏松，呈片状或团块状，或棉絮状团块，不与坩埚黏结。灰分入口无异物感。而其他伪品胶类的 10%的胶水溶液均无类白色物析出；炽灼残渣与坩埚黏结，或颗粒状、粉泥状，质硬，色深，入口砂感，或有臭味。

【附注】

1. 新阿胶　用猪皮熬制所得的胶。呈方块状，表面棕褐色，对光照视不透明，断面不光亮。于水中加热熔化，液面有一层脂肪油，具肉皮汤味。成分与阿胶相似。

2. 杂皮胶　用其他杂皮掺入少量驴皮熬胶。表面黑褐色，对光照视半透明，质硬不脆，易发软黏合。水溶液有腥气和豆油味。

3. 真品与伪品区别　近年来，关于阿胶的真伪鉴别和质量控制方法报道的文献不少，如差示扫描量热鉴别法、微量元素和氨基酸分析法、等电点法、运动黏度法、蛋白含量的分析法、免疫化学法等等。以上各法对阿胶及其他胶类都能提供其鉴别依据和质量控制。

(1)阿胶　加水适量,加热溶解,溶液红茶色,半透明,清而不浊。

(2)伪品　溶解后溶液浑浊或有油状漂浮物,有的伴有沉淀,或有特殊气味(臭味、肉汤味等)。

麝　香

【来源】哺乳纲鹿科动物林麝(*Moschus berezovskii* Flerov)、马麝(*Moschus sifanicus* Przewalski)或原麝(*Moschus moschiferus* Linnaeus)成熟雄体香囊中的干燥分泌物。

注意:香囊不是阴囊,位于脐与阴茎之间。

【生态】林麝主要分布于西南气候较温暖地区;原麝主要分布于北方大面积的山地混交林中。

【产地】主产于西藏、四川、云南,陕西、甘肃、青海等地亦产。许多地方有养殖。

【采收加工】野麝多在冬季至翌春猎取,捕获后,立即割取香囊,阴干,习称“毛壳麝香”,除去囊壳,取囊中分泌物,习称“麝香仁”。家麝直接从活体香囊中挖取,每年可根据麝香成熟情况,取香 1～2 次。其产量较野生的高,且能重复利用。

1 岁　麝香乳白色,无香味,不用。

1 岁半　麝香棕色,有香气。

3 岁　香气浓郁,呈深咖啡色,采香最佳。

一般 5—8 月采收(6 月最佳,且量多),年产湿香 14 g,合干香 8 g/头。

【性状鉴别】

1. 毛壳麝香(原个)

①囊状球体,开口面略平,棕褐色,密生灰白或灰棕毛,中央有一小孔。②另一面为棕褐色略带紫色的皮膜,略有弹性。③剖丌,中层皮膜呈棕褐色,半透明;内层皮膜呈棕色,习称“银皮”或“云皮”,内含颗粒状及粉末状麝香仁,香气浓郁。

以饱满、皮薄、捏之有弹性、香气浓烈者为佳。

2. 麝香仁(净香)

①野生品,质柔、油润、疏松。其中呈不规则圆形或颗粒状者习称“当门子”,外表多呈紫黑色,微有麻纹,油润光亮,断面棕黄色。粉末状者多呈棕色或棕褐色或微带紫色,并有少量脱落的内层皮膜和细毛。②饲养品,呈颗粒、短条形或不规则团块,紫黑色或深棕色,表面不平,显油性,微有光泽,并有少量脱落的内层皮膜和毛。气香浓烈而特异,味微辣、微苦带咸。

以当门子多、质柔润、香气浓烈者为佳。

【显微鉴别】

1. 水合氯醛装片　①由不定形颗粒集成团块,淡黄或淡棕色,半透明或透明。②团块中有方形、柱形、八面体或不规则的晶体,并可见圆形油滴,偶见毛及脱落的内层皮膜组织。

2. 水装片　不得有淀粉粒。若掺伪,可见植物、动物或矿物碎片。

【成分】主含麝香酮(左旋油状液体,有特异强烈香气)。

【理化鉴别】

1.冒槽现象　取毛壳麝香，用特制的槽针插入，取出，检视，槽内麝香仁应有逐渐膨胀高出槽面的现象。

2.水试　加水湿润，手搓能成团，再用手指轻揉即散，不应沾手、染手、顶指或结块。

若掺伪，则难成团或成团后不散开，或顶指有沙粒感。

3.火试　粉末少许于坩埚中灼烧，初则迸裂跳动，随即熔化膨胀起泡（大一倍以上），油点似珠，香气浓烈。灰为白色，无毛、肉焦臭味，无火焰或火星出现。

若掺伪，则膨胀不明显，灰不为白色，或有焦臭味。

【附注】

1.在商品毛壳麝香和麝香仁中均发现有掺伪品（尤以尼泊尔、印度进口者）。其掺假物已知的有动物的肌肉、肝脏、血块、蛋黄粉、奶渣等；植物的儿茶粉、淀粉、锁阳粉、桂皮粉、大豆粉、丁香粉、地黄粉、海金沙等；矿物的雄黄、赤石脂、铅粉、铁末、砂石等。

以上掺伪品用显微鉴别和理化鉴别均能与真品麝香区别。

2.人工合成的麝香酮为消旋性的油状液体。

3.麝香的代用品研究工作已经进行了很久，迄今具有麝香类似的化学成分和药理作用的有灵猫香和麝鼠香两种。

（1）灵猫香　灵猫科动物大灵猫和小灵猫香囊中成熟腺细胞的分泌物。灵猫香雌雄动物均产，雄性产香量比雌性高。为蜂蜜样的稠厚液，具类似麝香气。

（2）麝鼠香　田鼠科动物麝鼠香囊中的分泌物。仅雄性动物产香。麝鼠原产北美洲，其香也称“美国麝香”。我国东北及新疆、浙江、广西等省区均有饲养，资源丰富，作麝香代用品的开发价值很大。具有类似麝香的特殊香气。

4.掺伪检查

（1）水浸液＋碘液⟶查淀粉。水浸液＋三氯化铁液⟶查儿茶。

（2）水分不得超过35%。

（3）灰分不得超过8%。

（4）灼烧试验：冒烟⟶植物性掺假；无油点，灰为赭红色⟶矿物性掺假；焦臭味，灰烬紫红色、黑色⟶动物性掺假。

【储存方法】在贮存时毛壳麝香以油纸包好，放入白铁皮匣子内，每匣重2.5 kg，接口处焊好，再装入略大的木箱内，箱口封严。麝香仁可用玻璃或瓷制容器盛装，置于干燥避光处。

【养护技术】在养护时，忌与其他芳香性药物如薄荷脑、冰片等放在一起，以免串味。注意防虫蛀、防霉和腐烂，防止香气散逸。内层皮膜俗称“银皮”，是最好的防止泄气的东西（久贮发硬就是伪货）。散香应以瓷瓶装，不宜过紧或过满，密封瓶口。置阴凉干燥、避光处。在贮存养护时，防高温、防潮，以免香气散发或受潮变坏。经常摇动，以免生霉变质。麝香忌水，遇水变质。其性柔润，是油分（脂肪）不是水分，如有霉点可取出吹晾2～3 h，用手擦去霉点。

牛　黄

【来源】哺乳纲牛科动物牛（*Bos taurus domesticus* Gmelin）的胆囊结石（少数为胆管、

肝管结石）为天然牛黄（丑宝）。

【产地】主产于华北、东北、西北等地区。

【采收加工】宰牛时检查胆囊、胆管及肝管，如有结石，立即取出，除净附着的薄膜，用通草丝或棉花等包好，放阴凉处，至半干时用线扎好，以防破裂，阴干。前者称“蛋黄”，后二者称“管黄”。

【性状鉴别】

1.蛋黄　①形状多样（卵形、球形、三角形等），直径0.6～3.3 cm。②表面黄红色或棕黄色，细腻而稍有光泽。有的外部挂有一层黑色光亮的薄膜，习称“乌金衣”；有的表面具裂纹，习称“龟裂纹”。③体轻质松脆，易层层剥离。断面黄色，有整齐的同心层纹。④气清香，味先苦而后微甜，入口有清凉感，嚼之不粘牙。其水液可使指甲染黄，经久不退，习称“挂甲”。

2.管黄　管状或碎块，表面红棕色或棕褐色，有裂纹及小突起。断面层纹较少，有的中空，色较深（若胆汁渗入则色黑）。

均以完整、色棕黄、质松脆、断面层纹清晰而细腻者为佳。

【显微鉴别】粉末用水合氯醛装片，不加热，置显微镜下观察，不规则团块由多数黄棕色或棕红色小颗粒集成，遇水合氯醛液，色素迅速溶解，并显鲜明金黄色，久置后变绿色。

【成分】含胆色素72%～76%，其中胆红素及其钙盐含量为25%～70%；胆酸类7%～10%，去氧胆酸0.45%，等等。尚含多种氨基酸及金属元素。

【理化鉴别】

1.检查胆酸　取粉末0.1 g，加60%醋酸4 mL研磨，滤过，取滤液1 mL，加新制的糠醛（新蒸馏至无色）溶液（1∶100）1 mL与硫酸溶液（硫酸50 mL＋水65 mL混合）10 mL，置70℃水浴中加热10 min，即显蓝紫色。

2.检查胆红素　取粉末少许，加氯仿1 mL，摇匀，再加硫酸与30%过氧化氢溶液各2滴，振摇，即显绿色。

3.红外吸收光谱　正品牛黄在745～755 cm^{-1}、980～990 cm^{-1}、1 240～1 250 cm^{-1}、1 565～1 570 cm^{-1}、1 620～1 630 cm^{-1}、1 655～1 665 cm^{-1}处均有明显的吸收峰。人工牛黄、伪品牛黄的光谱与天然牛黄有明显差别。

【附注】

1.代用品　动物水牛、牦牛及犏牛（牦牛和黄牛的杂交种）的胆囊结石，亦有入药。

2.吃胆牛黄　宰牛后未检查，牛黄在胆囊内时间过长，胆汁渗入黄内而成。多呈暗红棕色或黑色。质较硬，不松脆，断面似胶状，显黑色或墨绿色，同心层纹不明显或隐约可见。无清香气，味苦。一般认为质量较次。

3.人工牛黄　自牛或猪的胆汁中提取成分，参照天然牛黄的已知成分配制而成。多呈粉状，浅棕黄色或金黄色，质轻松，气微清香而略腥，味微甜而苦，入口无清凉感，水溶液亦能“挂甲”。

4.培植牛黄　在牛的活体胆囊内培植的胆结石。本品与牛黄碎片相似，不同点是断面无同心层纹，质较疏松，间有少量灰白色疏松状物和乌黑硬块。

5.伪品　牛黄为贵重药材，除国产外，尚有进口品。在商品中发现有不少伪品：

（1）鸡蛋黄＋胆汁浸泡，用印度黄染色伪造而成。无同心层纹，IR：λ_{max}＝1 740 cm^{-1}（真牛黄无）。

(2)植物类药粉末(大黄、黄连、黄柏、姜黄、栀子等)+鸡蛋清+牛胆汁伪造(一层一层滚粘而成)。

土黄色，质坚硬，环纹厚且不自然，无清香气和清凉感，味苦为主。

(3)淀粉(马铃薯粉等)+铁粉伪造而成。可用吸铁石检查，淀粉检查。

(4)牛黄掺糖，甚至用牛羊等结石伪充等等。

(5)用骆驼黄、熊胆黄伪充。性状和显微特征均不同。

6.其他　猪黄、马黄的药用价值应进一步分析研究。如马黄药材外形极似牛黄，成分亦较类似。

【储存方法】新鲜牛黄可包好，阴干，置铁盒、石灰箱中避湿保存。干燥牛黄质轻松易碎，亦易吸湿变质，故宜装入衬有棉花、软纸或灯心草等的铁盒或木盒内密封，置凉爽干燥处。

【养护技术】因本品易碎，易吸湿，在贮存养护时应防潮、防压、防震、遮光。忌用熏蒸，否则经数天后色泽变黑，且影响疗效。

子项目 3-3　矿物类中药的鉴定与养护

一、基本概念

1. 天然矿物，如朱砂、自然铜、炉甘石等。

2. 矿物加工品，如秋石轻粉、芒硝等。

3. 动物的整体化石及骨骼的化石，如石燕（古生代腕足类石燕子科动物中华弓石燕及近缘动物的化石）、龙骨、龙齿等。

我国矿物药的应用同动植物药一样，由来已久，有悠久的历史。矿物药的应用是我国劳动人民的智慧结晶。

> [拓展知识]
>
> 矿物药简史
>
> 古代矿物药最早记载于《山海经》一书。矿物药使用的一个很重要的方面体现在炼丹上。
>
> 神话传说中的太上老君炼的丹，用后能使人长生不老。我国古代有许多皇帝为追求长生不老，沉沦于炼丹之中，结果家败国亡。这是当时人们的愚昧使然，因科学还不发达，人们不知道炼丹只不过是起了个化学反应而已。据考证，炼丹术起源于周代，公元前二世纪已能从丹砂（朱砂）中制炼出水银。除炼丹外，还有通过提取精制而制成的矿物药。北宋年间，已能从人尿中提取"秋石"，采用了皂苷沉淀甾体的特异性反应，还有过滤、升华等一系列方法。这些都体现了我国古代劳动人民的智慧结晶，在当时是难能可贵的。除《山海经》最早记载矿物药外，《神农本草经》《名医别录》《新修本草》《本草拾遗》《证类本草》《本纲》《本纲拾遗》等也有记载，其中《本纲》的记载比较完整。
>
> 矿物药虽然数量最少，但也同植、动物药一样，具有较重要的医疗价值，有的效果堪称卓著，如张仲景治急性传染病的"白虎汤"，有很好的退热抗惊作用，所以大家也不要小看了矿物药。

二、矿物的特性

通常每一种矿物（主要是固体矿物），都具有一定的理化性质，我们可以根据这些性质，来鉴别不同种类的矿物，现将具有鉴别意义的特性介绍一下。

1. 结晶形状

(1)对矿物药而言，有晶体和非晶体之分，绝大部分矿物是由晶体（结晶质）组成的。

晶体，质点呈规律排列者；非晶体（非晶质），质点排列无规律，这是晶体与非晶体的本质区别。晶体的几何形态和绝大部分的理化性质都和它内部质点的规律排列有关。

（2）空间格子。质点在三度空间作有规律的格子状排列。晶胞是组成空间格子的最小单位，而晶胞的形状和大小，是由晶体常数所决定的。晶体常数有单位晶胞的棱长 a、b、c，棱间夹角 α、β、γ。

（3）晶体分类。根据晶体常数的特点分为等轴、四方、三方、六方、斜方、单方、三斜等七大晶系。

根据晶体对称面的多少分为二大晶簇：高级晶簇，（对称面最多）等轴晶系；中级晶簇，三、四、六方晶系；低级晶簇，斜方、单斜、三斜晶系。

2.结晶习性　针对含水矿物而言，矿物有含水不含水之分。含水矿物有一系列特征，如比重小，硬度低。水在矿物中存在的形式，直接影响到矿物的性质。矿物中的水可分为两种类型：①吸附水（自由水），不参加晶格构造，以水分子存在，110℃全部蒸发，如芒硝。②结晶水，参与晶格构造，以水分子（H_2O）形式存在，完全脱水需温度较高，如胆矾 $CuSO_4 \cdot 5H_2O$，（560℃）；参与晶格构造，以离子形式存在，完全脱水需温度很高（有的称之为结构水），如滑石 $Mg_3[Si_4O_{10}](OH)_2$（930℃）。

3.透明度　矿物透光能力的大小（以 0.03 mm 标准厚度做比较）。透明，光线绝大部分通过——偏光显微镜鉴定；半透明，光线部分通过，隔着它不能看清另一物体——偏光显微镜鉴定；不透明，光线几乎完全不能通过，即使在边缘部分或薄片，也不透光——反光偏光显微镜鉴定。

4.颜色　矿物对光线中不同波长的光波均匀吸收或选择吸收所表现的性质。均匀吸收，呈现黑色或灰色；选择吸收，呈现鲜艳颜色（互补色）。矿物的颜色分为三类：

（1）本色　与矿物本身成分、结构有关（稳定）。如朱砂色红。

（2）外色（他色）　带色杂质、气泡等引起（与矿物本身无关）。

（3）假色　晶体内部裂缝面、解理面引起的光波干涉而产生的颜色，如云母。

条痕是矿物在白色毛瓷板上划过后所留下的粉末痕迹。条痕色是粉末的颜色（比矿物表面颜色更为固定，因而更具有鉴别意义）。有的条痕色与矿物本身颜色相同，如朱砂。也有的不同色，如自然铜，本身铜黄色，而粉末为黑色。大多数透明或浅色半透明矿物，条痕色都很浅，甚至为白色；对于不透明或深色矿物来说，则具有各种深色或彩色，故条痕色尤其具有鉴别意义。中药磁石和赭石，有时表面均为黑色，但磁石的条痕为黑色，赭石为樱桃红色，故可区分。描述矿物的颜色一般采用二色法，主色在后。有时也可以这样形容，如红中微黄、绿色略带蓝色色调等。许多矿物其表面与新鲜断面颜色是不同的（表面或多或少都会因久置而改变），其次要排除外来带色杂质的干扰。

5.光泽　矿物表面对于投射光线反射能力的大小就是光泽的强度。矿物单体的光滑平面的光泽由强至弱分为：金属光泽（如自然铜等）、半金属光泽（如磁石等）、金刚光泽（如朱砂等）、玻璃光泽（如硼砂等）。

如果矿物的断口或集合体表面不平滑，并有细微的裂缝、小孔等，使一部分反射光发生散射或相互干扰，则可形成一些特殊的光泽。主要有油脂光泽（如硫黄等）、绢丝光泽（如石膏等）、珍珠光泽（如云母等）、土状光泽（如软滑石，即高岭石）等。

6.相对密度　相对密度是指矿物与4℃时同体积水的质量比，是鉴定矿物重要的物理常数。各种矿物的相对密度在一定条件下为一常数。如石膏为2.3,朱砂为8.09～8.20等。

7.硬度　系指矿物抵抗外来机械作用(如刻划、压力、研磨)的能力。

不同矿物有不同的硬度。一般采用摩氏硬度计来确定矿物的相对硬度。它是以一种矿物与另一种矿物相互刻划,比较矿物硬度相对高低的方法。摩氏硬度计是由十种不同的矿物组成的,按其硬度由小到大分为十级,前面的矿物可以被后面的矿物刻划,但它们之间的等级是极不均衡的,不是成倍数和成比例的关系。

鉴定硬度时,可取样品矿石和上述标准矿石互相刻划。例如样品与滑石相互刻划时,滑石受损而样品不受损,与石膏相互刻划时,双方均受损,与方解石刻划时,方解石不受损而样品受损,即可确定其样品硬度为2级。

在实际工作中经常是用四级法来代替摩氏硬度计的十级。指甲(相当于2.5)、铜钥匙(3左右)、小刀(约5.5)、石英或钢锉(7),用它们与矿物相互刻划,粗略求得矿物的硬度。硬度6～7的矿物药材可以在玻璃上留下划痕,如磁石、自然铜等。矿物药材中最大的硬度不超过7。

精密测定矿物的硬度,可用测硬仪和显微硬度计等。测定硬度时,必须在矿物单体和新解理面上试验。

8.解理、断口　矿物受力后沿一定结晶方向裂开成光滑平面的性能称为解理,所裂成的平面称为解理面。解理是结晶物质特有的性质,其形成和晶体构造的类型有关,所以是矿物的主要鉴定特征。如云母具有极完全解理;方解石可完全解理;而石英实际上没有解理。

矿物受力后不是沿一定结晶方向断裂,断裂面是不规则和不平整的,这种断裂面称为断口。非晶质矿物也可产生断口。断口面的形态有下列几种,平坦状断口[断口粗糙但还平坦,如软滑石(高岭石)、贝壳状断口(呈椭圆形曲面的形态,曲面常现有不规则的同心条纹,表面形状颇似贝壳,如胆矾)、参差状断口(粗糙不平,如青礞石等)、锯齿状断口(断口状似锯齿,如铜等)。解理的发育程度与断口的发育程度互为消长关系,具完全解理的矿物在解理方向常不出现断口,具不完全解理或无解理的矿物碎块上常见到断口。利用断口的发育程度可以帮助划分解理等级。

9.矿物的力学性质　矿物受压轧、锤击、弯曲或拉引等力作用时所呈现的力学性质有下列几种:

(1)脆性　指矿物容易被击破或压碎的性质。如自然铜、方解石等。

(2)延展性　指矿物能被压成薄片或抽成细丝的性质。如金、铜等。

(3)挠性　指矿物在外力作用下趋于弯曲而不发生折断,除去外力后不能恢复原状的性质。如滑石等。

(4)弹性　指矿物在外力作用下而变形,外力取消后,在弹性限度内,能恢复原状的性质。如云母等。

(5)柔性　指矿物易受外力切割并不发生碎裂的性质。如石膏等。

10.磁性　指矿物可以被磁铁或电磁铁吸引或其本身能够吸引物体的性质。有极少数矿物具有显著的磁性。如磁铁矿等。矿物的磁性与其化学成分中含有磁性元素Fe、Co、Ni、Mn、Cr等有关。

11.气味　有些矿物具有特殊的气味,尤其是矿物受锤击、加热或湿润时较为明显。如雄黄灼烧有砷的蒜臭;胆矾具涩味;食盐具咸味等。有些矿物的气味可借助理化方法加以鉴别。少数矿物药具有吸水分的能力,因此,它可以吸粘舌头或润湿的双唇,有助于鉴别。如龙骨、龙齿、软滑石(高岭石)等。

三、矿物类中药的分类

矿物类中药的分类是以矿物中所含主要的或含量最多的某种化合物为根据的,矿物在矿物学上的分类,通常是根据其阴离子或阳离子的种类进行分类的。阴离子分类如雄黄、朱砂、自然铜为硫化物类;磁石、赭石、铅丹、信石为氧化物类;轻粉为卤化物类;炉甘石为碳酸盐类;石膏、白矾、芒硝为硫酸盐类等。阳离子分类如朱砂、轻粉、红粉等为汞化合物类;自然铜、赭石、金礞石、磁石等为铁化合物类;密陀僧、铅丹等为铅化合物类;胆矾、铜绿等为铜化合物类;白矾、赤石脂等为铝化合物类;雄黄、雌黄、信石等为砷化合物类;白石英、玛瑙、浮石、青礞石等为矽化合物类;滑石等为镁化合物类;石膏、寒水石、龙骨、钟乳石、鹅管石、紫石英、花蕊石等为钙化合物类;芒硝、硼砂、大青盐等为钠化合物类;炉甘石、硫黄、硝石等为其他类。

根据中国现行版药典对矿物类中药的分类,是采用阴离子分类的,故本版教材改用以阴离子分类进行分类编排矿物药。

四、矿物类中药的鉴定

矿物类中药的鉴定,在我国许多本草里都有记载,特别是宋代出现了多种鉴定方法,当时已能用矿物的外形、颜色、相对密度以及物理、化学方法来鉴别真伪与优劣。如《图经本草》载有“绿矾石”的鉴定方法:“取此一物,置于铁板上,聚炭封之,囊袋吹令火炽,其矾即沸流出。色赤如融金汁者,是真也”。又如《本草衍义》在密陀僧条载:“坚重、锥破如金色者佳。”

目前,矿物药的鉴定,一般采用以下方法:

1.外形鉴别　外形明显的中药,首先应根据矿物的一般性质进行鉴定,除了外形、颜色、质地、气味等检查外,还应注意其硬度、解理、断口、有无磁性及相对密度等的检查。

2.显微鉴别　以细粒矿物集合体的矿物药可用显微镜帮助鉴定,观察其形状、透明度和颜色等。在矿物的显微鉴别中,透明的利用透射偏光显微镜(简称偏光显微镜),不透明的利用反射偏光显微镜观察其形态、光学性质和必要的物理常数。这两种显微镜都要求矿物磨片后才能观察。光是一种电磁波,其电磁振动垂直于传播方向。根据振动的特点,可把光分为自然光与偏光。自然光是一切普通光源所发出的光波,如太阳光、灯光等。其振动特点是在垂直于光波传播方向的平面内,各方向上都等振幅地振动。如果一束光中,光振动只有一个固定方向,称为偏振光。偏光显微镜鉴定法主要依据矿物以下光学性质:当光波由一种介质传到另一种介质时,在两种介质的分界面上将产生反射和折射。对折射而言,第一(入射)和第二(折射)介质的特征,可用光波在该两介质中的传播速度之比——相对折射率来表征。故折射率是鉴定透明矿物的可靠常数之一。

对晶质矿物来说,折射率是受其对称性控制的。即光波在等轴晶系晶体中传播时,虽然发生折射,但其折射率不因光波的振动方向不同而发生改变;在其他晶系晶体中,其传播速度随振动方向不同而发生变化,因而其折射率也因振动方向不同而改变(沿特殊方向射入者除外)。利用偏光显微镜的不同偏光组合(单偏光、正交偏光、正交偏光加聚光)及附件(检板等),观察和测定上述折射率和晶体对称性所表现的光学特征和常数,可用来鉴定和研究晶质矿物药。单偏光镜下观测的特征在单偏光镜下,观测的是矿物的某些外表特征,如形态、解理、颜色、多色性、突起、糙面等。正交偏光镜下观测的特征同时用振动方向互相垂直的两个偏光镜,可观测到消光(视域内矿物呈现黑暗)及消光位、干涉色及色级、双晶特征等。锥光镜下观测的特征用正交偏光加上聚光镜的组合来观察干涉图,确定矿物的轴性、光性正负;估计光轴角(2*V*)大小。偏光显微镜下鉴定矿物药,是利用薄片和碎屑来进行的。用碎屑时将药材的细小颗粒置于载玻片上,盖好盖玻片,并且往载玻片与盖玻片之间滴入水或浸油,即可观察有关光学性质。若利用薄片进行鉴定,就需要专门磨制薄片。

薄片是将标本用切片机切下一小块(大小一般为 2 cm×2 cm;药材薄片多根据具体情况尽量加大),先把一面磨平,用加拿大树胶把这一平面粘在载玻片(大小为 25 mm×42 mm 或更大,厚为 0.1～0.2 mm)上;再磨另一面,磨到厚约 0.03 mm 为止。用加拿大树胶把盖玻片[大小为(15 mm×15 mm)～(20 mm×20 mm)或更大,厚为 0.1～0.2 mm]粘在它的表面。因此,薄片是由很薄的矿物药切片、载玻片与盖玻片组成的。矿物切片的顶部和底部都涂有加拿大树胶。

应当注意,由于磨制薄片用的是金刚砂,无论这种金刚砂多细,薄片表面总会被磨出许多沟痕,而不是绝对平滑的表面。有的样品,在磨制薄片时,须进行一些特殊处理。例如松散(土状、多孔状等)的样品,须先将样品浸在加拿大树胶中煮过,加以黏结,然后切磨制成薄片。对于那些溶于水的样品(如大青盐),在研磨时不能用水,制片的全部过程中,可用机油或松节油代替水。

3.物理、化学方法鉴别　一般的物理、化学分析方法,能对矿物药的成分定性和定量。对外形及粉末无明显特征或剧毒的中药,如玄明粉、信石等尤为必要。中国现行版药典还规定了一些矿物药的含量测定,如雄黄、白矾、芒硝等。随着现代科学技术的迅速发展,国内外对矿物药的鉴定已采用了许多新技术。如用 X 射线衍射法分析龙骨的成分;用热分析和 X 射线荧光分析,研究了滑石的成分;用原子发射光谱分析测定龙骨中的元素;用固体荧光法和比色法测定龙骨中放射性元素铀的含量等。光谱分析和 X 射线光谱分析用于矿物的鉴定和研究,能快速、准确地定性和定量。对很细小和胶态矿物还可用电子显微镜进行观察。这些先进的分析技术的应用,不但使矿物的成分和含量能很快测定,而且对含有的其他微量元素,特别是有害元素也能进行检测,这对保证用药的安全和有效是十分重要的。

五、矿物类中药各论

自然铜

【释名】马志谓:“其色青黄如铜,不从矿炼,故号自然铜”。又名“接骨丹”。

【来源】为硫化物类矿物黄铁矿族黄铁矿。(等轴晶系)

【产地】主产于四川、广东、江苏、云南等省,商品又称为“川然铜”。

【采收加工】全年可采。拣取矿石,去净杂石,沙土及黑锈后,敲成小块。

【性状鉴别】

1. 多呈方块形。

2. 表面铜黄色，有金属光泽，有的表面显棕褐色(系氧化物即氧化铁所致)。立方体相邻晶面上条纹相互垂直，是其重要特征。

3. 体重，质硬脆，易砸碎。硬度 6～6.5，相对密度 4.9～5.2，条痕色棕黑色，断口呈参差状。

4. 断面黄白色，有金属光泽，或棕褐色、可见银白色亮星。以块整齐，色黄而光亮，断面有金属光泽者为佳。

【成分】主含二硫化铁(FeS_2)。并常含镍、砷、锑、铜、钴等杂质。入药需煅制，醋淬，使有效成分易于溶出。

【理化鉴别】

1. 取本品粉末 1 g，加稀盐酸 4 mL，振摇，滤过，滤液加亚铁氰化钾试液，即生成深蓝色沉淀。

2. 溶于浓硝酸，析出硫：$FeS_2+2HNO_3 \longrightarrow Fe(NO_3)_2+H_2S+S\downarrow$

3. 灼烧，产生蓝色火焰 + SO_2 刺激性气体。

【附注】

1. 矿物学上的自然铜，是指含有较纯净的自然金属铜(Cu)。与中药自然铜完全不同。近据考证，认为中药自然铜是多种含铜的矿物或矿物学上的自然铜，而非黄铁矿。

2. 褐铁矿由黄铁矿氧化而成，成分为含水三氧化二铁($Fe_2O_3 \cdot nH_2O$)。为地方习用品，主产于云南，广东开平、英德等地。表面棕褐色，无光泽，条痕棕褐色，余同自然铜。

滑　石

【来源】本品为硅酸盐类矿物滑石族滑石，主含含水硅酸镁[$Mg_3(Si_4O_{10})(OH)_2$]。

【产地】主产于辽宁、山西、陕西、山东、江苏、浙江、江西等地。

【采收加工】采挖后，除去泥沙及杂石。

【性状鉴别】本品为白色或类白色、微细、无砂性的粉末，手摸有滑腻感，无吸湿性。气微，无味。本品在水、稀矿酸或稀氢氧化物溶液中均不溶解。

【显微鉴别】透射偏光镜下薄片中无色透明，低正突起。最高干涉色可达Ⅲ级橙色；底面切片为Ⅰ级红紫。近于平行消光；正延长符号。二轴晶；负光性。光轴角小，一般在 10°以内。

【理化鉴别】

1. 滑石

(1)取本品粉末 0.2 g，置铂坩埚中，加等量氟化钙或氟化钠粉末，搅拌，加硫酸 5 mL，微热；立即将悬有 1 滴水的铂坩埚盖盖上，稍等片刻，取下坩埚盖，水滴出现白色浑浊。

(2)取本品粉末 0.5 g，置烧杯中，加入盐酸(4：10)10 mL，盖上表面皿，加热至微沸，不时摇动烧杯，并保持微沸 40 min，取下，用快速滤纸滤过，用水洗涤残渣 4～5 次。取残渣约 0.1 g，置铂坩埚中，加入硫酸(1→2)10 滴和氢氟酸 5 mL，加热至冒三氧化硫白烟时，取下冷却后，加水 10 mL 使溶解，取溶液 2 滴。加镁试剂(取对硝基偶氮间苯二酚 0.01 g 溶于 4%

氢氧化钠溶液 1 000 mL 中)1 滴,滴加氢氧化钠溶液(4→10)使呈碱性,生成天蓝色沉淀。

2. 滑石粉酸碱度　取本品 10 g,加水 50 mL,煮沸 30 min,时时补充蒸失的水分,滤过,滤液遇石蕊试纸应显中性反应。

【储存方法】置干燥处密闭贮藏。

石　膏

【来源】为硫酸盐类矿物硬石膏族石膏。

【产地】主产于湖北省应城。山东、山西、河南、湖南、云南、贵州、四川等地亦产。

【采收加工】全年可采,挖出后,去净泥土和杂石。

【性状鉴别】

1. 为纤维状的集合体,不规则块状。

2. 全体类白色,常附有青灰色或灰黄色片状杂质,有的半透明。

3. 质软,体重,手捻能碎。硬度 1.5～2,相对密度 2.3。

4. 易纵向断裂,纵断面具绢丝样光泽,并可见纤维纹理。

5. 气微,味淡。

以块大,色白,半透明,纵断面如丝者为佳。

【成分】主要为含水硫酸钙($CaSO_4 \cdot 2H_2O$)。

【理化鉴别】

1. 取本品一小块约 2 g,置具有小孔软木塞的试管内,灼烧,管壁有水生成,小块变为不透明体。

2. 取本品粉末约 2 g,于 140℃烤 20 min,加水 1.5 mL 搅拌,放置 5 min,呈黏结固体(石膏加热失去一部分结晶水而成熟石膏;与水相遇,复变为具黏性的固体。别的矿石无此特性)。

3. 取本品粉末约 0.2 g,加稀盐酸 10 mL,加热使溶解,溶液显钙盐与硫酸盐的鉴别反应。

本品含含水硫酸钙($CaSO_4 \cdot 2H_2O$)不得少于 95.0%。

【附注】

1. 过去有以方解石、寒水石作石膏用,其性能与石膏不同,不可代用。

2. 石膏因产地不同,共存的矿物并不全同。据报道,应城石膏混入物尤其是 Pb、As 有害成分较少。

【储存方法】贮干燥容器内,置通风干燥处,防尘。

【养护技术】密闭,应避光、防潮、防热。

磁　石

【来源】为氧化物类矿物尖晶石族磁铁矿。(等轴晶系)

【产地】主产于河北、山东、辽宁、江苏、安徽、广东等省。

【采收加工】开采后除去杂质和铁锈，选取有磁性的入药。

【性状鉴别】

1. 呈不规则块状，多具棱角。

2. 表面灰黑色或棕褐色，有时表面附有少许棕红色粉末。

3. 晶体常呈八面形，具半金属光泽。

4. 质坚硬，硬度5.5～6，相对密度4.9～5.2，条痕黑色，断口不平，具磁性（有吸铁能力，铁粉附着其上，则呈毛状直立，习称“活磁石”），日久磁性渐弱，最后变成“呆磁石”。（失去磁性，将其与活磁石放在一起，磁性可渐渐恢复）。

5. 有土腥气，味淡。

以色灰黑、断面致密有光泽，能吸铁者为佳。

【成分】含四氧化三铁（Fe_3O_4）。其中含 FeO 31%、Fe_2O_3 69%。此外还有少数尚含 MgO 约10%和 Al_2O_3 约15%等。

【理化鉴别】取本品少许，加盐酸溶解后，溶液呈橙黄色，加亚铁氰化钾试液数滴，发生蓝色沉淀。在稀盐酸中不溶，但加氢氧化钠试液，即分解发生棕红色沉淀。

> [拓展知识]
>
> 磁石采收后，久放会发生氧化，使磁性减退。所以应经常用铁屑或泥土包埋之，以保持其磁性。如已失去磁性，则将其与活磁石放在一起，磁性可渐恢复。现商品将吸铁能力强者称“活磁石”或“灵磁石”，品质较好；无吸铁能力的称“死磁石”或“呆磁石”，质量次之。

赭　石

【来源】为氧化物类矿物刚玉族赤铁矿。（三方晶系）

【产地】主产河北、山西、山东、广东、江苏、四川、河南、湖南等省。

【采收加工】全年可采，采后，选取表面有钉头状突起部分的称“钉头代赭石”，除去泥土、杂石。

【性状鉴别】

1. 多呈不规则的扁平状。

2. 全体棕红色或铁青色，表面附有少量棕红色粉末，有的有金属光泽。

3. 一面有圆形乳头状的“钉头”，另一面有相应的凹窝。

4. 质坚硬，硬度5.5～6，相对密度5～5.3，不易砸碎。断面显层叠状，且每层均依“钉头”而呈波浪状弯曲。

5. 条痕樱桃红色。以色棕红、断面层次明显、有“钉头”、无杂石者为佳（有钉头的煅后乌黑色，层层脱落，无钉头者则为灰黑色）。

6. 气微，味淡。

【成分】主含三氧化二铁（Fe_2O_3）。含铁量一般为40%～60%。

【理化鉴别】取粉末约0.5 g，放试管中，加入浓盐酸9 mL，振摇，放置10 min，取上清液1 mL，加亚铁氰化钾试液1滴，溶液立即生成绿蓝色沉淀。

【附注】代赭石由于原矿物不同，分为有钉头代赭石和无钉头代赭石，前者为赤铁矿的集合体，后者为赤铁矿-水针铁矿的集合体。无钉头代赭石表面不具钉头状突起，断面层纹平直。

芒　硝

【来源】为硫酸盐类芒硝族矿物芒硝，经加工精制而成。

【产地】全国大部分地区均有生产。多产于海边碱土地区，矿泉、盐场附近及潮湿的山洞中。

【采收加工】取天然产的不纯芒硝(俗称"土硝"或"皮硝")，加水溶解、放置，使杂质沉淀，滤过，滤液加热浓缩，放冷后析出结晶，即为芒硝。

【性状鉴别】

1. 呈棱柱状、长方形或不规则的结晶，两端不整齐。

2. 无色透明，暴露空气中则表面渐风化而覆盖一层白色粉末(无水硫酸钠)。

3. 通常呈致密状集合体，具玻璃样光泽。质脆易碎，硬度1.5～2，相对密度1.48，条痕白色。

4. 无臭，味苦、咸。

以无色，透明，呈结晶状者为佳。

【成分】主含硫酸钠($Na_2SO_4 \cdot 10H_2O$)，常夹杂微量氯化钠。

【理化鉴别】取本品少许，在火焰中燃烧，焰呈黄色。本品按干燥品计算，含Na_2SO_4不得少于99.0%。

【附注】

1. 玄明粉，为芒硝溶于水中，加萝卜(5%～20%)同煮，过滤，放冷结晶，再将结晶风化而成的无水硫酸钠。呈白色颗粒状结晶性粉末。无臭，味苦、咸。功效与芒硝同；外用治目赤、咽肿、口疮。

2. 朴硝，为较不纯的硫酸钠结晶。一般不作内服用，只供制芒硝。

3. 皮硝，为极不纯的硫酸钠，不入药用。皮硝与硝石(火硝)不同，应注意鉴别。

【储存方法】密闭，在30℃以下保存，防风化，贮于密闭地缸、罐中，置于凉爽处。

【养护技术】本品贮于室内阴凉干燥处，应避光、防潮、防热。

玄明粉

【来源】为硫酸盐类芒硝族矿物无水芒硝或芒硝经风化的干燥品。

【产地】产于河北、河南、山东等地。

【采收加工】全年均可制作。本品为芒硝经风化干燥制得。

【性状鉴别】本品为细的粉末。白色，无光泽。不透明。质疏松。无臭，味咸。有引湿性。以粉细、色白、干燥者为佳。

1. 硝盐经煎炼上面结出细芒如锋者为芒硝，凝底成块者为朴硝，经炮制置空气中，经风化成白色粉末，谓之风化硝或称玄明粉。

2. 朴硝、芒硝、风化硝、玄明粉功用相同，只有轻重之别，玄明粉力最缓。

白　矾

【来源】本品为硫酸盐类明矾石族矿物明矾石经加工提炼制成的结晶。主含硫酸铝钾[$KAl(SO_4)_2 \cdot 12H_2O$]。该药材呈白色，是经过燔(火烤)制而得的，故名。

【产地】主产于安徽、浙江、山西、湖北等地。

【采收加工】采挖后，打碎，加水溶解，过滤，滤液加热蒸发浓缩，放冷后析出的结晶体即为本品。

【性状鉴别】药材性状呈不规则的块状或粒状。无色或淡黄白色，透明或半透明。表面略平滑或凹凸不平，具细密纵棱，有玻璃样光泽。质硬而脆。气微，味酸、微甘而极涩。

【显微鉴别】透射偏光镜下，无色透明。负突起；折射率 $N=1.456\,4$。均质体。

【理化鉴别】

1. 取该品约 0.5 g，加水 5 mL，使其溶解，滤过，滤液按照下述方法试验：

(1)检查铝盐　取滤液 1 mL，加氢氧化钠试液，即生成白色胶状沉淀；分离，沉淀能在过量的氢氧化钠中溶解。

(2)检查铝盐　取滤液 1 mL，加氨试液至生成白色胶状沉淀，滴加茜素磺酸钠指示液数滴，沉淀即显樱红色。

(3)检查硫酸盐　取滤液 1 mL，加氯化钡试液，即生成白色沉淀；分离，沉淀在盐酸或硝酸中均不溶解。

(4)检查硫酸盐　取滤液 1 mL，加醋酸铅试液，即生成白色沉淀；分离，沉淀在醋酸铵试液或氢氧化钠试液中溶解。

2. 检查钾盐　取铂丝，用盐酸湿润后，蘸取该品粉末，在无色火焰中燃烧，火焰即显紫色(隔蓝色玻璃透视)。

朱　砂

【来源】为硫化合物类矿物辰砂族辰砂。(三方晶系)

【产地】主产于湖南、贵州、四川、广西，云南等省区。湖南沅陵、新晃县的辰砂行销全国。

【采收加工】挖出矿石后，选取纯净者放淘沙盘内，用水淘去杂石和泥沙，晒干，用磁铁吸尽含铁的杂质。

【性状鉴别】

1. 呈大小不一的块片状、颗粒状或粉末状。

2. 鲜红或暗红色，有光泽。

3. 质重而脆，硬度 2～2.5，相对密度 8.09～8.20，条痕红色。

4. 气微，味淡。

其中呈细小颗粒或粉末状，色红明亮，触之不染手者，习称“朱宝砂”；呈不规则板片状或长条形，色红而鲜艳，光亮如镜面微透明，质较松脆者，习称“镜面砂”；块状较大，方圆形或多角形，颜色发暗或呈灰褐色，质重而坚，不易碎者，习称“豆瓣砂”。以色红、有光泽、体重、质脆者为佳。

【成分】主含硫化汞（HgS）。其含量在96.0%以上。

【理化鉴别】

1. 取本品细末，用盐酸湿润，置光洁的铜片上擦之，铜片表面呈银白色光泽，加热烘烤，银白色即消失。

2. 取本品粉末2 g，加盐酸-硝酸（3∶1）的混合溶液2 mL使溶解，蒸干，加水2 mL使溶解，滤过，滤液显汞盐与硫酸盐的鉴别反应。

本品含硫化汞（HgS）不得少于96.0%。

【附注】

1. 药用朱砂多为天然朱砂，矿物学称为辰砂，昔日以湖南辰州（今沅陵）产的较好，故有“辰砂”之称。现在朱砂主产于贵州铜仁及湖南新晃、凤凰等县，沅陵仍是朱砂的集散地。现商品“辰砂”，多指人工合成品。

2. 人工朱砂又称“灵砂”“平口砂”，是以水银、硫黄为原料，经加热升炼而成（注意含有汞）。含硫化汞在99%以上。目前贵阳、哈尔滨、广州、重庆等地均有生产，方法不尽相同。本品完整者呈盆状，商品多为大小不等的碎块，全体暗红色，断面呈纤维柱状，习称“马牙柱”，具有宝石样或金属光泽，质松脆，易破碎。无臭，味淡。

3. 银朱也是由水银、硫黄升炼而成的。与人工朱砂是同原料，同方法，在同一罐内制成。只是结晶的部位不同。X射线检查，物相成分是相同的，只是微量成分有一定的差异。本品为细粒、疏散土状的深红色粉末，质重，具强光泽。吸湿易结块，捻之极细而染指。质量较灵砂次。

4. 忌火：$HgS+O_2 \longrightarrow Hg+SO_2\uparrow$

5. 长期服用有害，含游离汞，且内服须水飞（0.3～1.0 g）。

【储存方法】贮干燥容器内，置通风干燥处，防尘、防潮和防光照。

【养护技术】划定仓间或仓位，专柜加锁保管，有专人专账管理。包装容器上必须印有毒药标志。在运输过程中应当采取有效措施，以防止发生事故。

赤石脂

【来源】本品为硅酸盐类矿物多水高岭石族多水高岭石（Halloysite），主含水化硅酸铝［$Al_4(Si_4O_{10})(OH)_8 \cdot 4H_2O$］。

【产地】主要产地有辽宁、内蒙古、河北、山西、陕西、甘肃、山东、江苏、安徽、浙江、江西、福建、河南、湖北、湖南、广东、四川等地，西藏羊八井也有分布。

【采收加工】挖出后拣去杂石、泥土，选取红色滑腻如脂的块状体入药用。

【性状鉴别】本品为块状集合体，呈不规则块状，表面局部平坦，全体凹凸不平。浅红色、红色至紫红色，或红白相间呈花纹状。土状光泽或蜡样光泽；不透明。体较轻，质软，用指甲可刻划成痕；断面平坦，具蜡样光泽。吸水力强，舐之粘舌。微有黏土气，味淡，嚼之无沙粒感。以色红、光滑细腻、质软、易断、吸水力强者为佳。

【显微鉴别】透射偏光镜下，薄片中无色透明，微带黄褐色。结晶极细，一般偏光显微镜的放大数倍根本不能分辩其晶粒界限；低负突起或低正突起，很不明显。干涉色很低。几乎似均质体。当用电子显微镜观察，多水高岭石呈棒状集合体。

【理化鉴别】

1. 检查结晶水　取本品1小块(约1 g)，置具有小孔软木寒的试管内，灼烧，管壁有较多水生成，小块颜色变深。

2. 检查铝盐　取本品粉末约1 g，置瓷蒸发皿中，加水10 mL与硫酸5 mL，加热至产生白烟，冷却，缓缓加水20 mL，煮沸2～3 min，滤过，滤渣为淡紫棕色，滤液显铝盐的各种反应。

3. 检查铁盐　取上述滤液1 mL，加亚铁氰化钾试液，即发生深蓝色沉淀。

【储存方法】置干燥处贮藏。

青礞石

【来源】青礞石为变质岩类岩石。青礞石正品一般指黑云母片岩或绿泥石化云母碳酸盐片岩。

【产地】产于江苏、浙江、河南、湖北、湖南、四川等地。

【采收加工】常年可采，采得后除净杂石、泥土即可。

【性状鉴别】黑云母片岩主为鳞片状或片状集合体。呈不规则扁块状或长斜块状，无明显棱角。褐黑色或绿黑色。具玻璃样光泽。质软，易碎，断面呈较明显层片状；碎粉主为黑色或绿黑色鳞片(黑云母)，有似星点样闪光。气微，味淡。以绿黑色、质软易碎、有光泽者为佳。

绿泥石化云母碳酸盐片岩为粒状和小鳞片状集合体，呈不规则块状。灰色或绿灰色，夹有银色或淡黄色鳞片，具珍珠样光泽。质松软，易碎，碎粉为灰绿色小鳞片(绿泥石化云母片)和类白色颗粒(主为碳酸盐)，片状者具星点样闪光。遇稀盐酸发生气泡，加热后泡沸激烈。气微，味淡。以灰绿色、有光泽者为佳。

【显微鉴别】

1. 黑云母片岩主要由黑云母及少量石英、中长石组成。

(1)黑云母　薄片中呈黄褐色至褐色；片状依一定方向排列；正突起中度；多色性和吸收性很强，折光 N_g，N_m 为深褐色，N_p 为黄色；折光率 $N_g \geqslant N_m > N_p$；解理极完全。最高干涉色为Ⅲ级红色；近于平行消光；正延长符号。二轴晶；负光性。

(2)石英　薄片中无色透明；粒状；分布于黑云母片间；低正突起；无解理。最高干涉色为Ⅰ级黄白色；具波状消光现象。一轴晶；正光性。

(3)中长石　薄片中无色或淡灰色；分布于黑云母片间；低正突起。最高干涉色为Ⅰ级灰色；可见钠长石双晶。二轴晶；正光性。

2. 绿泥石化云母碳酸盐片岩主要由碳酸盐、金云母(部分绿泥石化)、绢云母及少量石英组成。

(1)金云母　薄片中呈淡褐黄色;片状,沿方解石边缘分布,具微弱多色性;解理完全;低正突起;含有黑褐色针状包裹体,呈放射状排列(转变为绿泥石者薄片中呈淡绿色,多色性明显)。干涉色为Ⅱ级绿色(转变为绿泥石者为Ⅰ级灰色);近于平行消光;正延长符号。二轴晶;负光性;光轴角很小。

(2)绢云母　薄片中无色,有时带有很弱的绿色;小鳞片状;低正突起。干涉色似织锦缎,绚烂五彩。

硫　黄

【来源】自然元素类矿物硫族自然硫。

【产地】分布于内蒙古、陕西、四川、河南等地。

【采收加工】采挖后,加热熔化,除去杂质;或用含硫矿物经加工制得。

【性状鉴别】硫黄呈不规则块状、粗颗粒状。浅黄色、黄色或略呈绿黄色。条痕白色或淡黄色。表面不平坦或粗糙,常具多数小孔隙。脂肪光泽。体轻,质松脆,易砸碎。有的断面呈蜂窝状,纵面可见细柱或针状晶体,近于平行排列,金刚光泽。具特异臭气,味淡。以块整齐、色黄、有光泽、质松脆、无杂质者为佳。

【显微鉴别】透射偏光镜下,无色透明,微带黄色。高突起,暗边明显。折光率 N_p=1.957 9,N_m=2.037 1,N_g=2.245。干涉色极高,斜消光。$2V=69°$;双折射率=0.257 1。

【理化鉴别】

1.本品燃烧时易熔融,火焰为微弱的淡蓝色,在氧气中燃烧剧烈,有蓝紫色光发出,并伴有二氧化硫刺激性臭气产生,此气体有毒,能使蘸有高锰酸钾溶液的滤纸褪色。

$$5SO_2+2KMnO_4+2H_2O \longrightarrow K_2SO_4+2MnSO_4+2H_2SO_4$$

2.本品研成细粉,取0.1 g置烧杯中,加硫代硫酸钠约0.1 g、水10 mL,煮沸5 min,滤过,取滤液2滴置试管中,加硝酸银试液3滴,产生白色沉淀并迅速经黄而棕最后变为黑色。

$$Na_2S_2O_3+2AgNO_3 \longrightarrow Ag_2S_2O_3\downarrow(\text{白})+2NaNO_3$$

$$Ag_2S_2O_3+H_2O \longrightarrow H_2SO_4+Ag_2S\downarrow$$

$$(\text{白})\rightarrow(\text{黄})\rightarrow(\text{棕})\rightarrow(\text{黑})$$

现代研究主要成分为纯品主要含硫,尚含碲与硒。亦常杂有泥土及有机质等。

【储存方法】置于干燥处,防火。

雄　黄

【来源】为硫化物类雄黄族雄黄的矿石。(单斜晶系)

【产地】主产于湖南、湖北,贵州、云南、四川等省。成因:主产于低温热液矿床及温泉沉积物中。150℃以下与雌黄共生。在矿石中质软如泥,见空气即变硬成块状。

【采收加工】全年均可采挖，除去杂质石块、泥土。

【性状鉴别】

1. 为不规则的块状或粉末。橙红色，块状者表面常覆有橙黄色粉末，以手触之易被染成橙黄色。

2. 条痕橙黄色，晶体为柱状，具金刚光泽。

3. 断口呈贝壳状，断面暗红色，有树脂样光泽，半透明至微透明。

4. 质松易碎，硬度 1.5～2.0；相对密度 3.4～3.6。

5. 烧之易熔融成红紫色液体，有强烈蒜臭味，并有黄白色烟。

商品规格：雄黄，块状；明雄（"雄黄精、腰黄"），颜色鲜艳、半透明、有光泽、质松脆，质佳；刁黄，雄黄的提炼加工品，呈块状，紫红色。

以红色、块大、质松脆，有光泽者为佳。

【成分】主含硫化砷（As_2S_2）。

【理化鉴别】

1. 取本品 0.01 g，加水湿润后，加饱和氯酸钾的硝酸溶液（$KClO_3/HNO_3$）2 mL，溶解后，加入氯化钡试液，产生大量的白色沉淀，放置后，倾出上层酸液，再加水 2 mL，振摇，沉淀不溶解。（检查硫的反应）

2. 取本品 0.2 g 置坩埚内，加热熔解，继续加热产生白色或黄白色火焰，并伴有白色浓烟。取玻片覆盖后，有白色冷凝物，刮取少许，置试管内加水煮沸使溶解，必要时过滤，滤液加硫化氢试液数滴，即显黄色，加稀盐酸后产生黄色絮状沉淀，再加碳酸铵试液后，沉淀复溶解。（检查砷）

3. 取样品少许于闭口试管中加热，熔化为暗红色液体，并产生红色升华物于管壁上凝聚，最后留下残渣。残渣愈多，雄黄质愈次。

【附注】

1. 雄黄中有时含砷的氧化物，服用后易引起中毒，故须先经检验，然后应用。雄黄遇热易分解产生剧毒的三氧化二砷，所以忌用火煅（"雄黄不见火，见火则成砒"）。

$$2As_2S_2 + 7O_2 \longrightarrow 2As_2O_3 + 4SO_2$$

2. 雌黄，常与雄黄共生。其性状与雄黄相似，不同点是雌黄全体呈黄色，硬度 1～2，显酸性，溶于$(NH_4)_2CO_3$。雌黄含 As_2S_3。单斜晶系。

3. 信石，"砒石"，主含 As_2O_3。呈红色（含 S、Fe 等杂质）。

砒霜，为信石的升华物，毒性较信石为剧。呈粉末状，白色。

4. 有毒，注意剂量（内服、外用）。入丸散剂 0.15～0.3 g，且不宜久服用。

红 粉

【来源】为红氧化汞。

[拓展知识]

水银6两，硝石3.75两，白矾4.5两，用传统的方法升华法生产红粉。因升华的温度不同，有橙红片状结晶和粉末，习称“红粉”(红升)。也有黄色片状结晶和粉末，习称“黄升”。锅底留的残渣，习称“升药底”。

上法因水银用量大，且有汞蒸气挥散，现改用水银0.5 kg，硝酸0.6～0.7 kg为原料生产。

将硝酸放入容器(耐酸)内，加入水银，静置使其反应至不冒棕红色烟后，倒入不锈钢盘内。沙浴加热(温度控制在120℃以内，使其分解，1～2 h即得)。

$$Hg + 4HNO_3 \longrightarrow Hg(NO_3)_2 + 2NO_2\uparrow + 2H_2O$$

$$Hg(NO_3)_2 \longrightarrow HgO + NO_2\uparrow + NO\uparrow + O_2\uparrow$$

【产地】各地均可制造，以天津，湖北武汉，湖南湘潭，江苏南京、镇江产量较大。

【性状鉴别】呈橙红色片状或粉状结晶，体重，有特异臭气，不能入口，遇光颜色逐渐加深。粉末橙色。质硬，性脆。气微。

【成分】主含氧化汞(HgO)。另含硝酸汞等。本品含氧化汞(HgO)不得少于99.0%。

【理化鉴别】取本品0.5 g，加水10 mL，搅匀，缓缓滴加适量的盐酸溶解后，取溶液加氢氧化钠试液，即发生黄色沉淀。取溶液调至中性，加碘化钾试液，即发生猩红色的沉淀，沉淀能在过量的碘化钾试液中溶解。

【附注】自然界亦有红粉产生，国内见于贵州汞矿。据报道桂北两江产橙红石。

浮海石

【来源】为火山喷出的岩浆凝固形成的多孔状石块。

【产地】主产于广东、福建、山东、辽宁等省。

【采收加工】多在夏、秋二季采收，洗净、晒干。

【性状鉴别】

1.呈不规则形的块状，直径2～7 cm或更大。

2.表面粗糙，灰白色或淡褐色，有无数大小不等的细孔，形成多孔性海绵状结构。

3.质硬而脆，断面疏松具小孔，常有玻璃或绢丝样光泽。

4.体轻，投入水中浮而不沉。

以体轻、色灰白者为佳。

【成分】主含SiO_2。

【附注】药用商品浮海石有：

1.石花　为胞孔科动物脊突苔虫的干燥骨骼。主产于福建，浙江等省。呈珊瑚样不规则块状，略呈扁圆形。大小不等，直径2～5 cm。灰白色或灰黄色。作叉状分枝，中部交织如网状。表面与断面均密具细孔。质硬而脆，体轻，入水不沉。气微腥，味微咸。主含碳酸钙。功效与浮海石同。

2.小浮石　产于山东烟台，在东北、天津、上海等地也作浮海石入药。为海水溶解的碳酸钙等盐类围绕贝壳、贝壳碎片或其他砂砾等质点沉积而成。呈不规则块状，直径 1～2 cm。表面凹凸不平，光滑。灰白色或灰黄色，有空洞而无细孔。质实体重，断面灰白色。无臭，味淡。主要成分为碳酸钙。

轻粉(甘汞)

【来源】为用升华法制成的氯化亚汞结晶。

将胆矾和食盐放瓷盆中，加少量水混合后，加入水银，搅拌成糊状，再加红土拌成软泥状，捏成团，放在铺有沙土平底锅中，上盖瓷缸盆，密封，加热，经 10 h 后，启开瓷缸盆，刷下轻粉，研粉团。也有将硫酸汞与汞混合，使成为硫酸亚汞，再加食盐升华而成；或将食盐溶液与硝酸亚汞、硝酸混合，即得氯化亚汞沉淀。

【产地】主产于湖北、河北、湖南、云南等省。

【性状鉴别】呈白色有光泽的鳞片状或雪花状的结晶，或结晶性粉末。质轻，手捻易碎成粉。气微，无臭。遇光颜色缓缓变暗。

【成分】主含氯化亚汞(Hg_2Cl_2)，本品含氯化亚汞(Hg_2Cl_2)不得少于 99.0%。

【理化鉴别】

1. 本品放在铁片上加热，则逐渐变为黄色，最后化为青烟，不留痕迹。

2. 本品遇氢氧化钙试液、氨试液或氢氧化钠溶液，即变成黑色。

【储存方法】本品遇光逐渐分解，部分变为剧毒的氯化汞及金属汞而变灰色(原无色)，须避光，密闭保存。

炉甘石

【来源】为碳酸盐类矿物方解石族菱锌矿。

【产地】主产于广西。四川、湖南等地亦产。

【采收加工】全年均可采挖。挖取后，洗净、晒干、除去杂石。

【性状鉴别】

1. 呈不规则块状、圆形或扁平形。

2. 表面白色、淡红色或黄褐色，多孔，似蜂窝状，暗淡无光泽，半透明。

3. 体轻，质松易碎，条痕白色。断面灰白或淡棕色，有吸湿性。

4. 气微，味微涩。

以体轻，质松，色白者为佳。

【成分】主含碳酸锌($ZnCO_3$)。煅烧后碳酸锌分解成氧化锌，为治疗目疾的有效成分。本品含氧化锌(ZnO)不得少于 40.0%。

【理化鉴定】

1. 在木炭上烧之生成氧化锌薄膜，热时黄色，冷后则变为白色，但会因含镉而带褐色；于薄膜上加硝酸钴溶液热之，则变亮绿色。

2. 本品粗粉 1 g，加稀盐酸 10 mL，即泡沸。此气体通入氢氧化钙试液中，即发生白色沉淀。

龙骨

【来源】为古代哺乳动物如三趾马、犀类、鹿类、牛类、象类等的骨骼化石或象类门齿的化石。前者习称“龙骨”，后者习称“五花龙骨”。

【产地】主产于山西、内蒙古、陕西、甘肃、河北等省区。

【采收加工】全年可采。挖出后，除去泥土和杂质，将骨与齿分开。骨经风吹后极易破碎，故常用毛边纸粘贴，只露出一二处花色较好的部分，以供鉴别。

【性状鉴别】

1. 龙骨：①呈骨骼状或已破碎呈不规则块状；②表面白色、灰白色或浅棕色，多较光滑，有的具纵纹裂隙或棕色条纹和斑点；③质硬，不易破碎。断面不平坦，色白或色黄，有的中空，摸之细腻如粉质，在关节处有多数蜂窝状小孔；④吸湿性强，舐之粘舌。以质硬、色白、吸湿性强者为佳。

2. 五花龙骨：①呈不规则块状，偶可见圆柱状或破开的圆柱状；②全体呈淡灰白色或淡黄棕色，夹有红、白、黄、蓝、棕、黑或深浅粗细不同的纹理；③表面光滑，略有光泽，有的有小裂隙；④质硬，较酥脆，易片状剥落，吸湿性强，舐之粘舌。以体轻、质脆、分层、有蓝灰、红、棕等色的花纹，吸湿性强者为佳，一般认为以五花龙骨为优。

【显微鉴别】龙骨和五花龙骨磨成薄片，龙骨可见到骨组织的构造（骨管、骨板及骨细胞）；五花龙骨则呈致密的层状结构。

【成分】主要含碳酸钙（$CaCO_3$）、磷酸钙［$Ca_3(PO_4)_2$］，并含少量的铁、钾、钠、氯等。

［拓展知识］

龙齿为药材龙骨原动物的牙齿化石。

呈较完整的齿状或破碎的块状，分为犬齿及臼齿。犬齿呈圆锥状，先端较细或略弯曲，直径 0.5～3.5 cm，近尖端处中空。臼齿呈圆柱形或方柱形，略弯曲，一端较细，一般长 2～20 cm，直径 1～9 cm。多有深浅不同的棱。其中呈青灰色或暗棕色者，习称“青龙齿”，质较坚；呈黄白色者，习称“白龙齿”，质地较前者硬。有的表面尚具光亮的珐琅质。断面粗糙，凹凸不平或有不规则的凸起棱线，有吸湿性，无臭，无味。

成分：主要为磷灰石（磷酸钙）。

储存方法：用纸包好，置竹篓或木箱内，置干燥处，防潮、防压，避风存放。

养护技术：本品因块大，质酥脆，见风吹或露置于空气中，极易风化粉碎，故必须避风密闭存放。

子项目 3-4　其他类中药的鉴定与养护

任务一　藻、菌、地衣类中药的鉴定与养护

一、概述

藻、菌、地衣类均为低等植物。形态上，无根、茎、叶的分化。构造上，无组织分化，无中柱。检索表如下：

1. 植物体不为藻类和菌类所组成的共生体。

    2. 植物体内有叶绿素或其他色素，自养 …………………………………… 藻类

    2. 植物体内无叶绿素或其他色素，异养 …………………………………… 菌类

1. 植物体为藻类和菌类所组成的共生体 …………………………………… 地衣

二、藻类

1. 特点

(1)含有多种光合作用的色素，自养生活方式。

(2)多数为水生叶状体。

(3)多数含有碘。

2. 分类

(1)绿藻门多生于淡水中，蓝绿色，含普通淀粉。

(2)红藻门多生于海水中，红色，含红藻淀粉(红紫色)。

(3)褐藻门多生于海水中，褐色，含褐藻淀粉和甘露醇。

3. 入药情况　以全植物体入药。供药用的藻类少数在绿藻门，多数在红藻门和褐藻门。

三、菌类

1. 特点

(1)不含光合作用的色素，异养。

(2)不含淀粉。

2. 分类

分为细菌门、黏菌门和真菌门。

其中细菌门和真菌门有较大的药用价值。

(1)细菌门，无核单细胞，形态极小，细胞壁无纤维素。其中放线菌是抗生素的主要生产菌。

(2)真菌门，有菌丝体、细胞核，细胞壁上具有几丁质。

菌丝体分为子实体和菌核。子实体处于营养阶段的菌丝体，较松软。菌核处于休眠状态的菌丝体，坚硬。真菌类中药多分布在子囊菌纲和担子菌纲。

四、地衣类

因药用者极少且不重要，故从略。

五、藻、菌类中药的养护

藻、菌类中药是以低等植物中的藻类和菌类入药的药材总称，其中以菌类药材为多。本类药材在形态上无根、茎、叶的分化，构造上一般无组织分化，无中柱和胚胎。

藻类药材多含有一定的盐分，极易吸潮变软，如海带、昆布、海藻等易吸湿返潮，使盐分溶化流失，影响药材质量并造成保管困难。菌类药材大多含有脂肪、蛋白质、氨基酸及糖类等成分，贮藏与养护不当，极易产生霉变和虫蛀等质变现象，如茯苓、银耳、虫草、麦角等易霉变；茯苓、茯苓皮、猪苓、虫草、雷丸、灵芝、蝉花、麦角等易虫蛀；银耳、虫草等还易变色。因此藻、菌类中药在贮藏时应采取有效的养护措施进行防治，如防潮、防蛀、密闭、冷藏及气调养护等。

六、藻、菌类中药各论

海　藻

【来源】马尾藻科植物海蒿子[*Sargassum pallidum*(Turn.)C. Ag.]或羊栖菜[*Sargassum fusiforme*(Harv.) Setch.]的藻体。前者称“大叶海藻”，后者称“小叶海藻”。

【产地】均生于低潮线下海水激荡处的岩石上。主产山东、辽宁等地。

【采收加工】夏、秋季采捞，去净杂质，洗净，晒干。

【性状鉴别】

1.大叶海藻(海蒿子)　皱缩卷曲，黑褐色，有的被白霜，长 30～60 cm。主干呈圆柱状，具圆锥形突起，主枝自主干两侧生出，侧枝自主枝叶腋生出，具短小的刺状突起。初生叶披针形或倒卵形，长 5～7 cm，宽约 1 cm，全缘或具粗锯齿；次生叶条形或披针形，叶腋间有着生条状叶的小枝。气囊黑褐色，球形或卵圆形，有的有柄，顶端钝圆，有的具细短尖。质脆，潮润时柔软；水浸后膨胀，肉质，黏滑。气腥，味微咸。

2.小叶海藻(羊栖菜)　较小，长 15～40 cm。分枝互生，无刺状突起。叶条形或细匙形，先端稍膨大，中空。气囊腋生，纺锤形或球形，囊柄较长。质较硬。

【显微鉴别】

1. 小叶海藻主轴横切面　表皮细胞长椭圆形，内含大量载色体，外壁角质化，径向紧密排列。皮层小，细胞较大，类圆形，接近表皮的皮层细胞较小，内含载色体。髓部较大，由类圆形小细胞紧密排列而成。叶状体横切面：表皮细胞狭长（10 μm×26 μm），外壁被蜡质薄膜，内含大量黏液质，纵向紧密排列。接近表皮的一层细胞为类圆形（28 μm×30 μm），排列紧密。中间为横向排列的长方形或类椭圆形细胞（38 μm×102 μm）。无类似叶脉状结构。

2. 大叶海藻主轴横切面　表皮细胞长椭圆形，内含大量载色体，外壁角质化，径向紧密排列。皮层较大，细胞类圆形，接近表皮的皮层细胞类圆形，较小，内含载色体。髓部为多角形细胞组成，细胞较小，大小为皮层细胞的1/4～1/2。叶状体横切面：表皮由椭圆形纵向紧密排列的细胞（13 μm×26 μm）组成，外壁被蜡质薄膜。中间部位隆起，具有类似叶脉状结构，细胞长椭圆形（13 μm×26 μm），径向排列。

【理化鉴别】

1. 检查甘露醇　取本品5 g，剪碎，加水100 mL，冷浸数小时，滤过，滤液浓缩至20 mL，取3～5 mL，加三氯化铁试液3滴，生成棕色沉淀。再加0.1 mol/L氢氧化钠溶液3滴，振摇，沉淀即溶解。

2. 检查碘　取上述浓缩液3 mL，加硝酸1滴，硝酸银试液数滴，生成的黄色乳状沉淀，在氨试液中应微溶，在硝酸中不溶。

昆　布

【来源】本品为海带科植物海带（*Laminaria japonica* Aresch.）或翅藻科植物昆布（*Ecklonia kurome* Okam.）的干燥叶状体。明代李梴《医学入门》曰："昆，大也。形长大如布，故名昆布。"

【产地】主产于辽宁、广东、福建、浙江沿海。

【采收加工】夏、秋二季，晴日低潮时采捞，摊于海滩上晒干。

【性状鉴别】

1. 海带　卷曲折叠成团状，或缠结成把。全体呈黑褐色或绿褐色，表面附有白霜。用水浸软则膨胀成扁平长带状，长50～150 cm，宽10～40 cm，中部较厚，边缘较薄而呈波状。类革质，残存柄部扁圆柱状。气腥，味咸。

2. 昆布　卷曲皱缩成不规则团状。全体呈黑色，较薄。用水浸软则膨胀成扁平的叶状，长和宽均为16～26 cm，厚约1.6 mm；两侧呈羽状深裂，裂片呈长舌状，边缘有小齿或全缘。质柔滑。水试：本品以水浸泡即膨胀，表面黏滑，附着透明黏液质。手捻不分层者为海带，分层者为昆布。

【显微鉴别】

1. 海带　叶片（厚约1 mm）横切面，均匀扁平带状，由表皮、皮层和髓三部分组成。表皮细胞方形，一层，紧密排列，直径8～10 μm，内含深色物，壁增厚。皮层细胞较大，排列疏松，直径20～35 μm；黏液道众多，直径50～80 μm，成1列排于表皮下2～3列细胞处，黏液道周围1列细胞较小。髓部位于中央，约占横切面的1/6，细胞较小，直径17～25 μm，紧密排列，细胞壁略厚。柄（直径约8 mm）横切面：圆形，略扁，构造与叶相似，表皮细胞1列；离表皮下

200 μm 处有黏液道 1 列，成环。中央为髓部，狭长椭圆形，长径 6 mm，短径 1 mm。

2. 昆布　叶裂片(厚约 0.5 mm)横切面，扁平带状，两侧略厚，亦由表皮、皮层和髓三部分组成。表皮细胞方形，直径 16～20 μm。皮层无黏液道。中央髓部约占横切面的 1/7，细胞多颓废，有的呈宽隙状。柄(直径约 8 mm)横切面：呈圆形，略扁，亦由表皮、皮层和髓三部分组成。表皮细胞 1 列，壁较厚，靠近表皮下方约 280 μm 处有黏液道，两列排成环形，黏液道直径 40～60 μm，中央髓部圆形至椭圆形，直径约占横切面的 1/2。

【理化鉴别】

1. 取本品约 10 g，剪碎，加水 200 mL，浸泡数小时，滤过，滤液浓缩至约 100 mL。取浓缩液 2～3 mL，加硝酸 1 滴与硝酸银试液数滴，即生成黄色乳状沉淀，在氨试液中微溶解，在硝酸中不溶解(检查碘)。

2. 取上述浓缩液 2～3 mL，加三氯化铁试液 2～3 滴，即产生棕色沉淀，再加 0.1 mol/L 氢氧化钠液 3 滴，棕色沉淀即溶解，继续加氢氧化钠溶液，即呈黄色澄清溶液(检查甘露醇)。

【储存方法】置阴凉干燥处贮藏。

【附注】翅藻科植物裙带菜[*Undaria pinnatifida* (Harv.) Sur.]产于辽宁、山东、浙江沿海，常混作昆布药用，其含碘量为 0.094%，应与昆布区别使用。石莼科植物石莼(*Ulva lactuca* L.)和孔石莼(*Ulva pertusa* Kjellm.)在福建民间充作昆布药用，二者含碘量更低。应与昆布区别使用。

[拓展知识]

昆布正品与混淆品原植物及药材检索表：

1. 藻体明显分为固着器、柄和叶状体三部分。叶状体不裂或羽状深裂，灰黑色至黑棕色或绿棕色，革质，坚韧，横切面观细胞多层，可区分为表皮、皮层和髓三部分。
   2. 叶状体长带状，不裂，水浸后手捻不分层，皮层散生若干直径 50～80 μm 的黏液道 …………………………………………………… 昆布
   2. 叶状体椭圆状，羽状深裂，水浸后手捻极易分为二层，皮层无黏液道。
      3. 叶状体深灰黑色，柄部无木耳状孢子叶 …………………………… 黑昆布
      3. 叶状体绿棕色，柄部有木耳状孢子叶 ……………………………… 裙带菜
1. 藻体小，简单，分化不明显，椭圆形，鲜时绿色，干后浅黄白色，膜质，极薄，横切面观细胞仅二层，且形态相同。
      4. 鲜时草绿色，叶状体无孔，横切面观细胞略呈方形 …………………… 石莼
      4. 鲜时碧绿色，叶状体有小孔，横切面观细胞长方形，列成栅栏状 ……… 孔石莼

灵　芝

【来源】本品为多孔菌科真菌赤芝[*Ganoderma lucidum*(Leyss. ex Fr.) Karst.]或紫芝(*Ganodermasinense* Zhao, Xu et Zhang)的干燥子实体。别名木灵芝、菌灵芝、灵芝菇。

【产地】赤芝腐生于栎树或其他阔叶树的根部枯干或腐朽的木桩旁；分布于河北、河南、山东、山西、江苏、安徽、浙江、江西、福建、台湾、广东、海南、广西、四川、贵州、云南等地，我国

很多地区已有人工培养。紫芝腐生于阔叶树枯干或腐朽的木桩旁;分布于河北、山东、安徽、浙江、江西、福建、台湾、湖南、广东、广西等地。

【采收加工】全年均可采集,除去杂质,剪除附有的朽木、泥沙或培养基质的下端菌柄,阴干或于 40～50℃烘干。

【性状鉴别】

1. 赤芝　全株呈红褐色。菌盖半圆形、肾形或数个重叠或粘连而呈不规则形,直径通常为 10～18 cm,偶可达 30 cm,边缘薄,稍下垂内卷,中间厚,一般厚达 1～2 cm;表面有光泽,环纹明显,放射纹或清楚或不清楚,硬如木质,纵切面米黄色至浅褐色,菌管层棕褐色;菌盖下面浅黄色至粉白色,在扩大镜下观察可见极细小的针眼状菌管口。菌柄侧生,扁圆柱形,常弯曲,长 7～15 cm,直径 1～3.5 cm,颜色与菌管盖相似。由于培养条件的不同,菌体形状及颜色常有差异,如分枝状而无菌盖,或菌肉薄、边缘黄、中间褐,菌盖表面皱缩(阳光湿度不充足)等等。气微香,味苦涩。

2. 紫芝　菌盖半圆形、肾形、不规则形、分枝状,质硬。表面紫黑色,有光泽,具明显同心环沟,边缘钝圆,有时在菌盖边缘又生小菌盖。断面黑褐色。菌盖下方有皮壳覆盖,有时脱落,可见菌管口。菌柄侧生,紫黑色,有光泽。气微,味苦。

【显微鉴别】

1. 赤芝菌　盖纵切面可见皮壳由栅状组织样紧密排列的菌丝组成。菌肉无环纹,由无隔而有分枝的菌丝交织而成,与菌管层交界处有棕色环,菌管细长且弯曲,纵切面呈多层。横切面菌管口类多边形或类圆形,直径 132～17 μm,管孔隔厚 16～40 μm。菌柄有背腹之分,横切面可见腹面有多数菌管于菌柄一侧排列呈半环状,管腔狭长;纵切面管孔呈圆形。孢子褐色,卵形,偶见一端凹入呈“V”形,长 6～10 μm,宽 4～6 μm,壁两层,外壁平滑,无色,内壁略呈锯齿状,褐色。

2. 紫芝菌　盖纵切面黑褐色,皮壳的菌丝似栅状组织,菌肉内有环纹,菌丝有分枝无隔,菌管层下方有皮壳(有时脱落)。横切面菌管口类圆形,孔径 28～36 μm,管孔隔厚 20～68 μm。菌柄类圆柱形,横切面皮壳似栅,菌肉中有环纹。孢子淡褐色,卵圆形,或一端平截,或一端钝尖,长 9～12 μm,宽 6～8 μm,具双层壁,内壁褐色,小刺明显。外壁无色。本品粉末浅棕色、棕褐色至紫褐色。菌丝散在或黏结成团,无色或淡棕色,细长,稍弯曲,有分枝,直径 2.5～6.5 μm。孢子褐色,卵形,顶端平截,外壁无色,内壁有疣状突起,长 8～12 μm,宽 5～8 μm。

【理化鉴别】

1. 检查氨基酸　取本品粉末 1 g,加蒸馏水 15 mL,水浴加热约 20 min,浸泡 48 h,滤过。将滤液滴于滤纸上,100℃烘干,再加茚三酮试液 1～2 滴,在 100℃烤箱中加热 5～10 min,赤芝显深紫色斑,紫芝显浅紫色斑。

2. 检查甾醇、三萜类成分　取本品粉末 1 g,加无水乙醇 15 mL,浸渍 48 h,取滤液 7 mL 蒸干,残渣加冰醋酸 1 滴,再加醋酐 1～2 滴,然后加浓硫酸 1 滴,观察颜色变化。赤芝呈棕黄色⟶红色⟶嫩绿色(久置呈暗绿色);紫芝呈黄色⟶红色⟶苹果绿色。

冬虫夏草

【来源】为麦角菌科真菌冬虫夏草菌[*Cordyceps sinensis*（BerK.）Sacc.]寄生在蝙蝠蛾科昆虫的幼虫上的子座和幼虫尸体的干燥复合体。

冬虫夏草的形成，子囊孢子产生芽管⟶寄生于幼虫体内⟶形成菌核⟶幼虫脏器被破坏、外皮完好⟶生出子座。

【产地】主产于四川、青海、西藏等高山草地。

【采收】夏初子座出土，孢子未发散时挖取，除去杂质，晒干或低温干燥。

【性状鉴别】

1. 虫体

①蚕形，长 3～5 cm，表面土黄至黄棕色，粗糙，环纹明显；②全身 8 对足，前 3、中 4、后 1，以中部 4 对最明显；③头部黄红色，尾如蚕尾；④质脆易折断，断面平坦；⑤气微腥、具有虫草的特殊香气，味微苦。

2. 子座

①细长圆柱形，一般比虫体长，深棕色至棕褐色；②顶部稍膨大；③质柔韧，折断面纤维状，黄白色。

以完整、虫体丰满肥大，外色黄亮、内色白、子座短者为佳。

【显微鉴别】

1. 虫体横切面

①呈不规则圆柱形。②四周为虫体的躯壳，其上着生长短不一的锐刺毛和长绒毛，有的似分枝状。③躯壳内为大量菌丝，其间有裂隙。

2. 子座横切面

①周围由子囊壳组成，子囊壳卵形至椭圆形，下半部埋于凹陷的子座内；②子囊壳内有多数线形子囊，每个子囊内又有 2～8 个线形的子囊孢了；③中央充满菌丝，其间有裂隙；④不育部分则完全见不到子囊壳。

【成分】含粗蛋白 25%～30%，以及多种其他成分。其中虫草酸和虫草菌素是虫草的主要活性物质。

【附注】

1. 地方习用品

(1)蛹草习称“北虫草”，历史长，北方习用。寄主不同，为夜蛾科幼虫，成蛹后死亡。虫体呈椭圆形似蛹状；子座头部椭圆形，顶端钝圆，橙黄或橙红色。

(2)亚香棒虫草，主产于湖南、安徽、福建、广西。区别为子座柄弯曲，黑色。上部光滑，下部有细绒毛；头部短圆柱形。

(3)凉山虫草，主产四川。区别为虫体粗(幼虫不同)，子座长达 13 cm。

2. 伪品

(1)土虫草(广西虫草)：唇形科植物地蚕及草石蚕的块茎。加工后充伪。梭形，略弯曲，有环节，淡黄色；但无子座。

(2)唇形科植物毛叶地瓜儿苗的根茎。(泽兰)较相似，但亦无子座。

(3)人工虫草:用面粉、玉米粉、石膏等或用雷丸粉、泥土等混合压模、着色。各条大小、形状一模一样。区别为虫体光滑,体重质坚,久尝粘牙。

3.人工培养　虽然虫草的人工养殖技术尚未取得成功,但虫草菌丝体的培养研究,近年来得到了很大的突破。将人工发酵虫草菌进行扩大试制,经化学、药理研究证明,它与天然虫草一致,对高血脂、气管炎、性功能低下等治疗效果较好。通过采用深层发酵工艺,可实现工业化生产。以虫草头孢菌为原料,制成抗心律失常药,经临床观察表明,对房性、室性早博有效,尤其对难治性心律失常患者疗效颇佳。

此外,据报道,从冬虫夏草中组织分离获得一纯的菌株,经鉴定系一新种,定名为中国被毛孢。将中国被毛孢接种寄主昆虫,在低海拔室内获得了与野生冬虫夏草形态特征一致的人工冬虫夏草,确证了中国被毛孢是冬虫夏草的无性阶段。同时,又发现了康定冬虫夏草菌寄主昆虫的优势种为一新种,定名为贡嘎蝠蛾。弄清了该虫的生物学特性,在低海拔内进行了引种驯化,完成了世代繁殖。这项低海拔室内人工培植冬虫夏草的技术,已通过了部级技术鉴定。但能否实行大规模的人工培植,还是一个未知数。

【功效】甘、温。滋肺补肾,益精气。用于肺虚久咳、咯血、自汗盗汗,治阳痿、助阳。用法,1.5～3 g/次,研末服。食疗,蒸:浸软后,与肉类剁成肉饼蒸食;炖:传统食法,如虫草炖老公鸭。

【储存方法】冬虫夏草为名贵药材,为安全贮存,推荐两种常用的储存方法。①在贮存时先将虫草扎成把用纸或透明玻璃纸封固,盛木箱内。散装者可置于板箱内或缸中,下层盛有石灰块。装箱时,先在箱内底部放上用纸包好的木炭,再放些碎丹皮,然后再在其上面放冬虫夏草,密封,置阴凉通风处即可防止霉蛀的发生。②贮存装箱前,先将冬虫夏草按0.5 kg用纸封包,再将包好的冬虫夏草层层堆码装箱,每一层撒上一层薄薄石灰粉,直至箱满,最上层仍覆盖一层石灰粉,盖严,封好置阴凉通风处,防虫防潮效果可能比第一种方法效果更佳。

【养护技术】本品易吸潮后质地变软,易发霉。此外易虫蛀。为防止这些变异,可将冬虫夏草用95%乙醇500～1 000 mL熏蒸。如将95%乙醇盛入广口瓶中放在贮有药材容器的下面,中间放个带孔的隔子,上面放冬虫夏草,加盖封严6～7 d可杀死虫体霉菌。为了防潮,利用石灰、氯化钙、硅胶等吸湿剂进行吸潮,以减少药材吸入空气中的水分,亦可达到防止药材发霉、虫蛀的目的。若与花椒共存也能防蛀。大量药材可置冷冻库贮存。

茯　苓

【来源】多孔菌科真菌茯苓[*Poria cocos* (Schw.)Wolf]的菌核。

【植态】寄生或腐寄生。寄生于赤松、马尾松等的腐朽根部。菌核膨大,球形或不规则块状,大小不一,大者达数十千克。菌核埋在土内,有特臭气,鲜时质软,干后坚硬。

【产地】云南野生者佳(云茯苓)。许多省区已有人工栽培,以安徽产量大(安苓)。

【采收加工】野生茯苓常在7月至次年3月到松林中采挖。人工栽培茯苓于接种后第二年7～8月间采挖。将鲜茯苓堆放在不通风处,用稻草围盖,进行"发汗",使水分析出,取出放阴凉处,待表面干燥后,再行"发汗"。反复数次至现皱纹,内部水分大部散失后,阴干,称为"茯苓个";鲜茯苓去皮后切片,为"茯苓片";切成方形或长方形块者为"茯苓块";中有松根者为“茯神”；皮为“茯苓皮”；去茯苓皮后，有的内部显淡红色者为“赤茯苓”；切去赤茯苓后的白色部分为“白茯苓”。

【性状鉴别】

1. 茯苓个　类球形或不规则块状。外皮薄而粗糙，棕褐色至黑褐色，有明显皱纹（发汗后水分大量析出）。体重沉于水，质坚实不易破碎。断面不平坦，颗粒性，周边淡棕色，内部白色。气微，味淡，嚼之粘牙。

2. 茯苓皮　外面棕褐色，内面白色或淡棕色。体软质松略有弹性。

3. 茯苓块　方形或长方形，白色、淡红色或淡棕色。

4. 茯苓片　块片状，白色、淡红色或淡棕色。

5. 赤茯苓　方块或碎块，淡红或淡棕色（近外皮者），现少见。

6. 茯神　方块状，附有切断的茯神木（松根）。质坚实，色白。

7. 云苓　云南野生品。外皮紧皱，棕黑发亮。断面牙白色，细腻。

【显微鉴别】粉末为灰白色。

1. 水装片可见不规则颗粒状团块或末端钝圆的分枝状团块。

2. 用5% KOH装片，团块溶化露出菌丝。菌丝细长弯曲，有分枝，无色或棕色。

【成分】菌核含β-茯苓聚糖，含量最高可达75%。

茯苓聚糖对抗肿瘤无活性；若切断其支链，成为茯苓次聚糖，对抗肿瘤则显活性。

【理化鉴别】

1. 取粉末1 g，加丙酮10 mL，水浴上边加热边振摇，10 min后，滤过，滤液蒸干，残渣加1 mL冰醋酸溶解，再加硫酸1滴，显淡红色，后变淡褐色。（检查麦角甾醇）

2. 取茯苓片或粉末少许，加碘化钾碘试液1滴，显深红色。（为多糖类的显色反应，区别猪苓）

3. 取茯苓粉末0.1 g于试管中，加水5 mL，煮沸，加碘试液3滴，得黄色溶液，应不显蓝色或紫红色。（检查淀粉或糊精）

【附注】土茯苓是百合科植物光叶菝（土茯苓）的根茎。

【储存方法】茯苓在贮存时，夏季最易受潮，发生黄色霉斑，甚至腐烂。在包装时茯苓个用苇席或麻袋装，刨片用木箱装，以防压碎。置阴凉干燥处，但注意不要过于干燥、通风，以免风干失去黏性或产生裂隙。安全水分为15%～19%，相对湿度为75%～80%，在这个安全系数下，不致生霉。除防潮之外，还应防寒、防热。

【养护技术】本品粉质，含茯苓多糖约84.2%。受潮易生霉，甚至腐烂。在贮存养护时，梅雨季节前后可将原件打开，于阳光下日晒，为了防止起裂纹或因受热过度变色，晒时上可盖以白纸。茯苓个在贮存中易被虫害，尤其皱缩的外皮常被多种害虫如药材甲、锯谷盗、赤似谷盗危害。严重时不仅能使外表皮成片脱落，蛀成碎片，同时也能将其蛀成许多小孔，使其松散易碎乃至成粉。本品已蛀或未蛀时均可采用药物烟熏防治，或以气调养护。

猪　苓

【释名】陶弘景谓：“其块黑似猪屎，故以名之。”

李时珍曰："马屎曰通，猪屎曰零(即苓)，其块零落而下也。""苓者屎也"——古时指牲畜的屎。

【来源】多孔菌科真菌猪苓[*Polyporus umbellatus* (Pers.)Fries]的菌核。

【植态】常寄生在枫、槭、柞、桦、椴等树的根上。菌核生于地下，长块状或不规则块状，表面凹凸不平，有皱纹及瘤状突起，棕黑色。半木质化，较轻。

【采收加工】春秋采挖，去尽泥沙，晒干。

【性状鉴别】

1. 呈不规则块状，较茯苓小。表面棕黑色，有皱纹或瘤状突起。

2. 体轻浮于水。

3. 断面细腻，类白色，略呈颗粒状。(较茯苓细腻)

4. 气微味淡，嚼之绵软。

【显微鉴别】粉末为灰黄白色。

1. 菌丝团大多无色(内部菌丝)，少数棕色(外层菌丝)。散在的菌丝细长弯曲，有分枝。

2. 草酸钙结晶多呈双锥形或八面体。

【成分】含有水溶性的猪苓多糖等成分。猪苓多糖有抗肿瘤作用，对细胞免疫功能的恢复有明显的促进作用。而茯苓多糖对抗肿瘤无活性，但切断其支链，则也有活性。

【理化鉴别】

1. 取猪苓片或粉末少许，加碘化钾碘试液 1 滴，显污黄色。

2. 取粉末 1 g，加稀盐酸 10 mL，置水浴上煮沸 15 min，搅拌，呈黏胶状。另取少许粉末，加适量 20%氢氧化钠溶液，搅拌，呈悬浮状，不溶成黏胶状。(区别茯苓)

3. 检查淀粉及糊精：取粉末 0.1 g 于试管中，加水 5 mL，煮沸，加碘试液 3 滴，不显蓝色或紫红色。

雷　丸

【释名】苏恭谓"雷丸，竹之苓也"，故又称"竹苓"多寄生于竹根下。

【来源】白蘑科真菌雷丸(*Omphalia lapidescens* Schroet.)的干燥菌核(旧属多孔菌科)。

【产地】主产于江南各省。

【性状鉴别】

1. 不规则块状或类球形，直径 1～3 cm。

2. 表面灰褐色，有稍隆起的不规则网状皱纹。

3. 质坚实而重，切面粉白色或淡黄色，常有黄棕色大理石样花纹。

4. 气微，味微苦，嚼之有颗粒感，微带黏性，久嚼无渣。

注意：断面色褐呈角质样者，不可供药用。

【成分】含蛋白酶(雷丸素)约 3%，为驱绦虫的有效成分，溶于水。注意：煮沸或在酸性溶液中无效，故宜研末冲服。

[拓展知识]

几丁质是广泛存在于自然界的一种含氮多糖类生物性高分子，主要的来源为虾、蟹、昆虫等甲壳类动物的外壳与软体动物的器官（例如乌贼的软骨），以及真菌类的细胞壁等。其蕴藏量在地球上的天然高分子中占第二位，估计每年自然界生物的合成量可达 1×10^{11} t，仅次于纤维素。一般由虾蟹壳提炼的几丁质，约含有15%的氨基（$-NH_2$）与85%的乙酰基（$-COCH_3$）。几丁质不溶于一般的弱无机酸或有机溶剂，且不溶于碱液中，只溶于强无机酸。几丁质具有强吸湿性，保湿效果亦相当好，并且具有吸附重金属离子的功能。

马　勃

【来源】为担子菌亚门腹菌纲马勃目马勃科真菌脱皮马勃（*Lasiosphaera fenzlii* Reich）、大马勃［*Calvatia gigantea*（Batsch ex Pers.）Lloyd］或紫色马勃［*Calvatia lilacina*（Mont et Berk.）Lloyd］的干燥子实体。

【产地】

1. 脱皮马勃分布于黑龙江、内蒙古、河北、甘肃、新疆、江苏、安徽、江西、湖北、湖南、贵州等地。

2. 大马勃分布于辽宁、内蒙古、山西、宁夏、甘肃、青海、新疆、四川、西藏等地。

3. 紫色马勃分布于吉林、辽宁、河北、山西、青海、新疆、山东、江苏、安徽、福建、河南、湖北、广东、广西、四川等地。

【采收加工】夏、秋二季子实体成熟时及时采收，除去泥沙，干燥。

【性状鉴别】

1. 脱皮马勃　呈扁球形或类球形，无不孕基部，直径15～20 cm。包被灰棕色至黄褐色，纸质，常破碎呈块片状，或已全部脱落。孢体灰褐色或浅褐色，紧密，有弹性，用手撕之，内有灰褐色棉絮状的丝状物。触之则孢子呈尘土样飞扬，手捻有细腻感。臭似尘土，无味。

2. 大马勃　不孕基部小或无。残留的包被由黄棕色的膜状外包被和较厚的灰黄色的内包被所组成，光滑，质硬而脆，成块脱落。孢体浅青褐色，手捻有润滑感。

3. 紫色马勃　呈陀螺形，或已压扁呈扁圆形，直径5～12 cm，不孕基部发达。包被薄，两层，紫褐色，粗皱，有圆形凹陷，外翻，上部常裂成小块或已部分脱落。孢体紫色。

【显微鉴别】

1. 脱皮马勃　粉末灰褐色。孢丝长，淡褐色，有分枝，相互交织，直径2～4.5 μm，壁厚，孢子褐色，球形，直径4.5～5 μm，有小刺，长1.5～3 μm。

2. 大马勃　粉末淡青褐色。孢丝稍分枝，有稀少横隔，直径2.5～6 μm。孢子淡青黄色，光滑或有时具微细疣点，直径3.5～5 μm。

3. 紫色马勃　粉末灰紫色。孢丝分枝，有横隔，直径2～5 μm，壁厚。孢子紫色，直径4～5.5 μm，有小刺。

【理化鉴别】本品碎块1 g，加乙醇与0.1 mol/L氢氧化钠溶液各8 mL浸湿，低温烘干，缓缓炽灼，于700℃使完全灰化，放冷，残渣加水10 mL使溶解，滤过，滤液显磷酸盐的鉴别反应。

【附注】置阴凉干燥处贮藏。

【储存方法】除以上正品马勃外，还有以下 4 种真菌混作马勃药用。

(1)灰包科真菌中国静灰球菌(*Bovistella sinensis* Lloyd)。产于吉林、河北、山西、陕西、甘肃、山东、江苏、广东、贵州、云南、西藏。其干燥子实体以上部分产区混作马勃入药。

(2)灰包科真菌长根静灰球菌[*Bovistella radicata* (Mont.) Pat]。产于吉林、甘肃、江苏、四川、云南。其干燥子实体以上部分产区混作马勃入药。

(3)灰包科真菌栓皮马勃[*Mycenastrum corium* (Guers.) Desv]。产于河北、内蒙古、青海、新疆。其干燥子实体以上部分产区混作马勃入药。

(4)硬皮马勃科真菌豆包菌[*Pisolithus tinctorius* (Pers.) Coker et Coudh]。产于华中、华南及江苏、安徽、浙江、江西、福建、四川、云南。其干燥子实体以上部分产区混作马勃入药。

[拓展知识]

以上 7 种马勃药材鉴别检索表：

1. 有孢丝。
    2. 子实体(担子果)直径在 15 cm 以上。
        3. 包被全部脱落，孢丝紧密结成一团 ………………………………… 脱皮马勃
        3. 包被成块脱落，孢体松散 ………………………………………………… 大马勃
    2. 子实体(担子果)直径在 15 cm 以下。
        4. 孢体紫色，包被成块脱落，剩下不孕基部，孢丝细长 ……………… 紫色马勃
        4. 孢体黄褐色至茶褐色。
            5. 内包被木栓化，厚 2～3 mm，孢丝粗，树枝形，有刺 ………… 栓皮马勃
            5. 包被纸质；孢丝有主干，分枝向顶端削尖。
                6. 子实体呈扁球形，直径 6～12 cm，不孕基部小，无假根；孢子球形 ………………………………………………………………… 中国静灰球菌
                6. 子实体呈圆锥形，直径 7～8 cm，不孕基部占全体的 1/3，具假根；孢子卵形 长根静灰球菌
1. 无孢丝；包被薄，粗皱，多已脱落，露出无数颗粒状小包，似豆馅包 …………… 豆包菌

任务二　树脂类中药的鉴定与养护

一、概念

树脂类中药是指可供药用的以树脂为主要成分的植物分泌物。

树脂是植物体内的挥发油经过一系列的化学变化，形成的高分子化合物。因此，树脂和挥发油常并存于植物某些分泌细胞的间隙，以及多年生的木本植物尤其是心材部分的导管

中,有时细胞间隙逐渐扩大成为树脂道。

二、树脂的存在和采取

1.存在

(1)原植物,种子植物少数科属中。

(2)部位,①分泌细胞间隙;②导管(尤其木本植物心材部分);③树脂道。

2.采取

(1)割取法。木本,自下而上:等距离切口,必要时插引流物。草本,自上而下。

(2)加工提取:如苏合香在树皮中榨取。

三、树脂的化学组成

树脂的组成很复杂,其主要的化学成分有四种:树脂酸、树脂醇、树脂酯、树脂烃。

四、树脂的分类

树脂中常混有挥发油、树胶及游离的芳香酸等成分。药用树脂通常根据其所含的主要化学成分进行分类:

1.单树脂类　不含或很少含挥发油及树胶的树脂。

(1)酸树脂　主要成分为树脂酸——松香。

(2)酯树脂　主要成分为树脂酯——血竭。

(3)混合树脂　无明显的主要成分。

2.胶树脂类　主要成分为树脂和树胶。

3.油胶树脂　胶树脂中含有较多挥发油者——乳香、没药、阿魏。

4.油树脂　主要成分为树脂与挥发油——松油脂。

5.香树脂　油树脂中含有多量的游离芳香酸——苏合香、安息香。

五、树脂的通性

树脂常由高分子脂肪族和芳香族化合物组成,大多为固体或半固体,少数是液体。不溶于水,也不吸水膨胀,易溶于有机溶剂中。加热时软化,最后熔融,燃烧时冒出浓烟,并有特殊的香气或臭气。

树脂与树胶的区别如表3-19所示。

表 3-19　树脂与树胶的理化特性描述

项目	树脂	树胶
类型	脂肪族、芳香族化合物	碳水化合物(糖类)(混合物)
水溶性	不溶于水，不吸水膨胀	溶于水，吸水膨胀
有机溶性	溶于有机溶剂	不溶于有机溶剂
加热	软化，最后熔融	最后焦炭化并分解
燃烧	冒出浓烟，有特殊气味	具焦糖样气味

六、树脂的鉴定

1. 物理常数的测定

(1)溶解度(在某一溶剂中)、水分、灰分、浸出物含量。

(2)酸价：中和 1 g 树脂中的酸性成分所需要的 KOH 质量(mg)。

(3)皂化价：水解 1 g 树脂所需要的 KOH 质量(mg)。

(4)碘价：100 g 树脂与 I_2 加成所需 I_2 的质量(g)。

其中酸价对于树脂的真伪和掺假有一定鉴别意义。

2. 定量　将挥发油、树胶、树脂酸等分离出来进行含量测定。

七、树脂类中药的养护

树脂类中药是以植物体树脂道中的分泌物入药的药材总称，包括植物体的正常代谢产物和割伤后的分泌产物。

树脂类中药在贮藏中易出现黏结、融化、散失气味等质变现象，如松香、枫香脂、安息香、乳香、藤黄等受热易黏结、融化；苏合香、安息香、没药、乳香、阿魏等易散失气味，其中阿魏还易与其他药材串味；安息香、没药、乳香、松香、干漆等遇火易燃烧。因此树脂类中药的主要养护方法有密闭、防热、防火等，其中的毒、剧药材和易燃药材还应按特殊药材严格保管。

八、树脂类中药各论

苏合香

【来源】金缕梅科植物苏合香树(*Liquidimibar orientalis* Mill.)的树皮受伤后渗出的香树脂。

【产地】主产于土耳其、叙利亚、埃及等。进口药材。现我国广西、云南有引种。

【性状鉴别】

1. 本品为半流动性的黏稠液体。

①黄棕色，半透明。②挑起时成丝，连绵不断。③胶质，沉于水。④气芳香，味苦辣，嚼之粘牙。

2. 经验鉴别（防掺松香）：

(1)挂旗。

(2)于锡纸上烧之，呈稀薄状。

【成分】粗制品含树脂 36%。商品苏合香大多为进口，其组成相差可能很大，故国家规定其桂皮酸含量应不少于 28.5%。

【理化鉴别】

1. 本品微量升华，镜检为片状或小棒状结晶（桂皮酸）。

2. 本品少许加 5 mL 高锰酸钾液，微微加热，则有苯甲醛香气产生。

3. 本品的石油醚溶液，加等量醋酸铜液，不得呈绿色（敏感，防掺松香）。

【功效】芳香开窍，辟秽，祛痰。对心肌梗死、心绞痛疗效较好。

【储存方法】铁桶或瓶装。密闭，置阴凉干燥处。

【养护技术】本品易挥发而走失香气。若受热会加速挥发导致散失。贮藏时宜将苏合香密封后，置于阴凉干燥处，避光保存，注意防热。为保持苏合香的油分和香味不受损失，还可利用苏合香不溶于水、遇水不发生变化的性质，贮藏时在容器中加入适量清水后封严，可防其挥发干燥。同时由于本品为半流动性的浓稠液体，故在运输、贮藏时应注意检查包装的严密性，轻堆轻卸，避免渗漏损失。

乳香　没药

【来源】乳香是橄榄科植物卡氏乳香树（*Boszvellia carterii* Birdw.）及同属他种植物（*Boswcllia bhaurdajiana* Birdw.）树皮受伤后渗出的油胶树脂；没药是橄榄科植物地丁树（*Commiphora myrrha* Engl.）或哈地丁（*Commiphora molmol* Engl.）的干燥树脂。

【产地】主产于非洲。进口药材。

【采收加工】两类植物树干均有离生树脂道，切伤后即有树脂渗出，待凝结成块即可采收。

【性状鉴别】

1. 乳香与没药的性状鉴别区别如表 3-20 所示。

表 3-20　乳香与没药的性状鉴别描述

	乳香	没药
形状	乳头状、泪滴状、圆润颗粒状或团块	粗糙（凹凸不平）
颜色	淡黄棕色，半透明	红棕色，不透明
断面	蜡样，多无光泽	颗粒状，油样光泽
气味	气微芳香，味微苦	气香特异，味苦微辛
与水共研	白色乳状液	黄棕色乳状液
火试	燃烧显油性，冒黑烟，气味芳香	

2.质量要求：

(1)乳香　以色淡黄、颗粒状、半透明、无杂质、气芳香者为佳。

(2)没药　以块大、色红棕透明、微粘手、香气浓而持久、杂质少者为佳。

【理化鉴别】

1.取乳香粗粉0.05 g，置小蒸发皿中，加入苯酚：四氯化碳(1∶5)液1滴，即显褐色或紫色。

2.检查挥发油：取没药的乙醚浸出液于蒸发皿中，待乙醚挥散后，用溴或发烟硝酸蒸气接触皿底残渣，即显紫红色，伪品无此反应。

【附注】

1.洋乳香　漆树科植物黏胶乳香树的树脂。主产于希腊，与乳香较像，但不能代用。药用为制硬膏原料和填齿料。

2.白胶香　金缕梅科植物枫香树的树脂。《本草纲目》，“乳香，今人多以枫香杂之，惟烧之可辨”。

乳香，显油性，微有香气，熔化慢，滴坨少；白胶香，香气浓郁，溶化快，滴坨多；水试，白胶香不溶于水，亦不吸水。

阿　魏

【来源】伞形科植物新疆阿魏或阜康阿魏的油胶树脂。

【产地】主产于新疆。

【采收加工】割取法、榨取法。

【性状鉴别】

1.颜色深浅不一。

2.质轻，断面稍见孔隙，新鲜切面色浅，放置渐深。

3.有强烈大蒜臭气，味辛辣，嚼之粘牙且灼口。

4.加水研磨成白色乳状液。

【成分】含挥发油、树脂、树胶等。油中含多种硫化物(特臭成分)。

【附注】进口阿魏，同属植物胶阿魏草的油胶树脂。主产于伊朗、阿富汗及印度等地。多呈颗粒状，表面多为红棕色。新鲜断面，白色→黄白→粉红→红→红棕色。故又称其为“五花阿魏”。加水研磨成白色乳状液。功用同新疆阿魏。

血　竭

【释名】李时珍谓：“此物如干血，故谓之血竭”。

【来源】棕榈科植物麒麟血竭(*Daemonorops draco* Bl.)及同属他种植物果实及树干中的树脂；国产血竭，百合科植物海南龙血树的含脂木质部提取的酯树脂。

【产地】前者分布于东南亚，后者主产于我国海南岛。

【性状鉴别】

1.外色　黑如铁，研粉红如血。

2. 水试　粉末浮于水面且不溶解。

3. 火试　火烧，烟呛鼻（有苯甲酸样香气）。细粉放于白纸上，加热，熔化，对光透视呈血红色，且无扩散油迹。

4. 进口血竭　加工品，呈扁圆四方形，体坚（手牌、皇冠牌）；原装品，不规则块状，轻重不一（表面多为红色）。

5. 国产血竭　表面紫色，具光泽，质硬易碎。精品，呈片状。粗品：大小不一。以外色黑如铁、研粉红如血、火燃呛鼻、有苯甲酸样香气者为佳。

【成分】进口血竭含红色树脂约57%；国产血竭含红色树脂约80%以上。

【理化鉴别】

1. 粉末的石油醚浸液，加新配制的0.5%醋酸铜溶液，不得显绿色。

2. 血竭素的反应：粉末0.1 g，加乙醚10 mL，密塞振摇10 min，滤过。取滤液2 mL，置分液漏斗中，加乙醚3 mL，混匀，加稀盐酸约1 mL，盐酸层呈黄色，乙醚层由橙红色转为黄色或无色，再加10%醋酸钠溶液4 mL，振摇，乙醚层又变为橙红色，分取乙醚层，加氢氧化钾试液4 mL，振摇，氢氧化钾层显橙红色。

3. IR可检出不同来源的血竭和加工时的掺杂品。其红外吸收峰是1 120 cm^{-1}、1 610 cm^{-1}。

4. 据国家规定，血竭可采用薄层层析法与标准品对照，在相同位置应显有血竭素、黄烷醇及血竭红素的斑点。如用分光光度法测定，在(270±1) nm波长处应有最大吸收。

5. 国产血竭：取粉末约20 mg，加乙醚10 mL，密塞，振摇10 min，滤过，取滤液5 mL，加氨试液5～10滴，振摇，氨液层（下层）显暗红色，再加稀盐酸10～20滴，暗红色转为黄色（进口血竭试验，氨液层显亮黄色，加稀盐酸后不变色）。

任务三　加工品类中药的鉴定与养护

一、概念

1. 加工品类中药　直接由植物体的某部分或间接用植物的某些制成品为原料，经过不同的加工处理所得到的产品。如樟脑、青黛等。

2. 虫瘿　某些昆虫寄生于植物体上所形成的虫瘿。如五倍子（属于植物的一种畸形构造）。

二、鉴定方法

性状鉴定和理化鉴定较为常用，有的亦可进行显微鉴定。

三、加工品类中药的养护

加工品类中药是指不能归入本教材其他项目的来源于植物的中药。包括蕨类植物的成熟孢子；以植物体的某一部分或间接使用植物的某些制品为原料，经过不同的加工处理而得的产物；植物体与寄生昆虫形成的畸形物；植物树脂的石化物；植物体分泌或渗出的非树脂类物质。

加工品类中药若贮藏不当，会发生霉变、虫蛀、变色、融化、挥发等多种质变现象。如青黛、胆南星、半夏曲、芜荑、六神曲、建曲、红曲米、竹沥等易发霉；胆南星、芜荑、六神曲、建曲、红曲米、淡豆豉等易虫蛀；红曲米、柿霜等易变色，其中柿霜还易潮解、溶化；松节油、牡荆油、薄荷脑（油）、肉桂油、桉油、樟脑、冰片等易挥发；芦荟、儿茶、西瓜霜等易粘连、融化；樟脑、海金砂、冰片等遇火易燃。故加工品类中药的贮藏养护应根据不同的药材，采取相应的有效措施进行防治，主要方法有防潮、防蛀、防热、防火、密封等。

四、加工品类中药各论

青　黛

【来源】爵床科植物马蓝[*Baphicacanthus cusia* (Nees) Bremek.]、蓼科植物蓼蓝(*Polygonum tinctorium* Ait.)或十字花科植物菘蓝(*Isatis indigotica* Fort.)的叶或茎叶经加工而制得的干燥粉末、团块或颗粒。

【性状鉴别】

1. 为极细的深蓝色粉末，或多孔性疏松团块，质轻易飞扬。

2. 微有草腥气，味淡。

3. 水试　浮于水面（若沉入水中，杂质多）。

4. 火试　烧之产生紫红色烟雾，时间长者佳。

质量要求：以蓝色均匀、体轻能浮于水、火烧时产生紫红色烟雾的时间较长者为佳。

【成分】含靛蓝5%以上（现行版药典规定不得少于2%），另含靛玉红、靛黄等（靛玉红对慢性粒细胞型白血病有一定疗效）。

【理化鉴别】

1. 粉末＋硝酸⟶立即产生气泡，并显棕红或黄棕色。

2. 粉末少许放入有水的试管中，振摇后放置片刻，水层不得显深蓝色（检查水溶性色素）。

【功用】清热解毒，凉血。治痄腮最常用。靛玉红对慢性粒细胞型白血病有一定疗效。

【附注】广东、福建等地用豆科植物木蓝（广东称“小青叶”）和野青树的叶及茎叶加工青黛。广东亦供出口。

儿茶

【来源】豆科植物儿茶[*Aazck catechu* (L. L)Willd]的去皮枝、干的干浸膏——儿茶膏(黑儿茶);茜草科植物钩藤儿茶的带叶嫩枝的干浸膏——方儿茶(棕儿茶)。

【产地】儿茶膏产于云南西双版纳傣族自治州。方儿茶主产于缅甸及印度。

【采收加工】切断,水煎煮,浓缩成浸膏。儿茶膏一般倾于特制的模具中阴干;方儿茶则倒入木盆中冷却凝固,切成方块状,干燥。

【性状鉴别】儿茶膏与方儿茶的性状鉴别如表 3-21 所示。

表 3-21　儿茶膏与方儿茶的性状鉴别

儿茶膏	方儿茶
形状不规则	方块状,各边均凹缩
表面棕黑或黑褐色,光滑而稍有光泽	棕色至黑褐色,多平坦无光泽
质地质硬,易碎	质坚实或较松脆
断面不整齐	有光泽浅棕红色
气味无(儿茶膏略带甜味)(儿茶膏遇潮有黏性)	臭,味苦、涩

【成分】含儿茶鞣质和儿茶素。方儿茶还含有儿茶荧光素。

【理化鉴别】

1. 粉末水装片,镜检有大量针晶束及棕色块。

2. 检查儿茶素:火柴杆浸于本品水浸液中,使轻微着色,待干后,再浸入浓盐酸中,立即取出,于火焰附近加热,杆显深红色。

3. 取粉末约 0.2 g,加水 50 mL 溶解,加浓盐酸 5 mL 与甲醛溶液 10 mL,在水浴上加热,有黄棕色沉淀,放冷,过滤,滤液中加三氯化铁试液 2 滴与固体醋酸钠 5 g,下部应呈棕红色,不得呈蓝色。(防止以其他鞣质混入儿茶中,如儿茶鞣质反应呈棕色,没食子鞣质反应呈蓝色)

4. 检查儿茶荧光素:方儿茶酒精液,加少许 NaOH 液,振摇后,加石油醚,石油醚层显亮绿色荧光,儿茶膏无此反应。

冰片

【来源】菊科植物艾纳香的叶中提取的结晶。习称“艾片”(天然冰片的一种)。

【产地】主产于中国广东、广西、台湾、云南、贵州等地。

【采收加工】9～10 月采收树叶,经蒸汽蒸馏,冷却,收取结晶。

【性状鉴别】

1. 无色透明或白色半透明状结晶,直径 2～8 mm,厚 2～3 mm。

2. 气清香,味辛凉浓烈。具有挥发性。

3. 燃之有浓黑烟。

以片大而薄、洁白、松脆、清香气浓者为佳。

【成分】主含左旋龙脑。另含少量桉油精、左旋樟脑、倍半萜醇等。

【附注】

1. 龙脑冰片为龙脑香科植物龙脑香树干经水蒸气蒸馏所得的结晶，为天然冰片的一种，主产印度尼西亚，也称"梅花冰片""梅片"。半透明块片状或颗粒状结晶，直径 1～7 mm，厚约 1 mm，类白至淡灰棕色，气清香，味清凉，嚼之慢慢溶化。成分主要为右旋龙脑。手捻成粉，不粘手，香气纯正，入目无刺激性。火燃之无黑烟或微有。

(1)古籍记载，梅片与相思子相合，同贮藏则梅片香气不耗散。

(2)1986-2-27《南方日报》载，粤东发现"梅片树"(樟科)，树叶含较高右旋龙脑成分，提取中药称"龙脑香"。纯度比进口的还高，结束了我国不产右旋龙脑的历史。

2. 目前应用的主要为合成冰片，又称"机制冰片"，"机片"。是用樟脑、松节油等经化学方法合成的，中国现行版药典又名"合成龙脑"。为半透明薄片状结晶，直径 5～15 mm，厚 2～3 mm。白色，表面有如冰的裂纹。质松脆分层，可剥离成薄片，手捻即粉碎。气清香，味辛凉。主含消旋龙脑。尚含异龙脑是与天然冰片的主要区别。火试，燃之冒黑烟，带松节油气味。

3. 据报道，云南及两广等地发现右旋龙脑的新资源，是樟科植物阴香的一个变形。叶含挥发油 0.34%，龙脑占 70.8%，新鲜叶蒸馏得粗脑 0.32%，精制后可得 90%以上的 *d*-龙脑。

【储存方法】纸包后外加玻璃纸封，置小木箱内；或装入塑料袋内，置铁桶内密封。置阴凉干燥处，避光，避风。

【养护技术】本品易挥发，若受热会加速挥发散失，导致结饼和失香。故在贮藏冰片时应先将其密封，严防泄气，避免挥发而损失分量和降低药效。贮藏期间应防受热，不宜经常拆封，以免挥发损失。若在库内嗅到强烈的清凉气味时，说明包装不够严密，要及时采取加固密封措施。冰片遇火易燃烧，贮存时应与其他药材相隔离，最好用专库来存放。

天竺黄

【来源】本品为禾本科植物青皮竹(*Bambusa textilis* McClure)或华思劳竹(*Schizostachyum chinense* Rendle)等竿内的分泌液干燥后的块状物。因其药材外形与贝母相似，故名土贝母，又名假贝母。

【产地】主产于广东、广西等省(自治区)。

【采收加工】秋、冬二季剖取有天竺黄的竹子，取出，晾干。

【性状鉴别】本品为不规则的片块或颗粒，大小不一。表面灰蓝色、灰黄色或灰白色，有的洁白色，半透明，略带光泽。体轻，质硬而脆，易破碎，吸湿性强。气微，味淡。

【理化鉴别】

1. 取本品适量，炽灼灰化后，残渣中加盐酸 1 份与硝酸 1 份的混合液，滤过，滤液加钼酸铵试液，振摇，再加硫酸亚铁试液，即显蓝色。

2. 取滤纸 1 片，加亚铁氰化钾试液 1 滴，待干后，再加本品盐酸溶液 1 滴、水 10 滴与 0.1%茜红的乙醇溶液 1 滴，用氨气熏后，滤纸上可见紫色斑中有红色的环。

【储存方法】置阴凉干燥处贮藏。

芦 荟

【来源】本品为百合科植物库拉索芦荟(*Aloe barbadmsis* Miller)、好望角芦苦(*Aloe ferox* Mill.)及斑纹芦荟[*Aloel*. var. *chinensisis*(Haw.)Berger]叶中的液汁经浓缩的干燥品。

【产地】芦荟原产于非洲热带干旱地区,分布几乎遍及世界各地。在印度和马来西亚一带、非洲大陆和热带地区都有野生芦荟分布。在中国福建、台湾、广东、广西、四川、云南等地。

【采收加工】全年可采,割取植物的叶片,收集流出的液质,置锅内熬成稠膏,倾入容器,冷却凝固,即得。砸成小块用。

【性状鉴别】

1.老芦荟(库拉索芦荟)　呈不规则块状,常破裂为多角形,大小不一,表面暗红褐色或深褐色,无光泽。体轻,质硬,不易破碎,断面粗糙或显麻纹,富吸湿性,有特殊臭气,味极苦。

2.新芦荟(好望角芦荟)　表面呈褐色,略显绿色,有光泽。体轻,质松,易碎,断面玻璃样而有层纹,具不愉快的臭气,味极苦。

以色黑绿、质脆、有光泽、气味浓者为佳。

【显微鉴别】用乳酸酚装片观察,老芦荟团块状,表面有细小针状结晶聚集成团,新芦荟棕色多角形块状,而无结晶。

【理化鉴别】

1.取本品粉末0.5 g,加水50 mL,振摇,滤过,取滤液5 mL,加硼砂0.2g,加热使溶解,取溶液数滴,加水30 mL,摇匀,显绿色荧光,置紫外光(365 nm)灯下观察,显亮黄色荧光;另取滤液2 mL,加硝酸2 mL,摇匀,老芦荟显棕红色,新芦荟显黄绿色,另取滤液2 mL,加等量饱和溴水,生成黄色沉淀。

2.取本品粉末0.1 g,加三氯化铁试液5 mL与稀盐酸5 mL,振摇,置水浴上加热5 min,放冷,加四氯化碳10 mL,缓缓振摇1 min,分取四氯化碳层6 mL,加氨试液3 mL,振摇,氨液层显玫瑰红色至樱红色。

3.取本品粉末0.5 g,加甲醇20 mL,置水浴上加热至沸,振摇数分钟,滤过,滤液作为供试品溶液。另取芦荟苷对照品,加甲醇制成每1 mL含5 mg的溶液,作为对照品溶液。照薄层色谱法试验,吸取上述两种溶液各5 μL,分别点于同一硅胶G薄层板上,以醋酸乙酯-甲醇-水(100∶17∶13)为展开剂,展开,取出,晾干,喷以10%氢氧化钾甲醇溶液,置紫外光灯(365 nm)下检视。供试品色谱中,在与对照品色谱相应的位置上,显相同颜色的荧光斑点。

本品按干燥品计算,含芦荟苷($C_{21}H_{22}O_9$)。库拉索芦荟不得少于16.0%;好望角芦荟不得少于6.0%。

五倍子

【来源】五倍子蚜寄生于漆树科植物盐肤木(*Rhus chinensis* Mill)的木翅上,或倍蛋蚜寄生于漆树科植物青麸杨(*Rhus potaninii* Maxim.)小叶背上或蛋铁倍蚜寄生于漆树科植物红麸杨小叶背上形成的虫瘿。主要由五倍子蚜[*Melaphis chinensis* (Bell) Baker]寄生而形成。

虫瘿是植物组织受昆虫分泌物的刺激,细胞加速分裂而形成的一种畸形构造。

【采收加工】立秋至白露前由青转为黄褐色时采摘。置沸水中略煮或蒸至外表面变灰色,以杀死内部蚜虫为度,取出晒干。(若开裂则质差)按外形不同,分为“肚倍”、“角倍”。

【性状鉴别】

1.肚倍

(1)长圆形或纺锤形囊状物。

(2)表面灰褐色或淡棕色,并被有灰黄色滑软的柔毛。

(3)质硬而脆,易破碎。断面有角质样光泽,壁厚2~3 mm。

(4)气特异,味涩。

2.角倍　多角形囊状物,表面被灰白色滑软的柔毛,较肚倍明显,壁较薄。余同肚倍。

均以个大、完整、壁厚、色灰褐者为佳(肚倍较角倍好)。

【成分】含五倍子鞣质60%~70%(医药上称五倍子鞣酸)。

【功效】收涩药。但对肝功能有损害(因鞣质含量过高),故目前少用。

本项目关键词

植物类中药、动物类中药、矿物类中药、中药鉴定与养护、来源、产地、采收加工、性状鉴定、显微鉴定、成分、理化鉴定、养护方法。

本项目小结

该部分内容详尽地描述了各类中药的各论，主要从中药的来源、产地、采收加工、性状鉴定、显微鉴定、成分、理化鉴定、养护方法方面进行描述。展示了四大鉴定方法的具体运用。各类中药中重点的个例必须清楚，各类中药鉴定的过程要熟悉，性状鉴定、显微鉴定、成分、理化鉴定、养护的方法和内容要熟记，理化鉴定（包括中成药的鉴定）要熟悉。各种鉴定方法的特点及其适用对象要掌握。

附录　中药饮片质量标准通则

一、根、根茎、藤木类

根、根茎、藤木类中药饮片质量标准如附表1所示。

附表1　根及根茎、藤木类中药饮片质量标准通则

项目	质量标准	检验方法
性状	1.应符合现行版药典、《全国中药炮制规范》或地方《中药炮制规范》，无伪品，无虫蛀、霉变及非药用部位 2.各品种色泽、特征、气味应符合该品种规定，色泽均匀，无伤水	取适量样品进行观察，鼻闻口尝
片型	各品种应符合各自规定的片型规格，厚薄均匀，表面光洁，无整体，异形片不得超过10%	取样100 g，拣出异形片称重计算
水分	7%～13%	取适量样品按现行版药典法测定水分
药屑杂质	<3%	取样100 g拣出杂质，过二号筛筛出药屑，合并称重计算
二氧化硫	150 mg/kg	取药材或饮片细粉约10 g按现行版药典检验
包装	包装应符合国家现行规定	逐批检查，应符合要求
备注	以现行版药典标准为准	

二、果实、种子类

果实、种子类中药饮片质量标准如附表2所示。

附表2 果实、种子类中药饮片质量标准通则

项目	质量标准	检验方法
性状	1.应符合现行版药典、《全国中药炮制规范》或地方《中药炮制规范》,无伪品,无虫蛀、霉变、走油、变质及非药用部位 2.各品种色泽、特征、气味应符合该品种规定,色泽均匀	取适量样品进行观察,鼻闻口尝
片型	各品种应符合各自规定的片型规格,厚薄均匀,异形片不得超过10%	取样100 g,拣出异形片称重计算
水分	7%～13%	取适量样品按现行版药典法测定水分
药屑杂质	<3%	取样100 g拣出杂质,过三号筛筛出药屑,合并称重计算
二氧化硫	150 mg/kg	取药材或饮片细粉约10 g按现行版药典检验
包装	包装应符合国家现行规定	逐批检查,应符合要求。
备注	以现行版药典标准为准	

三、全草类

全草类中药饮片质量标准如附表3所示。

附表3 全草类中药饮片质量标准通则

项目	质量标准	检验方法
性状	1.应符合现行版药典、《全国中药炮制规范》或地方《中药炮制规范》,无伪品、虫蛀、霉变及非药用部位等杂质 2.各品种色泽、特征、气味应符合该品种规定	取适量样品进行观察
片型	各品种应符合各自规定的片型规格,均匀整齐,无整体。异形片不得超过10%	取样50 g,拣出异形片称重计算
水分	7%～13%	取适量样品按现行版药典法测定水分
药屑杂质	<3%	取样50 g拣出杂质,过三号筛筛出药屑,合并称重计算
二氧化硫	150 mg/kg	取药材或饮片细粉约10 g按现行版药典检验
包装	包装应符合国家现行规定	逐批检查,应符合要求
备注	以现行版药典标准为准	

四、叶类

叶类中药饮片质量标准如附表 4 所示。

附表 4　全草类中药饮片质量标准通则

项目	质量标准	检验方法
性状	1. 应符合现行版药典、《全国中药炮制规范》或地方《中药炮制规范》，无伪品、虫蛀、霉变及非药用部位等杂质 2. 各品种色泽、特征、气味应符合该品种规定	取适量样品进行观察
片型	各品种应符合各自规定的片型规格，大小均匀，异形片不得超过 10%	取样 50 g，拣出异形片称重计算
水分	7%～13%	取适量样品按现行版药典法测定水分
药屑杂质	<2%	取样 50 g 拣出杂质，用二号筛筛出药屑，合并称重计算
二氧化硫	150 mg/kg	取药材或饮片细粉约 10 g 按现行版药典检验
包装	包装应符合国家现行规定	逐批检查，应符合要求
备注	以现行版药典标准为准	

五、花类

花类中药饮片质量标准如附表 5 所示。

附表 5　花类中药饮片质量标准通则

项目	质量标准	检验方法
性状	1. 应符合中国现行版药典、《全国中药炮制规范》或地方《中药炮制规范》，无伪品、虫蛀、霉变及非药用部位等杂质 2. 各品种色泽、特征、气味应符合该品种规定	取适量样品进行观察
水分	7%～13%	取适量样品按现行版药典法测定水分
药屑杂质	<2%	取样 100 g 拣出杂质，用二号筛筛出药屑，合并称重计算
二氧化硫	150 mg/kg	取药材或饮片细粉约 10 g 按现行版药典检验
包装	包装应符合国家现行规定	逐批检查，应符合要求
备注	以现行版药典标准为准	

六、皮类

皮类中药饮片质量标准如附表 6 所示。

附表 6　皮类中药饮片质量标准通则

项目	质量标准	检验方法
性状	1. 应符合中国现行版药典、《全国中药炮制规范》或地方《中药炮制规范》，无伪品、虫蛀、霉变及非药用部位等杂质 2. 各品种色泽、特征、气味应符合该品种规定，色泽均匀，无伤水	取适量样品进行观察，鼻闻口尝
片型	各品种应符合各自规定的片型规格，无整体，异形片不得超过 10％	取样 100 g，拣出异形片称重计算
水分	7％～13％	取适量样品按现行版药典法测定水分
药屑杂质	＜2％	取样 100 g 拣出杂质，过二号筛筛出药屑，合并称重计算
二氧化硫	150 mg/kg	取药材或饮片细粉约 10 g 按现行版药典检验
包装	包装应符合国家现行规定	逐批检查，应符合要求
备注	以现行版药典标准为准	

七、树脂类

树脂类中药饮片质量标准如附表 7 所示。

附表 7　树脂类中药饮片质量标准通则

项目	质量标准	检验方法
性状	1. 应符合中国现行版药典、《全国中药炮制规范》或地方《中药炮制规范》，无伪品、虫蛀、霉变及非药用部位等杂质 2. 各品种色泽、特征、气味应符合该品种规定，色泽均匀	取适量样品进行观察
杂质	＜3％	取样 100 g 拣出杂质，称重计算
二氧化硫	150 mg/kg	取药材或饮片细粉约 10 g 按现行版药典检验
包装	包装应符合国家现行规定	逐批检查，应符合要求
备注	以现行版药典标准为准	

八、动物类

动物类中药饮片质量标准如附表 8 所示。

附表 8　动物类中药饮片质量标准通则

项目	质量标准	检验方法
性状	1. 应符合中国现行版药典、《全国中药炮制规范》或地方《中药炮制规范》，无伪品、虫蛀、霉变、酸败，无附着物及非药用部位等杂质 2. 各品种色泽、特征、气味应符合该品种规定，色泽均匀，无伤水	取适量样品进行观察
片型	各品种应符合各自规定的片型规格，大小均匀，无整体。异形片不得超过 10%	取样 100 g，拣出异形片称重计算
水分	7%～13%	取适量样品按现行版药典法测定水分
杂质	＜2%	取样 100 g 拣出杂质，称重计算
二氧化硫	150 mg/kg	取药材或饮片细粉约 10 g 按现行版药典检验
包装	包装应符合国家现行规定	逐批检查，应符合要求
备注	以现行版药典标准为准	

九、矿物类

矿物类中药饮片质量标准如附表 9 所示。

附表 9　矿物类中药饮片质量标准通则

项目	质量标准	检验方法
性状	1. 应符合中国现行版药典、《全国中药炮制规范》或地方《中药炮制规范》，无伪品、无杂质 2. 各品种色泽、特征、气味应符合该品种规定	取适量样品进行观察
粉粒型	各品种应符合各自规定的外形规格，粉粒均匀	取样 100 g 过筛，称取重量
杂质	＜2%	取样 100 g 拣出杂质，称重计算
包装	包装应符合国家现行规定	逐批检查，应符合要求
备注	以现行版药典标准为准	

十、菌、藻类

菌、藻类中药饮片质量标准如附表10所示。

附表10　菌、藻类中药饮片质量标准通则

项目	质量标准	检验方法
性状	1.应符合中国现行版药典、《全国中药炮制规范》或地方《中药炮制规范》,无伪品、虫蛀、霉变等杂质 2.各品种色泽、特征、气味应符合该品种规定	取适量样品进行观察
片型	各品种应符合各自规定的片型规格,大小均匀。异形片不得超过10%	取样100 g,拣出异形片称重计算
水分	5%～10%	取适量样品按现行版药典法测定水分
药屑杂质	<2%	取样100 g拣出杂质,过二号筛筛出药屑,合并称重计算
二氧化硫	150 mg/kg	取药材或饮片细粉约10 g按现行版药典检验
包装	包装应符合国家现行规定	逐批检查,应符合要求
备注	以现行版药典标准为准	

十一、炮炙类

炮炙类中药饮片质量标准如附表11所示。

附表11　炮炙类中药饮片质量标准通则

炮炙品		质量标准			检查方法
		外观	水分	药屑杂质	
炒	炒黄	应符合现行版药典、《全国中药炮制规范》或地方《中药炮制规范》,色泽均匀。生片、糊片不得超过2%		<1%	1.外观取样100 g,拣出生片、僵片、糊片(炭化片)称重计算
	炒焦	应符合现行版药典、《全国中药炮制规范》或地方《中药炮制规范》,色泽均匀。生片、糊片不得超过3%		<2%	2.水分取适量样品,按现行版药典法测定水分
	炒炭	应符合现行版药典、《全国中药炮制规范》或地方《中药炮制规范》,存性生片和完全炭化者不得超过5%		<3%	3.药屑杂质取样100 g,拣出杂质,细小种子类、草药类品种过三号筛,其他类品种过二号筛,杂质与药屑合并,称重计算
	麸炒	应符合现行版药典、《全国中药炮制规范》或地方《中药炮制规范》,色泽均匀。生片、糊片不得超过2%		<2%	4.发芽类①发芽率:取样100 g,拣出未发芽者称重计算。②取样100 g,拣出芽过长者称重计算

续附表 11

炮炙品		质量标准			检查方法
		外观	水分	药屑杂质	
	土炒	应符合现行版药典、《全国中药炮制规范》或地方《中药炮制规范》，色泽均匀。生片、糊片不得超过 2%		<3%	5. 发酵类做卫生学检查，不得检出黄曲霉、活螨等致病菌
	米炒	应符合现行版药典、《全国中药炮制规范》或地方《中药炮制规范》，色泽均匀。生片、糊片不得超过 2%		<1%	
炙	蜜炙	应符合现行版药典、《全国中药炮制规范》或地方《中药炮制规范》，色泽均匀，有光泽，不粘手。生片、糊片不得超过 2%	<15%	<0.5%	
	酒炙	应符合现行版药典、《全国中药炮制规范》或地方《中药炮制规范》，色泽均匀。生片、糊片不得超过 2%	<13%	<1%	
炙	醋炙	应符合现行版药典、《全国中药炮制规范》或地方《中药炮制规范》，色泽均匀。生片、糊片不得超过 2%	<13%	<1%	
	盐炙	应符合现行版药典、《全国中药炮制规范》或地方《中药炮制规范》，色泽均匀。生片、糊片不得超过 2%	<13%	<1%	
	油炙	应符合现行版药典、《全国中药炮制规范》或地方《中药炮制规范》，油润酥松。生片、糊片不得超过 2%		<0.5%	
	姜汁炙	应符合现行版药典、《全国中药炮制规范》或地方《中药炮制规范》，色泽均匀。生片、糊片不得超过 2%	<13%	<1%	
	米泔水炙	应符合现行版药典、《全国中药炮制规范》或地方《中药炮制规范》，色泽均匀。生片、糊片不得超过 2%	<13%	<1%	
烫		应符合现行版药典、《全国中药炮制规范》或地方《中药炮制规范》，色泽均匀，质地泡松。僵片、生片、糊片不得超过 2%	<13%醋淬品：<10%	<3%	
蒸		应符合现行版药典、《全国中药炮制规范》或地方《中药炮制规范》，色泽黑润，内无生心。未蒸透者不得超过 3%	<13%	<1%	

续附表 11

炮炙品		质量标准			检查方法
		外观	水分	药屑杂质	
煮	清水煮、矾水煮	应符合现行版药典、《全国中药炮制规范》或地方《中药炮制规范》，未煮透者不得超过 2%，有毒药材应煮透	<13%	<1%	
	醋煮	应符合现行版药典、《全国中药炮制规范》或地方《中药炮制规范》，有醋香气。未透者不得超过 2%	<13%	<1%	
	药汁煮、豆腐煮	应符合现行版药典、《全国中药炮制规范》或地方《中药炮制规范》，色泽均匀。未煮透者不得超过 2%	<13%	<2%	
煨		应符合现行版药典、《全国中药炮制规范》或地方《中药炮制规范》。未煨透者及糊片不得超过 5%		<3%	
煅		应符合现行版药典、《全国中药炮制规范》或地方《中药炮制规范》，酥脆易碎。未煅透及灰化者不得超过 3%		<2%	
发芽		应符合现行版药典、《全国中药炮制规范》或地方《中药炮制规范》，发芽率不得低于 85%，过长者不得多于 20%，无烂芽	<13%	<1%	
发酵		应符合现行版药典、《全国中药炮制规范》或地方《中药炮制规范》，附表面有黄白色霉衣，无腐烂，不得检出黄曲霉、活螨等致病菌	<13%	<1%	
包装		包装应符合国家现行规定			逐批检查，应符合要求
备注		以现行版药典标准为准			

十二、《中药饮片质量标准通则》部分名词解释

1. 霉变　系指因干燥不够或受潮湿侵袭后，药物表面或内部寄生了霉菌，引起药物变质的现象。

2. 虫蛀　系指中药因生虫而被蛀蚀的现象。一般药品均应做到无虫蛀。

3. 杂质　是指来源与规定相同，但其性状或部位与规定不符；或来源与规定不同的物质或无机杂质，如砂石、泥块、尘土等。

4. 伤水　系指药材在水处理时由于浸润过度，致使药材所吸水分过多，从而造成药材有效成分流失，甚至霉烂，又不易切制的现象。

5.走油变色　系指中药表面发软、发黏、呈现油状物质，同时颜色变深，并发出油腻味。

6.异形片　包括不符合质量指标所规定的规格范围的饮片、斜长片、破碎片、斧头片、连刀片。

7.药屑　系指原药的药末。

参考文献

[1] 卫生部药政管理局.中药新药研究指南.

[2] 谢秀琼,等.中药新制剂开发应用.北京:人民卫生出版社,1994.

[3] 王宝琹,等.中成药质量标准与标准物质研究.北京:中国医药科技出版社,1994.

[4] 张钦德.中药鉴定技术.北京:人民卫生出版社,2014.

[5] 刘来正.中药鉴定技术.北京:中国中医药出版社,2006.

[6] 康延国.中药鉴定学.2版.北京:中国中医药出版社,2012.

[7] 张贵君.中药鉴定学.3版.北京:科学出版社,2016.

[8] 姚荣林,刘耀武.中药鉴定技术.3版.北京:中国医药科技出版社,2017.

[9] 李炳生.中药鉴定技术.北京:中国中医药出版社,2013.

[10] 国家药典委员会.中华人民共和国药典[M].北京:中国医药科技出版社,2015.